泌尿外科手术精要

MINIAO WAIKE SHOUSHU JINGYAO
YU BINGLI JIEXI

与病例解析

主编 邢东亮 等

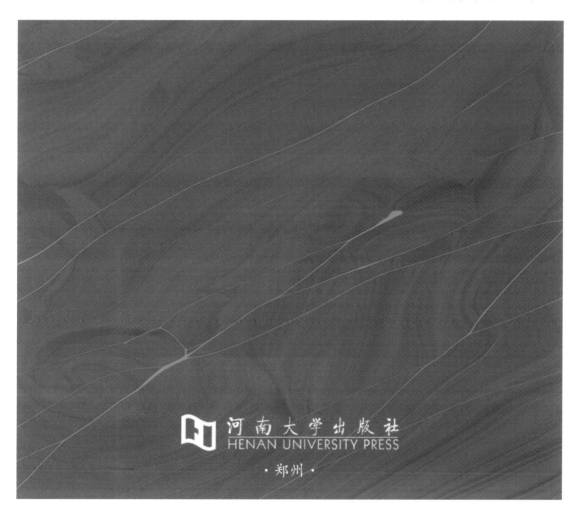

河南大学出版社
HENAN UNIVERSITY PRESS

·郑州·

图书在版编目（CIP）数据

泌尿外科手术精要与病例解析 / 邢东亮等主编 . --
郑州 : 河南大学出版社 , 2023.7
ISBN 978-7-5649-5555-7

Ⅰ . ①泌… Ⅱ . ①邢… Ⅲ . ①泌尿系统外科手术
Ⅳ . ① R69

中国国家版本馆 CIP 数据核字 (2023) 第 136896 号

责任编辑：阮林要
责任校对：张雪彩
封面设计：河南树青文化

出版发行：河南大学出版社
　　　　　　地址：郑州市郑东新区商务外环中华大厦 2401 号
　　　　　　邮编：450046
　　　　　　电话：0371-86059750（高等教育与职业教育出版分社）
　　　　　　　　　0371-86059701（营销部）
　　　　　　网址：hupress.henu.edu.cn
印　　刷：广东虎彩云印刷有限公司
版　　次：2023 年 7 月第 1 版
印　　次：2023 年 7 月第 1 次印刷
开　　本：787 mm×1092 mm　1/16
印　　张：25.75
字　　数：546 千字
定　　价：128.00 元

编委会

主　编 | ◇ 邢东亮　郑州大学第五附属医院
◇ 王　锐　深圳大学总医院
◇ 陈小珂　广东省人民医院珠海医院
　　　　　（珠海市金湾中心医院）
◇ 刘岩峰　深圳市人民医院（暨南大学第二临床医学院，
　　　　　南方科技大学第一附属医院）
◇ 罗发维　中国科学院大学深圳医院（光明）

主编简介

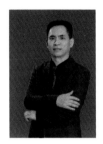

邢东亮

2000 年 6 月本科毕业于河南医科大学（现郑州大学河南医学院）临床医学专业，2006 年 7 月研究生毕业于郑州大学第一临床医学院，2012 年泌尿外科在职博士毕业于郑州大学第一临床医学院。2006 年 8 月至今工作于郑州大学第五附属医院，副主任医师，副教授，医学博士，泌尿外科副主任。从事泌尿外科临床诊疗及泌尿生殖系统肿瘤研究 20 年，擅长腹腔镜肾癌根治、腹腔镜肾部分切除、腹腔镜根治性膀胱切除＋回肠膀胱术等泌尿系统肿瘤及结石的微创治疗，以及女性盆底功能障碍与小儿泌尿外科疾病微创治疗。个人完成包括腹腔镜下根治性膀胱切除＋全去带结肠原位膀胱术、腹腔镜下前列腺癌根治术、腹腔镜下巨大肾肿瘤合并腔静脉癌栓（Mayo Clinic Ⅰ～Ⅱ级）切除术、腹腔镜巨大肾上腺肿瘤切除术、输尿管软镜钬激光碎石、经尿道前列腺钬激光剜除术等四级手术共 6 000 余例。河南省医学科普学会泌尿外科分会常务委员、河南省医学科普学会泌尿外科分会肿瘤学组副组长、河南省医学科普学会泌尿外科青年委员会副主任委员、河南省抗癌协会腹膜后肿瘤学会常务委员、河南省中西医结合泌尿外科学会委员、郑州市中西医结合泌尿男科常务委员、郑州市中西医结合男科学会委员、《中华腔镜泌尿外科杂志（电子版）》编委、《中华临床医师杂志（电子版）》特约编辑。发表科研论文 20 余篇，主持并参与科研立项 3 项。

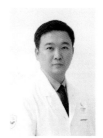

王 锐

本科毕业于华中科技大学同济医学院，硕士毕业于武汉大学第一临床学院。毕业后于湖北文理学院附属医院（襄阳市中心医院）工作，2017 年调至深圳大学总医院工作至今，泌尿外科党支部书记，副主任医师，是湖北省青年岗位能手、深圳市卫生健康委员会 II 类实用型临床医学人才。从事泌尿外科工作 20 余年，主刀各类高难度三四级手术 3000 余例，擅长泌尿系统结石及上尿路疾病的微创治疗及尿动力相关疾病的诊断与治疗，包括经皮肾镜碎石取石、输尿管软镜碎石及输尿管镜手术，超微通道碎石、肾上腺、肾肿瘤微创手术，排尿功能障碍的诊断治疗，前列腺电切及剜除手术等。先后担任深圳市医学会泌尿外科分会委员、深圳市医师协会等离子专业技术委员会委员、广东省医学会男科分会前列腺学组委员、中国抗癌协会肿瘤标志物委员会委员等。在国内外主要期刊发表论文 10 余篇，参编专著 2 部，获实用新型发明专利 3 项。

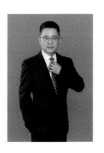

陈小珂

副主任医师，外科学硕士。现工作于广东省人民医院珠海医院（珠海市金湾中心医院），任泌尿外科主任。毕业后一直从事泌尿外科临床、教学及科研工作，曾先后在全国著名医院如中国人民解放军总医院、清华大学附属长庚医院、郑州大学第一附属医院学习泌尿系统肿瘤及结石的规范化治疗。熟练掌握泌尿外科常见病及多发病的诊断与治疗，近年来专注于泌尿系统结石及泌尿系统肿瘤的微创治疗及预防。先后担任河南省医学会泌尿外科分会委员、河南省医师协会泌尿外科分会委员、河南省医学会男科分会青年委员、河南省中西医结合学会泌尿外科专业委员会常务委员、河南省医药信息学会泌尿外科分会委员、珠海市医学会泌尿外科分会委员等。发表论文 10 余篇，参编著作 2 部，参与国家自然科学基金 2 项，省、市级科研课题 4 项。

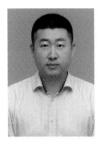

刘岩峰

博士毕业于中山大学肾脏移植专业，现工作于深圳市人民医院（暨南大学第二临床医学院，南方科技大学第一附属医院）泌尿外科，副主任医师。擅长肾脏移植、泌尿系统肿瘤及肾上腺外科疾病微创治疗。担任广东省器官医学与技术学会肝脏医学与技术分会委员、广东省泌尿生殖协会泌尿微创分会委员、广东省泌尿生殖协会转化医学分会委员、深圳市医师协会泌尿外科分会委员、深圳市中西医结合学会泌尿外科分会委员、深圳市人民医院器官移植筹备组成员。近 5 年主持国家自然科学基金 1 项、广东省科技计划项目 1 项、深圳市科创委基础研究项目 1 项，发表文章多篇（其中 SCI 收录 3 篇，核心期刊收录 8 篇）。

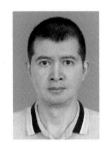

罗发维

1997 年本科毕业于广东医科大学，现工作于中国科学院大学深圳医院（光明）。熟悉泌尿外科及男科常见病、多发病的诊断及治疗，能熟练完成泌尿结石的输尿管镜（硬镜及软镜）下钬激光碎石术、前列腺增生电切术、显微镜下精索静脉曲张结扎术。担任广东省中西医结合泌尿外科专业委员会委员、广东省泌尿生殖协会男性病分会委员、深圳市医学会男科分会委员、深圳市医学会泌尿外科感染组委员、深圳市医师学会泌尿外科分会理事。发表论文多篇。

前　言

泌尿外科是外科的一个重要的分支，是专门研究男女泌尿系统，以及男性生殖系统的一门学科。随着现代医学的飞速发展和医疗救治水平的不断进步，泌尿外科在基础理论研究、诊断技术以及治疗措施等领域正经历着一个跨时代的飞跃，特别是微创泌尿外科诊疗技术方面，各种腔镜技术、尿道手术、微创手术治疗泌尿外科疾病的诊疗水平也日趋提高。

作为泌尿外科专业的医务人员，不仅需要具有扎实的泌尿外科学基础知识与实践训练，而且还需要掌握专业领域内新的诊疗技术、治疗药物和手术方法。鉴于此，我们特组织一批具有丰富经验的医师，在参考了大量国内外最新、最权威的文献资料的基础上，编写了此书。

本书共分十二章，分别从肾上腺、肾脏、输尿管、膀胱及前列腺常见疾病进行阐述，重点介绍了各种腔镜及微创手术，同时加入了临床案例，将理论知识应用于实践中。全书资料新颖，内容丰富，简明扼要，突出临床指导和实用性，利于广大泌尿外科临床工作者更好地运用现代医学诊断技术。

本书具体编写分工如下：

主编邢东亮：第一章肾上腺疾病第一、二节，第二章肾上腺疾病手术技巧第一、二节，第四章肾脏疾病手术技巧第一、二节，第八章膀胱疾病手术技巧第一至三节，第十二章病例解析病例4、5、20、22。共计十余万字。

主编王锐：第一章肾上腺疾病第三节，第三章肾脏疾病第一至四节，第四章肾脏疾病手术技巧第三至八节，第十二章病例解析病例1、6～9、14、19、21。共计十余万字。

主编陈小珂：第五章输尿管疾病第一至三节，第七章膀胱疾病第一至六节，第九章前列腺疾病第一、二节，第十章前列腺疾病手术技巧第一至四节。共计十余万字。

主编刘岩峰：第十一章肾移植第一至九节，第十二章病例解析病例2、3、15、18、23～28。共计十余万字。

主编罗发维：第五章输尿管疾病第四、五节，第六章输尿管疾病手术技巧第一至八节，第七章膀胱疾病第七节，第九章前列腺疾病第三节，第十章前列腺疾病手术技巧第五、六节，第十二章病例解析病例 10 ~ 13、16 ~ 17。共计十余万字。

本书在编写过程中参考了大量国内外相关书籍及文献，但由于各位作者临床经验与编校风格存在差异，书中或存在疏漏及不足之处，望广大读者不吝赐教，提出宝贵意见和建议。

编　者

目　录

第一章　肾上腺疾病

第一节　嗜铬细胞瘤

一、概述

嗜铬细胞瘤是肾上腺髓质，以及肾上腺外副神经节系统产生儿茶酚胺的嗜铬细胞所发生的肿瘤。其绝大多数（90%）位于肾上腺髓质，其余发生在肾上腺外嗜铬组织中。瘤细胞能分泌大量的儿茶酚胺（肾上腺素及去甲肾上腺素和微量的多巴胺），导致以阵发性或持续性高血压和代谢紊乱为特征的临床症状。在临床上嗜铬细胞瘤以 20 ~ 50 岁为多见。

（一）病因

目前对于嗜铬细胞瘤发病原因尚不清楚，但与神经外胚层细胞的发育生长有直接关系。神经外胚层细胞可残留于肾上腺髓质和肾上腺外副神经节，并分化成交感神经细胞和嗜铬细胞，然后可以发生相应的肿瘤。随着分子生物学的进展，现已发现嗜铬细胞瘤患者存在多种遗传基因的异常。

（二）病理

嗜铬细胞瘤可分为良性和恶性，90% 以上为良性。肿瘤呈圆形或椭圆形，有完整的纤维包膜，表面光滑，周围血管丰富，肿瘤大小直径一般在 2 ~ 6 cm，重量在 100 g 以内。肿瘤切面呈棕黄色，常有出血、坏死或囊性变。肿瘤细胞呈不规则多角形，胞质中颗粒较多，与正常肾上腺髓质母细胞相似，或比正常髓质细胞大 2 ~ 4 倍，细胞可被铬酸盐染色，因此称为嗜铬细胞瘤。

嗜铬细胞瘤约有 10% 为恶性，临床上发生转移者占 6%。肿瘤从细胞形态学上常难确定良性和恶性，诊断恶性嗜铬细胞瘤的依据是：包膜浸润，血管或淋巴管中有癌栓形成，或有远处转移，而转移部位为非嗜铬细胞性质。转移部位最多是淋巴结和肝脏，其次是骨和肺等器官。

嗜铬细胞瘤约有 10% 病例有多发性肿瘤，10% 病例的肿瘤位于肾上腺外（异位），较常见的异位肿瘤位于主动脉旁的交感神经链、肠系膜下动脉根部，其他部位可在胸腔纵隔内、盆腔、前列腺、卵巢、心肌内、动脉壁、膀胱壁、颈部等。

二、临床表现

临床症状以头痛、心悸、出汗三联症状，以及高血压、高代谢、高血糖三高症为特征。

1. 高血压

高血压可分为阵发性高血压和持续性高血压两种类型。

（1）阵发性高血压：占 26% ~ 45%，发作时血压可急剧升高，收缩压可在200 ~ 300 mmHg，突然感到剧烈头痛、心悸胸闷、面色苍白、四肢湿冷、紧张焦虑，甚或濒死感；有时还会有恶心、呕吐、视力模糊和感觉异常等表现。发作诱因为体位改变、搬重物、受冷、咳嗽和腹压增高等。每次发作持续时间从数秒至数小时不等，发作频率为起始时数月或数周 1 次，以后间隔缩短，发作渐重，甚而每日发作，发作一般历时 1 ~ 2 h，但亦可短至数分钟，或长达一整天或数天，因此有人把发作情景形象地称为"幽灵"，忽隐忽现。

发作终止时，出现迷走神经兴奋症状，面颊及皮肤潮红，全身发热，大量出汗、流唾液、瞳孔缩小，尿量增多，血压迅速降低恢复正常。严重发作时，可并发急性左心衰竭、脑出血或休克而死亡。

（2）持续性高血压：成年病员有约 50% 表现为此型，持续血压增高者酷似原发性高血压。而儿童嗜铬细胞瘤表现为此型占 90%，大多数患者感觉不到血压的变化。少数患者血压可很高，舒张压在 140 mmHg 左右。患者可有心悸、出汗、神经质、对热敏感和直立性低血压等症状，体重可有减轻倾向。持续性收缩压升高的患者，病变部位可能在肾上腺；收缩压和舒张压均持续升高者，病变部位可能在肾上腺，也可能在肾上腺以外。

对于高血压、低血压交替发生的病员，或原有高血压突然血压下降时，如原因不明，应考虑嗜铬细胞瘤的可能性。

2. 代谢紊乱

代谢紊乱是本病的一个显著特点，尤其以持续性高血压患者为多见。

（1）基础代谢增高：近半数患者的基础代谢率增高，为 20% ~ 50%，有时高达100%。由于体内耗氧量增加，患者可有发热、消瘦、多汗、心悸和神经质等症状。严重时心律失常，如期前收缩、阵发性心动过速及室颤等。

（2）糖代谢紊乱：肝糖原分解加快，胰岛素分泌受抑制，引起血糖升高和糖耐量降低，尤其在儿童中更为常见。

（3）脂代谢紊乱：脂肪分解代谢加速，血游离脂肪酸增多，体重减少至标准体重的

10% 左右。

（4）红细胞增多：内分泌系统紊乱使促红细胞生成素分泌增多时，可出现红细胞增多。

3. 特殊类型表现

可有下列一些特殊表现。

（1）腹部肿块：部分患者首先发现腹部可触及包块，当挤压包块时有明显心慌、头痛、出汗、血压升高。

（2）无症状性嗜铬细胞瘤：嗜铬细胞瘤分泌儿茶酚胺量和肿瘤大小不一定成正比，巨大肿瘤可能释出量不多，因为儿茶酚胺可于瘤体内降解；有的瘤体不分泌儿茶酚胺；也有瘤体内缺少儿茶酚胺代谢的酶致使肾上腺素、去甲基肾上腺素、3- 甲氧 -4- 羟基扁桃酸（VMA）和儿茶酚胺减少。患者无高血压也无代谢率增高的各种症状，而是在做 CT、MRI 等检查时发现。

（3）消化道出血：由于儿茶酚胺显著升高，使胃肠道黏膜血管强烈收缩所致。症状有恶心、呕吐、便秘、腹胀和腹痛，严重时可引起出血、穿孔等急腹症表现。

（4）膀胱内嗜铬细胞肿瘤：患者于膀胱内尿量充盈时、排尿时或排尿后可引起高血压发作，也可发生排尿时昏厥。

（5）心肌炎型：临床表现有心悸、气促、低热和心脏扩大，第一心音减弱，有杂音，血沉快，黏蛋白也可增高，心电图显示左心室肥大伴心肌缺血，完全性右束支传导阻滞，血压波动大，24 h 尿儿茶酚胺、VMA 明显升高，用抗风湿药物治疗无效。

（6）低血压及休克：少数患者无高血压而表现为阵发性低血压，甚至休克，或为高血压和低血压交替出现。其原因：①肿块坏死、出血使儿茶酚胺释放骤停；②大量儿茶酚胺引起心肌病变导致心排血量减少，发生心源性休克；③分泌肾上腺素兴奋 β 肾上腺素能受体引起血管扩张；④大量儿茶酚胺使血管收缩，微血管壁缺氧，渗透性增强，血浆渗出，有效血容量下降，血压下降；⑤心肌梗死。

（7）合并皮质醇增多症：肥胖、乏力、闭经、心悸、皮肤菲薄和皮肤紫纹等皮质醇增多的特征。因嗜铬细胞瘤可分泌多种肽类激素，包括促肾上腺皮质激素（ACTH），可导致肾上腺皮质增生。

三、诊断

（一）实验室定性检查

1. 尿 3- 甲氧 -4- 羟基苦杏仁酸（VMA）测定

VMA 是儿茶酚胺的最终代谢产物，正常值为 11 ~ 35 μmol/24 h。嗜铬细胞瘤患者在高血压发作时，尿 VMA 常在 45.5 μmol/24 h 以上，一般为 50.1 ~ 126.3 μmol/24 h。尤其是持续性高血压型者，尿儿茶酚胺代谢产物多在正常高限的 2 倍以上。

2. 血浆去甲肾上腺素和肾上腺素测定

对于临床上考虑为释放肾上腺素为主者，宜将去甲肾上腺素和肾上腺素分离，再分别测定。

（二）药物试验

药物试验分激发试验和阻滞试验两种，激发试验主要用于阵发性高血压病员不发作时，而阻滞试验则用于持续性高血压病员及阵发性高血压病员发作时。

1. 激发试验

激发试验适用于血压在 160/100 mmHg 以下非发作期间。静脉滴注磷酸组胺 0.07 ~ 0.14 mg（含组胺基质 0.025 ~ 0.05 mg），也可用胰高血糖素 0.5 ~ 1.0 mg 或酪胺 1 mg，如血压升高 60/40 mmHg 以上则为阳性。此试验有一定的危险性，必须十分慎重，事先备好苄胺唑啉，以备出现血压过高时急用。

2. 阻滞试验

阻滞试验适用于血压在 170/110 mmHg 以上或正在发作时。以苄胺唑啉 5 mg 静脉注入，在 3 ~ 5 min 内血压下降超过 35/25 mmHg 者为阳性。现时也有用可乐定作抑制试验。

（三）定位检查

1. B 超

B 超可首选，其阳性率达 90%，对肾上腺区肿瘤的诊断较准确，但对髓质增生、微腺瘤、肾上腺外肿瘤的诊断欠准确。

2. CT 扫描或 MRI 检查

CT 扫描或 MRI 检查能准确地测出大于 1 cm 的肿瘤，肾上腺嗜铬细胞瘤一般体积较大，故几乎均能测出。

四、治疗

（一）手术治疗

大多数嗜铬细胞瘤为良性，手术摘除是嗜铬细胞瘤最有效的根治方法。但围术期处理至关重要。术前应做好充分准备，术中有效控制血压。

1. 术前准备

（1）控制血压达正常范围。

（2）心率不超过 90 次 / 分。

（3）血细胞比容在 45% 左右。

（4）充分扩容，改善一般状况，以减少手术并发症和死亡率。

2. 手术方式

（1）经腹或经腰部切口摘除肿瘤，适用于肿瘤较大、明确在某一侧者。

（2）腹腔镜肿瘤摘除术，适用于肿瘤较小，术后恢复快。

3. 术中处理

手术过程中需密切注意血压及心率的改变，如收缩压高于 200 mmHg 时，应用苄胺唑啉降压。心律不齐可用利多卡因。摘除肿瘤后即应大量补充液体。如血压低于 90/60 mmHg 者，可酌情用去甲肾上腺素。

4. 术后处理

术后应持续进行血压及心肺功能等监护，定时测定尿量，尽可能减少血管收缩性药物的剂量及用药时间，并定期观察血压及检查儿茶酚胺排出量，借以除外恶性及残存肿瘤。

（二）药物治疗

药物治疗适用于有严重并发症不能耐受手术者、恶性肿瘤已发生转移者或术前准备控制高血压者。

1. α 肾上腺素能受体阻滞剂

（1）酚苄明：开始每次 10 mg，2 ~ 3 次 / 日，以后按病情调整剂量直至血压控制和阵发性发作消失后改维持量。

（2）哌唑嗪：开始口服 0.5 mg，以后视病情逐渐加量，可达每 6 h 1.5 ~ 2.5 mg。

（3）酚妥拉明：短效阻滞药，口服吸收不稳定，临床上静脉注射给药；主要在术中应用，常以 10 mg 加入 5% 的葡萄糖液 500 mL 静脉滴注。

2. β 肾上腺素能受体阻滞剂

一般不用，如必要时常用普萘洛尔 10 mg 口服，3 次 / 日。

（邢东亮）

第二节　皮质醇增多症

一、概述

皮质醇增多症，又称库欣综合征，是最常见的肾上腺皮质疾病，系肾上腺皮质长期分泌过量糖皮质激素所引起的一系列临床综合征。皮质醇增多症由 Harvey Cushing 于 1912 年首先描述。其病因多数为 ACTG 依赖性双侧肾上腺皮质增生，部分为肾上腺皮质腺瘤、皮质腺癌、异位 ACTH 综合征，以及因临床长期服用大量糖皮质激素所引起的医源性皮质醇增多症。

皮质醇增多症可分为 ACTH 依赖性和 ACTH 非依赖性两大类。在 ACTH 依赖性中包括垂体性皮质醇增多症即库欣病和异位 ACTH 综合征，而 ACTH 非依赖性中包括肾上腺皮质腺瘤和腺癌。血浆 ACTH 水平很低的肾上腺皮质增生症也属于此类。

（一）ACTH 依赖性皮质醇增多症

1. 库欣病

库欣病是专门指垂体性双侧肾上腺皮质增生，主要由于垂体分泌过量的 ACTH 刺激肾上腺皮质过度增生，产生了大量的糖皮质激素所致。患者体内皮质醇量虽增高，但不能发挥正常的负反馈作用，使垂体减少 ACTH 的分泌量，往往需要较高浓度的皮质醇才能抑制 ACTH。皮质醇的分泌失去了正常的昼夜节律，对低血糖、手术及创伤等也失去了应激反应。垂体可能有如下三种病变：

（1）存在有分泌功能的垂体腺瘤：库欣病患者大多数存在着自主或相对自主地分泌 ACTH 的垂体腺瘤。有报道 80% 以上的库欣病患者经蝶窦手术探查时可发现垂体 ACTH 腺瘤或微腺瘤。这类患者在垂体分泌 ACTH 的腺瘤摘除后，90% 左右可获得临床症状及内分泌实验室检查指标的缓解。而垂体 ACTH 瘤周围的正常垂体组织中 ACTH 分泌细胞则呈退化变性，表现为细胞体积增大，胞质内 ACTH 分泌颗粒明显减少，并出现透明变性，这种细胞称为 Crooke 细胞。自主分泌皮质醇的肾上腺肿瘤患者垂体 ACTH 分泌细胞亦会发生上述改变。库欣病患者测定血中促肾上腺皮质激素释放激素（CRH）高于正常人，说明垂体 ACTH 瘤是自主性的。

垂体 ACTH 瘤绝大多数为良性腺瘤，其中 85% ~ 90% 为直径 < 10 mm 的微腺瘤，只有极小部分为较大的腺瘤，因此库欣病患者多数在 X 线及 CT 检查中无法发现垂体占位性病变及蝶鞍改变。垂体 ACTH 瘤大部分为嗜碱性粒细胞瘤，10% ~ 20% 为嫌色细胞瘤。

（2）垂体 ACTH 细胞增生：这类患者占库欣病患者的比例极小，表现为垂体 ACTH 细胞的弥漫性、簇状增生或形成多个结节，这种结节与微腺瘤很难区分。垂体 ACTH 细胞增生的原因可能是由于下丘脑本身或下丘脑上级神经中枢的原因，致使下丘脑分泌过多 CRH，刺激垂体分泌 ACTH 的细胞增生，使 ACTH 分泌量增加。另外，下丘脑以外的异位肿瘤分泌过量的 CRH 或具有 CRH 类似活性的物质也可致垂体 ACTH 分泌细胞增生，从而过量分泌 ACTH。

（3）鞍内神经节细胞瘤：本病极罕见，肿瘤细胞也可分泌 CRH 和 ACTH 类物质，引起库欣病。

2. 异位 ACTH 综合征

异位 ACTH 综合征是指垂体以外的肿瘤组织分泌大量 ACTH 或 ACTH 类似物质，刺激肾上腺皮质增生，分泌过量皮质激素所引起的一系列综合征。能引起异位 ACTH 综合征的肿瘤种类很多，最常见的有小细胞性肺癌（50%），其次为胸腺瘤、胰岛细胞瘤及支气管类癌，其他还有甲状腺髓状瘤、嗜铬细胞瘤、神经节瘤、神经节旁瘤、成神经细胞瘤、胃肠道恶性肿瘤、卵巢或睾丸肿瘤等。

垂体之外的肿瘤产生 ACTH 的机制有以下两种可能。其一，APUD 学说：APUD 细胞能摄取生物胺的前体分子经脱羧作用后，使之成为各种生物胺及多肽激素。异位产生 ACTH 的肿瘤约 3/4 起源于 APUD 细胞，还可分泌 5- 羟色胺等多种多肽激素。其二，脱抑制学说：人体内每一个细胞都存在着合成与分泌 ACTH 的基因。正常情况下，只有腺垂体的 ACTH 分泌细胞中合成 ACTH 的基因得到表达，人体其他组织细胞中该基因都处于被抑制状态。在异位 ACTH 肿瘤细胞中，由于部分基因中出现脱抑制作用，因而恢复了合成 ACTH 或其他肽类物质的功能。异位 ACTH 的分泌一般是自主性的，不受 CRH 的兴奋，也不被体内皮质醇总量的升高所抑制。

（二）ACTH 非依赖性皮质醇增多症

ACTH 非依赖性皮质醇增多症患者主要为肾上腺肿瘤患者，包括肾上腺皮质腺瘤及腺癌，其皮质醇分泌是自主性的，因而下丘脑 CRH 及腺垂体 ACTH 分泌均处于抑制状态，体内 ACTH 含量低下，并由此导致肿瘤之外的同侧及对侧的肾上腺皮质处于萎缩状态。肾上腺腺瘤的细胞比较单一，只分泌糖皮质激素。而肾上腺腺癌细胞则不仅大量分泌糖皮质激素，还可分泌过量的雄性激素。有些患者甚至醛固酮、脱氧皮质醇及雌二醇的分泌量也可明显高于正常。

另有部分肾上腺皮质增生患者其体内 ACTH 的分泌受抑制，不能被大剂量地塞米松试验所抑制，呈自主性分泌，也归于此类。其发病机制不详。有人认为其最初也是 ACTH 分泌过多，兴奋肾上腺使肾上腺皮质增生，在此基础上形成了肾上腺结节，变成自主性分泌皮质醇的疾病。最终，大量分泌的皮质醇反过来又抑制了垂体 ACTH 的分泌。

二、临床表现

皮质醇增多症可发生于任何年龄组，但多见于年轻及生育期妇女，女：男为（3 ~ 8）：1。皮质醇增多时，无论由于垂体性肾上腺皮质增生，抑或肾上腺皮质腺瘤、腺癌，其共同特点是肾上腺糖皮质激素分泌过多。一旦体内皮质醇长期合成和分泌过量，就能引起一系列典型的临床综合征。

（一）向心性肥胖

肥胖是本病的主要症状之一，也是最早出现的症状。患者往往于数年内呈进行性肥胖。肥胖呈向心性，主要在头面部、后颈、锁骨上窝及腹部有大量脂肪堆积，形成具有特征的"满月脸""鲤鱼嘴""猪眼""水牛背"和"罗汉腹"等表现。腹部脂肪堆积，甚至可以叠折下垂像围裙，但四肢并不见增粗。肥胖的躯干与较瘦的四肢形成鲜明对照。这归咎于糖皮质激素分泌过量所引起的糖原异生作用增强，促进脂肪形成、沉积，使胰岛素敏感区域脂肪堆积。

（二）皮肤变化

患者头面部皮肤菲薄、细嫩、温暖、潮湿、油腻，皮下血管明显可见，呈多血质面容。同时，在下腹部两侧、大腿前和内侧、股、臀部、腋窝等处常常出现粗大的紫红色条纹，称为紫纹。这是由于患者体内雄激素增多的缘故，促进了红细胞生成，血红蛋白增高，加之皮质醇升高促进皮肤胶原蛋白的过度分解，使皮肤变得菲薄，血管、毛细血管扩张充血所致。由于肥胖，皮肤张力增加，毛细血管脆性增加，皮肤易出现大片皮下瘀斑、瘀点。

（三）高血压和低钾血症

皮质醇有明显的潴钠排钾作用，且部分皮质醇增多症患者还伴有盐皮质激素分泌增加，因此导致患者体内水钠潴留，血压增高。其特点为高血容量、低肾素、低醛固酮性高血压。由于尿钾排出增加，可出现低钾血症、高尿钾及轻度碱中毒。高血压一般为轻中度，特点是收缩压与舒张压均增高，少数患者血压严重升高，可能导致心衰、高血压脑病、脑血管意外等严重并发症。

（四）糖尿病及糖耐量的降低

皮质醇增多症患者糖尿病发生率较普通人群为高，为 60% ~ 70%。过多的糖皮质激素促进肝糖原异生，肝脏向血液中分泌葡萄糖增多，同时该激素又抑制组织利用葡萄糖，结果使血糖增高。当血糖超过肾糖阈时即出现糖尿病。这种糖尿病患者的血糖与尿糖水平均不甚严重。其特点在于对胰岛素治疗有对抗性，而不是胰岛素缺乏，因而胰岛素治疗不敏感。皮质醇增多症患者，如原有糖尿病发病的遗传因素，则更容易表现出显性糖尿病，即真性糖尿病。

（五）骨质疏松与肌肉消瘦

体内糖皮质激素的增高除增加葡萄糖异生外，还抑制脂肪合成，促进蛋白分解，尤其胶原蛋白分解断裂；相反蛋白合成代谢下降，使机体长期处于负氮平衡状态，骨质疏松、肌肉萎缩、紫纹均与此有关。肌肉萎缩的程度取决于病程的长短及雄激素水平，病程短，雄激素水平高时，肌肉病变则减缓。骨质疏松与糖皮质激素抑制骨基质蛋白的形成有关。糖皮质激素过量可促进骨内蛋白分解，阻碍其合成，于是成骨细胞不能组成有机骨基质，患者骨消耗而得不到补充。骨质疏松还与糖皮质激素抑制维生素 D 的作用有关，使肠道钙吸收减少，尿钙排泄增加。

患者常诉腰背痛、骨痛、身高缩短。因骨质疏松最显著的部位是脊柱，特别是胸椎，严重时会发生胸、腰椎压缩性骨折，甚而变成驼背。其他骨骼如肋骨、颅骨也可呈明显的疏松现象。骨分解加速，肠道吸收钙又减少，患者尿钙的排出量明显增加，因此患者并发泌尿系统结石或胆道结石的发病率较高。

三、诊断

对皮质醇增多症的诊断首先应结合病史、临床症状、体检进行筛选，对可疑者需要实验室检查进行病因诊断，同时依靠影像学检查进行定位诊断，以指导治疗。

在诊断皮质醇增多症时必须解决以下三个问题：①如何发现轻度的非典型病例；②如何区别肾上腺皮质增生和肾上腺皮质腺瘤或腺癌；③如何发现由异位 ACTH 分泌所致的肾上腺皮质增生。

（一）实验室检查

对于临床可疑为皮质醇增多症的病例应先行筛选检查，常测定血浆皮质醇（PF）、24 h 尿游离皮质醇（UFC）、尿 17- 羟皮质甾体（17-OHCS）的浓度作为筛选标准。

1. 血尿皮质醇及其代谢产物的测定

（1）血浆皮质醇（PF）浓度：一天内不同时间（晨 8 时、下午 4 时和午夜 0 时）测定血浆皮质醇含量即可反映体内皮质醇分泌量的昼夜节律变化。正常人测定血 PF 晨 8 时水平最高；下午 4 时水平仍较高，但比晨 8 时水平为低；午夜 0 时水平最低。这种皮质醇昼夜分泌节律的变化既是人体 24 h 活动量和对皮质醇需要量的反映，又是人体生物钟自身调节的结果。早期皮质醇增多症时即可表现出 PF 昼夜节律的改变，常常下午 4 时及午夜 0 时 PF 均明显升高，甚至可接近晨 8 时的最高水平。PF 昼夜节律的丧失对早期提示本病有重大意义。

（2）24 h 尿游离皮质醇（UFC）：通常人体内 1/100 的皮质醇分泌量以游离原形自尿液中排泄。24 h UFC 可客观地反映人体 24 h 内肾上腺皮质醇的分泌量，既不受血液中皮质醇结合球蛋白（CBG）浓度的影响，也不受血浆皮质醇昼夜节律波动的影响。皮质醇增多症患者中 98.2% UFC 均高于正常。此项检查是本病的重要诊断指标之一。

（3）24 h 尿 17- 羟皮质甾体（17-OHCS）：尿 17-OHCS 的水平代表着体内皮质醇代谢产物的水平，也反映着体内皮质醇的分泌量。当皮质醇增多症时，患者体内皮质醇分泌量明显增加，患者每日尿中 17-OHCS 排泄量也明显升高。

（4）24 h 尿 17- 酮甾体（17-KS）：尿 17-KS 反映人体内 C17 为酮基的甾体激素的含量即盐皮质激素水平。在皮质醇增多症时，库欣病患者尿 17-KS 水平可正常；而异位 ACTH 分泌综合征及肾上腺皮质腺癌时，尿 17-KS 常显著高于正常水平。

2. 地塞米松抑制试验

（1）小剂量地塞米松抑制试验：地塞米松是一种人工合成的高效糖皮质激素，服用后可抑制下丘脑 - 垂体 - 肾上腺轴的功能。正常情况下，可使人皮质醇分泌量减少，而地塞米松本身又不干扰血尿皮质醇的测定值，因此地塞米松抑制试验是检验 ACTH 与皮质醇之间相互依存和相互制约的生理关系是否正常的重要方法。小剂量地塞米松抑制试验是让受试者每 6 h 服用地塞米松 1 次，每次 0.5 mg，连服 8 次。测定服药前一天及第二天的 24 h UFC 和 17-OHCS 水平。正常反应为服药第二天 17-OHCS < 4 mg/24 h 或 UFC < 20 μg/24 h，而皮质醇增多症患者则不被抑制。因此，小剂量地塞米松抑制试验是确定皮质醇增多症有价值的诊断方法之一。

（2）大剂量地塞米松抑制试验：试验方法同小剂量试验，只是地塞米松服用剂量从每次 0.5 mg 增至 2 mg，以服药第二日的 24 h UFC 和 17-OHCS 测定值下降到服药前的 50% 以下为被抑制的标准。本试验用于皮质醇增多症的病因诊断。垂体性皮质醇增多症在大剂量试验时常常被抑制，而肾上腺皮肿瘤和异位 ACTH 综合征的患者则不被抑制。

3. 胰岛素诱发低血糖试验

本试验是测定患者在静脉注射胰岛素前后的血浆皮质醇（PF）及血糖浓度。注射胰岛素后血糖应明显下降，血糖最低值必须达到 2.2 mmoL/L 以下方为有效刺激，应用低血糖人为刺激下丘脑 - 垂体 - 肾上腺轴兴奋，使皮质醇分泌增加。通过本试验可了解下丘脑 - 垂体 - 肾上腺轴的整体功能状态。对皮质醇增多症患者，不论是何种病因，有效的低血糖刺激并不能使血浆皮质醇水平显著上升。这是由于本病的病因是肾上腺皮质分泌自主性增强或异位 ACTH 分泌过量。故本试验也是皮质醇增多症定性诊断的重要方法之一。本试验有一定危险性，应事先准备好高渗葡萄糖，一旦患者于试验中出现低血糖休克表现，应及时静脉推注高渗葡萄糖，以免发生生命危险。

（二）定位诊断

1. 垂体

对于库欣病患者首先要弄清垂体肿瘤的位置、大小。目前，蝶鞍侧位 X 线摄片和正侧位体层摄片是皮质醇增多症患者的常规检查。由于 80% 以上的垂体 ACTH 瘤均为微腺瘤，因此蝶鞍片很少能发现垂体异常，只有大腺瘤时才有可能在 X 线片上发现蝶鞍体积增大、鞍底双边及鞍背直立等异常征象。CT 扫描垂体瘤的发现率明显优于一般 X 线检查，可做蝶鞍部的 CT 冠状位扫描，以 2 mm 的薄层切面加对比剂增强及矢状位重建等方法检查，能使垂体微腺瘤的发现率提高到 50% 左右，垂体较大的腺瘤则基本不会漏诊。有报道指出，以 MRI 检查垂体，垂体微腺瘤的发现率高达 90% 以上，检查时必须对鞍区进行局部薄层扫描，才不致遗漏。

2. 肾上腺

以往临床上常用腹膜后充气造影检查显示双侧肾上腺区域的占位病变，也可采用静脉尿路造影通过肾脏是否受压移位反映肾上腺的情况。目前，这些检查已被先进的检查手段代替。

（1）B 超：超声扫描检查对肾上腺体积增大的皮质醇增多症有定位诊断价值。肾上腺腺瘤直径一般 > 1.5 cm，而肾上腺皮质癌体积更大，均在 B 超检出范围。B 超现已在我国各级医院得到普及，此方法操作简易、价廉、无损伤，是首选的检查方法。

（2）CT：CT 扫描分辨率高，对肾上腺皮质腺瘤及腺癌的检出率几达 100%。临床上和实验室检查符合皮质醇增多症的患者，当 CT 扫描中未见肾上腺肿瘤，同时双侧肾上腺体积增大、变厚则可诊断为肾上腺皮质增生。但 CT 很难明确肾上腺的增生部位。肾上腺伴有较大结节性增生者在 CT 片上亦有特征性的表现。

（3）MRI：MRI 对肾上腺病变检查的敏感性与 CT 扫描相仿，因此疑为本病的患者检查时，可任选一种。

3. 骨骼系统

皮质醇增多症患者均常规进行骨骼系统 X 线检查。通过骨关节系统 X 线检查可发现患者体内骨质疏松、有无脊椎压缩性骨折及肋骨多发性骨折等病变。

4. 其他

对于怀疑异位 ACTH 综合征的患者，应努力寻找原发肿瘤的位置。异位分泌 ACTH 肿瘤位于胸腔内的比例比较高，故应常规进行胸部正侧位 X 线片、胸部 CT 扫描等检查。必要时还可能要探查腹腔、盆腔，努力寻找到异位 ACTH 分泌肿瘤并将其切除。

四、治疗

皮质醇增多症的诊断一旦确定，应立即进行治疗。治疗原则一方面要除去病因减少体内皮质醇，另一方面又要保证垂体及肾上腺的正常功能不受损害。ACTH 依赖性皮质醇增多症应以经蝶微腺瘤摘除术为首选，若手术失败或不能手术者，则行垂体放疗或双侧肾上腺次全切除术或药物治疗。而原发性肾上腺肿瘤则首选肾上腺肿瘤切除术。

（一）垂体肿瘤的治疗

治疗垂体性皮质醇增多症的首选方法是行垂体肿瘤摘除术。手术途径通常有两条：经典的经额部垂体腺瘤切除术和现今常用的经鼻经蝶垂体腺瘤摘除术。后者较之经典的经额手术具有不经颅腔、手术比较安全、可以完全摘除限于鞍内的垂体微腺瘤而又能保留垂体其他组织和功能、效果也更加确切等优点。多数患者 ACTH 的分泌量在术后 4 ~ 6 个月可以恢复正常。手术摘除垂体腺瘤而治愈本病的概率在 80% 以上，术后复发率低于 10%。经鼻经蝶垂体腺瘤摘除术目前在发达国家已成为治疗库欣病的首选方法。

垂体手术前应先行垂体 CT 检查，做好垂体肿瘤的定位诊断。垂体较大腺瘤及可以由 CT、MRI 定位的微腺瘤均是经鼻经蝶垂体腺瘤摘除术的适应证。如确诊为 ACTH 依赖性皮质醇增多症的患者肾上腺区域也证实无肿瘤，CT 扫描未找到微腺瘤者，经鼻经蝶手术探查时，90% 的患者仍能发现微腺瘤。术前测定岩窦下静脉血和周围静脉血 ACTH 比值，以及进一步测定双侧岩窦静脉血 ACTH 之间差别，则能确定是否存在垂体微腺瘤及定位垂体腺瘤位于腺垂体的左侧或右侧，以指导手术方向。

近年来，国际国内兴起的立体定向放射外科治疗技术为垂体腺瘤的治疗开辟了新途径。以往是在行双侧肾上腺手术后为防止发生 Nelson 综合征，或在垂体手术后由于肿瘤定位不明确无法切除或无法完全切除肿瘤者，加行垂体放疗的。垂体放疗照射也不准确，剂量无法控制，容易损伤垂体周围组织，疗程长，疗效出现慢，并发症多，常常不易为患者所接受。

（二）肾上腺病变的治疗

1. 治疗原则

（1）库欣病：肾上腺切除术是治疗垂体性皮质醇增多症的经典方法。如经蝶手术失败或无手术指征时，库欣病症状又十分严重者可采取双侧肾上腺全切除加垂体放疗。术后皮质醇增多症可很快获得缓解。但肾上腺全切术仍是一个有争议的手术，有不少问题尚待解决：①该手术有一定的危险性，术中出血、术后肾上腺危象发生率较高，常危及患者生命。②患者因切除了全部肾上腺，需进行糖皮质激素和盐皮质激素的终身替代治疗，若出现服用药物不规则、自行停药或忘记服药，或在应激情况下未充分加大皮质激素用量等情况，都会诱发致命的肾上腺危象。③本病的病因系垂体过量分泌 ACTH 所致，行双侧肾上腺切除仍未解决病因，反而会促进垂体 ACTH 瘤的发展，导致患者发生 Nelson 综合征。

Nelson 综合征是指库欣病或其他肾上腺增生性疾病患者在双侧肾上腺切除后垂体 ACTH 瘤进一步发展，分泌大量 ACTH，并出现显著的皮肤黏膜色素沉着等表现的一组综合征。在有条件的地区应首选针对垂体 ACTH 瘤进行治疗，可采用经鼻经蝶手术或立体定向放疗。对垂体手术疗效不满意者可采取一侧肾上腺全切，另一侧大部切除加垂体放疗。这样一方面祛除了皮质醇的来源，使库欣病得到缓解；另一方面保留的部分肾上腺仍拥有分泌功能，可免除长期替代治疗的忧虑。垂体肿瘤的积极治疗或放疗又可以预防术后 Nelson 综合征的发生。

（2）肾上腺肿瘤：肾上腺肿瘤包括肾上腺皮质腺瘤和腺癌。腺瘤的治疗方法简单，只要诊断明确，可行开放或腹腔镜手术将腺瘤摘除即可。肾上腺皮质腺癌也以手术治疗为主，对肿瘤局限于肾上腺区域者，行单侧肾上腺根治性切除术；若肿瘤已发生远处转移者，原发肿瘤组织和转移灶均应尽量切除，这样可提高药物治疗和局部放疗的效果。肾上腺癌发展快，淋巴转移早，术后 5 年存活率仅 25%，预后差。

（3）原发性肾上腺皮质增生：这类患者往往血 ACTH 降低，而影像学检查又无法发现肾上腺区域明显的占位性病变。这类患者应先行病变严重（即体积较大侧）的一侧肾上腺全切除术，如症状缓解满意，则继续随访观察；如症状仍较严重，再行另一侧肾上腺大部切除术。此类患者术后预后较好，不需终身激素替代治疗。

（4）异位 ACTH 综合征：对于异位 ACTH 综合征，首选治疗方法是切除原发肿瘤，切断异位 ACTH 分泌的来源，则皮质醇增多症可痊愈。但往往诊断确立时，肿瘤已届晚期而无法切除。此时，一方面可行肿瘤的化疗、放疗，另一方面可应用药物治疗以减轻皮质醇增多症的症状。

在以下情况时，也可选用双侧肾上腺全切除或一侧全切另一侧大部切除治疗以缓解症状：①异位 ACTH 综合征诊断明确，但未找到原发肿瘤者；②异位 ACTH 肿瘤已广泛转移，无法切除，而高皮质醇血症症状严重者。

2. 术中及术后处理

肾上腺手术中应严密观察患者的血压、脉搏、呼吸等生命体征，保持静脉通道的通畅。除了补足每日所需皮质激素的量外，还应注意术中给予胰岛素降低血糖，并根据补液中葡萄糖的含量调节胰岛素用量。术中应注意监测患者机体酸碱平衡的变化，定时进行血气分析并依据检查报告做出相应的处理。术者在触摸肾上腺病变时应密切注意患者生命体征的变化，尤其血压、心率的改变。术中应及时补充血容量，必要时需补充部分胶体溶液，如血浆代用品、血浆等，出血渗血较多时应及时输入同型血。

肾上腺肿瘤切除后，将有一段时期的肾上腺皮质功能低下。这是因为肾上腺肿瘤的自主性地过量分泌使下丘脑 – 垂体 – 肾上腺轴处于严重的抑制状态，需要相当长的一段时间才能恢复。故术后糖皮质激素的替代治疗及其他对症处理也是不可忽视的。

术后长期应用糖皮质激素：对皮质醇增多症患者行肾上腺肿瘤切除术或肾上腺一侧全切、另一侧大部切除后，糖皮质激素的替代治疗时间和剂量应根据患者病程长短及症状严重程度而定。手术当日及相当长的一段时期内需补充氢化可的松，此后还需小剂量口服补充激素。术后激素的替代治疗应逐渐减量。在撤药过程中需要注意患者的全身反应，患者常常会表现出乏力、食欲缺乏、恶心、肌肉关节疼痛等不适。小剂量激素口服维持一般认为可连续应用 4 周左右。通常根据患者的临床症状是否逐渐改善，血压能否维持于正常水平，血嗜酸细胞计数是否恢复正常，以及 24 h 17-OHCS 及 17-KS 水平、血 PF 含量是否恢复正常等四项指标来决定。有学者提出：肾上腺皮质肿瘤，因垂体 ACTH 分泌细胞处于抑制状态，对侧及肿瘤周围正常肾上腺亦处于抑制状态，而受抑制的垂体恢复分泌功能约需 4 个月，由 ACTH 刺激被抑制的肾上腺皮质恢复功能又需数月，故术后小剂量激素补充应该持续 6 ~ 12 个月。并且还提醒临床医师和患者在这段恢复期内，一旦出现创伤、高热、感染等应激情况时，还需加大激素用量，以防不测。

肾上腺肿瘤切除术后，为了促进萎缩的肾上腺皮质尽快恢复功能，有人主张术后早期应用 ACTH 静脉滴注以刺激肾上腺皮质。对这一观点尚存在争议。因为外源性 ACTH 补充后，有可能抑制患者自身垂体 ACTH 分泌功能的恢复。

（邢东亮）

第三节 原发性醛固酮增多症

一、病因与分类

原发性醛固酮增多症最早由 Conn 在 1955 年首先报道，故被称为 Conn 综合征。随着对原发性醛固酮增多症病因和病制的不断深入了解，目前认为 Conn 综合征仅为原发性醛固酮增多症的一个类型而已。根据病因不同，原发性醛固酮增多症可分为以下两大类。

1. 肾上腺皮质醛固酮瘤

肾上腺皮质醛固酮瘤（APA）是原发性醛固酮增多症中最常见的一种类型，该类型与 Conn 综合征为同一概念，占原发性醛固酮增多症的 60% ~ 80%，其中绝大多数属于对 ACTH 有反应的 APA。病变发生部位在肾上腺皮质球状带中有合成和分泌醛固酮功能的良性肿瘤，亦称为肾上腺皮质腺瘤，以单一腺瘤多见，直径较小，0.5 ~ 2.5 cm，平均 1.8 cm 左右，重 3 ~ 5 g；双侧或多发性肿瘤占其中 10% ~ 15%，偶见一侧腺瘤另一侧增生者，左侧略多于右侧，男女发病率无明显差异。

2. 特发性醛固酮增多症

特发性醛固酮增多症（IHA）发病率仅次于醛固酮病，占原发性醛固酮增多症的 20% ~ 30%，也是原发性醛固酮增多症的主要类型之一，在儿童原发性醛固酮增多症中最为常见，病变部位表现为双侧肾上腺皮质球状带弥漫性或局灶性增生。近年来，随着影像学技术和内分泌生化检查等诊断手段的提高，其发现率也逐渐有升高趋势。其发病机制尚不明确，多数学者认为可能不在肾上腺本身，而可能与下丘脑 - 垂体分泌的 POMC 产物刺激肾上腺皮质球状带增生有关；试用赛庚啶治疗可抑制醛固酮分泌也间接支持此观点。与 APA 相比，IHA 临床症状较严重，且手术效果不确切，须辅助以药物治疗，其血中醛固酮浓度 ACTH 昼夜节律不相平行。

二、临床表现

由于高血钠、低钾血症、代谢性碱中毒，以及肾素 - 血管紧张素受到抑制，原发性醛固酮增多症患者可出现下述三大综合征。

（一）高血压综合征

高血压是原发性醛固酮增多症最先表现出来的症状之一。早期通常是轻度增高，随着病情发展，血压可逐渐升高，一般在中度或稍严重水平，呈良性高血压进程，恶性高血压少见，病程长时舒张压升高更明显，血压一般在（150～240）/（90～145）mmHg。

患者可有头晕、头痛、耳鸣、乏力等症状，眼底检查出现高血压眼底病变，一般降血压药物对此无明显疗效。一般无水肿现象，长期病程可导致心、脑、肾等器官并发症。

高血压的产生机制主要是水钠潴留导致的血容量增加及血管阻力增加两方面所致，而血管阻力增加主要基于细胞外液 Na^+ 增加、血管壁肿胀、管腔狭窄、外周阻力增大所致。

（二）低钾血症综合征

疾病早期由于细胞内 K^+ 外移，血钾可维持在正常值低限，随着病程发展，血钾逐渐下降，甚至可达 3 mmoL/L 以下。一般认为出现低钾血症是原发性醛固酮增多症的中晚期表现。低钾血症可出现一系列典型症状：乏力、倦怠、虚弱、肌肉软弱无力或典型的周期性瘫痪，四肢受累多见，常因劳累、久坐、呕吐、服用利尿剂等诱因而发作，可突然发作，严重者发生吞咽困难和呼吸困难，可累及心脏，出现心律失常。缺钾性心电图改变：明显 U 波，T 波低平、倒置，甚至心律失常。低钾血症合并代谢性碱中毒可使血中游离钙低，导致低钙血症，引起肢体麻木、手足抽搐，以及肌肉痉挛等症状。

（三）失钾性肾病

由于长期低钾血症，导致肾小管上皮空泡样变性，对水重吸收能力下降，尿浓缩功能减退，出现烦渴、多饮、多尿、夜尿增多等现象，每日尿量可达 3 000 mL 以上，尿比重下降。在病程早期，肾小管的病理变化尚不足以影响肾功能；在病程后期，继发肾小球与肾间质退行性病变，肾功能难以恢复，导致慢性肾功能不全，甚至肾衰竭。

三、诊断

（一）定性诊断

高血压患者若出现：①一般降压药物疗效不明显或无效；②伴有低钾血症或缺钾性心电图特征；③伴有肌无力或周期性瘫痪；④应用利尿剂后出现肌无力或周期性瘫痪；⑤肾功能减退而尿液呈碱性。应怀疑有原发性醛固酮增多症的可能，可进行下述检查。

1. 血清电解质检查（血 Na^+、血 K^+），24 h 尿 K^+ 检查

（1）血 Na^+、血 K^+：血清 Na^+ 往往在正常范围或略高于正常，一般 > 140 mmoL/L，多数患者血 K^+ 呈持续性低钾，血钾 ≤ 3.5 mmoL/L；也有部分患者呈间歇性低钾；少数患者血钾可正常或处在正常值低限，即 ≥ 3.5 mmoL/L。

（2）尿 K^+：原发性醛固酮增多症患者24 h 尿 K^+ 均较高，若24 h 尿 K^+ 超过 25～30 mmoL/L，则有临床意义。

2. 血清醛固酮、24 h 尿醛固酮测定及血浆肾素活性检测

（1）血清醛固酮检测：原发性醛固酮增多症患者血清醛固酮水平通常明显高于正常，而肾素水平低于正常，且醛固酮分泌受昼夜节律影响，须多次测定，常以检测晨 8 时、卧位下午 4 时为准。血醛固酮值应在 277.4 pmol/L 以下，若血醛固酮高于 554 pmol/L，则应怀疑原发性醛固酮增多症存在。

（2）24 h 尿醛固酮测定：24 h 尿醛固酮测定时须同时纠正低钾血症，血钾纠正至正常时若 24 h 尿醛固酮大于 27.7 μmol，则可诊断为醛固酮增多。

（3）血浆肾素活性检测：正常人在限制盐摄入的情况下，站立 4 h 后测定血浆肾素活性应超过 2.46 nmol/（L·h），如低于此值，则应考虑肾素活性较低。有人提出测定血醛固酮与血浆肾素活性比值，如高于 20 通常是自主性分泌醛固酮的最早指标。

3. 盐负荷试验（醛固酮抑制试验）和肾素活性刺激试验（醛固酮刺激试验）

（1）盐负荷试验：原发性醛固酮增多症患者对此试验敏感性、特异性均高。

具体方法：试验前留取 24 h 尿测醛固酮、钾、钠及皮质醇，同时抽血测醛固酮、钾、钠、皮质醇及肾素活性，试验开始后患者每日增加 NaCl 6 ~ 9 g，共 3 ~ 5 d，最后一天同样检测上述指标。如为原发性醛固酮增多症患者，则血醛固酮在 554 pmol/L（20 μg/dL）以上，尿醛固酮在 38.8 nmol/24 h（14 pg/24 h）以上，而此试验中正常人的肾素 - 血管紧张素 - 醛固酮系统被抑制，醛固酮分泌应显著减少。

（2）肾素活性刺激试验：对于原发性醛固酮增多症患者而言，此试验敏感性和特异性不如盐负荷试验，只有当严重高血压不宜行盐负荷试验时，方采用此试验。

具体方法：给予低钠饮食或呋塞米 40 mg/d，共 3 ~ 5 d，造成低钠和血容量不足，测定其肾素活性增加应在 1.64 nmol/（L·h）以上。

（3）螺内酯实验：螺内酯为醛固酮受体阻滞剂，能阻断醛固酮对肾小管的作用。螺内酯每日 300 ~ 400 mg，分 3 ~ 4 次口服，服用 1 ~ 2 周，如低钾血症被纠正，血压正常，而尿中醛固酮未见降低，则支持醛固酮分泌增多，此试验亦可作为术前准备措施之一。

一位高血压患者，通过上述检查，如证实其血和尿醛固酮水平增高且不受高钠抑制，有自发性低钾血症伴尿钾排出增多，血浆肾素活性水平降低且不易被兴奋，糖皮质激素分泌正常，则原发性醛固酮增多症的诊断基本确立。

（二）定位诊断

原发性醛固酮增多症患者，须明确其病变分类，以便决定是否进行外科性治疗。APA 和 IHA 是原发性醛固酮增多症的两种主要类型，前者手术效果较佳，后者则以药物治疗为主，因此，确定原发性醛固酮增多症类型仍需进行多种检查并进行综合分析，才能得到正确的定位诊断。随着影像学诊断手段的日益进步，原发性醛固酮增多症的定位诊断成为可

能，而内分泌检查手段如体位试验、赛庚啶试验、ACTH 兴奋试验和地塞米松抑制试验等内科性试验和检查则可放在辅助地位。

1. B 超检查

肾上腺 B 型超声检查较易进行，但较为粗略，为常用定位诊断初步手段。B 超可显示双侧增生的肾上腺组织，对 APA 的诊断价值较高，一般可分辨 0.8 ~ 1.0 cm 大小腺瘤，0.8 ~ 1.0 cm 者显示正确率 < 50%，小腺瘤与 IHA 的增生大结节在 B 超下难以区分。

2. CT 检查

肾上腺 CT 扫描检查为原发性醛固酮增多症定位诊断首选检查手段。CT 扫描可分辨直径 0.5 ~ 0.8 cm 的腺瘤，当发现一侧肾上腺内有直径 > 1 cm 肿物时，对诊断 APA 有较大价值，IHA 行双侧肾上腺扫描时，可显示双侧肾上腺增生肥厚或呈结节样改变；如发现直径 > 3 cm 的不规则肾上腺肿块，其边缘模糊不光滑、形态呈浸润状时，则需结合病史考虑肾上腺皮质癌的可能。连续 3 mm 薄层 CT 扫描价值尤高，螺旋 CT 甚至可以检测出直径为 0.2 ~ 0.3 cm 的肾上腺肿块，薄层 CT 扫描十三维重建（16 排以上 CT）可较为精确地定位肾上腺肿瘤，对肾上腺皮质结节样增生亦可作出较为准确的判断。直径 1 cm 以上肾上腺肿瘤 CT 的定位诊断准确性达 93% 以上。

3. MRI 检查

肾上腺 MRI 检查对醛固酮瘤诊断检出率并不比 CT 高，醛固酮瘤同无功能腺瘤一样。因 MRI 无放射性危害，可用于妊娠妇女肾上腺疾病的诊断。醛固酮瘤局部出现圆形或椭圆形块影，边界清楚、光滑，多为单侧位，一般直径在 3 cm 内，信号强度均匀。T_1、T_2 加权像近似于或低于肝脏信号。肾上腺皮质增生则表现为弥漫性对称性双侧肾上腺增大、增厚，但形态改变不明显，其信号与正常肾上腺组织无异，均为中等信号；近似于肾皮质，皮质癌的 MRI 影像表现为瘤体较大，形态不规则，多呈分叶状，边缘模糊不清，与周围组织关系紧密，其信号强度取决于癌肿内部是否有出血坏死，大部分信号因有癌肿内出血而高低不一，出血为高信号，坏死、囊变则为低信号。

四、治疗

原发性醛固酮增多症以外科手术治疗为主，大部分原发性醛固酮增多症（占 70% 以上醛固酮瘤）均可通过手术，腹腔镜手术或开放手术径路切除病变瘤体或一侧肾上腺，而获得满意疗效。术后患者临床症状可迅速改变，生化及内分泌指标渐趋正常，远期疗效佳。IHA 手术治疗后疗效欠佳，据称仅 20% 获较满意疗效，有学者建议以药物治疗为主，但药物治疗效果也不稳定，因此在诊断明确的基础上，也应选择适当手术方式进行外科治疗。如双侧肾上腺增生呈不对称者，表明单侧增生（增厚）者有分泌功能，或有微小腺瘤可能，手术切除可达较满意疗效；单侧多发性肾上腺结节亦可选择单侧肾上腺切除，双侧多发肾上腺结节者或双侧增生者可选择切除一侧分泌功能旺盛的肾上腺，另一侧做次全切除或不切除，辅以药物治疗。肾上腺皮质腺瘤（APC）则须作肿瘤根治性切除，必要时同时作癌肿周围区域淋巴结清扫以期增强患者生存概率。

（一）围术期处理

术前须对原发性醛固酮增多症患者做充分准备，纠正其水、电解质紊乱和酸碱失衡状态，调整血钾升至正常，适当降低血压。各种病因原发性醛固酮增多症，其准备时间、手术方式并不强求一致。

1. 纠正电解质紊乱，恢复正常血钾

螺内酯作为醛固酮拮抗剂，具有潴钾排钠作用。初始剂量 200 ~ 400 mg/24 h，分次口服，同时予以补钾药每日 4 ~ 6 g，服药后 1 ~ 2 周内血钾可逐步正常，血压也逐步平稳下降。对高血压、电解质紊乱较严重者，不仅要使其血钾恢复正常，还须多次心电图检查直至其低钾图形消失，方可考虑手术。

2. 降血压

降低血压方能使患者安全度过围术期，一般来说，电解质纠正过程，血压即开始趋于下降。螺内酯应用 1 周后血压无变化即应辅以降压药物。患者如长期高血压且伴有心血管损害，则更应早期应用降压药物。患者可服用依那普利、卡托普利等血管紧张素转换酶抑制剂和硝苯地平等钙离子通道阻滞剂，这些钙离子通道阻滞剂可以通过参加抑制醛固酮合成的一些环节来降低醛固酮的分泌，同时也可以抑制血管平滑肌的收缩，降低血管阻力。

3. 补充糖皮质激素

由于病程所致，醛固酮瘤同侧及对侧肾上腺皮质存在有轻度萎缩现象，因此对肾上腺醛固酮瘤患者手术前应适当补充一定量的糖皮质激素。一般术前选用甲泼尼龙肌内注射 80 mg，术中静脉滴注琥珀酰氢化可的松 100 ~ 200 mg，术后相应补充氢化可的松并递次减少。若瘤体体积小、病程短，术前临床症状不明显，也可不予补充。尤其应注意防止因糖皮质激素补充不足造成肾上腺危象，对肾上腺全切除或次全切除患者要注意终身激素替代治疗。

（二）外科技术

腹腔镜手术治疗已成为外科治疗原发性醛固酮增多症的"金标准"，单发或单侧醛固酮腺瘤无疑更是腹腔镜肾上腺切除的最佳适应证。腹腔镜肾上腺切除术与开放手术相比，最大的优点是将手术野放大 6 倍，这样可保证安全和细致的分离，避免出血，使深部手术更易被观察。对患者而言，腹腔镜手术更具有减轻术后疼痛和获得较好美观效果的作用，缩短了住院时间和康复时间。

经典的开放手术在没有精确成像定位时代是一种主要的外科治疗手术，包括单侧肾上腺切除术、双侧肾上腺探查和次全切除术等，有腹膜后入路和经腹手术入路两种。随着 CT、MRI 及核素扫描等精确定位诊断技术的发展，肾上腺腺瘤或增生的定位趋于方便和准确，也更加有利于腹腔镜技术的开展，但经典开放手术仍具有不可替代的作用，熟练掌握开放手术有利于丰富对原发性醛固酮增多症的外科治疗手段。

（王　锐）

第二章　　肾上腺疾病手术技巧

第一节　　经腹途径腹腔镜肾上腺肿瘤剜除术

一、适应证

近年来，随着腹腔镜手术的广泛开展，手术适应证不断拓宽，目前除腹腔镜手术的禁忌证外，几乎所有病理类型的肾上腺疾病包括较大的嗜铬细胞瘤及肾上腺恶性肿瘤皆已有了手术成功的报道。腹腔镜肾上腺肿瘤切除术已经成为大多数良性功能性肾上腺和小的偶发性局灶肾上腺癌的标准治疗术式。

原发性醛固酮增多症是最多见的肾上腺瘤，瘤体直径多在2 cm内，非常适宜于腹腔镜切除。以往嗜铬细胞瘤被认为是腹腔镜肾上腺切除术的相对禁忌证。然而，世界范围内的资料已经证实使用腹腔镜切除嗜铬细胞瘤是安全有效的。大量资料显示，腹腔镜手术比开放手术引起更小的体内血流动力学波动。临床实践中，界限清楚、周围无明显粘连，无恶性生长倾向的，直径小于6~7 cm的嗜铬细胞瘤也常可以使用腹腔镜安全切除。但是由于较大的嗜铬细胞瘤肿瘤血管丰富，手术时易出血，血压波动范围亦大，手术有一定的风险。因此需要手术医师操作熟练，设备完善可靠，而且经充分的术前准备。

无论单侧或是双侧的库欣综合征都适用腹腔镜下肾上腺切除术。类库欣综合征的患者在开放性肾上腺手术后切口愈合能力显著减低，而且更容易发生围术期并发症，有资料证实，腹腔镜肾上腺切除术可能更适合这类患者。

肾上腺结节样增生、肾上腺囊肿和肾上腺偶发瘤也是腹腔镜肾上腺切除术的适应证，经验表明，腹腔镜手术能有效提高疗效，减少手术时间。对于无功能肾上腺肿瘤，肿瘤直径大于4 cm，或肿瘤虽小于4 cm但有继续增长趋势者，可以使用腹腔镜切除。肿瘤大小是否应作为确定手术适应证的单一指标仍有争议，但肿瘤体积过大常常提示有恶性倾向，且血运丰富，与周围组织粘连较明显，没有空间分离，而且切除的肿瘤也必须粉碎后才能取出，因此，以往的观点认为直径大于6 cm的肾上腺肿瘤不宜做腹腔镜手术。

对肾上腺恶性肿瘤者，若术前的影像学检查提示包膜完整、没有周围组织的浸润，且无区域淋巴结肿大等表现者，可以使用腹腔镜安全切除。

二、禁忌证

（1）浸润性肾上腺皮质癌，合并周围组织浸润及广泛粘连，合并淋巴结转移，需要切除同侧肾等周围组织及淋巴结清扫的，应开放手术。腺癌多大于 6 cm，是否为禁忌证主要取决于肿瘤的浸润情况。

（2）妊娠期妇女，可能因气腹而导致流产，一般不宜腹腔镜手术。

（3）既往有腹部手术史，或因某些疾病，腹腔广泛粘连，不宜经腹入路腹腔镜手术。

（4）过度肥胖者。

（5）不能纠正的凝血障碍性疾病。

（6）腹腔镜手术切除肿瘤的直径，目前仍没有统一的标准，应根据术者的技术、经验，肿瘤性质、位置、周围粘连情况及患者体质、全身状态等情况进行判断。Gagner 等报道用腹腔镜取出 14 cm 的肾上腺肿瘤。

（7）呼吸循环功能严重受损，不能耐受气管插管全身麻醉和气腹。

三、术前准备

术前在对肾上腺功能检查基础上对内分泌和代谢紊乱进行针对性纠正，关系到腹腔镜肾上腺手术的成败。对于原发性醛固酮症的患者应该给予足量的保钾利尿药，并补充钾盐。

嗜铬细胞瘤术前准备较为特殊，现详述如下。

1. 补充血容量

根据病情充分补充血容量，按晶体液与胶体液 3 ：1 的比例补充血容量，以肢端微循环充盈、血细胞比容不低于 0.30 为限，避免补液过快导致的心力衰竭和肺水肿。

2. 控制血压及心率

在充分补液的基础上予酚妥拉明 20 ～ 30 mg 口服，每日 2 次，根据血压值调整用量，控制血压在（100 ～ 130）/（70 ～ 100）mmHg，如心率超过 100 次 / 分，予美托洛尔 2 ～ 5 mg/L 降低心率，并根据患者的甲床、皮肤的充盈程度估计剂量是否足够。

3. 其他的术前准备

其他的术前准备包括有效控制和治疗心力衰竭，纠正心律失常，调整胰岛素用量控制高代谢症状。适量补充糖皮质激素，如使用地塞米松 5 ～ 10 mg/d，共计 5 ～ 7 d，同时避免患者情绪波动和受精神刺激。

四、麻醉

气管内插管全身麻醉。

五、体位

采用患侧向上70°斜侧卧位，脐部正对手术床的中间关节处，将头部和脚部各降低15°～20°，一般无须垫高腰部，健侧腋下垫小软枕保护臂丛神经。将患者稳固地固定于手术床上，骨骼突起部位加垫保护，手术者及第一助手站在患者的腹侧。

六、手术步骤

1. 右肾上腺手术

（1）置入Trocar：Trocar置入位置有多种不同的选择。这里重点介绍是四点穿刺法，第一点（A）在右侧腹直肌外侧缘平脐水平，第二点（B）位于右侧腹直肌外侧缘肋缘下2 cm处，第三点（C）位于右侧腋前线肋下2 cm，第四点（D）位于B、C两点连线中点，术中用于置入扇形拉钩。于A点位置作1.2 cm小切口，切开皮肤、皮下、肌层及腹膜，经此切口置入10 mm Trocar，调整位置后缝合切口闭紧Trocar。连接气腹机，将腹内压调至12 mmHg。立即插入腹腔镜观察腹腔，证实无脏器损伤后，调整Trocar深浅并固定。其他Trocar在腹腔镜直视下穿入并固定，B点置入10 mm Trocar，C、D两点置入5 mm Trocar。

（2）显露肾上腺：先探查腹腔确定有无妨碍手术的粘连和其他异常，如有，需先分离。镜下观察右侧腹膜隆起处即为右肾位置，于右结肠旁沟切开侧腹膜及肝结肠韧带后，即进入腹膜后腔，将升结肠向内侧游离，暴露出右肾表面的肾筋膜。经D点Trocar置入扇形拉钩将肝右叶向上轻柔地推开，使整个肝右叶向上翻起，暴露出肝脏面。将十二指肠降部向内侧推移，显露下腔静脉。肝脏、右肾上极、下腔静脉三者形成的三角区域即为右侧肾上腺位置所在。对于体态消瘦或肾上腺肿瘤较大者，有时此处可见到隆起的肾上腺及肿瘤。于右肾上极切开肾筋膜（Gerota筋膜），于肾脂肪囊内便可找到金黄色的右侧肾上腺。

（3）切除肾上腺：在右肾上腺中心静脉地下腔静脉端以2个钛夹（或1枚Hem-o-lock）钳闭、肾上腺端1个钛夹钳闭后剪断，并由此开始游离肾上腺的内侧缘，用电凝钩或超声刀进行游离。进入肾上腺的动脉多而细小，超声刀可有效控制出血，一般不需使用钛夹。先处理上方来自膈下动脉的分支，再向下切断肾上腺中动脉和来自肾动脉的肾上腺下动脉，应注意勿损伤肾蒂。游离内侧缘后将覆盖在肾上腺表面的肾周脂肪提起，切开肾上腺和右肾上极之间的肾筋膜和脂肪，此处有一些来自肾包膜和周围脂肪的小血管。肾上腺外侧缘基本无血管，游离后即将整个肾上腺切除。

（4）切除肿瘤：如肿瘤位于内侧支、外侧支或肾上腺尖部可行腺瘤及肾上腺部分切

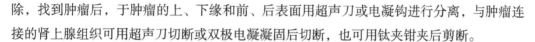

除，找到肿瘤后，于肿瘤的上、下缘和前、后表面用超声刀或电凝钩进行分离，与肿瘤连接的肾上腺组织可用超声刀切断或双极电凝凝固后切断，也可用钛夹钳夹后剪断。

（5）取出肾上腺或肿瘤：降低气腹压力，仔细探查术野，彻底止血。将切除的肾上腺或肿瘤装入标本袋中，可用小塑料袋或橡胶袋作标本袋。然后从 B 点穿刺孔连同 Trocar 一并取出，如标本较大，可适当扩大切口，必要时在标本袋内分割成若干小块后分别取出。用超声刀将肾上腺创面电凝充分止血，必要时创面可填塞可吸收止血纱布压迫止血。放置多孔引流管一条，自 C 点穿刺孔引出。

2. 左肾上腺手术

（1）置入 Trocar：第一点（A）在左侧腹直肌外侧缘平脐下水平，第二点（B）位于左侧腹直肌外侧缘肋缘下 2 cm 处，第三点（C）位于左侧腋前线肋下 2 cm，第四点（D）位于 B、C 两点连线中点，术中用于置入扇形拉钩。于 A 点位置作 1.2 cm 小切口，切开皮肤、皮下、肌层及腹膜，经此切口置入 10 mm Trocar，调整位置后缝合切口闭紧 Trocar。连接气腹机，将腹内压调至 12 mmHg。立即插入腹腔镜观察腹腔，证实无脏器损伤后，调整 Trocar 深浅并固定。其他 Trocar 在腹腔镜直视下穿入并固定，C 点置入 10 mm Trocar，B、D 两点置入 5 mm Trocar。

（2）显露肾上腺：先探查腹腔确定有无妨碍手术粘连和其他异常，如有，需先分离。辨认清楚脾、肝左叶、结肠脾曲及降结肠等器官。于降结肠外侧旁沟腹膜隆起以电凝钩或超声刀切开侧腹膜，将降结肠向内侧游离，继续向上剪开脾结肠韧带及上方的腹膜，直至脾肾韧带，利用重力使脾脏、胰尾向内侧翻转，暴露出肾上极前内侧面的肾筋膜，从中寻找左侧肾上腺或肾上腺肿瘤。

（3）切除左侧肾上腺：找到金黄色的左侧肾上腺，并向下显露左侧肾蒂。也可先找到左肾静脉，沿深静脉上方找到肾上腺中央静脉，继而找到肾上腺。从肾上腺的上缘开始游离，超声刀或钛夹处理来自膈下动脉的小分支；同样游离内侧缘，处理来自主动脉的小分支。在左肾上腺的下缘和左肾静脉间辨认、游离出肾上腺中央静脉，在其深静脉端以 3 个钛夹钳闭、肾上腺端 1 个钛夹钳闭后剪断。左肾上腺下缘可能会有其他一些来自左肾动静脉的小血管，以超声刀处理可减少出血。最后将外侧缘游离，取出整个肾上腺。如先找到肾上腺中央静脉，则可先处理中央静脉，再向上游离肾上腺动脉及周围组织。

（4）切除肿瘤：肾上腺肿瘤多呈类球形，于脂肪囊内较容易被发现，如肿瘤位于肾上腺内侧支、外侧支或肾上腺尖部可行腺瘤及肾上腺部分切除。找到肿瘤后，于肿瘤的上、下缘和前、后表面以吸引器、超声刀或电凝钩进行分离，与肿瘤连接的肾上腺组织可用超声刀切断或双极电凝凝固后切断，也可用钛夹钳夹后剪断，完整切除肾上腺肿瘤。肾上腺切缘多伴有渗血或出血，用超声刀、电凝钩或电凝钳将肾上腺创面电凝充分止血，必要时创面可填塞可吸收止血纱布。

（5）取出肾上腺或肿瘤：降低气腹压力，仔细探查术野，彻底止血。将切除的肾上腺或肿瘤装入标本袋中，从 C 点穿刺孔连同 Trocar 一并取出，如标本较大，可适当扩大切口，必要时在标本袋内分割成若干小块后分别取出。放置多孔引流管一条，自 C 点穿刺孔引出。

（邢东亮）

第二节　经腹膜后途径腹腔镜肾上腺肿瘤剜除术

腹膜后入路途径是依靠后腹膜潜在的间隙，利用器械建立足够的操作空间。Gaur 等于 1992 年成功地利用球囊扩张器将后腹膜分离，使腹膜后腹腔镜手术成为可能。该途径一般仅需两个通道，路径直接、创伤小、不干扰腹腔。为避免气腹针盲目插入致肠管损伤的危险，一些学者主张用刀柄和手指先进行腹膜后的分离，基本没有发生过肠管损伤，也很少会引起 Trocar 周围漏气现象。但此途径也同时存在手术操作空间小、定位难、视野小的缺点，对于明显肥胖而肾周脂肪特别多的患者或较复杂的手术应谨慎选择。另外，如果肾上腺肿瘤位于肾上腺内侧支或者比较接近肾门内侧时，视野将会十分狭小，寻找、分离和摘除肿瘤操作会比较困难。

近年来，随着手术技术的精炼，以及手术器械的改进，如腹腔镜超声探头和细针镜的应用，腹腔镜肾上腺手术在手术时间上已经接近于开放性手术，并且经过系列的大宗病例也证明了该手术的安全性和实用性。目前，腹腔镜肾上腺手术已经逐渐成为大多数肾上腺肿瘤的首选手术方法。

一、器械选择

10 ～ 12 mm 穿刺 Trocar 2 个，5 mm 穿刺 Trocar 2 个，腹腔镜弯钳 2 把，腹腔镜直抓钳 1 把，电凝钩 1 把，超声刀 1 把，连发钛夹钳 1 把，冲洗吸引器 1 个，标本袋 1 个，抓钳 1 把，自制球囊扩张管 1 条（图 2-1）。

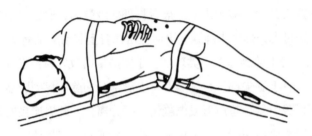

图 2-1　经腹膜后途径手术体位及 Trocar 穿刺点

二、麻醉

气管内插管全身麻醉。

三、手术步骤

左右侧手术方法基本相同。

1. 体位

全侧卧位，腰部抬高，手术者及一助均站在患者背侧。

2. Trocar 的定位

第一通道（A点）在腋中线上，髂嵴上方 2 cm，用 10 ~ 12 mm Trocar 置入腹腔镜。第二通道（B点）在腋前线上 12 肋缘下 2 cm。第三通道（C点）在腋后线上、12 肋缘下。第二、三通道作为操作通道，优势手用 10 ~ 12 mm Trocar，非优势手用 5 mm Trocar。

3. 创建腹膜后工作空间

按前述 Trocar 定位，于腋中线髂嵴上方 2 cm 处纵形切口长约为 12 mm，以刀柄顺肌纤维方向钝性分离达腰背筋膜，伸入食指撑开腰背筋膜进入腹腔后间隙，扪及腰大肌后，用食指将其前方组织向腹侧尽量推开，插入 10 mm Trocar，置入腹腔镜观察证实为腹膜后间隙，退出内镜，向头侧、腰大肌前方置入自制水囊扩张器。注入生理盐水 300 ~ 500 mL，维持 3 ~ 5 min 压迫止血，排水拔出导管，再置入腹腔镜，充气压力达 15 mmHg，直视下在肋缘下腋前、后线处分别置入 5 mm、10 mm Trocar，即可完成腹膜后工作空间的创建。与经腹腔手术不同，它的视野角度是从上往下观察肾脏及肾上腺，而经腹膜后途径是从肾脏背侧及从下往上观察手术视野，所以腹膜后入路很关键的一点是要保持正确的视野方向，而最好的解剖标记就是腰大肌。

4. 暴露肾上腺区

沿腰大肌向上分离至肾上腺位置，打开肾筋膜及肾周脂肪囊。如果肾上腺区暴露不满意，可在直视下再次置入水囊，至于肾脏背侧及腰大肌前方，按需要打涨水囊，一旦分离彻底及解剖标记定位清楚后，肾上腺区便可以轻易暴露。

5. 寻找肾上腺

可在脂肪堆中找到金黄色的肾上腺，进而沿肾上腺基底部向内下方寻找左侧肾上腺静脉。如有困难，可先找到左肾静脉，再沿其汇合处，找到肾上腺静脉及肾上腺。右侧肾上腺静脉相对较短，且右侧肾上腺比右肾上极更靠近内侧，所以右侧腹膜后路径手术相对困难。术中注意将右肾向内侧及下方推压开，并及早确定下腔静脉位置，沿下腔静脉向头侧方向，于右肾静脉上方找到肾上腺静脉。

6. 肾上腺或肿瘤切除

根据不同的情况决定行肾上腺肿瘤切除，或肾上腺全切除或部分切除，肾上腺腺体较脆，容易出血，术中应注意避免直接钳夹，可将其抬高，用电刀或超声刀沿其基底部逐一分离，大血管可用钛夹夹闭。行腺体完全切除术时，可先找到肾上腺中央静脉，上 3 个钛夹，近端 2 个，远端 1 个，然后剪断，提起中央静脉远端，向上游离整个肾上腺。行腺瘤切除术时，游离腺瘤周围组织及血管，遇较大血管或肾上腺组织用超声刀切断。

7. 取出腺体及肿瘤

将切除的腺体或肿瘤置入标本袋里，从 10 mm 的 Trocar 切口取出，检查创面，无活动出血，置入抗负压引流，退镜，关闭切口。

（邢东亮）

第三章　肾脏疾病

第一节　肾盂肾炎

肾盂肾炎是指肾盂的炎症，大都由细菌感染引起，一般伴下泌尿道炎症，临床上不易严格区分。根据临床病程及疾病，肾盂肾炎可分为急性及慢性两期，慢性肾盂肾炎是导致慢性肾功能不全的重要原因。

一、急性肾盂肾炎

肾盂肾炎是由各种病原微生物感染直接引起肾小管、肾间质和肾实质的炎症，主要为非特殊性细菌，其中以大肠埃希菌为最多（占60%～80%），其次为变形杆菌、葡萄球菌、粪链球菌，少数为铜绿假单胞菌，偶为真菌、原虫、衣原体或病毒感染。

（一）临床表现

1. 尿路刺激症状

肾盂肾炎多由上行感染所致，故多伴有膀胱炎，患者出现尿频、尿急、尿痛等尿路刺激症状。尿液混浊，偶有血尿。

2. 全身症状

全身症状包括寒战、发热，体温可达38 ℃以上，疲乏无力、食欲缺乏，可有恶心、呕吐，或有腹痛。

3. 局部体征

一侧或两侧肾区疼痛，脊肋区有叩击痛及压痛。

原有糖尿病、镇痛药肾病或尿路梗阻者并发急性肾盂肾炎，可发生急性肾乳头坏死，患者除有败血症样全身严重症状及血尿、脓尿之外，有时由于坏死乳头脱落引起输尿管绞痛，部分患者还出现少尿或尿闭及急性肾衰竭。

（二）诊断

1. 病史询问

（1）尿路感染相关症状的特点、持续时间及伴随症状。

（2）既往史、药物史及相关病史等（如是否留置导尿管或近期有无尿道腔内操作史、有无糖尿病或免疫抑制疾病、有无尿道功能或解剖结构异常等），以排除复杂性尿路感染。

（3）患者的一般情况，如睡眠、饮食等。

2. 体格检查

急性肾盂肾炎患者可有腰部胀痛，肋脊角明显压痛或叩击痛，特异性较高。

3. 实验室检查

尿常规、血常规、尿涂片镜检细菌、肾功能检查、尿细菌培养。

4. 影像学检查

当治疗效果不理想时，可考虑行静脉尿路造影、B超或CT等，以发现可能存在的尿路解剖结构或功能异常。

（三）治疗

急性肾盂肾炎常累及肾间质，有发生菌血症的危险性，应选用在尿液及血液中均有较高浓度的抗菌药物。对于轻、中度患者可通过口服给药。对发热超过38.5 ℃、肋脊角压痛、血白细胞升高等，或出现严重的全身中毒症状、疑有菌血症者，首先应予以胃肠外给药（静脉滴注或肌内注射），在退热72 h后，再改用口服抗菌药物（喹诺酮类、第二代或第三代头孢菌素类等）完成2周疗程。其治疗原则是：①控制或预防全身脓毒症的发生；②消灭侵入的致病菌；③预防再发。

二、慢性肾盂肾炎

慢性肾盂肾炎是由于急性期间治疗不当，或者治疗不彻底而转入慢性阶段，是细菌感染肾引起的慢性炎症，病变主要侵犯肾间质和肾盂、肾盏组织。由于炎症的持续进行或反复发生导致肾间质、肾盂、肾盏的损害，形成瘢痕，以致肾发生萎缩和出现功能障碍。近年研究显示，慢性肾盂肾炎的患者几乎都存在泌尿系统解剖的异常，如梗阻、泌尿系统结石、肾发育异常、膀胱输尿管反流等复杂因素，后者在儿童中更为常见。

（一）临床表现

间歇性出现尿急、尿频、尿痛或无症状性菌尿，伴乏力、腰胁酸痛、低热、恶心、畏食等。慢性肾小管间质浓缩稀释功能受损表现：多尿、夜尿增多、低渗和低比重尿、肾小管性酸中毒、高血压等。

（二）诊断

慢性肾盂肾炎的诊断并不能简单地依赖发病时间的长短，而必须具备肾盂肾盏瘢痕形成的证据。证据包括静脉肾盂造影显示肾盂肾盏变形、扩张，双肾外形不光滑，大小不等；病史或实验室检查证实有尿路感染。

1. 实验室检查

尿液检测可发现白细胞尿，清洁中段尿细菌培养可有真性细菌尿。但是 1 次尿检阴性和细菌培养阴性不能排除慢性肾盂肾炎的可能，部分患者可以有少量蛋白尿，肾小管功能损害显示为低渗尿、低比重尿、尿 β_2 微球蛋白增高及肾小管性酸中毒等，肾小球功能损害可有血肌酐和尿素氮不同程度的升高。

2. 影像学检查

静脉肾盂造影（IVP）发现肾体积变小，形态不规则，肾盂肾盏扩张、变钝，肾乳头收缩。皮质的瘢痕常位于肾的上、下极。排尿性膀胱尿路造影可见有些患者存在不同程度的膀胱输尿管反流。膀胱镜可观察输尿管开口位置和形态改变，有助于膀胱输尿管反流的诊断。B 超可以显示双肾大小不等，有瘢痕形成，并可发现结石等。

（三）治疗

慢性肾盂肾炎的临床过程反复、迁延，并为进展性。延误诊断及处理不恰当会导致最终进入终末期肾衰竭。故一旦诊断明确，应积极控制感染，并尽可能纠正和去除患者存在的泌尿系统解剖异常、反流、结石和梗阻等情况。

1. 一般治疗

增强体质，提高机体的防御能力。鼓励多饮水、勤排尿，以降低髓质渗透压，提高机体吞噬细菌的能力，并冲走膀胱的细菌，减轻排尿的不适症状。膀胱刺激症状明显时可给予碳酸氢钠 1 g，每日 3 次，碱化尿液，缓解症状。

2. 控制和去除复杂因素

积极祛除结石、梗阻、畸形等病因，对于膀胱输尿管反流的患者给予手术治疗从而制止尿液反流，定期排空膀胱，"二次排尿"，必要时可给予长程低剂量抑菌治疗。

3. 抗感染治疗

急性发作时按照急性肾盂肾炎的处理原则治疗，强调治疗前应行尿细菌培养以确定病原菌。针对细菌产生耐药性、病变部位形成瘢痕明显、局部血供差、病灶内抗菌药物浓度不足的情况，使用较大剂量菌类敏感抗生素，如加有酶抑制剂的半合成青霉素类制剂，疗程 4 ~ 6 周。对梗阻等解剖因素难以祛除又反复发生感染的患者，可以给予长程低剂量抑菌治疗。

4. 保护肾功能

对于已经出现慢性肾功能不全的患者，应给予低蛋白饮食、降压、纠酸、排毒等护肾措施；禁用有肾毒性的药物，以保护残余肾功能。

三、肾周围炎及肾周围脓肿

肾周围炎是指肾周围脂肪、结缔组织之间发生的感染性炎症。如为化脓性感染形成脓肿，则称为肾周围脓肿，以右侧为多见。

（一）临床表现

急性起病，畏寒，持续性高热，腰痛。有时在患侧腰部可触及痛性肿块，由于炎症侵及膈下或腰大肌，可出现膈肌向上膨隆和患侧胸腔肺底胸膜渗出，以及腰大肌紧张，患侧肢体不能伸展。

（二）诊断

1. 影像学检查

（1）X线胸片：可以发现胸腔积液、脓胸等病变。

（2）腹部平片：脊柱可侧弯向患侧，肾轮廓不清，腰大肌阴影消失，患侧膈肌可抬高。

（3）IVU：患侧肾功能可有轻微受损而显影不佳。

（4）B超：患侧肾影不清，如探得液性暗区，可能为脓肿。

（5）CT：目前认为CT是诊断本病的最佳方式，可以显示脓肿及其范围，与邻近组织的解剖关系。在脓肿中可见气体或气液平面。CT值为 0 ~ 20 HU。

2. 实验室检查

由于病变在肾周围，故尿中仅有少量白细胞；由肾内病变引起者，尿中可有多量脓细胞及致病菌。

血常规检查白细胞计数明显增高，血培养出细菌则为败血症。

（三）治疗

卧床休息，解热镇痛，补充体液及应用有效抗生素。

B超探及有液性暗区时，应立即进行经皮引流。如为多房性肾周脓肿，有时需在经皮引流后再行手术引流。如患侧肾的功能已丧失伴有肾多处脓肿时，应考虑行患肾切除，彻底清创及术后引流。

（王　锐）

第二节 肾盂肿瘤

一、概述

肾盂肿瘤多数为移行上皮细胞乳头状瘤，亦有鳞状上皮细胞癌和腺癌。泌尿系统的肾盂、输尿管、膀胱、尿道均覆有移行上皮，其肿瘤的病因、病理等相似，且可同时或先后在不同部位出现肿瘤。其平均发病年龄为 55 岁，大多数在 40～70 岁，男：女约为2：1。

二、临床表现

特征性表现为间歇性无痛性全程肉眼血尿，常无肿块或疼痛，偶因血块堵塞输尿管出现肾绞痛，体征不明显。

三、诊断

（一）影像学检查

1. 尿路造影

其诊断主要依据肾盂肾盏内不规则充盈缺损；除非合并肾盂积水，肾增大多不明显，肾外形无局部突出。部分病例表现为无功能肾，须逆行肾盂造影才能明确诊断。但逆行造影有时只能显示肿瘤下界，呈杯状充盈缺损。有时，肿瘤完全闭塞某一肾盏，易误诊为肾癌。注意肾盏基部"杯状残缺"现象，有助于鉴别。肾癌造成肾盏闭塞，多呈"削尖状"，邻近肾盏有受压移位改变。

诊断最困难的是非乳头状癌，其肾盂壁浸润所造成的充盈缺损较平浅，不易辨认。特别是并发于肾盂巨大鹿角形结石的肾盂癌，因结石的占位及肾盂积水，尿路造影常不显影，术后才发现合并肾盂癌。根据临床经验，对于以血尿就诊且 X 线检查有巨大肾盂结石的老年患者，应警惕合并肾盂癌的可能。

2. B 超表现

B 超诊断肾盂癌主要根据肾窦中央回声分裂或有肾盂积水，肾盂内出现实性不规则回声。肿瘤回声较结石低且无曳后声影。

3. CT 表现

可分为如下几型：①盂内型，平扫可见软组织肿块（CT 值为 20～45 HU）充填肾盂肾门区，肾窦脂肪影变窄或消失，常伴有肾盂积水表现；增强扫描肿块 CT 值较平扫时有所增加，但由于肾盂肾盏显影常延迟，肾盂内充盈缺损表现需在增强后延迟扫描上才能显示。②盂壁浸润型，CT 除肾盂巨大结石和重度肾盂积水的表现外，仔细观察可见盂壁或伴有输尿管壁的不规则增厚或扁平肿块；增强后扫描盂壁及肿块可有强化。若邻近肾实质内出现边界模糊的低密度区，表示累及肾实质。

（二）尿脱落细胞学检查

1. 病理学检查

30%～40%可发现癌细胞，阳性率随肿瘤分级的增高而增加。

2. 荧光原位杂交技术（FISH）

通过检测尿脱落细胞染色体异常发现癌细胞，敏感性达85%～100%。

（三）膀胱镜检查

膀胱镜检查可见患侧输尿管口喷出血性尿液。

（四）鉴别诊断

盂内型肾盂癌主要应与盂内血块鉴别：后者轮廓较模糊，形状不固定，增强扫描后无强化。癌侵入肾实质病例，有时可误为肾实质癌，注意肿块以肾盂肾门为中心和肾外形多无局限性隆凸可予以鉴别。

四、治疗

手术切除肾及全长输尿管，包括输尿管开口部位的膀胱壁。经活检分化良好的无浸润肿瘤亦可局部切除，小的肾盂肿瘤也可通过内镜手术切除或凝固。肾盂肿瘤手术五年生存率30%～60%，由于病理差异极大，预后也很悬殊。随诊中应注意其余尿路上皮器官发生肿瘤的可能。

（王　锐）

第三节　肾损伤

一、概述

肾损伤发病率每年在5/100 000，72%见于16～44岁的男性青壮年，男女比例约为3：1，在泌尿系统损伤中仅次于尿道损伤，居第二位，占所有外伤的1%～5%，腹部损伤的10%。以闭合性损伤多见，1/3常合并有其他脏器损伤。当肾存在积水、结石、囊肿、肿瘤等病理改变时，损伤可能性更大。

（一）病因

1. 闭合性损伤

90%的闭合性损伤是因为车祸、摔落、对抗性运动、暴力攻击引起。肾是腰腹部闭合性损伤中第二位容易受伤的器官，大部分损伤程度较轻，Ⅲ级或Ⅲ级以上的损伤占4%，

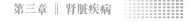

其中肾裂伤、肾血管损伤占 10% ~ 15%，单纯的肾血管损伤小于 0.1%。快速减速性损伤可能引起肾动脉闭塞。

2. 开放性损伤

开放性损伤主要是由锐器损伤、枪弹伤等引起。有 94.6% 的穿通伤合并邻近器官的损伤，且 67% 为Ⅲ级或Ⅲ级以上的损伤。高速穿通伤（速度 > 350 m/s）引起的组织损伤程度较低速穿通伤更为严重。

（二）分类

1. 病理分类

（1）肾挫伤：仅局限于部分肾实质，形成肾瘀斑或（和）包膜下血肿，肾包膜及肾盂黏膜完整。

（2）肾部分裂伤：部分实质裂伤伴有包膜破裂，致肾周血肿。

（3）肾全层裂伤：实质深度裂伤，外及包膜，内达肾盂肾盏黏膜，常引起广泛的肾周血肿、血尿和尿外渗。

（4）肾蒂损伤：肾蒂血管或肾段血管的部分和全部撕裂；也可能因为肾动脉突然被牵拉，致内膜断裂，形成血栓。

2. 临床分类

国内一般将肾挫伤及肾部分裂伤归为轻度肾损伤，其他为重度肾损伤。

二、诊断

1. 病史

病史是诊断的重要依据，但对病情严重者，应首先按急救 ABCDEF 原则进行处理。病史包括受伤史、救治史或（和）既往病史等。

2. 血尿

血尿是绝大多数肾损伤的重要标志，多为肉眼血尿，少数为镜下血尿。但血尿的严重程度不一定与肾损伤的程度一致，有时肾损伤可无血尿（如肾蒂血管损伤、输尿管完全离断、休克等）。

3. 体格检查

应进行全面的体格检查，包括循环、呼吸、神经、消化等系统，以确定有无合并伤。在此基础上，如果发现腰部伤口或瘀斑，应怀疑肾损伤；伤侧肾区疼痛或压痛；腰部出现不规则增大的肿块；肋骨骨折；腹肌及腰肌强直。

4. 实验室检查

（1）血液检查：血红蛋白、血细胞比容、血细胞比积测定。持续的血细胞比容降低提示大量失血。

（2）尿液及沉渣检查：受伤后不能自行排尿者，应进行导尿检查。严重休克无尿者，往往要在抗休克、血压恢复正常后方能见到血尿。

（3）血清肌酐测定：伤后 1 h 内的测定结果主要反映受伤前的肾功能情况。

5. 影像检查

（1）腹部平片：轻度肾损伤可无重要发现，重度肾损伤可见肾影模糊不清，腰大肌影不清楚，脊柱凹向伤侧，有时可见合并肋骨或腰椎骨折。

（2）B 超：对观察肾损伤程度，血、尿外渗范围及病情进展情况有帮助，但在肾损伤临床分类评估中的作用尚有争议。其适合于：①对伤情做初步评估；②连续监测腹膜后血肿及尿外渗情况。

（3）静脉尿路造影（IVU）：可了解肾损伤的程度及对侧肾功能情况，同时还可了解有无肾原发性疾病。但因检查时需压迫腹部，对急诊外伤患者不适宜，故有学者主张行大剂量静脉造影。无 CT 的单位可行此项检查。对血压不稳定需要急诊手术探查的患者可在手术室行术中 IVU 检查（单次静脉注射对比剂 2 mg/kg）。

（4）CT：增强扫描是肾损伤影像学检查的"金标准"，能迅速准确了解肾实质损伤情况，尿外渗、肾周血肿范围；动脉和静脉相扫描可以显示血管损伤情况；注射对比剂 10 ～ 20 min 后重复扫描可显示集合系统损伤情况，是肾损伤临床分级的重要依据。同时还可了解对侧肾功能，肝、脾、胰、大血管情况。必要时可重复 CT 检查评估伤情变化。

（5）磁共振（MRI）：对对比剂过敏的患者可选择 MRI 检查，1.0 T 以上的 MRI 检查可以明确肾碎裂及血肿的情况，一般不作为常规检查。

（6）肾动脉造影：能显示肾血管及分支的损伤情况。因该检查费时且为有创检查，因此，仅在疑有肾动脉分支损伤导致持续或继发出血，并有条件行选择性肾动脉栓塞时进行该项检查。

（7）核素扫描：核素扫描对严重碘过敏患者判断肾血流状况有较多帮助，但一般不需进行该项检查。

三、治疗

肾损伤的治疗目的：保存肾功能和降低病死率。

（一）肾探查的指征

伤情是决定是否行肾探查术的主要因素。闭合性肾损伤总体手术探查率低于 10%，而且还可能进一步降低。

（1）严重的血流动力学不稳定，危及伤者生命时，为绝对手术探查指征。

（2）因其他原因行剖腹探查时，有下列情况时应行肾探查：①肾周血肿进行性增大或肾周血肿具有波动性时；②术前或术中造影发现肾不显影，或伴有其他异常时；③如果肾显影良好，且损伤分级明确，可暂缓行肾探查术。

（3）Ⅳ、Ⅴ级肾损伤：Ⅴ级肾损伤推荐行肾探查术。极少数报道认为Ⅴ级肾实质伤可以进行非手术治疗。对Ⅳ级损伤是否探查有争议，如血流动力学不稳定则应探查。

（4）开放性肾损伤：多需行肾探查术。Ⅰ级及以上肾刺伤的预后判断较为困难，非手术疗法常伴有较高的并发症发生率。

（5）肾有其他异常、肾显影不良或怀疑有肾肿瘤时，则肾外伤即使较轻也推荐行肾探查术。

（二）非手术治疗的指征

非手术治疗为绝大多数肾损伤患者的首选治疗方法。非手术治疗可有效降低肾切除率，且近期和远期并发症并没有明显升高。在血流动力学稳定的前提下，下列情况可行非手术治疗。

（1）Ⅰ级和Ⅱ级肾损伤推荐行非手术治疗。

（2）Ⅲ级肾损伤倾向于非手术治疗。

（3）Ⅳ级和Ⅴ级肾损伤少数可行非手术治疗。此类损伤多伴有合并伤，肾探查和肾切除率均较高。

（4）开放性肾损伤：应进行细致的伤情分级，结合伤道、致伤因素等有选择性进行。Bernath 等指出，当刺入点位于腋后线到腋前线之间时，88% 的肾创伤可通过非手术治愈；其他研究也表明，侧腹部伤多为Ⅲ级而腹部伤多为Ⅰ级。

（5）损伤伴尿外渗或（和）肾失活碎片：长期以来对此类损伤是否急诊探查尚有争议。近年来的相关报道认为，此类外伤可行非手术治疗，但并发症发生率和后期手术率都比较高。

（三）非手术治疗注意事项

（1）绝对卧床 2 周以上。

（2）补充血容量，维持水、电解质平衡。

（3）密切观察血压、脉搏、呼吸及体温变化。

（4）广谱抗生素预防感染。

（5）必要的止血、镇痛药物。

（6）有肿块者，准确测量并记录大小，以便比较。

（四）手术治疗

1. 手术处理要点

（1）入路：肾探查一般采用经腹入路，这样有利于肾血管的控制和腹腔合并伤的处理。

（2）控制肾蒂：打开肾包膜前先控制肾血管是肾探查和修复的一种安全有效的方法。在肾周包膜已有破裂的情况下，也可先控制肾血管。

（3）尽可能行肾修补术：国外肾探查时肾切除率总体约为13%。肾修补术对最大限度保护伤者肾功能有重要意义，但也存在一定的迟发性出血和再次手术的风险。

2. 手术方式

（1）肾修补术：是最常用的手术方法。存在失活肾组织者，可选择肾部分切除术，集合系统应严密关闭，如果肾包膜缺损，可用带蒂大网膜瓣包裹肾，术后应常规置肾周引流，以防发生肾盂和输尿管瘘。近年来研究表明，纤维蛋白胶对肾外伤具有良好的止血效果。

（2）肾切除术：肾实质伤无法修补时可行肾切除术；V级肾血管伤中，肾动脉及肾静脉的撕裂、断裂，推荐行快速肾切除术。

（3）肾血管修补：V级肾血管伤中，如仅为肾静脉轻度裂伤，可考虑肾血管修补术。一项多中心研究发现，V级肾血管伤行肾血管修补术失败率几乎100%，因而除孤立肾和双侧肾损伤外，肾血管伤推荐行肾切除术。

四、并发症及处理

肾损伤并发症发生率为3%～33%，可分为早期及晚期两种。早期并发症主要有出血、尿外渗、肾周脓肿、尿性囊肿、尿瘘及高血压，多发生在伤后1个月内。晚期并发症包括出血、肾积水、高血压、动静脉瘘、假性动脉瘤等。

1. 尿外渗

尿外渗是肾创伤最常见并发症，IVU和CT可以明确诊断。应早期给予有效抗生素，如果没有输尿管梗阻和感染，大部分尿外渗可以自然治愈。持续性尿外渗可放置输尿管内支架引流或者经皮穿刺尿性囊肿引流。

2. 迟发性出血

迟发性出血通常发生在伤后2～3周，可以采用卧床休息等非手术治疗，血管造影可以明确出血部位，选择性血管栓塞术是首选治疗。

3. 肾周脓肿

肾周脓肿常发生在伤后5～7d。持续发热伴其他易患因素，如糖尿病、HIV感染、邻近空腔脏器损伤、胰腺损伤等，结合CT扫描，考虑成立诊断。选用有效抗生素控制感染，首选经皮穿刺引流术，以减少肾切除的风险。必要时行脓肿切开引流或者肾切除。

4. 尿性囊肿

尿性囊肿多数为伤后近期发生，可发生于伤后3周到数年。可疑患者首选CT扫描明确诊断。大部分尿性囊肿可以吸收，无须处理。需要处理的相对指征：巨大的尿性囊肿、持续存在的尿性囊肿、出现发热或者败血症、尿性囊肿伴有肾碎片。处理措施包括行经皮囊肿穿刺引流术或（和）输尿管内支架引流。

5. 损伤后高血压

损伤后高血压多由于肾实质受压、失活肾组织、肾动脉及其分支损伤和动静脉瘘导致肾缺血、肾素 – 血管紧张素系统活性增加引起。损伤后肾血管性高血压的诊断依靠选择性血管造影和肾静脉肾素测定。内科非手术治疗无效，可以行血管成形术、肾部分切除术或者患肾切除术。

6. 外伤后肾积水

外伤后肾积水发生率为 1% ~ 3%，原因可能为肾周或输尿管周围粘连压迫。梗阻发展速度决定患者可以无症状或者腰部钝痛。根据梗阻程度和对肾功能的影响程度决定处理方案。

7. 动静脉瘘

动静脉瘘通常出现在锐性伤后，表现为延迟出现的明显血尿。可疑动静脉瘘患者可行血管造影术明确诊断，同时行选择性血管栓塞术。

8. 假性动脉瘤

假性动脉瘤是钝性肾损伤罕见并发症，超声和血管造影可以明确诊断。选择性血管栓塞术是其首选治疗方法。

（王　锐）

第四节　肾结石

一、临床表现

肾结石的主要症状是疼痛和血尿。其程度与结石部位、大小、活动与否及有无损伤、感染、梗阻等有关。较大的鹿角状结石或固定于肾盏的小结石因位置固定可不出现症状，而活动范围较大的小结石因随体位改变而活动频繁或堵塞输尿管则可出现肾绞痛。

肾结石患者大部分有不同程度的腰痛、腹痛，疼痛可分为钝痛和绞痛，可表现为阵发性或持续性疼痛，发作时程度可由腰部酸胀不适至严重刀割样疼痛，疼痛常突然发作，并向下腹部、腹股沟、股内侧、会阴放射，肾绞痛发作时患者呈急性面容，双手紧压腰部或腹部，坐立不安甚至在床上翻滚呻吟，同时伴恶心、呕吐、腹胀、便秘，严重时可表现为面色苍白、全身出冷汗、脉细而速，甚至血压下降呈虚脱状态，发作常持续数小时，亦可数分钟即行缓解。疼痛发作时尿量可减少，疼痛缓解后可有多尿现象。

血尿是肾结石另一主要症状，常伴随疼痛出现，可表现为肉眼血尿及镜下血尿，其中以镜下血尿多见。大量肉眼血尿并不多见，体力活动后血尿可加重，偶有无痛血尿患者行检查发现结石。

肾结石的常见并发症是梗阻和感染，结石继发急性肾盂肾炎或肾积脓时可有发热、畏寒、寒战等全身症状。梗阻则可以引起肾积水，出现腹上区或腰部肿块。梗阻可以诱发加重感染，解除梗阻是控制感染的先决条件。孤立肾或双肾结石梗阻可引起无尿。

二、诊断

（一）诊断要点

1. 病史

仔细询问病史可以获得很有价值的临床资料。详细询问疼痛的诱因、部位、性质和疼痛放射的部位，以及有无血尿，有无恶心呕吐等胃肠道症状，有无排石病史；同时了解患者的生活习惯及饮食习惯，询问有无家族史及结石相关代谢性疾病史。

2. 体格检查

患者一般状况可，肾绞痛发作时血压正常或偏高，痛苦面容，肾绞痛发作时患侧肋脊角可有压痛及叩击痛，肾绞痛发作静止期仅有叩击痛甚至没有阳性体征。没有梗阻的肾结石患者多数无明显体征，如伴发肾积水的患者可于腹部触及巨大的囊性肿物。

3. 影像学检查

（1）B型超声检查：B型超声是一种对人体无损伤的检查方法。典型肾结石影像表现为肾窦区内出现强回声伴声影，同时B型超声能检查出伴发肾积水、肾囊性病变、肾占位等。超声检查更可发现X线平片检查阴性的结石，弥补了X线检查的不足。

（2）X线平片：90%以上的肾结石可在X线片上显影，显影的深浅与结石的组成成分、大小和厚度等有关，一般来说含钙成分越高，显影也越深。各种结石在X线片上显影深浅顺序为草酸钙结石、磷酸钙结石和磷酸镁铵结石、胱氨酸结石、含钙尿酸盐结石、纯尿酸结石，其中草酸钙结石显影最深，纯尿酸结石不显影。同时，结石的显影与肠腔内容物较多（气体、便块等）、肥胖、摄X线片技术等外部因素有关。因此，摄片前给予灌肠或口服泻药平片效果会更好。腹部侧位X线片对于鉴别肾结石与胆囊结石、肠系膜淋巴结钙化、静脉石等有重要意义。

（3）排泄性尿路造影：可以评价结石所致的肾结构和功能的改变，以及发现有无引起结石的尿路畸形（重复肾和输尿管、马蹄肾、多囊肾、肾盂输尿管连接部狭窄等），同时也是发现阴性结石的一种重要检查手段。

（4）膀胱镜和逆行肾盂造影：此方法为有创检查，一般不作为常规检查方法，适用于其他方法不能确定结石的部位或结石以下尿路系统病情不明时。操作时以膀胱镜观察输尿管口是否喷尿及所喷尿液性状，随后经膀胱镜向患侧输尿管口插入导管，再经导管向肾盂输尿管注入对比剂，插管和注药过程应严格无菌操作，术后给予抗菌药物以防止上尿路感染。

（5）CT 检查：CT 检查很少作为结石患者首选的检查方法，但其对于发现通过常规检查不能显示的或较小的输尿管中下段结石有一定的优势，同时其可确诊对 X 线检查不显影的尿酸结石。

（6）放射性核素扫描：放射性核素扫描可显示结石及评价结石梗阻导致肾功能受损害的程度。

（7）输尿管镜检查：适用于各种方法未找到结石或排泄性尿路造影显示充盈缺损而不能确诊时，其优势在于检查和治疗可同时进行。

（8）核磁水成像：不作为常规检查，对于了解肾积水的程度有一定的意义。

4. 实验室检查

对肾结石病因的诊断极为重要，对于 1 次发作的肾结石尤其是单侧、单发结石患者可仅做尿石的分析、血生化、尿常规、尿培养、泌尿系统 X 线平片、排泄性尿路造影等，而对于双肾多发结石、复发结石，以及尿酸、胱氨酸结石等患者，常需进一步检查包括甲状旁腺功能亢进（甲旁亢）、尿酸、胱氨酸等代谢异常的检查。

（1）尿常规：镜检可见多量红细胞及少量白细胞或晶体，如伴发尿路感染时可见较多脓细胞。

（2）尿细菌培养及药敏试验：如患者有膀胱刺激症状结合尿常规中出现大量白细胞或脓细胞时可进行此项检查。

（3）肾功能及电解质检查：对于怀疑为代谢性疾病导致的结石或双侧输尿管结石考虑肾功能受损的患者应行上述检查。

（4）24 h 尿定量分析：对于明确结石的成因，推测结石的成分，制定相应的治疗方法有一定的意义，检查项目主要有钙、磷、镁、尿酸、草酸、胱氨酸、枸橼酸等。

（二）鉴别诊断

1. 胆石症

本病的主要表现为消化不良等胃肠道症状及胆绞痛，肾结石也可表现为上腹突发疼痛伴有恶心、呕吐等胃肠道症状。X 线片中胆石有时可显影，易与肾结石混淆。鉴别方法是加拍侧位 X 线片（侧位片上显示上尿路结石位于椎体前缘之后）或行 B 型超声、CT 等检查。

2. 急性胆囊炎

急性胆囊炎主要表现为突发右上腹阵发性绞痛，常在饱餐、进食油腻食物后或在夜间发作，伴恶心、呕吐，患者常伴发热，查体可有右上腹压痛、反跳痛及肌紧张、Murphy 征阳性，血常规升高；而上尿路结石也可表现为腹痛伴恶心、呕吐，但结石患者无腹膜刺激征，结合病史、查体、实验室检查及 B 型超声检查可与肾结石鉴别。

3. 肾盂肾炎

肾盂肾炎主要表现为腰痛、发热、膀胱刺激症状等。查体可有肾区压痛、叩击痛。尿常规检查可有白细胞、红细胞、蛋白管型和细菌，尿细菌培养菌落 > 10^5/mL，血常规白细胞计数升高，中性粒细胞比例升高。结合病史、查体、实验室检查及 B 型超声、X 线可与肾结石鉴别。

三、治疗

肾结石的治疗原则是去除结石，保护肾功能，解除病因，防止复发。肾结石如在绞痛发作时先应解痉、镇痛对症治疗。如有梗阻，解除梗阻保护肾脏。如有感染，应用药物控制感染。

（一）一般治疗

1. 大量饮水

结石患者每天应饮水 2 000 ~ 3 000 mL，保证足够的尿量冲洗，以促进小结石排出，减缓结石生长速度，防止复发。

2. 镇痛

在肾绞痛发作时可采用肌内注射盐酸哌替啶 50 mg 或并用异丙嗪 25 mg 治疗，此外阿托品、钙离子拮抗药（如硝苯地平）、吲哚美辛栓、黄体酮均对肾绞痛缓解有明显效果，还可利用中医针灸疗法针刺肾俞、三阴交、阿是穴等穴位镇痛。

3. 控制感染

感染性结石易导致泌尿系统反复感染，同时感染促进结石的进一步生长，结石阻塞输尿管引起梗阻，梗阻加重感染，感染加重肾功能的损害，因而解除梗阻是除敏感抗生素外控制感染的另一重要手段。

（二）不同成分肾结石的临床治疗

1. 高尿钙导致的肾结石

含钙结石发病率最高，占全部尿石的 80% ~ 89%。其中以草酸钙和磷酸钙为主，常见为草酸钙 + 磷酸钙的混合结石。

（1）草酸钙结石：较小的草酸钙结石表面有多个小的突起，部分呈尖锐突起，如星芒状；较大的结石布满尤状物，如桑椹样。草酸钙结石的硬度高于尿酸和磷酸钙，在 X 线平片可显示清晰阴影，为 X 线阳性结石。

（2）磷酸钙结石：呈灰色至白色，质脆易碎，表面粗糙，切面常有薄壳结构，硬度较低。含钙结石不能溶解，复发率高。其发生不仅与肾小管酸中毒、原发性甲状腺功能亢进、原发性高尿钙等尿中含钙量升高有关，亦与抑制含钙结石形成的因素减弱或消失有关。

对于含钙结石的治疗可根据病史应用口服药物、手术后限制饮食等。

（1）肾小管酸中毒导致的结石病：Ⅰ型肾小管酸中毒可有碱性尿、高尿钙、高磷酸盐、低枸橼酸尿。如并发磷酸钙结石，宜服用枸橼酸钾以降低尿钙，此外小苏打和枸橼酸合剂均可纠正酸中毒。如患者仍有新结石生成，可口服磷酸盐合剂或双氢克尿噻以减少尿钙。

（2）原发性甲状旁腺功能亢进引起的结石病：应先治疗原发性甲旁亢，然后再处理结石。甲旁亢患者可发生高血钙危象，表现为脉搏增快、嗜睡、恶心呕吐、腹部不适和高氮质血症，严重时患者可发生呼吸困难、肾衰竭、昏迷，甚至死于心搏骤停。高血钙危象的治疗是甲状旁腺切除。为降低血清钙可用无机磷酸盐或硫酸盐。原发性甲状旁腺功能亢进诊断明确后，可以行颈部探查手术，发现腺瘤行腺瘤摘除，发现甲状旁腺增生行甲状旁腺部分切除。

（3）原发性高尿钙引起的结石病：在无明显病因的含钙肾结石中，40%～60%有原发性高尿钙。原发性高尿钙主要有两种：吸收性高尿钙和肾性高尿钙。其治疗可联合应用噻嗪类利尿药和枸橼酸钾，噻嗪类利尿药有升高血钙的作用，禁用于原发性甲旁亢患者。

2. 高草酸尿导致的肾结石

原发性高草酸尿是一种先天遗传性疾病，临床罕见，多发生于儿童，在40岁之前死于肾衰竭。其可应用维生素B_6、大量饮水、低草酸饮食等方法治疗。回肠切除术后、回肠短路术后或溃疡性结肠炎患者均可发生肠源性高草酸尿，草酸大量吸收有三个原因：①吸收障碍综合征，由于肠道内有大量不吸收的脂肪酸，脂肪酸与肠腔内的钙结合，与草酸结合的钙不足而使草酸大量吸收；②胆酸不能进入末段回肠被吸收后自肝脏随胆汁排出，胆酸与肠腔内的钙结合成不吸收的皂化钙，大量游离的草酸便被吸收；③肠道食草酸杆菌具有分解草酸的能力。该菌可被抗生素和胆酸抑制，回肠短路术后胆汁直接进入回肠抑制草酸杆菌生长降低了肠道分解草酸的能力，导致了草酸吸收增加。其治疗主要是大量饮水、低草酸饮食、口服钙剂或高钙饮食等方法治疗，有人认为需用枸橼酸钙或同时服噻嗪类药物，以防补钙过度而引起肾结石。

3. 高尿酸尿导致的结石

尿酸结石占5%～10%，由游离尿酸组成。75%～80%的尿酸结石由纯尿酸组成，其余由尿酸和含钙结石混合而成。结石呈圆形或卵圆形，颜色为黄色或棕色，表面光滑平坦，有时呈细颗粒状。尿酸结石常为多发，硬度较低。在X线平片不显示阴影，为X线阴性结石。高尿酸尿症是含钙肾结石患者的一个较重要的原因，其特点为高尿酸尿症和反复发作的含钙肾结石，故又称高尿酸尿性含钙肾结石。12% 高尿酸尿和高钙尿同时存在。高尿酸尿可由痛风、骨髓增生性疾病、慢性粒细胞性白血病、急性白血病、慢性肠炎或口服某些药物（阿司匹林、丙磺舒）等多种情况引起。多饮水、低嘌呤饮食、低盐饮食，口服别嘌呤醇（100 mg，每日 3 次）、碱化尿液（首选枸橼酸钾 3 g，每日 3 次）、口服降尿钙药物（双氢克尿噻 50 mg，每日 2 次）及局部灌注溶石法对于其治疗及预防复发有明显疗效。

4. 高胱氨酸尿导致的结石

胱氨酸结石占肾结石的 1% ~ 3%，为先天性代谢性疾病，高发年龄在 20 ~ 30 岁，其肾小管对胱氨酸、精氨酸、鸟氨酸和赖氨酸再吸收不良，该病多见于儿童，占儿童结石的 6%，易形成鹿角状结石。胱氨酸尿患者中 82% 发生胱氨酸结石，35% 在小儿形成结石。胱氨酸结石呈黄色蜡样外观，表面光滑或颗粒状，切面有向心性分层或放射状条纹，为 X 线阳性结石，胱氨酸结石在 X 线平片上呈均匀的不透光阴影。

对于胱氨酸结石，无有效的口服溶石药物，因其含丰富的蛋白基质和均匀的结构，对于 ESWL 治疗常疗效不佳，但通过低蛋氨酸饮食、增加液体摄入（一般每天饮水量 > 4 L）、碱化尿液（应用枸橼酸钾、碳酸氢钠 15 ~ 20 g/d、10% 枸橼酸合剂 10 ~ 15 mL，每天 4 次，使尿液 pH 达 7.0 ~ 8.0，既可防止新结石发生又可溶石，pH > 9.0 溶石效果最好）和局部灌注溶石方法等可取得较好的效果。

5. 感染性结石

与感染有关的结石占肾结石的 15% ~ 20%，女性较男性高两倍，很容易复发。感染性结石的成分多为磷酸镁铵和磷酸钙。结石大小差别较大，呈污灰色，部分易碎结石表面为泥灰状或浮石样结构。结石中经常存在大量基质，硬度较低。

某些细菌能分解尿素产生氨，使尿 pH > 7.2，导致磷酸盐的成分沉淀，从而形成磷酸镁铵、磷酸钙和铵的尿酸盐结石。对于感染性结石，应做尿培养及药物敏感试验，并根据其结果应用敏感抗菌药物控制尿路感染，进食低钙低磷饮食，口服氯化铵 1 ~ 3 g 酸化尿液，口服氢氧化铝凝胶 10 ~ 15 mL，每日 3 次，减少磷的吸收等保守方法治疗。

伴有尿路梗阻者应积极处理结石。除此之外，应结合结石及肾脏情况行开放手术、经皮肾镜（PCNL）和体外冲击波碎石术（ESWL）等相应治疗。

（三）手术治疗原则

手术治疗肾结石方法目前只适用于一些复杂的病例，如结石巨大、梗阻严重，或伴有一些并发症等。对此应遵循以下原则：

1. 严格掌握手术适应证

（1）梗阻：因梗阻而继发产生肾结石的应果断采取手术的治疗方法，在取石的同时，进行成型手术以解除尿路梗阻；因结石造成尿路梗阻也不易用其他方法解除梗阻的，也应积极手术治疗。

（2）合并感染：感染往往和结石并存，延误治疗可加重肾脏功能的损害，如果感染扩散到肾周围，还可造成肾周脓肿甚至全身感染，所以对感染性结石，在抗感染同时应积极手术治疗。

（3）进行性肾功能损害：结石梗阻、感染等原因导致肾功能损害进行性加重，尤其为孤立肾或对侧肾功能严重受损时，也应积极地对结石行手术治疗。

（4）严重血尿：少数患者因结石刺激，可诱发严重的血尿，对此类病因明确者，应果断手术。

（5）对于各种复杂性肾结石，如铸型结石、多发结石主张尽早手术。

2. 双侧肾结石应掌握的手术原则

（1）优先处理发生急性梗阻的一侧或手术较为安全的一侧。

（2）根据肾功能测定，双肾功能都较好，可首先处理损伤侧；双肾功能都有受损，应先处理梗阻严重、损害较重的一侧。

（3）一侧有功能、对侧肾功能丧失，应处理有功能侧肾脏，保存剩余肾功能，择期再处理无功能肾。

（4）对于分侧分期手术：当先期手术后，患侧肾功能逐渐恢复，一般情况好转，应择期手术治疗对侧，以免该肾功能损害加重。

（5）对急性双侧结石梗阻、无尿、急性肾功能损害者，应积极果断地采取手术治疗，双侧可以同期手术。

3. 做好术前准备，为手术创造条件

（1）做好病因的检查：尤其对于复杂的肾结石，除了了解有无肾脏本身的成石因素外，行生化、代谢方面的检查，这对术后预防结石复发尽可能避免再次手术均有重要意义。如当化验血钙增高、血磷降低时，应进一步检查甲状腺功能；肾脏阴性结石时，还应进一步行血、尿中的尿酸及胱氨酸测定，查明原因。

（2）术前影像学检查：影像学的发展为术前对患肾及对侧肾功能、形态及结石的情况，如结石的大小、数量、形状、部位、肾盂形态等都能得到较为满意的显示，为制定手术方案提供了更科学的依据。除了传统的尿路 X 线平片，静脉尿路造影和逆行造影外，有选择地行 CT、磁共振尿路水成像检查，对了解病因、制定手术方案有参考价值。

（3）肾功能检查：手术治疗肾结石，术前一定要对两个肾脏的功能状况作出评估，充分了解分肾功能的情况，这对术后患肾功能的恢复预测，以及术后随访都有意义。通过放射性核素肾图检查，血尿素氮、肌酐及电解质等生化指标测定，了解全身情况，对术前检查有问题的可以通过治疗加以纠正，为手术创造条件。

（4）积极控制感染：尤其是复杂的肾结石，往往存在程度不同的感染，术前应选用有效的抗生素控制感染，常规行尿细菌学检查，应用敏感药物应至少在术前 24 ～ 48 h，使用在尿液和组织中浓度高且肾毒性小的抗生素，足量、足疗程应用，以减少术后感染并发症的发生。

（5）适当备血，应对术中的突发意外：由于肾脏血流丰富，意外损伤有时会对手术的顺利带来不必要的麻烦，所以术前应做好可能输血的准备，包括出凝血功能检查及血型等输血前的准备。

（6）术前复查 X 线片：尿路结石不同于其他的疾病，结石的位置可以发生变化，所以术前一定要复查结石的位置，以免术中造成被动，一般术日进手术室前复查 X 线片并减少体位变动。

（四）肾结石的手术入路

切口选择合适能减少创伤，减少并发症，缩短手术时间，有利于患者的恢复。

1. 经肋切口（第十二肋进路）

此切口对肾脏及肾蒂显露较为满意，尤其对于较肥胖的患者更适合，当需要扩大手术时，便于切口的延长，适用于复杂肾结石的手术。但术中需要切除部分第 12 肋骨，并有损伤胸膜的可能。

2. 肋缘上切口（Turner–Warwick 切口）

肋缘上切口也称为第 11 肋间切口，此切口的优点在于能较满意地显露整个肾脏，能在直视下处理肾蒂，适用于肾实质切开取石，治疗复杂肾结石。目前多数人认为肋间切口从操作方面、对血管神经的损伤方面，整个肾脏的暴露方面，以及切口的关闭等方面均优于经 12 肋切口；其缺点同样也是有损伤胸膜的可能性。

3. Foley 肌肉分离切口

其优点是切口短、创伤小，很少切断肌肉，不会削弱腹壁肌层，术后并发症少、恢复快，适用于肾盂及连接部嵌顿的结石取出；缺点是肾脏显露少，由于切口小，手不能进入触摸，应用较局限。

4. 背侧腰切口

患者采取俯卧位，在骶棘肌和腰方肌前方通过腰背筋膜进路，可以应用于同期双侧肾盂或输尿管连接部结石的取石术，优点是没切开重要的肌肉与神经，术后恢复快；缺点是显露有限。

5. 腰部斜切口

腰部斜切口也称为肋缘下切口或第 12 肋下切口，适用于肾盂切开取石，操作简单，不损伤胸膜。其缺点是有损伤肋下神经及皮神经的可能，切口大，但只能暴露部分肾脏，肾蒂显露不够满意。

肾脏的手术还有许多手术入路，例如经前方腹腔进路，有很好的视野暴露，但是对于肾结石的取石手术来说，尽可能在腹膜外操作，能减少术后并发症，因此不主张经腹进路行肾脏的取石手术。

（五）防治手术并发症

1. 术中常见并发症及处理

肾结石手术较一般手术创伤大，加之肾周围组织器官较多，结石引起的肾周围炎或多次手术等因素，术中处理不当或不及时，会增加手术的难度，严重的可以危及脏器的功能，增加术后并发症，影响手术效果，所以作为手术医师应熟悉肾脏及周围的解剖结构，仔细操作，尽可能避免并发症。

（1）气胸：多发生于11肋间切口入路，有可能损伤胸膜发生气胸。预防胸膜损伤的方法是作切口时不要切得过高，一般情况下切至第十二肋骨的前1/3处即到胸膜的下缘，切开肋间肌，钝性从肋骨下面推开薄层胸膜外筋膜，用食指将胸膜从肋间肌和肋骨上向下推开，切断部分膈肌胸膜自然上退。发生胸膜损伤后应立即缝合裂口，可以采用连续缝合的方法，最后一针时应抽尽胸腔内气体，立即打结关闭裂口。硬膜外麻醉时可以用尿管抽净气体；全身麻醉时和麻醉师配合，鼓肺关闭最后一针。注意关闭切口前一定要做灌洗试验，确定胸膜已经关闭，术后注意呼吸情况，必要时做胸穿抽吸胸腔内气体或行胸腔闭式引流术。

（2）下腔静脉损伤：行右肾结石取石术时，有时会损伤下腔静脉，多见于肾周围粘连严重或小儿手术时识别不清，造成静脉撕裂。发生下腔静脉损伤时切勿盲目钳夹止血，立即用手指压迫或用纱布垫压迫止血，在补充血容量的同时，用心耳钳夹住裂口，以无损伤线做连续外翻缝合止血。预防下腔静脉损伤注意：切勿粗暴分离，粘连严重时可先自远段寻找输尿管，提起输尿管后小心分离，或从肾脏后外测接近肾盂，术中备好心耳钳。

（3）十二指肠损伤：十二指肠损伤发生的原因多为右肾结石合并感染、肾周围炎至肾周围广泛粘连，强行分离右肾内侧上极时，撕破或剪破十二指肠，当术中视野中发现黄绿色胆汁样物时应考虑到十二指肠损伤。十二指肠损伤若处理不好是个较为严重的并发症，及时发现正确处理可以减少不良后果的发生。发现十二指肠损伤后应立即插入胃管行胃肠减压，改成气管内全身麻醉，必要时扩大切口，充分暴露十二指肠破裂处，手术修复破裂口。手术修复的方法可根据裂口的大小及损伤的严重性选择。

1）单纯修补术：适用于裂口不大且无血供障碍的，破裂口应做两层横行间断内翻缝合，术后应行持续胃肠减压，禁食，加强营养的补充，必要时可行空肠造瘘以补充营养，一般可以愈合。

2）带蒂空肠片修补术：应用于缺口较大的裂口，方法是取附近一小段带系膜的空肠，于肠系膜的侧缘剖开肠管，直接缝合于十二指肠裂口的周边。一般十二指肠愈合的时间为 5 ~ 7 d，同时加强营养，引流管的拔除时间应根据引流量的多少而定，一般不少于 5 d。预防十二指肠损伤应注意分离肾脏右上极时，应紧贴肾脏包膜分离，必要时可从包膜下剥离。

（4）术中出血：肾脏血供丰富，在肾脏取石术中，损伤性出血是很常见的并发症。

术中出血的原因：①钝性游离肾脏上极或下极时，将肾脏的异位血管损伤；②在需要阻断肾蒂的取石术中，分离肾血管时，肾静脉或其分支损伤出血；③行肾盂切开取石或经肾窦切开取石术时，没有在肾窦脂肪包膜与肾盂外膜之间的肾盂外间隙内分离，误伤肾后段动脉或肾窦内血管；④结石较大或铸型结石取石时，用力过猛可将肾盏或肾盂损伤，伤及血管时可造成出血。

止血措施：术中损伤可造成血管损伤出血，尤其是在肾取石过程中，有时会给手术带来很多麻烦，遇到此情况，术者应保持镇静，分析出血原因，快速采取果断措施，进行必要的止血。常用的止血措施有：①持续压迫的方法，手握肾脏，压迫止血；②若肾内出血，用冷盐水反复冲洗或用食指自肾盂切口内深入到出血处，压迫；③在压迫后难以止血的时候，应仔细寻找出血部位，变换压迫位置，当找到压迫点后，可利用铆钉缝合的方法缝合止血；④当取石时损伤肾盏大出血时，也可以于此肾盏作为肾造瘘的通道，放置有气囊的造瘘管，注水 5 mL，牵拉压迫出血部位。

预防肾取石术术中出血应注意以下几个方面：手术开始前应摄 X 线片，减少体位变动，正确选择手术切口，以快捷、方便、视野好的入路接近结石所在部位。分离肾脏时，用钝性分离的方法，碰到可疑条索状物时，辨认是否是肾脏的迷走血管，可以以手指试阻断后观察肾脏颜色的变化，必要时可以结扎、切断。肾盂切开取石时，应正确寻找其平面，沿输尿管向近段在肾盂外间隙平面向肾窦分离，到达肾门后向肾下盏分离，可以避免损伤肾后段动脉。对有肾周围炎的右侧肾取石术，分离其内侧时，应高度警惕下腔静脉的损伤造成的大出血，也可以先找到输尿管向近侧分离。取鹿角状结石时，要根据结石的形状、部位决定先取出结石的一个极，肾窦、肾实质切口要足够大，从结石的一个极，不同方向用力，慢慢将结石取出。若结石过大，可以先将结石钳成几部分，分别取出，也可以利用气压弹道、超声碎石器等碎石器械将结石打碎、分解取出。有时当遇到肾盏颈狭窄、结石难以取出时，也可以以小指深进逐步扩张肾盏颈，不可暴力用取石钳强力牵拉，以免造成肾段血管损伤出血。

2. 手术后常见的并发症及处理

（1）术后早期切口漏尿：尿路手术，常见的是尿液外渗或外漏。术后发生漏尿常见的原因有：①肾脏或肾盂切开后，缝合方法不当；②尿液的引流欠通畅，比如外引流位置不合适，术后继发出血堵塞引流管等；③术后感染造成缝合处炎性反应或残留结石造成阻塞使尿路近段压力升高，产生尿外渗。针对以上几种原因，术前及术中应引起注意，术前就选用有效抗生素控制感染；术中应缝合严密，必要时可做充水实验；术中止血要彻底，引流要通畅，利用双 J 管行内引流可以起到引流、支架的双重作用，目前已广泛应用。再有就是术中应反复冲洗远、近段管腔，将残余结石碎渣冲出、冲净，以免术后残余结石造成梗阻，引发尿漏。

对术后早期的漏尿，一般不太严重时可以观察，延迟拔除伤口引流，保持其引流通畅，有时手术的创伤，术后组织水肿对尿路的远端功能有一定的影响，当输尿管蠕动功能恢复、炎性反应减轻，漏尿会自然停止；对于伤口大量的漏尿，应分析找原因，若尿路远段残留结石引起的应采取经膀胱镜逆行置管术，或镜下碎石恢复尿路的通畅，使尿瘘愈合；必要时可以手术取石，以免尿外渗形成尿液囊肿或脓肿。

（2）术后出血：肾脏的取石手术后的出血，也是比较常见的术后并发症。术后出血有时很严重，血块可以导致引流管堵塞。术后再出血，尤其是比较多量的出血，其原因多是术中止血不彻底，或是仅用电凝，暂时的凝血术后血管再开放引发出血，术后活动、血压升高、残留结石的损伤或是引流管阻塞、不恰当的冲洗及压力的变化也可以引发较为严重的出血。较晚期的出血多发生在术后一周以后，多是术后感染、肾组织坏死及缝合线软化脱落等原因造成。临床上可以见到肉眼血尿及血性引流物外，常伴有术侧肾区胀痛、高热及腹膜刺激症状、尿路刺激症状，一旦发生可疑再出血，应积极地诊断处理，对发生休克的，在抗休克同时，可以行影像学检查，了解肾内及肾周情况，有无残留结石、脓肿、血肿肾积水等。对继发性出血应立即采取对症治疗，如患者应绝对卧床，应用抗纤溶止血药，必要时可以通过肾造瘘管用冷盐水加血管收缩药物低温冲洗，同时选用有效抗生素控制感染，对出血不止导致休克的患者，必要时可考虑手术治疗。

（3）术后感染：肾结石尤其是复杂的肾结石，其成因大部分和感染有关，所以术后比较容易造成感染加重，原有的感染灶，加之术前准备不充分、术中创伤较大、手术对梗阻处理的欠缺等原因均可造成或加重感染；术后引流管的逆行感染、患者全身情况较差，低蛋白血症或伴有糖尿病时，也可能引发或加重感染。

术后感染的迹象主要表现为术后高热不退或从术后 4～5 d 后体温再度上升，伴有寒战、肾区胀痛等症，引流物变混，血常规增高，B 型超声可以显示有无肾周积液、积脓及有无残留结石。

防止术后感染，除认真的术前准备以外，还应注意患者术前行尿细菌学培养，有感染者术前应控制感染后再行手术；术中注意取石后对尿液流出道的成形矫正、解除梗阻；术后做好引流管的护理，注意观察引流液的量、色的变化，保持其通畅无菌，定时更换引流袋。一旦发现感染迹象，应及时处理，除了支持疗法之外，选用肾毒性小、疗效可靠的抗生素，及时行引流物的细菌培养及药物敏感实验，应用有效的抗生素。同时寻找感染源，发现脓肿及时引流，必要时可以局部低压冲洗。

（4）术后晚期切口漏尿及尿瘘：行肾取石手术后，早期常有漏尿现象，长时间的漏尿即可形成尿瘘。发生伤口漏尿的原因常见的有：①输尿管梗阻未解除，例如残余结石堵塞输尿管，手术矫正梗阻不理想或术后感染，炎症性或瘢痕性狭窄；②术后引流管拔除过早，一般情况下伤口引流管在术后引流物逐渐减少，当 24 h 引流量少于 15 min、一般 3～5 d 时可以拔除，若有肾造瘘管时不可过早地拔除肾造瘘管，应该待输尿管的功能恢复后方可去除；③肾盂取石时损伤输尿管，尤其结石较大又是肾内性肾盂，取石时用力不当可将肾盂输尿管连接部撕断，缝合时较为困难，容易发生术后漏尿；④重复肾并结石，手术切除部分患肾时，肾组织切除不彻底也可以形成长时间的漏尿。

手术取石往往都是病情复杂的患者，术后容易出现漏尿等并发症，早期伤口引流不减少，有时患者出现肾区胀痛、发热。一般术后引流量 3～5 d 应明显减少，当引流量不减少反而变成尿色时，诊断可以确立。有时尿液可以渗到腹膜后引起肾周围炎、感染形成窦道。

术后一旦发现漏尿，应及早进行处理。首先找到漏尿的原因，应用 B 型超声、X 线检查，除外残留结石梗阻，有结石的可行碎石术以解除梗阻。对漏尿量多的，拆除伤口 1～2 针缝线，置入引流管充分引流，同时可行膀胱镜下患侧输尿管逆行插管，若能成功对瘘管的愈合极为有利。对重复肾并结石行部分切除时残余肾创面造成的漏尿、术后发生严重的瘢痕性梗阻，以及严重的肾盂瘘非手术治疗无效的，可以再次手术。

防止术后漏尿的方法应从上述原因的预防着手，如术前准备工作充分，积极控制感染；术中对于大的结石，尽量用纵行或斜行切口，分次取出结石，避免肾盂肾窦部的撕裂，缝合时应对合、完整，缝合结束可以行冲水试验，检查有无漏口；注意残留结石的清理，术中常规置入双 J 管以保证尿液的充分引流还可以防止残留结石造成梗阻。对小儿或没有膀胱镜等设备时可以应用肾造瘘支架管，待输尿管恢复其功能后方可拔除，拔管前应行夹管试验，夹管观察无腰痛，尿量增多说明输尿管已恢复蠕动且通畅。

（5）结石残留：肾结石通过手术取石后结石残留的发生率较高。各家报道不一，为 10%～40%，多发生在多发或鹿角状结石，有的结石无法通过较狭窄的肾盏颈部加之数量多，术中较难探及到或者小结石太多，较易发生少数结石残留。残余结石对患者的危害极大，是术后早期急性梗阻和感染的重要原因，也是结石继续增大、再发和导致肾功能严重损害的重要因素。

发生残余结石的原因有：术前 X 线片未能准确确定结石的数目，取石时限于 X 线片上所数出的个数；未能对全部肾盏进行仔细的探查，尤其是肾盏颈狭小而其内又存在小结石，仅仅通过肾盂切口不易找到或取出，易发生遗漏；术中发生意外如肾内多量的出血，仅取出部分结石，被迫终止手术；质地松散的结石，术中钳夹时破碎，取出了大块的结石，未彻底地冲洗而残留部分小块的结石。

预防结石残留：手术取石时应高度重视，因为手术取石创伤较大，残留部分结石会给患者心理上和以后的治疗带来困难。常用的方法有：术前针对肾结石的数量、部位采取针对性的手术方案，力争 1 次手术取净，例如对多发散在的肾结石辅助凝块法取石时用自体血或冷沉淀素注入肾盂肾盏内，待 7 ~ 8 min 后，这些物质形成凝块并将诸结石凝包于其中，再切开肾盂连同结石一并取出；可以用手指触摸的方法，手指可以剪除指套消毒后进入肾内，配合另一只手在相应的肾表面按压，往往皮质变薄处是结石所在的肾盏；应用针头刺探的方法，寻找可疑结石所在的肾盏，再根据结石所在的部位、大小采用不同的方法取石；术中应用 B 超、床旁 X 线定位、软肾盂镜等仪器，仔细寻找有无残留结石；缝合切口前应反复高压冲洗肾盂肾盏，以冲出细小的结石。经用上述方法处理残石率会大大降低。体外冲击波碎石的普及，目前对残留结石的处理较为简便，乃至术中不必强取肾盏内的个别小结石，以免术中肾内大出血，术后发现残留结石时，可待 3 周时行体外震波碎石，有肾造瘘管的术后也可以应用肾镜取石。

（6）结石复发：肾结石多是原发于肾脏，尽管有着不同的病因，手术取石术后，若是原发病因未能解除如流出道不全梗阻，或是感染、微小结石残留等因素，结石复发较为常见。

结石复发是肾结石术后的一大难题，文献报道复发率各家不一，随着术后时间延长，结石复发率有不同的增加，有报道鹿角状结石手术取石术后，结石复发率为 15% ~ 70%。

为减少手术后结石复发，应注意术前通过化验、影像学检查，认真分析结石形成的原因，尤其是有无外科解剖上的因素，制订手术方案，在取石的同时，矫正这些成石因素；术中应尽量避免肾内结石的残留；对感染性结石应足量、足疗程应用敏感抗生素。例如：对下盏多发结石并囊性扩张积水的患者，最好行肾部分切除术；肾盂输尿管交界处狭窄时同时行肾盂成形术；术中反复冲洗肾内各盏；术后行结石成分分析等。由于结石成因影响因素众多，应采取不同措施预防复发。

（六）经皮肾镜取石或碎石术

较大的肾盂结石及肾下盏结石可采用经皮肾镜取石术（PCNL）。经腰背部细针穿刺直达肾盏或肾盂，扩张并建立皮肤至肾内的通道，插放肾镜，直视下取石或通过机械、超声、液电、激光或气压弹道等方法碎石。

凝血机制障碍、过于肥胖或脊柱畸形者不宜采用此法。此方法可造成肾实质撕裂或穿破、出血、漏尿、感染、动静脉瘘、损伤周围脏器等并发症。

自体外冲击波碎石 CESWL 广泛应用后，此项技术已较少应用或配合 ESWL 处理鹿角状结石。但由于近年来穿刺技术及碎石设备的不断改进，提高了 PCNL 治疗的无石率和临床效果，减少了经皮穿刺的通道，降低了手术的风险性。

目前，以 PCNL 为基础的腔内泌尿外科技术已成为复杂肾结石（鹿角状结石）的主要治疗手段。近年来，我国学者更热衷于开展小通道的 PCNL，利用输尿管镜进行碎石，即所谓的微创经皮肾镜取石术（MPCNL），MPCNL 的经皮通道一般扩张至 F14-16，较传统的 F24-34 要小，因此 MPCNL 具有损伤小、出血少、建立通道成功率高而取石效果能够与传统 PCNL 相互媲美的特点。对于 < 1.5 cm 的单发肾结石，不推荐 PCNL 治疗。

1985 年 Woodside 成功应用 PCNL 治疗小儿肾结石以来，目前国外小儿 PCNL 应用已比较广泛，而在国内开展较少。因小儿肾脏小、活动度大，与成年人肾镜相比集合系统偏小，操作较困难，MPCNL 更适合治疗小儿肾结石。随着穿刺技术及碎石设备的不断改进，PCNL 会有更广阔的发展空间。

（七）体外冲击波碎石（ESWL）

20 世纪 80 年代初，其应用于临床，通过 X 线或 B 型超声对结石进行定位，利用高能冲击波聚焦后作用于结石，使结石裂解，是一种无痛、安全而有效的非侵入性治疗。其优点是无须麻醉，无须手术，无须住院，在门诊即可接受治疗；缺点是对于体积较大，较复杂的结石效果不佳，多次治疗后肾脏有损伤。由于体外冲击波击碎结石的同时对肾组织也产生损害作用，因此 2 次 ESWL 治疗间隔时间应 > 1 周。< 3 次治疗的肾组织损害可以完全修复，治疗的次数越多对肾组织的损伤越大。因此，总治疗次数最好掌握在 3 次以下。

尽管有适应证的范围，但目前体外冲击波碎石治疗肾结石仍是首选方法。

1. 单纯易治性肾结石

单纯易治性肾结石，临床上没有严格的概念，一般是指结石直径 < 2 cm 肾盂或部分肾盏结石。大部分可以通过 1 次性治疗而完全粉碎，并顺利排石。并发症少，临床统计 1 次碎石成功率达 98% 以上，碎石过程中的能量和冲击波次数部分取决于结石的成分，概括性统计由易到难的顺序为磷酸镁铵结石、草酸钙结石、尿酸结石、磷酸钙结石、一水草酸钙结石、胱氨酸结石。

（1）适应证：①单粒肾盂或肾盏（盏颈宽畅）结石，直径 ≤ 2 cm；②各种成分结石。

（2）禁忌证：①结石合并输尿管狭窄梗阻，会影响碎石的排出，甚至增加梗阻程度，加重病情。一般通过静脉肾盂造影即能判断肾盂积水输尿管狭窄程度，对部分肾功能异常不能充分显影的患者，碎石前行逆行造影；②明确合并恶性肿瘤，此类患者行体外冲击波碎石，不利于肿瘤的治疗，并有可能促进肿瘤的生长和转移；③传染病活动期和明确的泌尿系统感染，一般不主张此时期应用体外冲击波碎石治疗，应先行传染病和感染治疗；④肾盂结石，已明确盏颈狭窄，基本不能排石。由于一些肾盏盏颈细小或近于完全闭塞，这种肾盏结石碎石后，结石无法排出，反而会增加结石接触面，也可能会诱发其他损害。

（3）碎石前常规检查：①腹部 X 线平片检查，患者碎石前应行常规腹平片检查，明确诊断及结石大小、部位，数日前行腹部 X 线平片检查应再复查腹部 X 线平片。体积小、表面光滑的结石，发生肾绞痛或活动后，结石可能自行排出或脱落到输尿管等部位。因此，碎石前复查腹部 X 线平片，有利于定位。②有临床症状但 X 线不显影的阴性结石，必须通过 B 型超声检查来明确诊断，确定结石部位、大小，了解肾脏积水程度及其他病变。必要时应行肾脏 CT 检查，会对阴性结石的部位、大小提供更为确切的资料。一般情况下，阴性结石采用 B 型超声定位碎石机治疗最佳。③泌尿系统静脉肾盂造影，可以明确结石的诊断，进一步了解结石的部位、大小及患者的肾功能情况，了解肾脏是否积水及肾脏积水的程度、输尿管通畅程度，这些情况对排除非泌尿系统结石有很重要的意义，避免错误诊断和过度碎石治疗。④碎石前全身情况检查，包括血、尿常规，血小板计数及出、凝血时间，肝肾功能测定、血压测定、心电图检查等。排除体外冲击波碎石的禁忌证。

（4）碎石前常规准备：①结石合并尿路感染者，应用抗生素不少于 3 d，复查尿常规基本正常，再行体外冲击波碎石和治疗。②术前洗澡，清除皮肤表面的油脂等，减少冲击波的能量损耗。③肠道准备，肾脏阳性结石一般无须特殊肠道准备，无须术前禁食或服用缓泻药。肾脏阴性结石和密度低、显影不良的结石，术前应避免进食产气食物，如牛奶、豆浆和糖类，必要时碎石前 1 d 服用缓泻药，使体外冲击波碎石有较为清晰的定位条件。④对少数精神过度紧张的患者，应详细介绍术中术后的注意事项，使患者了解冲击波碎石治疗的安全程度，解除患者顾虑，配合碎石治疗。

（5）体外冲击波碎石的方法和过程。①麻醉和用药：由于目前体外冲击波碎石机技术的完善，成年人无须碎石前麻醉。对于少数精神过度紧张，特殊冲击部位产生疼痛症状，可给予地西泮 10 mg 肌内注射，疼痛症状较重者给予盐酸哌替啶等肌内注射。小儿往往不配合治疗，常规给予全身麻醉下碎石治疗。②碎石体位：常规取仰卧位，患侧贴近反射体即水囊。如肾脏位置较高或肋骨较长，定位时肋骨与结石焦点重叠，可采取半坐卧位或垫高非治疗侧，使水囊与人体成一定角度，使冲击波避开肋骨，直接聚焦于结石，从而避免了骨质对冲击波能量的吸收及因此而产生的疼痛。③定位方法和操作要点：所有碎石机的定位原理是基本一致的，但因 X 线、B 型超声和机型不同而产生区别。体外冲击波碎石中，要使患者感到舒适、安全；结石能清晰显示并准确定位焦点处；避免肋骨或组织影响使冲击波能量损耗。

不同的碎石机有不同的操作细节，基本的操作和定位方法如下：

1）熟悉患者的所有资料和检查结果，阅读腹部 X 线平片，确定结石位置，与肋骨、脊柱的距离关系，判断结石的大体体表位置，让患者仰卧或半坐卧于碎石床上，根据体表判断让结石区域与水囊接触，即结石处于冲击波中轴线上焦点附近，完成大致定位。

2）水囊充水并排净气体，水囊充水的程度要根据患者体型胖瘦进行调整，达到充分接触又不过度挤压为好。水囊表面涂抹适量耦合剂，在X线间断监视下，碎石机大C臂与水平垂直，左右移动治疗床，使结石定位在显示器焦点上，然后左或右摆动大C臂，监视下使结石中心定位于显示器焦点上，确定定位成功。

3）由于肾脏随呼吸上下移动，部分患者呼吸动度较大，使结石很难处于一个固定焦点上，因而可利用腹带或沙袋适当加压减小呼吸幅度，并把每次呼气终点或吸气开始时结石停留的位置做焦点定位，才能达到冲击波对结石有效冲击次数，减轻对肾脏的损害。

4）肾脏阴性结石一般采用B型超声定位碎石，结石显示明确，定位准确，碎石率高。如果只有X线定位系统的碎石机，应在碎石前静脉注射或逆行插管注射对比剂。在对比剂填充下，可以看到结石龛影，来完成结石定位。有人主张肾盂阴性结石采用逆行造影方法定位碎石，定位较准确，易于观察碎石效果。肾盏内结石由于相对固定，通过CT等确诊结石和位置后，术中静脉注射对比剂，根据肾盏显影的位置来定位即可。

5）选择合适的冲击波能量，也就是选择碎石的工作电压和冲击波次数，要以结石的大小、成分和部位来确定，没有统一的标准。原则是以低电压和少次数粉碎结石，并尽量减少肾脏损害。

临床上已经积累了大量的碎石经验，以多尼尔－小王子型碎石机为例，它的能级分配为6级，由小变大，一般肾结石单治疗冲击次数在2 500次左右，碎石常规由1级开始，患者稍适应后，可逐渐升至2、3级。

碎石前确定较坚硬的结石，可用4、5级冲击。由于肾盂结石有较充分的空间，在碎石过程中，可通过监视器图像来判断结石粉碎的程度，来决定单次治疗的冲击次数。

部分肾盏结石所处的肾盏空间有限，碎石后不能充分散开，图像监视无法直观观察碎石程度，通常冲击次数2 500次左右可达到良好的碎石效果。

儿童肾结石的冲击波碎石治疗，在以往的高能量碎石机普遍应用时，多主张低电压、少次数的治疗方案，但目前的碎石机多数为低能量且稳定性好，采用常规治疗就可以。

如果过度小心，碎石能量不足，会增加大碎石颗粒的形成，导致重复碎石或碎石在输尿管嵌顿梗阻，同样增加肾脏的损害。

（6）在碎石中需要注意的几个问题：①碎石要以最低能量、最低触发电压开始，逐渐调高能级，起始能级过高或能级升高过急、过快，会使患者疼痛加重，并增大冲击波源的损耗。②碎石过程中监视结石的情况很重要，应及时发现由于患者体位移动，呼吸动度影响而导致的结石偏离碎石焦点。X线定位碎石机过多次数的监视，会增加机器的损耗，增加X线对人体的损害程度。合理的监视次数应根据患者是否有体位移动、结石大小而定。如果患者无体位移动，一般冲击300次左右透视1次为佳。在碎石过程中，如果结石的核心随冲击波不同步振动，结石影像体积增大或在所处空间分散，提示结石已被粉碎。③肾盂结石的碎石过程中，能级不宜过高，工作电压要平稳，使结石内外受到冲击力相同，碎石颗粒才会大小均匀、细小，易排出；如果工作电压过高，结石会崩裂或不均等粗大颗粒，在碎石过程中会脱落入肾盏或输尿管，增加碎石的困难，也会造成输尿管梗阻。如果出现此类情况，监视图像能清晰显示碎石在输尿管的位置，应立刻行输尿管结石碎石，然后再行肾盏和肾盂内结石冲击波碎石。④当肾结石患者选择体外冲击波碎石治疗，有几种特殊情况应认真鉴别和进一步明确诊断，慎重选择治疗方案，甚至不应采取体外冲击波碎石治疗，否则既达不到治疗目的，也会造成不必要的损害和并发症发生。

1）肾髓质海绵肾结石：多数不主张采取体外冲击波碎石，但意见不一致。该病变在肾脏弥漫性存在，且有囊性梗阻，即便是结石被粉碎也难以排除。反复碎石会增加对肾脏的损害。肾髓质海绵肾是肾乳头和集合管的多囊性病变，在扩张的囊腔内可继发钙化物和小结石。通过 B 型超声、泌尿系统平片、静脉肾盂造影、CT 检查明确诊断。泌尿系统平片和 B 型超声检查可显示双肾髓质乳头部排列成丛状或放射粟粒状细小结石影像。

2）肾盏憩室合并结石：憩室多位于肾髓质部，有狭长的通道与肾盏、肾盂连接，由于尿液引流不畅而继发结石。泌尿系统平片显示结石位置在肾外侧。静脉肾盂造影更能明确诊断。碎石后结石很难排出，因此不主张体外冲击波碎石治疗。要根据患者临床症状和结石大小，必要时采用经皮肾镜碎石取石。

3）多囊肾合并结石：多囊肾为遗传性疾病，肾实质内大量密布的囊肿，逐渐使肾盂、肾盏受压、拉长、变形，导致肾盂、肾盏尿液引流不畅而继发结石。采取体外冲击波碎石容易造成囊肿内损伤和出血，且碎石不易排出。多数认为多囊肾合并结石不适合体外冲击波碎石。

4）肾钙质沉着症，肾乳头坏死，肾结核空洞都不适合体外冲击波碎石，在碎石治疗前要充分了解病史，明确诊断，避免不必要的损害。

（7）肾结石体外冲击波碎石后并发症及处理：

1）血尿：一般情况下较轻，碎石术后 1 ～ 2 d 内可见肉眼血尿，常规不需止血药物及特殊处理。

2）疼痛：多数患者只是轻微的皮肤不适；部分患者碎石排出过程中，刺激尿路发生疼痛；少数患者由于碎石颗粒大，造成输尿管梗阻，肾积水，发生肾绞痛。应给予镇痛、解痉药，顽固性肾绞痛通过泌尿系统 X 线平片能明确诊断，急行输尿管体外冲击波碎石、解除梗阻。

3）肾包膜下血肿：发生率低。发现有肾包膜下血肿，应卧床休息，应用止血药物及抗生素。血肿较大有连续出血倾向应行开放手术，清除血肿，修补肾脏。

4）发热：部分患者碎石后会出现发热症状，给予抗生素治疗即可。

2. 多发肾结石

肾内有 2 个或 2 个以上的结石称为多发肾结石，又称复杂肾结石。其临床上有几种情况：①单侧多发肾结石；②一个肾内单发，另一个肾内多发肾结石；③双侧肾内多发肾结石。多发肾结石的碎石顺序非常重要，先后分次、分个碎石，才能达到碎石、排石的效果。多发性肾结石，不要强求肾脏各角落小结石彻底排尽，多次重复碎石会造成肾脏损害。

（1）适应证和禁忌证：

1）适应证：肾盂、肾盏内多个结石，各种成分结石。

2）禁忌证：与单纯性肾结石相同。

（2）碎石前常规检查和准备：多发性肾结石，了解结石的部位和通道很重要，除了单纯性肾结石检查项目，强调碎石前必须行静脉肾盂造影。在全身检查中要测定甲状旁腺功能及血、尿生化，查找结石病因。碎石前准备与单纯性肾结石相同。

（3）多发肾结石的治疗原则和方法：多发肾结石，在治疗前要充分了解结石的部位、大小以决定碎石的顺序，并根据碎石过程中具体情况调整方案。逐个击碎，逐个排出，解除原梗阻，不造成新梗阻为原则。

1）一侧多发肾结石：从大小上考虑，应先碎小结石，后碎大结石，以免大结石粉碎后影响小结石的定位。从结石所处的解剖位置考虑，应先碎近肾盂出口处结石，有利于尿液引流和结石排出。从肾盏考虑，应先碎下盏，再碎中、上盏结石。如果肾盂部有 2 ~ 3 个结石，关系密切，应选择 1 次性全部粉碎。肾盂内结石未发生完全梗阻，伴有肾盏内结石，可先行肾盏内碎石，再粉碎肾盂结石。

2）双侧多发肾结石：要根据双侧结石的梗阻情况、肾积水程度、肾功能、结石的易碎性等确定治疗方案。先治疗有症状的一侧肾脏结石，先治疗梗阻、积水严重的一侧肾脏结石。根据结石成分先治疗易碎肾脏结石，如磷酸镁铵结石。如果一侧梗阻严重肾脏功能严重受损或近无功能，应先治疗肾功能好的一侧肾脏结石。临床上大多数学者不主张双侧肾结石同时治疗。

基本的治疗方法与单纯性肾结石相同，工作电压根据结石情况，一般不宜使用高电压工作状态。2 次碎石的间隔不宜过短，一方面减少肾组织损害，另一方面可使结石碎粒充分排出，不至于造成碎石堆积、梗阻。每次碎石间隔应在 2 周以上。在同侧多发结石，形状大小相似，造成某一块结石定位困难，在定位时，可让患者体位变化，如适当旋转，避免结石重叠，影响碎石效果；同侧肾盂内多发结石，如果考虑 1 次碎石后会有大量大小不等的结石排出，易形成"石街"，碎石前置入输尿管双 J 支架管，帮助引流，防止"石街"形成，直到结石全部粉碎排净后，拔除双 J 管。

（4）多发肾结石碎石后并发症及处理：常见并发症及处理原则同单纯性肾结石，但多发肾结石更易形成"石街"，一旦"石街"形成，应及时处理，避免长时间梗阻积水，损害肾功能。碎石前置入输尿管双 J 支架管，是防止"石街"形成的有效方法。

3. 鹿角状肾结石

肾盂、肾盏结石，逐渐沉积增大，使部分或全部肾盂被结石充填，一个以上的肾盏被结石充填，形成"鹿角"形而得名。大部分肾盂、肾盏被充填称为完全鹿角状结石；肾盂大部分被充填而只有 2 个以下肾盏被充填称为部分鹿角状结石；随着结石充填程度的增加，会造成部分肾盂、肾盏积水，一般发生积水较晚。通过静脉肾盂造影可以充分显示结石与肾盂、肾盏的关系，间隙大小或积水程度。体外冲击波碎石前我们应充分了解结石在肾盂、肾盏内的充填程度，积水程度，输尿管的引流程度，结石的组成成分，肾功能情况，从而确定鹿角状结石的治疗方案，采取单纯性体外冲击波碎石或是联合治疗。确定结石冲击部位的先后顺序，每次冲击波工作电压，冲击次数及所产生的碎石量。绝不能一概而论，要根据患者的病情，碎石机的情况制定相应的治疗方案。

（1）适应证：一般鹿角状肾结石均可以采用体外冲击波碎石治疗。

（2）禁忌证：除与单纯性肾结石治疗禁忌证相同以外。巨大鹿角状肾结石、肾功能严重受损、结石密度太低、阴性结石、鹿角状结石继发部分肾盏感染，均不适应体外冲击波碎石或单纯应用体外冲击波碎石。

（3）碎石前常规检查和准备：①碎石前检查与多发性肾结石相同；②碎石前准备除与单纯性肾结石相同外，要慎重选择治疗方案，原则上在碎石前 1 d 或碎石前 2 h 行输尿管逆行插管，置入输尿管双 J 支架管。

（4）鹿角状结石的治疗方法和碎石要点。

鹿角状结石的碎石方法：体位、定位方法与单纯性肾结石的体外冲击波治疗相同。部分鹿角状结石，碎石前未置入输尿管双 J 支架管。初次碎石，应选结石靠近输尿管肾盂连接部的面为冲击点，工作电压不宜过高，冲击次数要适当减少。以多尼尔 - 小王子型碎石机为例，能级一般选择 2 级，冲击次数在 2 000 次左右，结石颗粒细小，避免大量结石堆积。可以减少输尿管"石街"的形成，并可了解结石的硬度和易碎程度，为二次碎石提供依据。初次碎石后，二次碎石应在不低于 10 d 间隔进行。根据第 1 次碎石结果，确定治疗方案。在碎石的区域内，要尽量将结石碎成 < 3 mm 以下或粉末状，且确定上次碎石基本排净后再行下次冲击波碎石。当肾盂结石碎石并排净后，再按下盏、中盏、上盏的顺序依次治疗肾盏内结石。

碎石前放置输尿管双 J 支架管，可避免输尿管"石街"的形成，碎石点还应选择靠近肾盂输尿管连接部，碎石工作电压、能量可适当加大，冲击次数增加。但冲击点范围不宜过大，以免 1 次碎石量过大造成结石堆积，不利于排石。如果 1 次碎石后有较大碎石块，因有支架管的存在，不影响尿液引流，可在碎石后不少于 7 d 的间隔，将碎石后置留在肾盂内的碎石粉碎。

对于鹿角状肾结石，无论碎石前是否置入双J支架管，碎石非常重要的一点就是"循序渐进"，切忌"操之过急"，造成大量的碎石堆积或输尿管"石街"形成，增加下一步治疗的困难和并发症的出现。

近年随着腔内微创技术的发展，在有条件的医院，肾鹿角状结石多采取经皮肾镜碎石、取石（通过钬激光、超声、气压弹道等）加体外冲击波碎石联合治疗。先期行经皮肾镜钬激光碎石等，基本能使结石完全或大部分取出，残留在肾盏等肾脏的小结石，后期采用体外冲击波碎石排石，使结石全部排出。

（5）鹿角状肾结石体外冲击波碎石后并发症及处理：

1）最普遍的并发症：是结石堆积，输尿管内"石街"形成。"石街"形成后部分患者未形成完全性梗阻，无临床症状或有轻微腰部不适，可口服抗生素，加大饮水量，等待结石自行排除。如果出现严重肾绞痛，对症处理后缓解不明显，应选择输尿管体外冲击波碎石，首先冲击输尿管最低位置结石，使结石顺序排出。输尿管冲击波碎石后，无法解除"石街"，即应采取输尿管镜下钬激光、超声或气压弹道碎石。"石街"滞留一般不应超过1周，否则会加重感染和肾功能损害。防止"石街"形成，一是要术前放置输尿管双J支架管，防止碎石在输尿管大量拥聚和帮助尿液引流；二是1次碎石量不能过多，碎石颗粒应 < 3 mm；三是碎石后宜卧床休息，减少活动量，不宜像单纯肾结石碎石后蹦跳和多活动等，让碎石逐渐分批、分次排出。

2）发热：鹿角状肾结石碎石后，发热是常见症状之一，往往与碎石大量堆积、"石街"形成、尿液引流不畅有关。严重可出现高热，应及时给予抗生素治疗和解除梗阻。

4. 巨大肾结石

单个肾盂结石体积 > 3 cm，称为巨大肾结石。其与鹿角状结石不同之处在于结石不向各个肾盏延伸。体外冲击波治疗较鹿角状结石相对容易。碎石适应证、禁忌证、碎石方法的选择与鹿角状结石相同。碎石后常见的并发症与鹿角状肾结石相同，"石街"形成是碎石后常见并发症，并发症处理与鹿角状肾结石相同。在有条件的医院，巨大肾结石经皮肾镜下钬激光、超声和气压弹道碎石，仍是首先考虑的治疗方法。部分患者经皮肾镜不能完全碎石排石，可以在后期采取体外冲击波碎石。

5. 特殊肾结石的体外冲击波碎石

（1）孤立肾肾结石的体外冲击波碎石：孤立肾分两种情况发生，一是一侧肾脏先天性无发育，造成一侧肾脏缺如；二是因疾病或外伤使一侧肾功能完全丧失或被切除，造成后天性一侧肾缺如。如果孤立肾合并结石，治疗上要更加注意保护肾功能。结石梗阻、积水、冲击波损伤都是影响肾功能的因素，在确定治疗方案时要慎重。

孤立肾肾结石，体积较大、巨大肾结石、鹿角状肾结石，禁忌使用单独体外冲击波碎石；数目较多的肾结石要慎重使用体外冲击波碎石，应该在碎石前置入双 J 输尿管支架管。

孤立肾肾结石选择体外冲击波碎石，除常规检查外，术前要行静脉肾盂造影，肾功能检查，了解尿路通畅情况。碎石前应用肾毒性小的抗生素 1 ～ 3 d。

巨大孤立肾肾结石为鹿角状肾结石，应首选经皮肾镜下碎石的方法，如果有结石残留，在拔除双 J 管之前，行体外冲击波碎石，可将残余结石彻底排净。

孤立肾肾结石碎石体位与单纯性肾结石相同。但碎石工作电压要采用低能量，1 次碎石治疗冲击波次数应 < 2 500 次。以多尼尔 - 小王子型碎石机为例，能级 2 ～ 3 级即可。每次治疗间隔应相对延长，一般不应少于 2 周以上。在尽可能减少肾功能损害的前提下，使结石得以治疗。

孤立肾肾结石碎石后，要严密观察患者的尿量和排石情况，一旦发现无尿等梗阻情况，应立刻采取措施，解除梗阻，必要时行经皮肾造瘘术引流，待碎石排净，解除梗阻后再拔除肾造瘘管。

（2）马蹄肾肾结石的体外冲击波碎石：马蹄肾是先天性发育不良，是两侧肾的下极或上极在脊柱及大血管之间相互融合而成，融合处称为峡部。由于两侧肾脏的融合部相互连接，使肾盂、肾盏旋转不良，尿液引流不畅，容易并发感染，合并结石。

马蹄肾合并肾结石，体外冲击波碎石无明显禁忌证，但结石太大应采取联合治疗方案。因两肾相连，靠近脊柱，结石定位常受脊柱影响，因此多采取俯卧位定位。碎石时能量及冲击波次数无特殊要求，结石应尽量碎成细小颗粒。由于引流不畅原因，碎石后应采取俯卧位排石。

（3）异位肾结石的体外冲击波治疗：异位肾有两种情况，一种是先天性异位肾，由于先天因素使胚胎期肾脏上升障碍，停留在中下腹部，个别可致横过异位；一种是后天肾移植于盆腔内。无论先天或后天异位肾，都存在尿液引流不畅，继而继发肾结石。

（王　锐）

第四章　肾脏疾病手术技巧

第一节　腹腔镜单纯性肾切除术

单纯性肾切除术主要用于良性病变所致的患肾功能丧失而健侧肾脏功能正常者，手术不要求切除肾脏周围脂肪囊等组织，亦不必按照"无瘤"原则进行，故其操作相对简单。与开放性手术相比，腹腔镜下肾切除术的切口小，出血少，并发症少。

一、适应证

1. 基本适应证

一侧肾脏严重病变引起的不可逆性肾功能丧失，而对侧肾功能代偿良好，包括慢性梗阻性或反流性严重肾积水等，以及其他原因引起的肾皮质萎缩导致的血管性高血压和腰痛等症状。

2. 可选择性适应证

儿童、肥胖者、感染性脓肾和结核性脓肾等，对术者技术要求较高，需要谨慎选择。肾结核患者术前抗结核治疗≥2周。

二、禁忌证

1. 手术史

既往有患侧肾脏手术史，如肾部分切除、肾切开取石、肾盂成形术等，可导致解剖不清和局部粘连，腹腔镜下手术难度大。

2. 感染

近期的严重感染，如黄色肉芽肿性肾盂肾炎、合并生殖系统外的活动性结核等。

3. 其他

严重心肺疾患、凝血功能障碍等，无法耐受全身麻醉和手术。

三、手术准备

1. 一般检查

一般检查包括血、尿常规，凝血指标，肝肾功能，血糖，电解质，心电图，胸部 X 线片等检查。60 岁以上患者行心脏彩超和肺功能测定。怀疑尿路感染者应行尿细菌培养和药敏试验，怀疑肾结核者应化验血沉及抗酸杆菌系列相关检查。

2. 专科检查

专科检查包括静脉肾盂造影、肾脏 CT 及增强、ECT 肾动态扫描等，了解肾脏大小、毗邻关系及有无感染、结石等，以及对侧肾功能是否正常。

3. 肾结核患者术前抗结核药物治疗

三联应用（异烟肼 + 利福平 + 乙胺丁醇）≥ 2 周。

4. 术前准备

清洁肠道，术前 6 h 禁食水，留置尿管，切皮前预防性抗生素应用。

四、腹膜后入路单纯性肾切除术

（一）麻醉与体位

静吸复合气管插管全身麻醉，健侧卧位，升高腰桥。

（二）手术步骤

1. 建立腹膜外操作空间

分别于肋缘下腋后线、腋前线和髂嵴上切口置入 12 mm、5 mm 和 10 mm 戳卡。腹腔镜下识别腹膜反折、腰肌和 Gerota 筋膜等解剖标志，从色泽上分别呈浅蓝色、红色和白色。

操作要点：肥胖者清除腹膜外脂肪，防止损伤腹壁血管。

2. 处理肾蒂血管

（1）游离腰大肌前间隙：于腹膜反折外侧靠近腰肌纵向切开侧椎筋膜和 Gerota 筋膜，切口长度超过肾脏全长。上推肾脏，在肾脏中部脂肪囊外沿腰大肌前间隙向内侧深处分离，肾动脉呈搏动的束状隆起，静脉在其前下方。

（2）离断肾动静脉：超声刀慢挡切开肾动脉表面的淋巴结缔组织，打开肾动脉血管鞘。直角钳分离出肾动脉，长度 1.5 ~ 2.0 cm，近心端上 2 枚、远心端上 1 枚 Hem-o-lock 夹闭并从中间剪断。在动脉下方分离出肾静脉并同上法夹闭、离断，其后超声刀离断肾动静脉周围的残留纤维条索。右肾静脉短，要在显露其与腔静脉的上下角后再夹闭，以免伤及腔静脉。左肾静脉属支多，可分别游离后结扎，或在分离出静脉主干后结扎。若肾动静脉萎缩而明显变细时可一并夹闭之。

操作要点：使肾蒂血管保持一定张力，充分游离，切除肾动静脉周围及表面的所有连接组织。定位肾动脉是关键，如其搏动不明显，可切开腰大肌内侧与肾门交接的结缔组织后寻找，消瘦者可参照膈肌内侧弓状韧带这一标志。当肾门部位粘连严重时，可先游离肾周，最后集束结扎肾蒂血管。

3. 游离肾脏

切开 Gerota 筋膜和脂肪囊至肾脏表面，沿肾包膜和脂肪囊之间的少血管平面锐性切割。原则上从连接较疏松的部位开始，依次游离肾脏背侧、上极、腹侧、下极和肾盂。对巨大肾积水可于肾皮质最薄处戳孔释放部分液体，以增加操作空间。对结核肾和感染肾勿伤及肾实质或集合系统，以免脓液外溢污染术野。当遇到肾脏有粘连或解剖不清的部位应靠近肾包膜锐性切割，必要时可切开肾包膜行包膜下切除。

操作要点：分离时看清解剖标志，宁慢勿快，避免对肾脏中下极腹侧面的深部组织过分游离，防止损伤胰腺、十二指肠、结肠和中线大血管等。

4. 游离输尿管

游离肾脏，切除肾脏，上挑肾脏，紧贴腰大肌表面向下游离输尿管至跨越髂血管处，注意识别与其伴行的生殖静脉，并分别上 Hem-o-lock 夹闭、离断，生殖静脉亦可保留。完整切除病变肾脏和输尿管，移开标本。

操作要点：对肾结核等炎性病变，切除的输尿管应尽可能长。对先天性巨输尿管症的手术处理可旷置输尿管远端，以免术后形成液性盲腔和感染化脓。

5. 取出标本，结束手术

降低气腹压力，确认创面无活动性渗血后，扩大肋缘下切口 4 ~ 5 cm，取出标本。对于良性病变，亦可将标本剪碎后取出。留置肾窝引流管，从最低位戳卡口引出。

操作要点：感染肾创面渗血多，应用双极电凝或超声刀慢挡彻底止血。

（三）术后处理

（1）严密监测血压、心率、体温变化，记录引流物性状和量的变化，及时复查血常规，动态了解血红蛋白值的改变。

（2）术后第 2 天拔除尿管，早期下床活动，防止下肢深静脉血栓形成等。

（3）术后引流物在 24 h ≤ 20 mL 时拔除腹膜后引流管。

（4）预防性应用抗生素 24 ~ 48 h，结核肾切除后继续规范化抗结核治疗半年以上。

（四）并发症防治

1. 出血

术中出血主要见于手术创面渗血，与操作毛糙或肾周粘连重、凝血机制较差等有关。遇到出血时沉着冷静，避免盲目电凝，可应用双极电凝地毯式止血，小的弥漫性渗血可覆盖以生物止血材料。大血管损伤如肾静脉及其属支撕裂，可暂时增加气腹压力压迫止血，在看清血管破口后上钛夹或 Hem-o-lock 夹闭。腔静脉大的损伤需要腹腔镜下 5-0 可吸收线缝合，无此技术条件者可中转开放性手术处理。术后出血多为创面止血不彻底或血管夹脱落引起，表现为血性引流液增多或出现腹膜后血肿。若出血量大无自止倾向时，需要手术探查止血。

预防方法是术中确切止血。一般先处理肾蒂，再游离肾脏和输尿管等可减少出血，注意多支肾动脉应阻断完全。少用钝性分离，尽可能紧贴肾包膜表面锐性分离，对小的血管和条索组织应用超声刀慢挡凝固后再离断。

2. 脏器损伤

其多见于初学者，或在术野不清的条件下操作时。十二指肠损伤的发生率不高，若术中能及时发现，应立即缝合修补，大网膜覆盖瘘口，通畅引流，术后会同普外科共同诊治。十二指肠损伤的死亡率在 10% 以上，其他脏器如胰腺等的损伤按相关外科原则处置。

预防方法：直视下操作，对于粘连严重者要有足够的耐心，特别是右侧肾脏中部腹侧和十二指肠之间或左侧肾脏和胰尾之间界限不清时，可以切开粘连处的肾包膜，在包膜内切除这部分肾脏组织，以免损伤周围脏器。手术特别困难，或已经造成活动性出血者，可转开放性手术。

3. 腹膜后感染、脓肿形成

其发生率与肾脏原发性病变的性质有关，如脓肾、结核肾等术中破裂，或输尿管断端处置不当等重在预防，一旦发生要加强抗生素应用，局部换药，通畅引流，必要时在脓肿最低位切开引流，结核肾应规范化抗结核治疗。

（邢东亮）

第二节 腹腔镜根治性肾切除术

腹腔镜下肾脏根治性切除术（LRN）同样要求早期阻断肾动脉，术中不触碰肿瘤，将 Gerota 筋膜包裹的患肾连同其脂肪囊、肾上腺（肾下极肿瘤可保留）、输尿管上段和肾门淋巴结整块切除。近年来，有学者认为，采用腹腔镜下手术治疗 $T_{1 \sim 2}N_0M_0$ 肾肿瘤，发现 LRN 的创伤小，出血少，手术时间短，术后疼痛轻，并发症少，恢复快，借此认为 LRN 在局限性肾肿瘤的治疗上可代替开放性根治手术。较长期的随访表明 LRN 疗效相当于传统开放手术（ORN），且微创优势明显，该方法已被临床医师和患者广泛接受。随着腹腔镜技术和相关手术器械的改进，LRN 手术适应证亦逐渐扩大。泌尿科医师不应再徘徊于 LRN 和 ORN 术式选择之间，而应针对具体病情和患者要求来选择最恰当的术式，若有指征可选择腹腔镜下保留肾单位手术，则患者远期获益会更大。

LRN 手术途径包括经腹腔和经腹膜后入路，实际工作中可根据肾肿瘤大小、既往手术史和术者习惯等来选择。腹膜后入路 LRN 的优势是对腹腔脏器的刺激轻，术后肠道并发症较少见。腹膜后入路在处理肾蒂血管时相对直接，可首先显露并结扎肾动脉，对位于肾脏背侧和下极的肿瘤进行手术切除相对简单，既往有腹部手术史者建议选择腹膜后入路。但对位于肾上极或肾肿瘤体积较大者，腹膜后入路空间狭小，操作变得困难，肿瘤易破裂和种植转移等。比较而言，腹腔入路空间大，操作方便，解剖标志多，在显露和处理肾动脉方面可能有更多的选择。

一、手术原则

腹腔镜下根治性肾切除术（LRN）治疗肾肿瘤同样适用开放根治性肾切除术（ORN）所遵循的 Robson 原则。尽早阻断肾脏动脉血供，将包括患肾在内的脂肪囊、Gerota 筋膜、同侧肾上腺和髂血管分叉以上输尿管完整切除，同时清扫自膈肌角至腹主动脉分叉处的中线大血管旁淋巴结。当前观点认为肾下极肿瘤可保留同侧肾上腺。淋巴结清扫对于明确肿瘤分期有价值，而其对肿瘤的治疗意义还需要进一步证实。

二、手术指征

1. 适应证

腹腔镜下 LRN 适用于局限性肾肿瘤（$T_{1\sim2}N_0M_0$ 期），影像学上无周围组织侵犯或淋巴、血行转移征象，包括临床 I 期不适于肾部分切除者和临床 II 期。肾肿瘤体积不再是 LRN 的唯一标准，术者经验和熟练程度是术式选择的重要依据，但应考虑除外更适于保留肾单位手术的小肾癌。

2. 禁忌证

腹腔镜下 LRN 的手术禁忌证主要为进展期肾肿瘤（$T_{3\sim4}$ 期）侵犯肾静脉、下腔静脉或合并癌栓，巨大肾肿瘤与周围脏器和大血管界限不清者。其相对禁忌证为肾肿瘤周围粘连，或有同侧腰部（忌用腹膜后入路）、腹部手术史（忌经腹腔入路）者。

三、术前准备

实验室检查包括血常规、尿常规、血肌酐、血糖、电解质、凝血功能检查，以及血沉、碱性磷酸酶、乳酸脱氢酶、血钙等化验。

腹部 CT 三维重建和 MRI 检查可明确肿瘤大小、部位及浸润范围；了解肾静脉和腔静脉有无癌栓，协助进行临床分期。静脉肾盂造影（IVP）和肾脏 ECT 可评估分侧肾功能。若对侧肾功能不全，或有潜在性肾功能损害，尽可能行保留肾单位的手术。肝胆彩超、胸部 X 线片和头颅 CT 等检查可以了解有无肝脏、肺等远处脏器和颅内肿瘤转移，有骨痛者可考虑行全身骨扫描以排除骨转移。

术前常规准备，备皮，清洁肠道，留置尿管。大体积肿瘤考虑到手术难度较大或术前贫血者，可备血 2 ～ 4 U。在切皮前预防性应用抗生素。

四、腹膜后入路根治性肾切除术

（一）麻醉与体位

静吸复合气管插管全身麻醉，健侧卧位，垫高腰桥。

（二）手术步骤

1. 建立腹膜后操作空间（气囊扩张法）

（1）A 切口：腋后线肋缘下皮肤切口 2.0 cm，血管钳钝性分离肌肉层至腰背筋膜下，食指伸入钝性分离推开 Gerota 筋膜和腹膜。腹膜后间隙置入自制球囊充气 600 ～ 800 mL 保留 5 min。

（2）B 切口：髂嵴上皮肤切口 1.0 cm，由 A 切口内伸入示指引导置入 10 mm 戳卡，为腹腔镜镜体通路。

（3）C 切口：腋前线肋缘下皮肤切口 0.5 cm 或 1.0 cm，由 A 切口内伸入示指引导置入 5 mm 或 10 mm 戳卡，可通过 5 mm 或 10 mm 抓钳、分离钳等器械。

（4）A 切口内留置 12 mm 或 10 mm 戳卡并缝合密闭周围间隙，可通过 10 mm 施夹器、钛夹钳及所有 5 mm 器械。

操作要点：根据手术左、右侧别的不同，合理安放相应型号的戳卡。A 切口在置入戳卡后，其两侧用 7 号丝线全层缝合、密闭切口，以防漏气。置入腹腔镜后探查有无腹膜破口及活动性出血。腹膜外脂肪组织较多者可予以清除，辨认腹膜反折、Gerota 筋膜和腰肌等标志。

2. 充分显露肾脏背侧

纵向切开侧椎筋膜，上至膈下，下至髂窝。超声刀切开 Gerota 筋膜后层与腰方肌和腰大肌愈合处，钝性加锐性分离腰大肌前的少血管间隙，沿腰大肌前表面向上、下分离，消瘦者容易识别膈肌内、外侧弓状韧带。随着腰肌前间隙的逐渐分离，由于气腹 "回缩" 作用对肾脏及其筋膜的悬吊，腹膜后操作空间会扩大，利于游离肾脏背面。用器械抵触判断出肾脏上、下极，确定肾脏中部。

操作要点：Gerota 筋膜后层向内逐渐变薄并与腰大肌筋膜融在一起而难以辨认，可在腰大肌前间隙锐性分离，该无血管平面以稀疏白色网状纤维为标志。保留腰大肌筋膜的完整可减少肌肉损伤后渗血。

3. 分离、切断肾蒂血管和淋巴组织

（1）处理肾动脉：平肾脏中部沿腰大肌前间隙向内侧深部分离至肾门，可视及搏动或束状隆起，内面即肾动脉。超声刀锐性分离、分束切割动脉表面被盖组织，其内常有与动脉伴行的淋巴管，可用超声刀慢挡凝固、切断，必要时上血管夹。露出搏动的肾动脉后，沿其走向切开动脉外鞘，直角钳自鞘内伸入肾动脉后方撑开分离，充分游离肾动脉长度 ≥ 1.5 cm，近心端上 2 个、远心端上 1 个 Hem-o-lock 夹，从中间剪断。

（2）处理肾静脉：分离动脉前下方的脂肪结缔组织，显露出肾静脉并沿其走向分离。左肾静脉属支较多，腰静脉常有数支，需要一一夹闭、离断，生殖静脉和肾上腺中央静脉一般无须刻意显露。分离的肾静脉主干长度 ≥ 1.5 cm，近心端上 2 个、远心端上 1 个 Hem-o-lock 夹，从中间剪断。右侧以腔静脉为标志向上钝性加锐性分离，夹闭、离断肾上腺静脉，左侧以搏动的主动脉为标志向上分离，靠近大血管将肾蒂淋巴结缔组织条索分束上血管夹夹闭后离断，或超声刀慢挡凝固后切断。

操作要点：超声刀和吸引器相结合，钝性加锐性分离出肾动脉并将之离断后，在其深面稍加游离即可显露肾静脉。拟保留肾上腺者建议于肾上腺静脉以远侧离断左肾静脉。淋巴结清除时以腔静脉和主动脉边缘为标志和内侧界。

4. 游离肾脏腹侧和下极，显露并离断输尿管

超声刀在 Gerota 筋膜前层和结肠融合筋膜之间锐性分离，逐步向内侧深面暴露肾脏中上部前腹侧面，继续沿 Gerota 筋膜表面向下游离，显露肾下极并离断周围连接组织。上顶肾脏下极，沿腰大肌表面向下分离可看到输尿管，其表面有细小的滋养血管，另外一条与之伴行的索条状物即为生殖血管，并将之游离至骨盆上口跨越髂血管水平，分别上 Hem-o-lock 夹闭、离断。向背侧挑起肾脏下极或输尿管残端，超声刀锐性切割肾脏腹侧与腹膜间残留的连接组织，直至与肾脏背侧的已分离平面汇合。

操作要点：务必在肾筋膜前间隙和腰大肌前间隙的无血管平面准确、有序分离肾脏和输尿管，既符合肾肿瘤根治原则，最大程度减少创面出血，又可避开肠系膜血管等腹膜间位器官组织。

5. 游离肾上极，整块切除标本

下翻肾脏，贴膈肌腰部表面向内下分离，切断肾上极后面的连接组织。沿肾上极 Gerota 筋膜前面朝膈顶方向锐性游离，超声刀切断其与膈下筋膜的相连部分。在肾脏内上方找到金黄色的肾上腺腺体，切断来自膈下的肾上腺上动脉，超声刀沿肾上腺边缘锐性切割。整块切除肾脏、肾上腺、脂肪囊、Gerota 筋膜、肾门淋巴组织和输尿管上段，将标本移开并装入标本袋。

操作要点：在肾周筋膜外与腹膜融合筋膜之间游离可防止损伤十二指肠、胰尾和结肠。游离肾上极时防止切破膈肌。拟保留肾上腺者，避免伤及其主要动静脉分支。

6. 创面止血，取出标本

降低气腹压力至 5 mmHg，创面彻底止血。延长肋缘下腋后线戳卡切口 4～6 cm，取出标本。留置腹膜后引流管，全层缝合各戳卡切口。

操作要点：结束手术前仔细检查，防止遗漏潜在的活动性出血点。

五、腹腔入路根治性肾切除术

（一）麻醉与体位

气管插管全身静脉复合麻醉，健侧 70°～90° 斜卧位，不需升离腰桥。做好四肢和关节、骨隆起部位的妥善保护。

（二）手术步骤

1. 放置戳卡，建立气腹空间

（1）第 1 切口：脐上腹直肌外侧缘皮肤切口 1.5 cm，气腹针垂直穿刺进入腹腔，注入 CO_2 气体建立气腹，压力为 12～14 mmHg。刺入 10 mm 戳卡，为腹腔镜通道，窥镜探查有无活动性出血或脏器损伤。

（2）第 2 切口：腋前线肋缘和髂前上棘连线中点切口 1.5 cm，直视下置入 10 mm 或 12 mm 戳卡，为 10 mm 施夹器及抓钳、分离钳等 5 mm 器械通道。

（3）第 3 切口：肋缘下腹直肌外缘切口 0.5 cm，直视下置入 5 mm 戳卡，为所有 5 mm 器械通道。

（4）右侧：上述第 2、3 切口互换（术者右利手者），另于剑突下置入 5 mm 或 10 mm 戳卡，为肝脏拉钩通道。

操作要点：穿刺时布巾钳上提腹直肌前鞘，进入腹腔前有两个明显的落空感，可利用注水、回抽试验证实，以免穿刺不到位或误入肠管。

2. 显露结肠后间隙

（1）左侧：在髂血管水平向上沿 Toldt 线切开降结肠外侧腹膜，至脾脏外上缘膈肌下方。切断膈结肠、脾结肠和脾肾韧带，使脾脏后坠。在 Gerota 筋膜前层与后腹膜融合筋膜层之间分离，使结肠和胰尾移向腹部中线，显露肾周筋膜前表面及肿瘤。消瘦者至此可看到主动脉搏动及腰大肌轮廓。

（2）右侧：沿 Toldt 线切开结肠外侧腹膜至结肠肝曲，切断肝三角韧带和部分冠状韧带，离断肝结肠韧带。在 Gerota 筋膜前层与融合筋膜之间游离，使升结肠和结肠肝曲移向腹部中线。锐性分离腔静脉前壁和十二指肠降部融合筋膜的间隙，使十二指肠移向内侧。在腹腔脏器靠重力作用后仰或下移后，可充分显露肾周筋膜前表面及肿瘤。

操作要点：左侧以搏动的主动脉、右侧以淡蓝色的腔静脉为解剖标志和分离界限。

在 Gerota 筋膜前层与结肠、胰腺和十二指肠融合筋膜之间的少血管间隙内分离，可减少出血，并避开腹膜间位器官和肠系膜血管。

3. 由生殖静脉定位肾蒂大血管

（1）左侧：生殖静脉于主动脉外侧腰大肌表面走行，输尿管在其深面，两者于腰大肌中点处有一交叉，前者由外向内汇入左肾静脉，后者由内向外延伸为肾盂。在肾下极水平切开主动脉外侧 Gerota 筋膜前层，并向深面分离显露腰大肌前表面，向外上挑起生殖静脉和输尿管。沿腰大肌前间隙循生殖静脉走行向上锐性分离至肾门，可见生殖静脉汇入左肾静脉。继续上挑生殖静脉和输尿管，游离左肾静脉下缘，分离出腰静脉并夹闭、离断。离断生殖静脉，保留近心残端 ≥ 0.5 cm。

（2）右侧：生殖静脉由腰大肌表面逐渐向内汇入腔静脉前外侧，输尿管位于其外侧。切开腔静脉外侧 Gerota 筋膜前层，并向深面分离显露腰大肌前表面。游离生殖静脉并夹闭、离断，其断端稍上方即为右肾静脉汇入腔静脉的夹角。吸引器杆上挑生殖静脉远端和输尿管，沿腰大肌前间隙向上分离至肾门，游离右肾静脉下缘。

操作要点：定位生殖静脉后轻轻上挑，沿腰大肌前腔隙分离，以腹主动脉或腔静脉为标志，在其外侧向上游离生殖静脉和输尿管至肾门。镜下的蠕动波有助于识别位于生殖静脉深面的输尿管。

4. 结扎肾动静脉，切除肾门淋巴组织

（1）左侧：切开左肾静脉表面的 Gerota 筋膜前层，左肾静脉属支多，钝性加锐性分离出各支腰静脉并夹闭、离断。适度向上牵拉伸直肾蒂血管，在静脉后方分离、显露肾动脉，用超声刀慢挡凝固切断肾动脉周围淋巴结缔组织。剪开肾动脉血管鞘，直角钳紧贴血管壁外膜游离其主干长 1.5 ~ 2.0 cm，上 Hem-o-lock 夹闭、离断（近心端 2 枚、远心端 1 枚）。充分游离左肾静脉后同上法 Hem-o-lock 夹闭、离断。拟切除肾上腺者，可在肾上腺中央静脉近侧离断肾静脉。

（2）右侧：切开右肾静脉表面筋膜，分离出右肾静脉。在静脉后方分离肾动脉并游离出其主干，上 Hem-o-lock 夹闭、离断。同上法游离、夹闭、离断右肾静脉。拟切除肾上腺者，沿腔静脉外侧向上分离出中央静脉并离断。

（3）肾门淋巴结清扫：在贴近肾蒂大血管根部夹闭并离断肾动静脉后，靠近中线大血管继续清除其周围及与主动脉或腔静脉间的淋巴脂肪组织。

操作要点：腹腔入路侧卧位肾动脉位于静脉后方。以生殖静脉为标志找到肾静脉并充分游离后，容易找到肾动脉。充分游离肾动静脉使血管周围光滑无多余组织，上 Hem-o-lock 夹时要看到其锁止部，以免夹闭不全或滑脱。

5. 游离并切除肾脏

左侧沿腹主动脉外缘顺时针朝向外上、右侧沿腔静脉外缘逆时针朝外上方，用超声刀在 Gerota 筋膜外快速切割，离断肾脏内上缘和上极的周围连接组织。其后下翻肾脏，贴膈肌腰部或腰大肌表面向下分离肾脏背侧及外缘，离断周围连接组织。继续向下游离出输尿管和生殖静脉至骨盆上口越过髂血管处，分别上 Hem-o-lock 夹闭、离断之。最后将 Gerota 筋膜包裹的脂肪囊、肾脏及肿瘤、肾上腺、肾门淋巴组织和上段输尿管整块切除。

对于肿瘤位于肾门或肾上极者，按照先易后难的原则，可先沿腰大肌表面向下游离、切断输尿管和生殖血管，继之按与上述相反的方向依次游离肾脏下极、外侧、背侧，最后游离肾上极及其内侧缘，以降低手术难度，缩短手术时间。

操作要点：上一步骤已处理肾蒂血管，肾脏血供阻断后的创面渗血减少，可参照 Gerota 筋膜、腰大肌和输尿管等标志，利用超声刀快速切割肾周连接。拟保留肾上腺者，须切开肾上极 Gerota 筋膜，沿肾上腺下缘锐性切割。

6. 取出标本，结束手术

降低气腹压力，创面彻底止血，将标本装入坚固的标本袋取出。留置腹腔引流管，按层次缝合腹壁各切口。

（1）耻骨上 Pfannensteil 切口 4 ~ 6 cm，切开腹直肌前鞘，向两侧潜行分离，钝性分开肌层，下推膀胱，剪开腹膜，取出标本。Pfannensteil 切口不须离断肌肉，切口隐蔽，适于有美容要求者。

（2）延长肋缘下或髂窝内侧切口 4 ~ 6 cm，取出标本。

操作要点：应用坚固的标本袋，严防肿瘤挤压破裂后遗留腹腔或切口种植。

（邢东亮）

第三节　腹腔镜保留肾单位手术

一、概述

腹腔镜保留肾单位手术（LPN）目前已经成为早期肾癌（T_1 期）的标准治疗方法之一。特别是随着技术的进步，LPN 的适应证在不断扩大，对手术医师的要求越来越高，如何做到完整切除肿瘤，缩短肾脏热缺血时间（WIT）并减少围术期并发症是必须考虑的技术难题。单孔腹腔镜肾部分切除术（LESS-PN）还在起步阶段，最近有学者回顾分析了 11 个医疗单位共 190 例 LESS-PN 的临床资料，平均肿瘤直径 2.6 cm，PADUA 评分 7.2，手术时间 170 min，出血量 150 mL，120 例采用了肾蒂阻断，热缺血 16.5 min，PADUA 评分高低是 WIT 时间长短的独立预测指标。术后并发症发生率为 14.7%，采用机器人辅助的 LESS-PN 技术能有效减少术后并发症。

机器人辅助腹腔镜肾部分切除术（RALPN）的技术优势在于三维成像、540° 移动和消除抖动，同时 RALPN 学习曲线较传统手术短。2011 年 AUA 年会上，23 个医疗单位 1 035 例 RALPN 手术分析，WIT 24.7 min（6 ~ 77 min），出血量 216 mL（5 ~ 2 800 mL），切缘阴性率达 96%。

二、适应证和禁忌证

1. 适应证

随着经验的不断积累，尽管面临着很多挑战，外科医师仍在尝试着拓展 LPN 的适应证，将其应用于更大更复杂的肾肿瘤，比如：①位置特殊，肾门型、中央型和完全实质内肿瘤；②并发症，肥胖、肾结石和高龄（ > 80 岁）；③解剖变异，孤立肾、多支动脉或（和）静脉、马蹄肾；④同侧多灶性肿瘤；⑤ T_2 期以后的肿瘤、囊性肿瘤；⑥伴肾上腺全切的肾癌；⑦有同侧肾手术史。

在肾部分切除术的手术原则中，应该优先考虑的依次是切除肿瘤、保留肾脏功能和是否采用微创技术（包括微创手术、射频治疗和冷冻技术等）。从 LPN 适应证的变化可以看出，随着术者手术经验的增加和技术的娴熟，手术适应证还有进一步扩大的趋势。

2. 禁忌证

绝对禁忌证包括发现局部或远处转移、下腔静脉癌栓形成、肿瘤突入集合系统，相对禁忌证包括严重心肺功能不全、出血倾向、肿瘤体积 > 7 cm。

三、术前准备

术前准备包括实验室检查和影像学检查。实验室检查包括三大常规、生化（肝肾功能、血糖、电解质）检查、凝血功能检查、乳酸脱氧酶和碱性磷酸酶、输血前相关检测等。影像学检查包括肾脏 CT 平扫和增强扫描，了解肿瘤的位置、大小、有无肾静脉和下腔静脉癌栓等，有条件的单位可行 CT 腹部血管成像（CTA），有助于术中对肾动脉阻断的判断，而肾脏 ECT 检查可评价对侧肾功能；另外，胸片检查和腹部 B 超检查了解有无远处转移。常规心电图检查可了解患者的心脏情况，而对于有基础疾病或是高龄患者，建议选择心脏彩超或心肺功能等检查，必要时请相关科室会诊，以评估患者的手术耐受性。

术前晚离子泻肠道准备，术前留置导尿管并预防性使用抗生素。

四、麻醉和体位

气管插管全身麻醉，健侧 70° ~ 90° 卧位，无须抬高腰桥。背部及臀部铺垫沙袋并用支架固定保护患者体位。

五、手术步骤

（1）制备气腹，置入套管左（右）侧腹直肌旁脐水平作为观察孔，左（右）腋前线平脐（10 ~ 12 mm Trocar）、锁骨中线肋缘下（5 mm Trocar）两孔作为操作孔，左（右）腋后线脐上 4 cm（5 mm Trocar）为辅助孔。

（2）打开腹膜，游离腹膜及腹膜下脂肪，将结肠推向内侧，显露肾周筋膜。

（3）打开肾周筋膜，游离肾脏，完全暴露肾脏及肿瘤。

（4）仔细分离肾蒂，暴露肾蒂处血管，游离肾动脉并打开肾动脉鞘。

（5）阻断肾动脉。

（6）切除肿瘤及周围部分肾实质。

（7）缝合创面出血点，连续缝合肾脏创面，拉紧肾脏。

（8）松开肾动脉阻断夹，肾脏恢复血供后观察创面有无活动性出血，必要处增加"8"字缝合。

（9）关闭肾周筋膜，放置肾周引流管。

（10）取出标本，关闭切口。

六、术后处理

术后绝对卧床 1 周以上。常规应用抗生素预防感染。肛门排气后开始进食流质或者半流质。保持引流管通畅，待下床活动后 24 h 引流量小于 20 mL 拔除；下床活动后可拔除导尿管。慎用止血药，在陪人帮助下适当活动下肢或按摩下肢以预防血栓形成。

七、并发症及处理

1. 术中及术后出血

其最常见的还是因肾动脉未完全阻断而引起的出血，处理方法可参照上述的注意事项，若在肾脏创面见有明显的出血点，也可用 3-0 的可吸收线缝合出血点后再用 1-0 的可吸收线缝合肾脏全层。其他血管引起的出血可参考腹腔镜肾癌根治术并发症的处理。术后再次出血多见于患者术后有腰部的活动，以及高血压患者血压控制不佳而引起的肾脏创面裂伤，应注意术后引流管、导尿管的颜色，血红蛋白的变化及腰部是否有肿块形成。若出血不明显，应向患者及家属强调绝对卧床的重要性；若出血明显，应早期行 DSA 栓塞，并保持导尿管的通畅。

2. 邻近脏器损伤

经腹腔途径由于空间较大，解剖层次和标记较为清晰，一般邻近脏器损伤较为少见，术中应小心仔细，若发现按照相关外科原则处理。肝脏和脾脏的损伤处理较难，应特别注意避免经辅助口暴露视野的手术钳的操作而引起的损伤。

3. 术后尿瘘

尿瘘主要因肿瘤切除时肾脏集合系统的损伤或分离肾周组织时输尿管损伤引起。在术后出血风险较小的前提下，可通过经皮穿刺引流或置入输尿管支架管的方法尝试解决。

4. LPN 肾功能的保护

传统观点认为肾 WIT 不超过 30 min 是安全的。但越来越多的研究认为，WIT 最好不要超过 20 min，要争分夺秒，越短越好。肾热缺血时间决定肾功能恢复程度的传统理念也受到了挑战，与保留的正常肾组织相比，缺血时间不再是一个独立的危险因素。缺血时间可能仅仅是肿瘤切除复杂性的代理人。缺血时间可以预测急性肾损伤，但并不预示 NSS 术后的长期肾功能。保留的肾脏的数量和质量比缺血时间更重要，所以在努力缩短缺血时间的同时，应该保留更多的肾实质。

八、手术要点

1. 肾血管阻断

肾动脉阻断的效果，对手术的顺利进行产生了十分重要的影响。因为肾动脉多发生变异，在手术前，有条件的单位可以常规进行 CT 血管成像，来判断是否有分支动脉的存在及其解剖位置，以便在手术中更彻底地阻断动脉。若在手术中无法判断肾动脉的阻断效果，可尝试使用术中彩超观察肿瘤及周围血流情况。当切除肿瘤时，若发现创面渗血较多，严重影响视野，可用肾蒂钳代替血管夹阻断肾动脉，以保证手术的顺利进行。一般肾静脉无须阻断，但考虑可能存在严重肾静脉反流而影响视野，可尝试阻断肾静脉。手术中阻断肾动脉应常规计时，尽量将肾动脉阻断时间控制在 30 min 内，以减少对肾功能的损害。

2. 肿瘤切缘

若术前检查或术中冷冻提示为良性肿瘤，只要将肿瘤完整切除即可；若提示恶性肿瘤，应将肿瘤连同瘤周肾实质一同切除。传统观点认为须切除瘤周 10 mm 左右的正常肾实质，大部分医疗机构切除范围为 2.5 ~ 5 mm。部分 LPN 术切缘在 2 mm 左右；对于肾门部包膜完整的肿瘤，在肿瘤包膜外切除即可，这样既可以保证切缘的阴性，又可以最大限度地保留肾脏组织。

3. LPN 的肿瘤切除和创面缝合

肿瘤生长的位置和术者采取的手术途径（经腹或腹膜后），决定了术中肾脏和肿瘤游离的范围。一般来讲，充分游离肾脏，不但有助于肿瘤的切除，也方便创面的缝合。肾上极内侧的肿瘤，为获得良好暴露，可将整个肾脏游离，然后将肾脏旋转掉头移位。

恶性肿瘤的切除原则上要有一定的安全"边距"，一般认为 5 mm 就足够，但对某些位于肾窦内的肿瘤，5 mm 的边距也难以实现，可能需要紧贴着肿瘤的假包膜将肿瘤与血管及集合系统分离。位于肾门的中央型肿瘤一般遵循从外向内侧切除的原则，避开肾门血管，使肾实质切除开始于安全的侧面，而肾门肿瘤有时完全取代肾门的肾脏内侧缘，要求手术时将肿瘤从血管表面完全剥离。

传统的修复创面的方法是间断"8"字缝合技术，缺损大时创面填塞止血纱布。为了缩短热缺血时间，使用 Hem-o-lock 和 Lapra-Ty 结扎夹的分层免打结连续缝合技术目前成为主流，里面一层将肾髓质和创面基底（小血管和集合系统）等缝合起来，起到止血、防止尿瘘和减张的作用，外面一层将肾包膜和肾实质缝合起来，进一步起到止血的作用，这种技术最长可将热缺血时间缩短达 7 min。另一种免打结技术需要使用倒刺缝合线，目前有两种商品线供应。这种方法不需要额外维持持续的张力，也无须打结。

对于位于肾门或肾窦的肿瘤，切除后创面较大，直接缝合张力大，不易止血，更容易撕裂肾实质，有学者采用"V"形两层缝合，借助机器人灵活的腔内腕，将创面基底的中央和两侧面肾实质分别缝合，将肾门处重塑成"V"形。

4. 特殊肿瘤的处理

对于非外生性肿瘤，术中可能难以判断肿瘤位置及其边界，可用术中彩超帮助定位，在手术中也可通过手术器械感知组织的密度以确定肿瘤和正常肾组织的分界。对于位置较深或肾门周围的肿瘤，在手术中应小心集合系统的损伤，无法判断时应用可吸收线缝合可疑破损处。

（王　锐）

第四节　腹腔镜重复肾切除术

一、概述

重复肾是较常见的肾、输尿管先天畸形，发病率约为 0.8%，单侧畸形比双侧畸形多 6 倍。重复肾多发生在上位肾，多数融合为一体，不能分开，但可有各自独立的肾盂、输尿管和血管。重复肾可为单侧，亦可双侧，重复肾、重复输尿管多同时存在，重复输尿管可为完全性，重开口于膀胱内，亦可异位开口于尿道、前庭或阴道；也可为不完全性，在中途两输尿管汇合。

二、适应证和禁忌证

重复肾无明显症状的患者一般不主张行手术治疗，定期随访即可。当出现下述情况：①不完全性重复输尿管，上位肾功能存在而伴有输尿管－输尿管反流；②完全重复性输尿管，上位肾功能存在而伴有膀胱、输尿管反流的；③合并尿路感染无法控制，或有点滴性尿失禁；④合并较大结石、严重积水的患者可考虑手术治疗。一般患者除了严重的内科系统疾病外均无手术禁忌证。

三、术前准备

术前准备包括实验室检查和影像学检查。实验室检查包括三大常规、生化（肝肾功能、血糖、电解质）检查、凝血功能检查、输血前相关检测等。若存在尿路感染需在术前使用抗生素控制感染。影像学检查中 IVP 可观察重复肾的积水情况及重复输尿管的类型；但若重复肾功能重度下降的患者 IVP 无法显影，可以泌尿系统增强 CT 或 MR 水成像检查。

术前晚离子泻肠道准备，术前留置导尿管并预防性使用抗生素。

四、麻醉和体位

气管插管全身麻醉，健侧 70° ~ 90° 卧位，无须抬高腰桥。背部及臀部铺垫沙袋并用支架固定保护患者体位。

五、手术步骤

（1）制备气腹，置入套管左（右）侧腹直肌旁脐水平作为观察孔，左（右）腋前线平脐、锁骨中线肋缘下、脐下 10 cm 置入 10 mm、5 mm、5 mm Trocar。

（2）打开腹膜，游离腹膜及腹膜下脂肪，将结肠推向内侧，显露肾周筋膜。

（3）打开肾周筋膜。

（4）游离输尿管上段和扩张的肾盂。

（5）打开扩张的上位肾盂，吸尽积液，离断重复输尿管上段。

（6）提起肾盂向上游离变薄的肾实质。

（7）流离上位肾血管并结扎。

（8）超声刀切除重复肾。

（9）电凝止血、连续缝合肾脏创面。

（10）向下游离输尿管到膀胱入口附近，打开扩张的输尿管，将输尿管切除。

（11）关闭盆腔内腹膜及肾周筋膜，放置引流管。

六、术后处理

术后处理同腹腔镜保留肾单位手术。

七、并发症及处理

1. 术中及术后出血

术中及术后出血处理同腹腔镜保留肾单位手术。

2. 尿瘘

尿瘘可由手术中损伤下位肾的集合系统或上位肾残留组织分泌尿液形成，大多数可通过经皮穿刺引流或置入输尿管支架管的方法解决。

八、手术要点

1. 肾蒂血管的处理

将上下半肾的动静脉充分游离，暴露清晰，若发现有较明确的上半肾血管则用 Hemo-lock 夹闭后用超声刀离断，因为上半肾常有重度积水或萎缩，供应血管常萎缩变细，术中寻找困难，所以需尽量向腹主动脉端流离，于近心端结扎切断，避免漏扎同时应避免损伤供应下半肾的血管。

2. 肾脏分离

只需分离上半肾和少部分下半肾即可，过多分离肾脏，创面大，渗出物增加，容易形成尿性囊肿。关键是要将肾盂黏膜完全剥离，然后紧密缝合创面，在减少渗液的同时也减少了渗血，可以避免尿性囊肿的发生。

3. 输尿管的处理

由于输尿管位于肾蒂血管的后面，原则是先游离出重复输尿管上段，将重复的输尿管上段靠近肾盂处离断，吸尽积液，在肾蒂血管后方向上提起肾盂组织，并向上游离变薄的肾实质。因上半肾输尿管与下半肾输尿管常包裹在共同的外鞘内，分离时需注意保护正常输尿管的血供，原则上应尽量紧贴上半肾输尿管向下游离并于最低位切断，减少对正常输尿管的影响，避免使正常输尿管出现缺血狭窄等情况。

（王　锐）

第五节　腹腔镜肾周淋巴管结扎术

一、概述

肾脏淋巴回流分三组，分别位于肾实质、肾包膜下和肾脂肪囊，均在肾门处汇合进入腰干。肾内淋巴管汇合成多条干支，出肾门后加入肾包膜下和肾周淋巴管，与肾蒂血管并行汇入主动脉外侧淋巴结。

肾盂和输尿管上段淋巴液注入沿肾蒂血管走行的淋巴管或主动脉旁淋巴结。乳糜尿多见于丝虫病感染的后期并发症，是由于淋巴回流障碍引起腹膜后淋巴管迂曲扩张、内压升高，若使肾脏淋巴管和集合系统之间形成病理性交通，大多数漏口位于肾盏穹隆部，乳糜液从尿中排出，呈乳白色或米汤样。长期的乳糜液丢失可引起消瘦和营养不良。针对乳糜尿的发生机制，早期轻度乳糜尿可进行保守治疗，或应用 1% ~ 2% 的硝酸银溶液肾盂灌注治疗。保守治疗无效、复发及严重的乳糜尿需要手术治疗。

肾蒂周围淋巴管结扎术可阻断迂曲的淋巴管与肾集合系统间的交通支，是治疗严重乳糜尿的有效手段。传统开放手术切口长、创伤大，且受视野所限，暴露不充分，可能漏扎细小的淋巴管，导致术后效果不佳或复发。

腹腔镜下肾蒂淋巴管结扎术可清晰辨认并处理肾蒂血管周围、肾盂和输尿管上段的细小淋巴管，在充分游离后可逐一夹闭或结扎，手术更加精细和彻底。

二、适应证和禁忌证

1. 手术适应证

乳糜尿反复发作、症状典型、经保守治疗无效；或病程长，患者消瘦、营养不良甚至贫血；或乳糜块堵塞引起腰酸、腰痛等，可伴肉眼血尿，严重影响患者健康和生活质量时。双侧病变者一般先处理严重的一侧，必要时再行对侧手术。

2. 相对禁忌证

既往有腰部手术史者可经腹腔进行，合并肾周或尿路感染者先药物治疗，严重营养不良、恶病质患者待一般情况好转后手术。

3. 绝对禁忌证

凝血功能障碍、心肺功能不全等其他原因致使不能耐受手术者。

三、术前准备

实验室检查包括血常规、生化、尿常规、尿乳糜实验和凝血功能等。专科检查包括泌尿系统超声、常规静脉肾盂造影（IVP），有条件者行肾脏 CTA 成像，了解肾血管走行及有无迷走血管。

在高脂高蛋白饮食 2 h 后行膀胱镜检查明确乳糜尿来源，必要时行输尿管逆行插管收集肾盂尿行乳糜尿试验，以明确诊断。术前晚清洁肠道，术前 1 h 预防性应用抗生素，留置尿管。

四、麻醉与体位

静吸复合气管插管全身麻醉，健侧卧位，升高腰桥。

五、手术步骤

1. 制备并扩大腹膜后操作空间

常规建立腹膜后气腹，靠近腰方肌用超声刀切开侧椎筋膜，上至膈肌下方，下达髂窝。

操作要点：清除腹膜外和肾旁间隙脂肪，显露腹膜返折和 Gerota 筋膜。

2. "序贯法"结扎、离断肾周淋巴管

（1）游离肾下极：切开 Gerota 筋膜后层和肾周脂肪囊，沿肾包膜表面游离肾下极。

（2）游离输尿管：沿腰大肌前间隙游离、显露输尿管上段并离断其周围淋巴脂肪组织，游离输尿管时注意保护其鞘膜完整。继之往背侧肾门方向游离出输尿管肾盂连接处，超声刀慢挡凝固、离断其表面淋巴组织。

（3）游离整个肾脏：超声刀沿肾包膜离断其周围所有的脂肪连接。充分暴露肾门，可见到肾窦部周围迂曲扩张的淋巴管。

（4）结扎肾蒂淋巴管：钝性加锐性游离肾窦部脂肪组织，超声刀慢挡即时闭合、离断所遇到的肾动、静脉表面及其周围淋巴结缔组织，注意在近心端游离肾动静脉主干，不易损伤远侧较细的血管分支，且可避免遗漏近端细小淋巴管。管径较粗的淋巴管或淋巴束可上 Hem-o-lock 夹闭。

（5）离断残留淋巴组织：利用吸引器的吸引和钝性分离功能，向一侧推开肾脏，超声刀离断肾蒂周围残存的结缔组织条索，尤其是动、静脉之间较细小的淋巴管，使输尿管、肾动脉、肾静脉均"骨骼化"。注意离断肾脏迷走血管和副肾动脉周围的淋巴组织，以免淋巴管结扎不全致术后疗效不佳或症状复发。

操作要点：操作轻柔、准确，多前后、上下对照，避免在单一方向分离过深。充分利用超声刀慢挡的脉管闭合功能，按"从后至前、从下而上"的顺序，逐一牢靠闭合或结扎肾周和肾蒂淋巴组织，避免术后重新开放；多用锐性分离，保持视野清晰，忌在一堆脂肪内盲目分离，以免到处渗血。

3. 固定肾脏

沿肾脏纵轴，用 2-0 可吸收线将肾上极包膜和膈肌腰部筋膜缝合 1~2 针，缝线打结或上 Hem-o-lock 夹闭线尾，固定肾脏以防其来回翻动而引起肾蒂血管痉挛，并防止术后肾下垂。

操作要点：缝针深度和宽度要适宜，缝合过浅在打结时可能会撕裂肾包膜和肾实质而继发出血，且对肾脏的固定作用差。

4. 结束手术

降低气腹压力，创面彻底止血，留置腹膜后引流管，缝合各个切口。

六、术后处理

（1）预防性应用抗生素 24 ~ 48 h。

（2）术后卧床休息 1 周以上，使游离后的肾脏与周围粘连固定，防止肾下垂。

（3）术后第 2 天拔除尿管，在 24 h 引流液 ≤ 20 mL 时拔除腹膜后引流管。

（4）出院前行乳糜尿试验确定是否治愈。

（5）出院后门诊随诊、定期复查，了解患者营养恢复状况及有无症状复发。

七、并发症及处理

1. 术中出血

乳糜尿患者常有肾周慢性感染，可存在不同程度的肾蒂组织粘连、变厚或层次不清，分离时创面易渗血，肥胖者更甚。游离肾血管时需要一定的技巧和经验，否则渗血较多，有损伤大血管甚至中转开放性手术的危险。此外，左肾静脉属支较多，包括肾上腺静脉、生殖静脉和腰静脉等，术中要仔细辨认，避免损伤后出血。创面渗血可用超声刀慢挡或双极电凝止血，弥漫性渗血可用干纱布压迫 3 ~ 5 min 后多可自止，或止血材料均匀覆盖。小口径分支血管的损伤可上钛夹或 Hem-o-lock 夹闭。腔静脉或肾静脉主干裂伤可加大气腹压力后试行腔镜下缝合。

2. 术后淋巴漏

术后淋巴漏为淋巴管漏扎、闭合不严或闭合后重新开放所致，常难以完全避免。预防方法在于术中少用钝性分离以免撕裂淋巴管而不自知，可利用超声刀慢挡的脉管闭合功能进行凝固后锐性切割，对于粗大淋巴管或结缔组织束可上 Hem-o-lock 夹闭后离断之。一旦发生淋巴漏，应保持引流通畅，可暂禁食，或低脂饮食，应用静脉内养，多可自愈。

3. 血尿

其与术中对肾脏和输尿管的推拉、翻转刺激有关，多在 1 ~ 3 d 消失。

（王　锐）

第六节　腹腔镜肾囊肿手术

一、概述

单纯性肾囊肿在肾脏囊性病变中居于首位，是最常见的肾脏病理异常。Kissane 报道了 50 岁以上患者尸解结果，一个或多个肾脏囊肿的发生率超过 50%。单纯性肾囊肿一般为单侧单发，也有单侧多发，但双侧同时发生较少见；任何年龄均可发生，常见于 40 岁以上患者。随着医学影像学的发展,单纯性肾囊肿的发现率明显增加。临床上常规对小于 4 cm 无症状性肾囊肿,观察随访无须处理;对 4 ~ 10 cm 大小肾囊肿,多在 B 超引导下肾囊肿穿刺抽液并行硬化剂治疗;对大于 10 cm 肾囊肿则多采取手术开窗引流术。20 世纪 80 年代末 Clagman 将腹腔镜应用于肾切除以来,腹腔镜在泌尿外科得到飞速发展。腹腔镜肾囊肿切除术日臻成熟,适应证更大,并发症更小,疗效更为确切,已成为有症状肾囊肿的首选方法。

二、适应证与禁忌证

1. 适应证

(1)经 B 超、CT 或 MRI 等影像学检查证实直径大于 5 cm 以上的有症状肾囊肿患者。

(2)经皮肾囊肿穿刺抽液并行硬化剂治疗无效或反复发作的患者。

2. 禁忌证

(1)有严重心、肺疾患,出血性疾患;不能耐受麻醉和手术的患者。

(2)肾囊肿继发恶变或伴发肾肿瘤患者。

(3)肾囊肿导致患肾严重感染、肾脏功能严重障碍患者。

(4)经腹腔途径手术,有腹腔内严重感染或手术史患者;经腹膜后途径手术,有肾周严重感染或手术史患者。

三、术前准备

1. 全面检查

如三大常规、肝肾功能、心电图、胸透等。充分了解患者全身状况,有无手术禁忌证,估计手术危险度及可能发生的问题。

2. 泌尿系统检查

如 IVU、B 超、CT 等。着重了解囊肿部位、大小,与周围肾组织的关系,尤其注意肾囊肿是否与肾盂、肾盏相通。

3. 常规术前备皮

术晨禁食。

四、麻醉与体位

(1)一般选择气管内插管全身麻醉,也可选用硬膜外麻醉加强化。

(2)经腹腔途径平卧位建立气腹后健侧 45 ℃斜卧位,经腹膜后途径健侧卧位。

五、手术步骤

1. 经腹腔途径手术

（1）建立气腹，穿刺置管：脐上缘横行切开皮肤 1 cm，深达筋膜。用两把布巾钳于切口两侧提起腹壁，用 Veress 针垂直穿刺腹壁至腹腔（用注水试验和抽吸试验可验证）。接气腹机注入 CO_2 气体（1 ~ 3 L/min），使腹内压增至 1.5 kPa。拔出 Veress 针，穿刺插入 10 mm 套管针进入腹腔。经此套管放置腹腔镜。在腹腔镜监视下分别于锁骨中线脐水平和肋缘下 1 ~ 2 cm 置 10 mm、5 mm 套管各 1 根，必要时还可在腋前线肋弓下另置 5 mm 套管 1 根。

（2）患者体位改成健侧 45 ℃斜卧位。在腹腔镜监视下，沿结肠外侧沟寻找肾脏，切开升（降）结肠外侧后腹膜（中上 1/3）及其肝（脾）曲韧带，将结肠向腹中线侧前拉，暴露腹膜后肾周筋膜。根据术前诊断囊肿所在部位，分离肾周筋膜和肾周脂肪囊，完全显露肾脏囊肿。用电凝钩凝穿囊壁，立即将吸引器吸净囊液，尽可能减少液体外溢，防止感染。剪开囊壁，距正常肾实质 0.5 cm 环形切除囊壁，并用电凝钩电凝切缘防止出血。

（3）使结肠复位，放置橡皮引流管 1 根于肾囊肿旁结肠旁沟内。检查操作部位有无出血、腹腔脏器有无异常，最后拔出穿刺管时也要注意穿刺孔有无出血。

（4）穿刺孔缝合 1 ~ 2 针，创可贴覆盖切口。

2. 经腹膜后途径手术

（1）开放置管，扩大腹膜后腔：患侧骶棘肌外缘第 12 肋下 1 cm，沿肋缘切口 2 cm，深达筋膜。长弯血管钳钝性分离腹壁肌层至腹膜后，用食指扩张并将腹膜向内侧移。自制球囊导管（双层中指橡胶手套固定在 16 F 导尿管上），放置于腹膜后腔，向囊内注水 800 mL 保留 5 ~ 10 min，扩张腹膜后间隙。随后，拔出球囊导管，用食指经切口在腹壁内引导，分别于腋中线髂前上棘、腋前线肋缘下直接放置 10 mm 和 5 mm 穿刺套管各 1 根。最后在切口处也直接放置 10 mm 套管 1 根，并于此套管两侧各缝 1 针防止漏气。

（2）连接气腹机，注入 CO_2 气体（1 ~ 3 L/min），使腹内压增至 1.5 kPa。在腹膜后腔气腹的维持下，首先辨别后腹膜腔的解剖关系，确认肾脏部位。分离肾周筋膜及肾脂肪囊，完全显露肾脏囊肿。按照上述经腹腔途径处理肾脏囊肿。

（3）放置橡皮引流管，经髂前上棘穿刺孔引出并固定于腹壁。肾区切口需分别缝合肌层和皮肤、皮下脂肪层，其余穿刺孔缝合 1 针即可。切口覆盖小敷贴或创可贴。

六、术后处理

（1）术后常规禁食水 24 h，输液应用抗生素可预防感染。

（2）引流管一般放置 1 ~ 3 d，根据引流量的情况决定拔管时间。

七、并发症及处理

1. 穿刺并发症

经腹腔途径手术最常见肠系膜血肿，多由于 Veress 针穿刺误伤肠系膜血管所致。经腹膜后途径手术腹膜损伤最易发生，则为腹膜未推开引起。另外，穿刺孔腹壁血管出血也有报道。

防治措施：经腹腔穿刺时，术者与助手用布巾钳将腹壁对称提起，Veress 垂直进针，经注水试验和抽吸试验证实在腹腔后，固定针头再充气；经腹膜后开放置管时，用食指充分向腹中侧推开腹膜，然后在食指尖引导下穿刺较为安全。穿刺套管进入腹壁时应均匀持续用力，避免粗暴，尽可能避开血管区。

2. 气腹并发症

皮下气肿最多见，常发生在胸腹壁、颈部及面部，一般能自行吸收无须处理。

防治措施：Veress 穿刺腹腔时必须行注水试验和抽吸试验，证实在腹腔后固定针头再充气，以防进入血管或腹壁。CO_2 注入速度也应由低至高逐渐增大，最大限压不超过 1.5 kPa；腹腔镜充气套管在操作时避免滑动，杜绝气体直接进入腹壁。

3. 操作并发症

损伤操作区域内的脏器血管，如结肠、肝脾、肾脏、输尿管及周围血管；肾囊肿切除缘止血不彻底。

防治措施：熟悉不同手术途径的解剖结构及其毗邻关系，注意操作区域内有无活动性出血、钛夹是否滑脱等，肾囊肿切除囊壁边缘一般应保留 0.5 cm，切除后观察若有渗血或活动性出血，用电凝钩（棒）凝之即可。

八、注意事项

1. 交通性肾囊肿

交通性肾囊肿即肾囊肿与肾盂或肾盏相通，临床虽然少见，但肾囊肿手术前需进行排除。因此，患者术前必须行 IVU 检查明确诊断。必要时术前麻醉后经尿道放置输尿管导管于患侧肾盂内，切除囊壁后经输尿管导管注入亚甲蓝，观察囊壁底部有含蓝染尿液流出。若是交通性肾囊肿，在囊底沿交通口环形剪开囊壁，镜下用带针可吸收缝线封闭交通口，垫上一块肾周脂肪，再缝合囊壁包埋交通口于囊壁下。术后放置橡皮引流管观察引流情况，同时经膀胱镜内置双 J 管。

2. 手术入路选择

随着腹腔镜在泌尿外科的开展，人们对腹腔镜操作的熟练程度越来越高，单纯性肾囊肿由刚开始选择经腹腔途径，逐渐移向经腹膜后途径前者解剖清晰，易于操作，但对腹腔有骚扰，可能产生腹腔内并发症；后者解剖标志差，操作要求虽高，却对腹腔无干扰，并发症少。目前一般对单侧单发或多发肾囊肿，常选择经腹膜后途径，而对双侧单发或多发肾囊肿、单侧肾囊肿合并对侧病变需同时处理时，选择经腹腔途径。当然，入路的选择还需根据操作者习惯、具体病情等综合考虑。

3. 囊壁处理问题

腹腔镜切除囊壁时是否必须用无水酒精或活力碘处理囊壁，目前尚无统一意见。一般认为在切开囊壁后，用无水酒精（或活力碘）棉球涂搽，或提起囊壁注入少许无水乙醇（或活力碘）数分钟后吸尽，再用生理盐水棉球搽（或冲洗液冲洗）干净，能够破坏残留囊壁的再分泌。但现在尚未发现两种方法对远期疗效有显著性区别。

（王　锐）

第七节　腹腔镜左肾静脉外支架固定术

左肾静脉压迫综合征多发于儿童和青少年男性。左肾静脉系统压力升高后可和肾脏集合系统异常交通，导致肾盏穹隆部静脉壁变薄破裂，出现肉眼血尿。左肾静脉压力增高还可导致左侧精索静脉回流障碍而发生严重的静脉曲张。对于年龄小、体质弱、血尿轻的患者可给予休息、药物治疗和随访观察，等待侧支循环建立后其症状可望改善，另外待患者身体发育、体重增加后可能会使主动脉和肠系膜上动脉夹角间的脂肪结缔组织增厚以缓解左肾静脉的受压。对于血尿明显或经保守治疗 2 年以上效果不明显或者合并肾功能损害、贫血、重度左侧精索静脉曲张者，可考虑手术。

左肾静脉外支架固定术的治疗原理是利用人造血管的标准壁和外支撑环抵抗肠系膜上动脉的压迫。与开放性手术比较，腹腔镜下视野更清晰，手术效果同样满意，因术后不需要抗凝治疗而避免了出血风险的发生，且经随访其长期疗效较可靠。腹腔镜手术入路是经腹腔还是腹膜后途径可根据术者经验而定。

一、手术指征

反复发作性血尿，顽固性蛋白尿，保守治疗 2 年以上无效，已引起贫血，或经常排血凝块伴腰痛者。治疗原则是隔离左肾静脉并使之适度下移以解除压迫，一般不需矫正肠系膜上动脉和腹主动脉间的异常连接。

二、术前准备

完善一般血、尿相关化验，专科检查包括泌尿系统和腹部大血管彩超、静脉肾盂造影和泌尿系统 CT 三维血管重建等，了解肠系膜上动脉和主动脉夹角，明确左肾静脉受到压迫的客观存在，腔静脉和左肾静脉的压力梯度超过正常范围。膀胱镜检可见血性尿液从左侧输尿管喷出。

术前清洁肠道，留置尿管和胃管，术前 1 h 预防性应用抗生素。备一段长 8 ~ 10 cm、直径 1.0 cm 带外支撑环的 e-PTFE 人造血管，并纵向剖开。

三、腹腔入路手术

（一）麻醉与体位

静吸复合气管插管全身麻醉，健侧 70° ~ 90° 斜侧卧位，不需升高腰桥，髋部置约束带，四肢关节及骨突起处垫软垫。

（二）手术步骤

1. 放置戳卡，建立气腹空间

脐缘切口 1.2 cm 建立气腹，置入 10 mm 戳卡通过腹腔镜，直视下腋前线平脐切口 1.5 cm 置入 12 mm 戳卡，脐上腹直肌旁切口 0.5 cm 置入 5 mm 戳卡。

操作要点：具体戳卡位置根据患者身高、胖瘦情况加以调整。

2. 显露左肾筋膜前层

沿降结肠外 Toldt 线切开侧腹膜，上至膈肌下方，下至髂血管水平，切断膈结肠、脾结肠和脾肾韧带，使脾脏后仰。向内侧分离结肠和胰尾使之移向腹部中线，暴露左腹膜后肾前间隙。

操作要点：沿 Gerota 筋膜前层与腹膜间位器官融合筋膜的无血管间隙游离，充分显露肾周筋膜前层和输尿管上段前表面。

3. 分离左肾静脉

（1）定位左肾静脉：以生殖静脉和输尿管为标志，切开其内缘筋膜后上挑，于腰大肌前间隙向上游离，至生殖静脉汇入左肾静脉下缘处。打开肾静脉表面筋膜，分离其远心端前面。

（2）结扎肾静脉属支：游离出肾静脉上、下缘各分支，Hem-o-lock 夹闭、离断腰静脉和肾上腺中央静脉，其近心端亦可用丝线结扎，若生殖静脉汇入肾静脉的位置较靠近肾门亦可予以保留。较细的静脉分支可用 Ligasure 或超声刀慢挡闭合后离断。在静脉后方找到肾动脉，离断动静脉间的连接组织，适度分离肾动脉后向下推开。

（3）充分松解肾静脉根部：钝性加锐性分离左肾静脉与腹主动脉前壁的间隙，充分松解、离断其周围纤维结缔组织，直至肾静脉汇入腔静脉处，也露肾静脉和腔静脉夹角。

操作要点：手术时动作轻柔，严防撕裂静脉。左肾静脉主干务求完全松解无任何粘连。肾动脉不必刻意游离。

4. 左肾静脉套入血管支架

（1）测量肾静脉主干程度：以橡皮条提起左肾静脉，送入一根丝线测量其主干大致长度。体外裁剪 e-PTFE 人造血管支架，使其长度略等于左肾静脉主干，将血管支架送入腹腔。

（2）套入支架：适当增加气腹压力，减轻肾静脉充盈。将血管支架剖开面朝上套入左肾静脉，适当旋转支架使静脉主干在其内顺畅无扭转。调整支架位置，使其一端贴近腔静脉壁，另一端超过主动脉外缘朝向肾门，形成一隧道样结构支撑在肾静脉周围，以抵抗肠系膜上动脉的压迫。

（3）固定支架：3-0 带针无损伤缝线将血管支架下缘与腹主动脉前壁浆膜层缝合 1 ~ 2 针，缝线打结，使支架固定在腹后壁，防止滑脱。

操作要点：上提肾静脉时动作轻柔，避免拽扯撕裂。固定支架的缝针不可穿透主动脉全层，以免针孔活动性出血。

5. 结束手术

降低气腹压力，检查创面并彻底止血，留置腹腔引流管。腹腔镜直视下退出所有戳卡，缝合腹部各切口。

四、腹膜后入路手术

（一）麻醉与体位

气管插管全身静脉麻醉，完全健侧卧位，升高腰桥，关节及骨突起处垫软垫。

（二）手术步骤

1. 放置戳卡，建立气腹空间

（1）第 1 切口：12 肋缘下腋后线切口 2.0 cm，食指伸入分离腹膜后间隙，置入自制气囊注气 800 ~ 1 000 mL，并保留 3 ~ 5 min。

（2）第 2 切口：食指引导于髂前上棘内上侧方切口置入 10 mm 戳卡，是为腹腔镜通道。建立气腹，全层缝合、密闭第 1 切口。

（3）第 3 切口：直视下于腋前线靠近腹侧切口置入 5 mm 戳卡，其位置大致与第 1、2 切口呈等腰三角形。

（4）第 4 切口：在第 1、3 切口连线中点上方 2 ~ 3 cm 切开皮肤置入 5 mm 戳卡。

操作要点：因术中需充分游离、松解肾静脉，操作所需空间较大，故戳卡位置较常规的腹膜后入路手术要向腹侧平移 1 ~ 2 cm。除第 1、2 戳卡外，第 3、4 戳卡尽量在直视下放置，以防止腹膜损伤。

2. 显露左肾蒂背侧

纵向切开侧椎筋膜，上至膈肌下方，下至髂窝。打开 Gerota 筋膜前层，显露输尿管上段为标志，游离肾脏下极和背侧面，沿腰大肌向内侧分离显露肾蒂血管。以搏动的肾动脉为标志，在其内下方寻及左肾静脉。

操作要点：充分显露肾脏背侧面和肾蒂血管，上段输尿管不必过分游离。

3. 分离左肾静脉

（1）游离背侧面：钝性加锐性分离出左肾静脉背侧面及其分支，包括腰静脉和生殖静脉等，可用 Ligasure 凝固后离断，或用丝线结扎其断端。

（2）游离腹侧面：外翻肾脏，游离肾静脉腹侧面及其分支，分离出肾上腺中央静脉并夹闭、离断，近心端 4 号线结扎，远心端 Hem-o-lock 夹闭离断肾动静脉间的连接组织，适当分离肾动脉并将之推向一侧。

（3）游离根部：在腹主动脉前方游离左肾静脉后壁，可见其在肠系膜动脉下方受压，远心端明显扩张，上挑肠系膜上动脉可见到增粗的肾静脉显著瘪陷。继续将左肾静脉游离至汇入腔静脉处，充分松解其与腔静脉上、下夹角。

操作要点：肾动脉不必完全分离，腹主动脉前壁和肠系膜肾动脉下壁要显露充分，以利于支架置入后的缝合、固定。

4. 左肾静脉套入人造血管支架

测量左肾静脉长度，体外裁剪 e-PTFE 人造血管支架，送入腹膜后腔后将其套入左肾静脉，形成一隧道样结构。3-0 无损伤线将血管支架与肠系膜上动脉下缘和腹主动脉前鞘各缝合 1 针，缝线打结，固定支架。

操作要点：上挑肠系膜上动脉以减轻肾静脉充盈，利于安放外支架。套入后的血管支架远端要超过主动脉外缘，并可靠固定。

5. 结束手术

降低气腹压力，创面彻底止血，留置腹膜后引流管，退镜，缝合各切口。

五、术后处理

（1）预防性应用抗生素 24 ~ 48 h。

（2）卧床休息 3 d 以上，使血管支架与周围形成粘连，防止移位。

（3）术后第 4 ~ 5 天拔除尿管，在 24 h 引流液 ≤ 20 mL 时拔除腹腔引流管。

（4）出院前行肾脏大血管彩超检查了解左肾静脉受压的改善情况。

（5）门诊随诊，定期复查泌尿系统彩超和 CT 等。

六、并发症及处理

1. 术中出血

术中出血多见于游离左肾静脉及其分支时，创面渗血可用双极电凝或超声刀慢挡止血，弥漫性渗血可用于纱布压迫止血 3 ～ 5 min。小口径分支血管损伤可上血管夹夹闭，静脉主干裂伤可行腔镜下缝合，严重者需要开放手术止血。

左肾静脉属支较多且存在变异，而外支架置入前需要充分游离左肾静脉并结扎其大部分属支，故在游离肾血管时除具备熟练的腹腔镜下操作技巧外，分离手法要轻柔，手术时要耐心细致，避免撕裂菲薄的静脉血管壁而出血。

2. 其他一般并发症

较少见。

（王　锐）

第八节　肾盂切开取石术

一、概述

肾盂切开取石术在泌尿外科腹腔镜手术中开展得比较早。20 世纪 70 年代末至 80 年代初，有学者尝试将腹腔镜和经皮肾镜两种技术结合在腹腔镜的指引下利用经皮肾镜进行了肾盂取石手术。1994 年，Guar 等报道了经腹膜后途径的腹腔镜肾盂切开取石术，完成了真正意义上的腹腔镜肾盂切开取石手术，也开辟了该术式的新路径，使之与传统的泌尿外科手术路径更为拉近，减少了对腹腔脏器的干扰和并发症。1997 年，Gerald 等将腹腔镜肾盂切开取石技术应用在儿童患者身上并取得了成功，在这些病例中最小的患者只有 16 个月大。2001 年，Takashi 等报道了背侧入路的腹腔镜肾盂切开取石术，大大缩短了穿刺孔到肾盂的距离，也有效地避开了肾血管。

随着经验的积累、技术的提高和器械的改进，目前的腹腔镜肾盂切开取石手术主要是针对一些 ESWL 和 PCNL 不能解决或治疗失败的病例。

二、适应证

（1）无严重心、脑、肺疾病和其他内科疾病，适合接受腹腔镜手术。

（2）肾盂内的大而孤立的结石、铸型结石或多发结石。

（3）ESWL 和 PCNL 治疗失败的病例。

（4）肾盂内结石合并简单肾盏结石。

三、禁忌证

（1）反复的肾脏和肾周的感染病史。

（2）有腹腔手术，以及肾和上段输尿管手术病史。

（3）体型肥胖的患者（相对禁忌证）。

（4）肾内肾盂型患者（相对禁忌证）。

四、术前准备

术前备皮、灌肠或清洁灌肠。

五、麻醉与体位

气管内麻醉。按照不同的手术入路和个人习惯可采用仰卧位、患侧垫高斜卧位、侧卧位和俯卧位等。

六、手术步骤

先摆截石位，通过膀胱镜行患侧输尿管逆行插管，留置支架管和导尿管。

1. 经腹腔途径

按工作通道位置的不同分为前路经腹腔和侧位经腹腔两种。

（1）前路经腹腔入路的建立：患者取平卧位或患侧腰部垫高 45° 斜卧位。脐下切开皮肤 1.5 ~ 2.0 cm，两把皮钳在切口的两侧将腹壁提起，气腹针从切口小心逐层插入腹腔，突破后从气腹针注入 CO_2，维持压力在 15 mmHg。以 10 mm Trocar 由切口穿刺进腹腔，其内置入 30° 观察镜，直视下按需要建立其他 2 ~ 3 个工作通道。

（2）侧位经腹腔入路的建立：侧卧位，在腹直肌外缘或髂前上棘和脐连线中点的预定放置观察镜处切开皮肤 1.5 ~ 2.0 cm 并提起，按上法建立气腹和放置 10 mm Trocar，插入观察镜，直视下建立其他工作通道。

（3）手术操作：工作通道建立后插入超声刀、分离钳、分离剪、吸引器等工作元件。

先剪开患侧结肠旁沟的侧腹膜，病灶在左侧时剪断脾肾韧带、肾结肠韧带，在右侧时剪断肝肾韧带、肝三角韧带等结构，把结肠推向中线，充分暴露患肾和输尿管上段。用输尿管钳或纱布条吊起输尿管上段，沿此上行分离至肾门，适当游离肾脏，于其背侧暴露肾盂。依照结石的大小和形状剪开肾盂黏膜，用铲形或弧形分离器将结石取出，必要时利用碎石的器械（如激光等）击碎结石，把结石取出肾盂外，先放进标本袋里，最后一起取出。冲洗肾盂，把输尿管导管拉进肾盂内或重新放置内支架管，视具体情况缝合或不缝合肾盂黏膜切口。肾门旁放引流管，拔除 Trocar，排气并缝合切口。

2. 经后腹腔途径

按工作通道位置的不同分为侧位后腹腔、后位后腹腔两种。

（1）侧位后腹腔入路的建立：患者取 90° 侧卧位，也可以前倾或后倾 5° ~ 10°，在髂嵴上 1.5 cm 的腰下三角处切开皮肤 1.2 ~ 1.5 cm，以弯钳、手指及刀柄配合钝性分离直达后腹膜间隙，插入 10 mm 套管及观察镜证实为后腹腔后注入少量 CO_2 气体，直视下用镜小心将腹膜向中线推开，必要时插入腹膜后球囊扩张器，注水（注气）使扩张器撑开，维持 3 ~ 5 min，压迫止血，排水（排气）后取出扩张器，重新插入套管及观察镜，充气并维持压力在 15 mmHg，然后在直视下建立其余的通道。

（2）后位后腹腔入路的建立：患者取前倾 5° ~ 10° 侧卧位或者患侧垫高俯卧位，第一通道可选择在 12 肋与腋后线交界处或腰下三角处，钝性分离进入后腹膜间隙，腹膜后球囊扩张器扩张后插入套管，注入 CO_2 气体，直视下建立其他通道。

（3）手术操作：工作通道建立后，于背侧找到腰大肌，沿其浅面找到输尿管上段，用绳索提吊起来，其余手术操作同经腹腔途径。

3. 经腹腔途径与经后腹腔途径的比较

经腹腔途径和经后腹腔途径手术的主要区别在于入路的建立，工作通道建立后，其他的手术操作基本相同。由于腹腔提供了良好的手术空间，因此经腹腔入路具有解剖标志清楚、手术视野清晰、手术难度相对较小等优点，而且可以同时处理双侧病变。然而该路径需要打开侧腹膜才能显露腹膜后的肾脏，对腹腔器官有一定的干扰，有发生腹腔脏器损伤、肠麻痹和腹膜炎的危险。而且从腹侧进入，绕过肾门到背侧才能暴露肾盂，手术路径较长。另外，腹腔内手术史、腹腔感染等因素也限制了腹腔镜的使用。经腹膜外入路的手术路径更符合泌尿系统脏器的手术特点，大大减少了对腹腔的干扰，而且使手术路径更直接，从后腹膜空间进入，将肾游离后翻向腹侧即可暴露肾盂，大大提高了操作的准确性，尤其适合有腹腔手术史和腹腔感染的患者。但由于暴露困难、操作空间小、解剖标志不容易辨析，因此不太适用于病灶大、操作复杂，以及肥胖的病例。初学腹腔镜手术者也应该谨慎选择此入路。

七、手术要点

1. 体位的选择

无论经腹腔途径还是经后腹腔途径，选择患侧垫高斜卧位和侧卧位均可使患肾游离后翻向中线，便于暴露；同时可通过垫起腰部，放置腰桥，适当降低头和脚的高度等措施突出手术部位。

2. 穿刺点的选择

手术中穿刺点的选择十分重要，选择得好，术野清晰，可使手术得以顺利进行。第一穿刺点的选择是其中最重要的，此处往往是观察镜放置的位置。经腹腔入路时可选择在脐下、腹直肌外侧缘、脐与髂前上棘连线中点等位置，经腹膜后入路时可选择腋中线 12 肋缘下、髂嵴上腰下三角等肌肉薄弱处。

其他的穿刺点可选择麦氏点、锁骨中线上、腹直肌旁和肋缘下等位置。

各个穿刺点不能靠得太近，一般使各器械夹角呈 30° ~ 60° 为宜，否则会影响操作。放置超声刀、双极电凝的主要操作通道应靠近关键的操作点（如肾门等）。

3. 输尿管的寻找

一般应沿腰大肌筋膜表面寻找，注意通过观察输尿管的蠕动和其内的支架管区别生殖血管。找到后用输尿管钳、尿管或纱布条将其提吊起来。

4. 肾和肾门的暴露

经腹腔途径时，在左侧剪断脾肾韧带、肾结肠韧带，右侧剪断肝肾韧带、肝三角韧带等结构，甚至把肝脾用器械推开，让结肠移向中线，才能充分暴露肾脏。暴露肾盂时应沿提吊起来的输尿管向头侧分离，适当游离肾脏，然后从背侧寻找。

5. 肾盂黏膜切口

按照结石的大小和形状选择横向、纵向、弧形或"Y"形剪开肾盂黏膜，结石较小可简单作横切口或直切口；如为较大的圆形或铸型结石，可作弧形或"Y"形切口，切口的末端可达肾盏口。

6. 肾盂取石

较小的结石可直接用取石行放置双 J 管作支架。钳直视下夹取，或者使用纤维膀胱镜引导进入肾盂、肾盏内用取石钳、三爪钳或套石篮等工具取出。较大的结石往往与黏膜有粘连，此时应利用铲形或弧形分离器将结石和黏膜分离，然后顺应结石的形状，左右上下移动将其取出。结石较大或粘连比较严重时可采用边碎石边分离的方法，碎石的器械一般选择激光。

7. 支架管的放置

如果肾盂切口不大，估计术后漏尿可能性较小或支架管放置时间不太长时，可直接把输尿管导管拉上来作支架管；否则应以输尿管导管或导丝作引导顺行放置双 J 管做支架。

8. 肾盂黏膜缝合

原则上应妥善缝合好肾盂黏膜。但在确保支架管妥善放置好的前提下，较小的切口也可不缝，否则应用可吸收的缝线进行缝合。无论缝合与否，表面一定要覆盖肾周脂肪以防尿外渗。缝合偏向肾窦的切口时，可用弧形分离器将肾门的实质稍为牵拉开。如有条件，使用腹腔镜缝合器则更方便。

（王 锐）

第五章　输尿管疾病

第一节　输尿管炎

一、急性输尿管炎

急性输尿管炎多伴发于急性下尿路感染或急性肾盂肾炎累及输尿管。病理改变表现为黏膜下大量嗜酸性粒细胞浸润。临床主要表现为两侧腹肋部酸胀，可有血尿，并可引起输尿管狭窄。

（一）病因

病原菌多为杆菌，也有厌氧菌感染的报道。有国外文献报道，厌氧菌感染可引起输尿管的急性化脓性炎症并且可导致输尿管的急性坏死，若炎症破坏输尿管壁，则可引起输尿管周围积脓和尿外渗。临床上单纯的输尿管急性炎症比较罕见，在免疫缺陷人群如接受器官移植患者、AIDS 患者等，有文献报道 BK 病毒复活引起的输尿管炎和 CMV 病毒感染引起的输尿管炎，且症状多无特异性。嗜酸性输尿管炎多发于有过敏体质或过敏遗传背景人群。

（二）临床表现及诊断

临床上很少做出单纯急性输尿管炎的诊断，因其多伴发于急性肾盂肾炎和膀胱炎，其临床表现多为肾盂肾炎或膀胱炎的症状，可出现腰部酸胀、尿频、尿急，及发热、无力等局部症状和全身症状。影像学资料对诊断有帮助，尤其炎症累及输尿管周围组织或穿孔引起尿外渗时。病毒感染性输尿管炎诊断上要依赖血清免疫学检查，并结合患者的特殊既往史，由于发病罕见，因此常不能早期诊断。

（三）治疗

急性输尿管炎的治疗主要是针对病因的治疗。如有输尿管梗阻则应及时采取措施引流肾盂积水，在有输尿管坏死穿孔的情况下，采取手术探查和外科治疗是有必要的。据文献报道，糖皮质激素治疗嗜酸性输尿管炎效果比较好。

二、慢性输尿管炎

慢性输尿管炎分为原发性和继发性两大类。继发性输尿管炎多为梗阻的结果，临床上相对比较常见。这类输尿管炎多继发于输尿管凝结物、放疗、输尿管肿瘤、腹腔炎症等，且多针对原发病的治疗，不作为本节重点介绍内容。原发性输尿管炎是一种原因不十分清楚的节段性非特异性输尿管炎症，文献仅见 20 余例报道，且以女性下尿路易感人群为多见。

（一）病因与病理

原发性输尿管炎的病因目前尚不清楚，可能与既往的下尿路感染有关。有报道患有慢性前列腺炎和膀胱炎的病例，均可导致该病的发生。也有研究证实，尿路上皮下层解剖学上的连续性可以阻止细菌从膀胱黏膜到肾黏膜下层的通路这一作用。有学者认为，其病因可能与机体的免疫功能有关。资料显示，男女发病比例为 1 : 1，发病机会均等。

原发性非特异性输尿管炎多发于输尿管中、下段，上段比较少见。Mininberg 将肉眼观察病变分为 3 型。

（1）带蒂或无蒂的炎症组织突入输尿管腔内。

（2）管腔内出现结节状肿块。

（3）管壁出现弥漫性浸润，其长度为 2.5 ~ 13.0 cm。光镜下观察输尿管壁呈深浅不一的炎性细胞浸润，以淋巴细胞、成纤维细胞为主，毛细血管丰富，黏膜常充血或溃疡；病变早期，即可在黏膜下层、平滑肌层和输尿管周围出现钙化。此外，还可有黏膜上皮增生或非典型增生，Brunn 巢形成，平滑肌、血管、纤维组织增生。依增生特点有几个特殊类型：①囊性输尿管炎；②滤泡性输尿管炎；③肉芽肿性输尿管炎；④腺性输尿管炎。

（二）诊断

非特异性输尿管炎临床无特异性表现，可表现为腰肋部疼痛、尿频、血尿等。因此，临床极易误诊。临床上有腰肋部疼痛、尿频、血尿等，在排除结核、凝结物及肿瘤后，可结合影像学资料和输尿管镜检考虑本病的可能性。输尿管镜下取组织活检或通过手术探查和病理切片可确诊。

（三）治疗

非特异性输尿管炎的治疗目前多主张手术治疗。如有条件，建议在输尿管切片或冷冻切片活检鉴别基础上决定手术方式。病变比较局限的，多主张节段性切除，切除后可行输尿管断端吻合、输尿管膀胱吻合、膀胱肌瓣代输尿管吻合术等。狭窄较长者，可考虑用阑尾、小肠行替代治疗；若病变累及全长，炎症轻者，可考虑长期留置双 J 管，定期更换，辅以抗感染激素治疗，必要时可考虑终身肾造瘘，梗阻重者，可考虑自体肾移植，但应慎重。

（陈小珂）

第二节　输尿管狭窄

一、概述

引起输尿管狭窄的常见原因包括缺血、手术或非手术创伤，输尿管周围纤维化，以及先天性畸形等。对输尿管狭窄进行恰当的病情评估和治疗对保护肾功能，以及排除恶性肿瘤有着十分重要的意义。尽管输尿管移行细胞癌的典型 X 线表现为输尿管管腔内的充盈缺损或典型的酒杯征，但上述表现亦见于良性狭窄。此外，诸如子宫颈癌、前列腺癌、卵巢癌、乳腺癌和结肠癌的远处转移也可出现输尿管的狭窄。虽然我们并不清楚输尿管狭窄在人群中的发病率，但是，输尿管凝结物，以及对凝结物的相关处理是导致输尿管狭窄的危险因素。罗伯特及其研究小组对 21 位诊断为嵌顿性输尿管凝结物的患者进行评估发现，凝结物嵌顿时间 > 2 个月的患者发生狭窄的概率为 24%。任何经输尿管的内镜操作都有可能造成输尿管狭窄的发生。随着输尿管腔镜技术的进步，体积更小、顺应性更强且视野更清晰的设备不断涌现，这类腔内操作引起的损伤不断下降，并且长期并发症的发生率已降至 1% 以下。其他造成输尿管良性狭窄的原因包括放射损伤、腹主动脉瘤、感染（如结核及血吸虫病）、子宫内膜异位症、创伤（包括经腹和经会阴手术）。原因不明的输尿管狭窄患者应当进行 CT 检查以排除输尿管内恶性肿瘤或输尿管外部病变的压迫。

二、诊断

静脉肾盂造影和逆行造影能确定输尿管狭窄的位置和长度。此外，对病因尚未确定的患者可经输尿管镜进行组织活检。腔内超声是一种备选方法，它能够帮助描绘狭窄的特征并指导治疗，但通常并不选用。肾图能够了解分肾功能及评价功能性梗阻时肾单位的情况。在治疗前对肾功能进行评估是非常重要的，因为腔内泌尿外科操作要获得理论上的成功率至少需要同侧肾 25% 的肾单位功能良好。

三、介入操作

1. 输尿管支架

输尿管支架对治疗绝大多数输尿管狭窄疗效确切，尤其是对腔内狭窄。总之，可以选择腔内输尿管狭窄进行内镜下治疗，而对于输尿管的腔外压迫选择经皮引流及手术治疗的方式更为妥当。不宜实施完全修复的患者或预后较差的患者，可以考虑长期应用支架或周期性改变支架的位置。必须对长期留置支架的患者进行监测，尤其是输尿管外压性狭窄的患者，因为不能达到长期通畅引流的目的。也可在输尿管中放置两根支架以保持尿路通畅，避免单个支架不能提供足够通畅引流的情况。

2. 逆行球囊扩张

逆行性扩张治疗输尿管狭窄已经成为历史。这一技术疗效不确切且通常需要定期反复扩张。20世纪80年代初期，血管造影和血管球囊技术被引入到泌尿外科领域，球囊扩张联合临时腔内支架技术成了一种被认可的治疗方式。对于任何一个输尿管狭窄的患者，介入治疗的适应证包括严重的功能性梗阻。禁忌证为活动性感染或狭窄长度 > 2 cm，因为在这种情况下单独使用扩张治疗的成功率极低。

如果使用经尿道途径容易通过狭窄部位，可以考虑逆行途径。通常，在电视监视下先行逆行肾盂造影以明确狭窄的部位和长度，再将一根软头导丝通过狭窄处到达肾盂。如果先置入一根顶端开口的导管到达狭窄部位，在导管引导下可以比较容易地放置亲水的软头导丝。将顶端开口的导管沿导丝放过狭窄部位，有利于进一步放置气囊导管。比较困难的情况下放置导丝的技术已有详细描述。

此时，撤出导管，用一高压 4 cm 长、5 ~ 8 mm 宽的球囊代替，在电视监视下，将球囊在合适的位置穿过狭窄处导管置于狭窄处，然后开始扩张球囊。球囊的中部应该位于狭窄部分，在球囊扩张的过程中狭窄逐渐消失。扩张 10 min 以后，排空气囊并将其退出。导丝原位不动用来引导支架，支架放置 2 ~ 4 周。随访的影像学检查包括静脉肾盂造影、超声或肾图，一般在支架取出 1 个月后进行，每 6 ~ 12 个月重复 1 次。偶尔单独应用监视器控制不能达到狭窄处，此时，可在输尿管镜直视辅助下放置导丝，此后就能按照上述的方法继续进行。此外，可将排空的球囊放入输尿管镜中，在直视下行球囊扩张。

3. 顺行球囊扩张

有些时候，不可能通过逆行方式穿过狭窄部分。对于这些病例，可在监视器控制下通过顺行方式放置，联合应用或不联合应用直接顺行输尿管显像。建立经皮肾造瘘引流，对于并发感染和肾功能减退的患者，单用该手术能够治疗感染，同时使肾功能恢复到基线水平。手术完成以后，经皮穿刺的孔道可以作为监视器或输尿管内镜的引导途径。下面的过程类似于逆行途径。在监视器的引导下，应用顺行对比剂确定狭窄的部位和长度。通过顺行途径进行造影，可以确定狭窄的位置和长度；并通过此途径放入带有扩张球囊的软头导丝使其通过狭窄处，然后扩张球囊，直到狭窄段消失。在导丝引导下退出球囊并放入临时支架，同时保留肾造瘘管。在 24 ~ 28 h 进行肾造口摄片以确保临时支架是否位于合适的部位，这时就可以拔除肾造瘘管。当然，也可通过临时或永久性的支架维持经皮肾造瘘通路，以便进行间断引流。

4. 开放手术修复

在进行任何外科修复前，非常有必要对输尿管狭窄的性质、定位和长度进行详细评估。术前的专科检查，包括静脉肾盂造影（或顺行肾盂造影）和逆行肾盂造影（如有适应证）。其他的检查应个体化，如核素肾图评估肾功能，输尿管镜、输尿管冲刷术除外肿瘤等。然后再根据这些资料，为患者安排合适的外科治疗方法。

5. 开放的输尿管吻合术

输尿管吻合术适用于上段或中段输尿管由于狭窄形成或近期外伤造成的短缺损。另一方面，下段输尿管狭窄经常最佳的处理是伴或不伴下段输尿管再建术或膀胱瓣－输尿管吻合术的输尿管－膀胱吻合术。在移植病例，供者的输尿管狭窄可以通过输尿管吻合术吻合到正常的受者输尿管。因为吻合口处张力常导致狭窄形成，所以只有短缺损才可以行输尿管端－端吻合术。而是否有足够的输尿管移动度供输尿管断端无张力吻合，通常在手术时才能决定。

外科切开方式的选择取决于输尿管狭窄的水平。侧方切开适用于上段输尿管，Gibson切开或低位中线切开适用于中段和下段输尿管。如果患者的医源性输尿管损伤来自先前的经 Psannenstiel 切口的外科手术，输尿管的重建可能需用相同的切口。在这种情况下，经 Psannenstiel 切口的输尿管毗邻解剖可能会很困难，需要将切口的侧部向头侧延伸呈曲棍球棒形状。除经腹腔手术输尿管损伤外常采用经腹膜外途径。

手术切开后，向中间牵拉腹膜即形成腹膜后间隙。因为输尿管横跨髂血管而很容易被辨认。在输尿管周围放置烟卷式引流或血管吊带可更易于无创操作，应尽量减少对输尿管的直接钳夹操作；并应小心保护输尿管外膜，因其外膜与血供密切相关。在输尿管的解剖和分离过程中，保持其足够的移动度，避免切除病变输尿管后产生张力。在火器伤中，应切除失活组织及其邻近看似正常的输尿管，避免因冲击波效应所导致的晚期缺血和狭窄形成。当输尿管的两端充分修剪至健康区域时，将其移动，正确定位，并将 5 ~ 6 mm 修剪成刮铲形，两侧输尿管段分别在 180° 方向进行修剪，如一端输尿管明显扩张，可将其斜行横断而不做刮铲形修剪以便与不扩张的输尿管段周径相匹配。将一根细的可吸收线穿过一侧输尿管端角部和另一侧尖部，缝线的两末端在输尿管腔外打结。将角部和尖部以同样的方法缝合并靠拢。将这两根缝线连续缝合相互系紧或以间断的方法缝合。在吻合完成之前放置双 J 输尿管支架管。从膀胱向输尿管切开处灌注亚甲蓝并观察其反流来验证放置在膀胱的远端支架管是否合适。腹膜后脂肪或网膜组织用于覆盖吻合口处。放置引流，留置气囊导尿管 1 ~ 2 d，如持续 24 ~ 48 h 引流量都非常少，则可拔除引流。如果在腹膜后途径下手术操作不能完整实施，确定外科引流液的性质就尤为重要，可通过检验引流液的肌酐水平来确定。如果无尿外渗存在，可将引流管拔除。双 J 输尿管支架管通常在术后 4 ~ 6 周通过内镜方法拔除。

无张力、密闭的输尿管吻合术成功率很高，超过 90%。如果怀疑有尿漏，应首先行腹部 X 线片检查证实双 J 管的位置。因为有可能使尿漏加重，所以也应该检查吻合口近端的引流情况。由于直接引流可能使输尿管瘘口易于闭合，因此，若放置了负压引流管，则不应使用负压吸引。排泄或膀胱痉挛所致的反流也可能延长尿外渗时间，而 Foley 导管引流和抗胆碱药物却能解决此类问题。吻合口长期的尿外渗也许需要行肾造瘘术使近端尿路处于无尿状态以期吻合口尽快闭合。

6. 腹腔镜输尿管吻合术

腹腔镜手术可以治疗输尿管狭窄疾病。Nezhat 其同事首次报道了腹腔镜治疗子宫内膜异位症引起的输尿管梗阻。该病例在切除梗阻的输尿管部位后行输尿管部分切除吻合术并在吻合口放置了支架。他们撰写了一篇涉及 8 例腹腔镜输尿管吻合术患者的回顾性综述，在各自进行 2 ～ 6 个月不等的随访后，其中 7 位患者的吻合处仍旧通畅。然而，在世界范围内，此项手术的经验还相当有限。不过，如果拥有腹腔镜治疗的经验，对绝大多数输尿管梗阻长度较短的患者来说，这一术式的确是一项微创的治疗技术。

7. 开放的输尿管膀胱吻合术

成年人远端输尿管损伤或梗阻的长度若在 3 ～ 4 cm，仅行输尿管膀胱吻合术就能解决问题，而不必考虑下段输尿管再建术或膀胱瓣输尿管成形术（Boari 成形术）；可以使用低位正中切口、Psannenstiel 切口、Gibsonl 切口，通常腹膜外途径更为合适。输尿管在其穿过髂血管处容易识别，在梗阻水平横断输尿管并将远侧切除。输尿管近端要游离足够的长度，假设不存在张力，则直接行输尿管膀胱吻合术；否则，还应该考虑采用下段输尿管再建术或膀胱瓣输尿管成形术。如果术后的反流在可接受的范围内，可行直接非隧道式吻合术。如果反流量较大，可在隧道式吻合的同时加行抗反流吻合。输尿管膀胱吻合术后可采用双 J 管支架和外科引流。

关于成人输尿管膀胱吻合术中反流性和抗反流性吻合问题已进行了探究，现已明确抗反流与否对肾功能的保护，以及狭窄复发两方面没有显著性差异。然而，非反流性吻合术是否减少成人肾盂肾炎的风险还不确定。

8. 腹腔镜输尿管膀胱吻合术

已有关于成功应用腹腔镜进行输尿管膀胱吻合术的报道。在治疗远端输尿管狭窄时，腹腔镜输尿管膀胱吻合术常采用经腹膜手术联合腹腔内的缝合技术。输尿管支架通常在开放性手术后放置。关于此项手术的经验仅限于文献当中，不过据报道术后的治疗效果良好，相对开放手术优势明显，术后发病率与其他腹腔镜泌尿外科手术无异。

9. 开放的下段输尿管再建术

下段输尿管再建术是桥接输尿管第三段缺失的有效治疗方法。然而向近端延伸到肾盂边缘的输尿管缺损通常不仅需要下段输尿管再建术。该手术适应证包括远端输尿管狭窄、损伤，输尿管膀胱吻合术失败术后，也可与其他操作联用，如在更为复杂的尿路重建中与经输尿管吻合术联用。一般来说，我们把顺应性差且挛缩膀胱视为手术禁忌。除之前提到的术前影像学和内镜评估外，尿动力学检查能提供术前逼尿肌容积和顺应性的信息。如果预先存在膀胱出口梗阻或神经性功能障碍，应在术前治疗。

为了显露远侧输尿管，通常采用下腹正中切口或 Psannenstiel 切口，尽可能行腹膜外途径。在这样的方案中，能暴露腹膜后间隙，能游离膀胱的腹膜粘连、离断输精管和圆韧带后游离膀胱。牵拉后能显露同侧膀胱顶部到髂血管近端。分离对侧的膀胱上动脉能使膀胱更多地游离。同侧输尿管能在其与髂血管交叉处辨识，只游离病变部位表面组织。前方的膀胱切开术通常用垂直或斜行的方式，这样就可以使膀胱移位，更接近同侧输尿管。输尿管植入膀胱同侧上外腔内，行黏膜隧道无张力吻合术或无黏膜隧道无张力吻合术。同侧膀胱顶部用几根可吸收线缝合到腰小肌肌腱或腰大肌肌腱。在缝合时小心避免损伤生殖股神经和邻近的股神经。另外，腰大肌固定可在输尿管膀胱吻合术之前进行。在用可吸收线缝合切开的膀胱后常放置双 J 管。

与单纯输尿管膀胱吻合术相比，下端输尿管再建术能多提供 5 cm 的长度。与 Boari flap 相比，下端输尿管再建术操作简单且发生血管损伤和排尿困难的风险降低。在成人和儿童行下段输尿管再建术的输尿管膀胱吻合术的成功率 > 85%。并发症罕见，包括尿瘘、输尿管梗阻、小肠损伤、髂血管损伤和尿脓毒症。

10. 腹腔镜下段输尿管再建术

已有在腹腔镜下成功行下段输尿管再建术的报道。术前常规放置输尿管支架，手术通常经腹腔内途径完成。总的说来，文献中这样的手术临床经验相当有限。迄今为止基于短期和中期的随访，有经验的外科医师治疗后临床效果是满意的，与开放手术相同。

11. 开放的膀胱瓣输尿管成形术

当病变输尿管部分太长或输尿管活动性受限不能行无张力的输尿管吻合术时，膀胱瓣输尿管成形术可能是另一种有效的方式。1894 年 Boari 第 1 次报道在犬科类动物中使用了该技术。膀胱瓣能重建桥接 10 ~ 15 cm 的输尿管缺损，螺旋膀胱皮瓣在某些情况下能到达肾盂，尤其是右侧。与下段输尿管再建术一样，需术前评价膀胱功能，另外还有输尿管评估。如存在膀胱出口梗阻和神经源性功能障碍，应在术前进行治疗。若膀胱容积偏小，可能膀胱瓣成形困难或不够行膀胱瓣成形术，就要术前考虑另一种治疗方法。

在膀胱瓣成形过程中，虽然正中切口优先而且能较容易地到达上输尿管，但是也可以行 Psannenstiel 切口。离断膀胱粘连和脐韧带游离膀胱。对侧膀胱的蒂离断和结扎，能使膀胱获得向同侧更大的移动度，包括膀胱上动脉的同侧的膀胱蒂能保留。受影响的输尿管仔细游离，认真保护其血供，然后切除病变的节段。辨识同侧膀胱上动脉及其分支后，后外侧膀胱瓣来自这根血管。膀胱瓣斜行和膀胱前壁交叉，瓣的基底宽度至少 > 4 cm 且瓣尖端宽度至少 > 3 cm。如果准备行无反流吻合术，瓣的长度必须等于估计的输尿管缺损加上 3 ~ 4 cm。而且瓣长度和基底宽度的比例 > 3∶1，能减少瓣缺血。

建立膀胱瓣后，用几根可吸收线将瓣的远端固定在腰小肌肌腱或腰大肌肌腱上。输尿管通过后面瓣内小开口放置入内，行远段输尿管末端铲状裁剪后无张力黏膜对黏膜反流吻合。另外还可以行无反流隧道吻合术。然后瓣前面用可吸收线缝合和形成管道。此外，输尿管外膜可缝合在瓣的远端然后皮瓣基底缝合在腰大肌上。

报道膀胱瓣输尿管成形术治疗的患者数量少，但是如果瓣血供保护得好，结果仍然是好的。很显然，最常见的并发症是由于缺血或吻合口张力过大而导致的狭窄复发。假性憩室也有报道，但非常少。

12. 腹腔镜膀胱瓣输尿管成形术

临床实践中已出现一些通过腹腔镜完成 Boa 成形术的案例。Kavoussi 及同事曾报道 3 例经腹腔入路远端输尿管狭窄成形术的成功案例。应用与开放手术相同的方法制作膀胱成形片，并在无张力、无尿液的条件下，通过支架完成其与输尿管的吻合。手术时间为 120 ~ 300 min，失血量介于 400 ~ 600 mL。其中 2 个患者在术后 3 d 内出院，另 1 患者因艰难梭菌性结肠炎住院 13 d。术后 6 个月随访中，影像学提示吻合口畅通。这篇文章并未提到输尿管远端狭窄的长度。但根据其中 1 位学者的经验，腹腔镜 Boari 成形术可顺利完成 8 ~ 12 cm 输尿管缺失的成形，效果可与开放手术媲美。

13. 肾下移

肾移动最早于 1964 年报道，该术式可为上段输尿管缺失提供足够的吻合长度，也可以减少输尿管修补后的张力。可经腹通过肋缘下、中线或旁正中切口以显露肾和合适的输尿管水平。打开筋膜，完全游离肾，以肾蒂为轴，向下内方旋转肾。然后用数针可吸收线将肾下极固定在腹膜后的肌肉上。应用这种方法，可增加近 8 cm 的额外长度。肾血管，特别是肾静脉，限制了肾移动的范围。为了解决这个问题，可以切断肾静脉，将其与下腔静脉在更低的位置吻合，但临床应用很少。

14. 开腹回肠代输尿管术

对于输尿管缺陷长度较长或缺失的外科处理，尤其是对于近端输尿管的处理是非常有挑战性的。应用带有尿路上皮的组织重建尿路是最好的方法，因为尿路上皮不但没有吸收作用，而且还有抗癌和抗感染的作用。其他组织也是输尿管修补的候选材料，用于当其他方法不能重建输尿管缺陷或膀胱不适于重建时，回肠被证实是一种满意的选择。另一方面，阑尾和输卵管已被证实并不适合作为输尿管替代物。

Shoemaker 在 1909 年报道了第 1 例应用回肠代输尿管的女性泌尿系统结核患者。随后回肠代输尿管术对生理和代谢的影响在犬模型上被研究。一段自主蠕动回肠直接吻合在膀胱上后，反流和盆腔压力增高大多只在排尿时存在。膀胱内压的逆向传输由植入回肠的长度决定。回肠代输尿管术的一般禁忌证包括基础肾功能不全，血清肌酐 > 2 mg/dL，膀胱功能障碍或输出梗阻，炎性肠病或放射性小肠炎。

在外科手术之前，经常要做全肠道的机械和抗生素肠道准备。开腹选取正中长切口，同侧结肠游离，病变输尿管贴近正常的部分切断。如果整个上段输尿管都有病变，近侧吻合口可选在肾盂水平。输尿管病变的长度测量后，选取适当的远端回肠。选取的回肠节段应至少距回盲瓣 15 cm，在移植前要确保血供正常。肠系膜通常要比普通的回肠膀胱术分离得多以得到更好的游离度。有时会更适合用结肠来代替输尿管植入，手术原则两者类似。若有瘢痕肾盂或肾内肾盂，则要行回肠肾盂吻合术。在这种情况下，切除肾下极实质的一部分对防止吻合口狭窄有帮助，同典型的输尿管肾盏吻合相似。小肠切断后，远端做标记以便分清肠道方向，然后剩余肠道做吻合以重建肠道的连续性。在结肠系膜上开一个窗，通过它将做移植的肠道移到旁边。在做右侧输尿管重建时，盲肠和升结肠也可作为移植的肠道，这样可以避免在肠系膜上开窗。肠道的蠕动方向要确保是顺行的，吻合口选在肾盂水平或下极肾盏，以及膀胱。双侧输尿管替换需要选取在腹膜后行走、从一侧肾到对侧肾再到膀胱的一段肠道，或选取两段独立的肠道。

回肠代输尿管术的围术期并发症包括早期尿外渗，尿囊肿形成，以及由于水肿、黏液栓子或肠袢打结引起的梗阻。回肠袢缺血坏死有可能发生，如果患者有急腹症表现时应当考虑这种可能性。如果术前肾功能正常，很少发生明显的电解质紊乱和肾功能不全。患者出现日益加重的代谢紊乱伴有回肠袢的不断扩张，应进行有关膀胱尿道功能不全的检查。

15. 腹腔镜回肠代输尿管术

全世界做腹腔镜回肠代输尿管术的经验很少，但是这个术式看起来被寄予很大的希望。Gill 及其同事报道了 1 例成功的腹腔镜回肠代输尿管术，他们使用了经腹腔途径，打 3 个孔的方式。整个手术过程，包括缝合、打结，都是用体内腹腔镜技术完成。虽然整个手术历时 8 h，但是同大多数其他腹腔镜手术方式一样，术后并发症率很低，住院时间也比较短。

（陈小珂）

第三节　输尿管结核

一、概述

输尿管结核多继发于肾结核，并且与肾结核并发存在，一般较容易明确诊断。本病最常见的受累部位是膀胱输尿管连接部，很少累及肾盂输尿管连接部，发生于输尿管中间 1/3 者更为少见；少数情况下累及整个输尿管。单纯输尿管结核罕见，且起病隐匿，早期诊断困难。

输尿管感染结核菌后，输尿管黏膜、黏膜固有层及肌层首先被侵犯。结核结节在黏膜上形成表浅、潜行的溃疡。溃疡基底部为肉芽组织，纤维化反应最明显，使输尿管管壁增粗、变硬，逐渐变为条索状，最终输尿管完全闭锁。

二、诊断

（一）诊断要点

继发性输尿管结核的诊断主要在诊断肾结核的同时获得诊断，而单纯性输尿管结核的早期诊断关键是要重视泌尿系统结核这一常见病。除对有持续性、进行性加重的尿路刺激征患者要高度警惕外，对症状轻微、尿常规有持续异常者（常规抗生素治疗无效的尿液中白细胞增多）也要考虑泌尿系统结核的可能。单纯性输尿管结核一般没有明显的尿路刺激征，但细心询问病史常有轻微的尿频、尿急、尿痛、血尿等症状并发或单独存在。

1. 尿常规检查

尿常规检查是一重要的诊断线索，如尿中有持续性红细胞和白细胞增多，酸性尿，普通抗感染治疗无效者，要考虑输尿管结核的可能，应留晨尿找抗酸杆菌、尿结核分枝杆菌PCR检查和结核菌培养等，不能漏诊。

2. X线检查

X线检查是泌尿系统结核的重要诊断措施。单纯性输尿管结核早期X线检查因缺乏特异性影像学变化而不易被诊断，静脉肾盂造影常仅表现为病变段输尿管无对比剂滞留，呈"激惹"现象。有报道，诊断性抗结核治疗前后静脉肾盂造影的改变是诊断输尿管结核的最佳方法，而且治疗2周后是复查静脉肾盂造影合适的时机。

3. 膀胱镜检查和逆行肾盂造影

膀胱镜检查和逆行肾盂造影对诊断早期输尿管结核有帮助。由于并发膀胱慢性炎症导致膀胱黏膜充血水肿、糜烂出血等造成观察和插管困难，诊断价值不大。

（二）鉴别诊断

1. 泌尿系统慢性非特异性感染

肾输尿管结核患者的尿常规检查和慢性下尿路非特异性感染时都可有红细胞和白细胞增多，常都并发有尿频、尿急，临床上容易混淆。但是，慢性下尿路感染一般不伴有全身症状，且不会有酸性尿，尿沉渣抗酸染色阴性；而泌尿系统结核可有腰部酸胀、盗汗等全身症状，影像学检查能提供重要帮助。

2. 输尿管凝结物

输尿管凝结物常引起明显的腹部疼痛，可放射至腹股沟和股内侧，患者可有呕吐，不难鉴别。静脉肾盂造影或CT平扫可见输尿管扩张，并可见输尿管里有高密度影。

三、治疗

早期获得诊断的输尿管结核患者，如病变范围不大，病变轻微，可考虑置双J管后行抗结核治疗，有可能免于手术。

大部分输尿管结核需要手术治疗，切除病变段输尿管；对于输尿管缺损在 10 cm 以上者，可行膀胱悬吊或膀胱壁瓣成形术。

手术时要充分切除病变的输尿管，保证吻合口的血供和无张力。适当延长输尿管支架管的留置时间是防止术后尿漏和再狭窄的重要措施。术后常规抗结核治疗 6 个月，并定期随访。

（陈小珂）

第四节　输尿管结石

一、概述

（一）输尿管的分段

确定输尿管的分段有利于输尿管结石的定位，从而指导选择最佳的治疗方法。临床上常用的输尿管分类方法有两种，一种依输尿管行程中的三个生理狭窄将输尿管分为三段；另一种分段为影像学分段，以骶髂关节为界，也将输尿管分为三段，下面分别介绍。

1. 解剖学分段

输尿管上起自肾盂，下终止于膀胱三角，全程粗细不均，有三个生理狭窄。

第 1 个位于肾盂与输尿管的移行处，直径约为 0.2 cm；第 2 个狭窄位于输尿管跨髂血管处，直径约为 0.3 cm；第 3 个狭窄在进入膀胱内壁处，此三个狭窄是尿路结石容易嵌顿处。依此三个狭窄，可将输尿管分为上、中、下三段，称为腹段、盆段、膀胱段。腹段，自肾盂输尿管交界处，到跨越髂动脉处；盆段，自髂动脉到膀胱壁；膀胱段，自膀胱壁内斜行至膀胱黏膜、输尿管开口。

2. 影像学分段

在临床工作中，为了便于影像学上输尿管结石位置的描述，通常也将输尿管分为三段，其分段标志为骶髂关节。第一段即上段输尿管，从肾盂输尿管连接处到骶髂关节的上缘；第二段即中段输尿管，从骶髂关节上缘到骶髂关节下缘；第三段即下段输尿管，从骶髂关节下缘处开始穿过盆腔终于膀胱。

以上两种分段方法各有特点，解剖学的分段更适合于解剖学研究和开放结石手术，影像学分段方法更为放射科医师和泌尿外科医师所熟悉。有鉴于目前输尿管结石的主流治疗手段为输尿管镜、经皮肾镜（PNL）、冲击波碎石（SWL），以及腹腔镜等微创治疗方法，因此推荐使用影像学分段方法。其中约有 70% 为输尿管下段结石，其次为输尿管中段结石，输尿管上段结石较少见。

需要强调的是，只有在熟悉输尿管解剖学分段的基础上，应用影像学分段方法，方能准确定位输尿管结石的位置，从而选择最佳治疗方案。

（二）输尿管结石的大小

目前对输尿管结石大小的分类尚没有统一的标准。输尿管结石的大小是制定治疗方案时的重要参考依据之一，因此有必要将结石大小分类，并依据结石的大小选择适当的治疗手段，以达到最大的治疗效果和最小的治疗损伤。参考国外文献报道，并参照保守治疗、排石治疗、PNL、SWL、输尿管镜、腹腔镜和开放手术治疗的适应证，将输尿管结石分为三类：直径 ≤ 6 mm 的结石、直径为 7 ~ 10 mm 的结石，以及直径 > 10 mm 的结石。

在选择治疗方法时应同时考虑结石所在位置，结石的成分、形状，以及是否存在嵌顿、粘连和梗阻的情况。

（三）输尿管结石的成分

输尿管结石 90% 以上是在肾内形成而降入输尿管，原发于输尿管的结石除非存在输尿管梗阻病变，一般很少见。所以，输尿管结石的成分与肾结石成分大致相同。了解输尿管结石的成分，进行术后结石成分的分析，有助于选择合适的预防手段，防止结石复发。

二、临床表现

肾绞痛是输尿管结石患者的典型临床表现，表现为突然出现的胁腹部剧痛。疼痛通常位于胁腹部或下腹部，可向腹股沟、阴囊或大阴唇放射。肾绞痛是一种内脏疼痛，由输尿管梗阻造成肾盂内压急剧升高所致，随输尿管蠕动呈阵发性发作。输尿管梗阻时，机体产生前列腺素刺激输尿管蠕动以排出结石。肾绞痛患者常出现镜下或肉眼血尿，这是输尿管蠕动或结石移动时尿路上皮与结石相互摩擦的结果。

三、诊断

（一）问诊和体格检查

输尿管结石的诊断首先从详细询问病史和体格检查开始。通过询问过去的就医经历或许能发现肾结石的发作史，或与结石形成有关的代谢和饮食危险因素。骨病、痛风或有结石病家族史是泌尿系统结石的高危因素。在闷热的天气下进行激烈的室外活动常导致机体的脱水，这也易于结石的形成。钙、草酸或蛋白的过度摄入，以及饮水过少都有可能导致尿路结石的形成。如果能知道患者先前结石的化学成分，就能推测患者目前结石的类型，了解结石形成和复发的根本原因。

输尿管结石患者的体格检查往往没有特殊的阳性体征。患者通常有患侧肋脊角和下腹部的轻微触痛。尿液的肉眼观察可发现有血尿、碎石片甚至结石。

尿液分析常常提示血尿，包含有白细胞和红细胞。显微镜下也可能发现结石的晶体。

尿液中出现大量的白细胞、细菌或亚硝酸盐提示可能合并尿路感染，可能需要立即解除上尿路梗阻。如果怀疑患者合并有尿路感染，应行全血计数，排除全身的菌血症。肾功能不全或孤立肾患者还应该行血清肌酐检查，判断患者是否存在急性肾衰竭。

（二）初步诊断

一侧输尿管结石、一侧肾结石，先处理输尿管结石。双侧输尿管结石，如总肾功能正常，先处理肾功能较差一侧；总肾功能不正常，则先处理肾功能较好一侧，另一侧行经皮肾造瘘（PCN）；也可先双侧同时行 PCN，挽救患者生命。双侧输尿管结石情况相似时，先处理容易处理的一侧。

（三）影像诊断

1. B 超

B 超检查简便、经济、无创伤，可以发现 2 mm 以上的输尿管结石（包括阴性结石），了解结石的位置和大小、集合系统的扩张程度、肾皮质厚度等，为治疗方法的选择提供参考，因此可以作为输尿管结石的常规检查方法。对肾绞痛、碘对比剂过敏、妊娠合并结石、无尿、慢性肾功能不全等不能行静脉尿路造影或 CT 尿路造影者，可首选 B 超检查。由于腹腔脏器的干扰，B 超诊断输尿管中下段结石或较小的上段结石敏感性较低，此时需结合病史或其他检查方法以明确诊断。

2. 尿路平片（KUB）

90% 以上的输尿管结石可以在 KUB 上显影。通过 KUB 检查，可以大致确定结石的位置、形态、大小和数量。根据结石在平片上的密度，可以初步判定结石的成分。各种成分的结石在平片上的显影程度依次为：草酸钙结石、磷酸钙和磷酸镁铵结石、胱氨酸结石、含尿酸盐结石；单纯尿酸结石和基质结石能透过 X 线，不能在 KUB 上显示，称为透光结石或阴性结石。

但是，临床上单一成分的结石很少见，多数是以某一种成分为主的混合型结石。因此，在 KUB 上结石的密度并不一定呈均匀一致。KUB 上的高密度影有时需与胆囊结石和腹腔内的一些钙化影例如肠系膜淋巴结钙化、静脉石和髂血管淋巴结钙化等相鉴别，此时可加行侧位片或 IVU。

3. 静脉尿路造影（IVU）

IVU 一般应结合 KUB 进行，此项检查可以了解尿路的解剖结构，进一步明确结石在输尿管的位置、结石引起的尿路梗阻情况，以及对肾功能的影响。此外，IVU 还可以发现 KUB 上不能显示的阴性结石，并能与腹腔内的钙化影相鉴别。对常规剂量显影不良时，可行大剂量造影以了解患侧肾功能情况，这对治疗方法的选择具有一定的参考价值。

4. CT 扫描

CT 检查分辨率较 KUB 高，解决了 KUB 成像的组织重叠问题，不易受肠道内气体干扰，不受结石成分、肾功能和呼吸运动的影响，而且螺旋 CT 能够同时对所获得的图像进行二维或三维重建，将横切面图像转换成类似 IVU 图像，可以清楚地显示包括阴性结石在内的结石的形态和大小。此外，还可以通过结石的 CT 值来初步判断结石的成分，通过增强 CT 显示肾积水的程度和肾实质的厚度，从而对治疗方法的选择提供重要的参考价值。由于 CT 检查不需要做肠道准备，不受肾功能限制，检查所需时间短，对结石的显示非常敏感，可以明确梗阻部位及梗阻原因，因此对肾绞痛患者的病因诊断具有重要意义。对肾绞痛患者，如果有条件可首选 CT 平扫，再依据 CT 结果适当选择其他影像学检查，以提高诊断准确率。研究显示，螺旋 CT 平扫诊断尿路结石的敏感性为 97%，特异性为 96%，准确率为 97%。

5. 逆行肾盂造影（RGP）

RGP 属于有创检查且不能了解肾功能情况，不作为常规检查方法，仅用于不宜行 IVU 或 IVU 显影不满意者。其优点是显影清楚，不受肾功能的影响，可以显示 X 线不显影的阴性结石，了解结石的位置及其引起的尿路梗阻程度，排除结石下方输尿管梗阻和狭窄。

6. 磁共振尿路成像（MRU）

由于成像原理及空间分辨率的限制，MRU 难以直接显示结石，一般不用于输尿管结石的检查。但是，由于 MRU 不受肾功能改变的影响，不需对比剂即可获得与 IVU 类似的图像，能够了解输尿管结石所引起的尿路梗阻情况。因此，对孕妇、严重肾功能损害或对对比剂过敏等不适合行 X 线检查（IVU 或 CT）的患者可考虑采用。

7. 放射性核素

放射性核素检查不能直接显示输尿管结石，但是可以提供肾脏血流灌注、肾功能及尿路梗阻情况等信息，对治疗方法的选择和疗效的评估具有一定的价值。

四、治疗

（一）急诊外科治疗

通过临床表现、基本的实验室检查和影像学检查对输尿管结石进行初步诊断之后，也能够判断患者需要急诊外科治疗。输尿管结石急诊治疗的指征是：①菌血症；②持续、复发或严重的疼痛；③存在严重的尿路梗阻；④双侧输尿管结石同时引起梗阻或输尿管结石引起孤立肾梗阻；⑤特殊职业的患者，肾绞痛发作可能引起灾难性的后果。

如果患者临床病情趋于平稳，疼痛通过口服止痛药可以缓解，对于这类输尿管结石患者，可以采取等待观察结石自行排出。输尿管结石自行排出的概率与结石的大小和在输尿管的位置有关。

（二）排石治疗

1. 排石治疗的适应证

（1）结石直径 ≤ 0.6 cm。

（2）结石表面光滑。

（3）结石以下尿路无梗阻。

（4）结石未引起尿路完全梗阻，停留于局部少于 2 周。

（5）特殊成分的结石，对尿酸结石和胱氨酸结石推荐采用排石疗法。

（6）经皮肾镜、输尿管镜碎石及 SWL 术后的协助治疗。

2. 治疗方法

（1）一般治疗方法：①每日饮水 2 000 ~ 3 000 mL，昼夜均匀；②适当运动。

（2）常用药物：

1）α 受体阻滞剂：α 受体阻滞剂可松弛输尿管平滑肌而起排石和解痉作用，能够促进结石排出，缩短排石时间。

2）碱性枸橼酸盐：包括枸橼酸钾、枸橼酸钠、枸橼酸钾钠、枸橼酸氢钾钠和枸橼酸钾镁等，推荐用于尿酸结石和胱氨酸结石的溶石治疗，尿酸结石维持尿液 pH 在 6.5 ~ 6.8，胱氨酸结石维持尿液 pH 在 7.0 以上。枸橼酸氢钾钠对三聚氰胺所致结石的排石效果确定，建议尿液 pH 维持在 6.9 左右，可以用于所有含钙结石。

3）钙离子通道拮抗剂：硝苯地平阻断钙离子通道，也能使输尿管平滑肌松弛，对促进排石有一定作用。

4）别嘌醇：用于尿酸结石和高尿酸尿症草酸钙结石者。

（三）不同治疗方法的评价

1. SWL

随着 SWL 技术的广泛应用及治疗经验的积累，SWL 对输尿管结石的治疗是非常有效的。由于不需麻醉且并发症发生率较低，即使有先进的腔镜技术如 URS 和 PNL 治疗结石，SWL 仍是治疗输尿管结石的主要方法。研究表明，SWL 治疗输尿管结石成功率与碎石机的类型、结石的大小及化学成分、被组织包裹的程度有关。不同部位输尿管结石处理的难易程度不同，排石率有差异。AUA 指南（1997）中显示美国的一组报道，17 742 例输尿管近段结石 SWL 治疗后 83% 的患者结石完全排出，平均治疗 1.40 次；9 442 例输尿管远段结石，SWL 治疗后无石率为 85%，平均治疗 1.29 次。EAU 指南（2008）中一组 Meta 分析资料显示输尿管近段、中段、远段结石在行 SWL 治疗后的结石清除率分别为 82%、73%、74%。

（1）如何选择碎石参数：

1）适应证：①在排除禁忌证情况下全段输尿管结石均可行 SWL，对直径 ≤ 10 mm 上段输尿管结石首选 SWL，> 10 mm 的结石可选择 SWL、URS 或 PNL；②对中下段输尿管结石均可选用 SWL 或 URS。

2）禁忌证：①孕妇；②未纠正的全身出血性疾病，结石以下尿路有梗阻；③严重肥胖或骨骼畸形；④高危患者，如心力衰竭；⑤严重心律失常；⑥未接受治疗的急性尿路感染或泌尿系统活动性结核。

3）输尿管支架的放置：大多数输尿管结石原位碎石治疗即可获得满意疗效，由于放置输尿管支架管或将结石逆行推入肾后再行碎石与原位碎石排石率无统计学差别，故建议 SWL 时不放置输尿管支架，插管仅用于结石较小或阴性结石通过插管注射对比剂辅助定位。

4）治疗次数和治疗间隔：由于输尿管结石在尿路管腔内往往处于相对嵌顿状态，周围缺少一个有利结石粉碎的水环境，与同等大小的肾结石相比，粉碎难度较大。因此，SWL 治疗输尿管结石通常需要较高的冲击波能量和更多的冲击次数，但同一部位每次治疗冲击数不超过 2500 次，治疗间隔时间目前无确定的标准，但多数学者通过研究组织损伤后修复时间认为间隔时间为 10 ~ 14 d。治疗 2 ~ 3 次无效时改用 URS 或 PNL 治疗。

（2）不同碎石机的特点：目前用于临床治疗的碎石机主要按定位系统分 B 超定位碎石机，X 线定位碎石机及 X 线 B 超双定位碎石机，其冲击波源有三种：液电式、电磁式和压电晶体式，以液电式和电磁式为主。

1）B 超定位碎石机的优点：阳性和阴性结石均可显示；无 X 线损害问题；设备简单，费用低。其缺点是：图像质量不如 X 光机直观，常常达不到满意的显像，特别是在结石周围没有积水时；输尿管中下段结石很难观测；对操作者的技术要求高。它适用于肾、输尿管上段、输尿管壁间部、膀胱结石及阴性结石。该类碎石机有 B 超探头和冲击波源安装在碎石床下和可旋转在床上、床下两种类型，后者有利于 B 超定位操作。

2）X 线定位碎石机的优点：对绝大多数结石显影清晰，可清楚显示输尿管全长的结石，可观察结石的粉碎情况。其缺点是：阴性结石无法看到，患者接受一定量的 X 线并需要防护设备，费用较高。X 线和 B 超双定位碎石机具有上述两种方式各优缺点，以弥补各自的不足，有利于结石定位，减少 X 线对人体伤害。

3）冲击波源的特点：液电冲击波聚焦圈小，焦点范围大；脉冲频率高，碎石成功率高；设备制造简单，价格低廉。但电极寿命短，噪声大，需频繁更换，患者痛感较明显。电磁冲击波能量连续可调；脉冲放电稳定，焦点无漂移，噪声小；聚焦效率高；波源寿命长，无须频繁更换电极；痛感较液电式冲击波轻。电磁冲击波的出现是 SWL 技术的重要进展，目前该技术已日趋成熟，并有取代液电式碎石机的趋势。

2. 经皮肾镜取石术（PNL）

绝大部分输尿管结石能够通过 SWL 或者输尿管镜取石术治疗，但这两种方式的成功率均极大程度上取决于结石远端输尿管的通畅与否，输尿管狭窄、扭曲均影响治疗效果。考虑到顺行经皮肾途径下，输尿管镜仅能到达腰 4 至腰 5 水平，因此输尿管中下段结石不考虑行 PNL 治疗。

（1）尿管结石 PNL 治疗的适应证：①输尿管上段第四腰椎横突水平以上的结石；②SWL 无效或输尿管镜逆行失败的输尿管上段结石，包括尿流改道患者；③结石长径在 1.0 cm 以上，息肉包裹、梗阻较重；④合并肾结石、肾盂输尿管连接部梗阻（UPJO）等需要顺行经皮穿刺肾造瘘（PCN）一并处理者。

（2）禁忌证：①未纠正的全身出血性疾病；②严重心脏疾病或肺功能不全，无法耐受手术者；③未控制的糖尿病或高血压病；④结石近端输尿管扭曲严重者；⑤服用抗凝药物者，需要停药 2 周，复查凝血功能正常者才能安排手术。

输尿管结石 PNL 治疗操作方法基本同于肾结石 PNL 治疗方法，由于输尿管细长，内镜的选择一般为输尿管镜，因此输尿管上段结石 PNL 治疗多选择微造瘘 PNL（MPNL）。

（3）手术步骤：逆行插入输尿管导管至结石处，防止碎石过程中结石下移，同时也可以逆行造影或注水协助 X 光或者 B 超定位穿刺。一般选择中上肾盏的背组盏穿刺，穿中目标肾盏后，引入导丝，扩张后建立经皮肾通道，放入内镜寻找到肾盂输尿管连接部，将操作鞘推入输尿管上段。随后入镜至结石所在的部位，使用碎石器击碎、取出结石后，留置双 J 管，以及肾造瘘管引流。

输尿管上段结石引起上尿路梗阻，输尿管上段，以及集合系统扩张积水，利于经皮肾穿刺，PNL 治疗成功率高，有报道显示 PNL 治疗输尿管上段结石，结石清除率在 90% ~ 100%，尤其是大于 1 cm 长径的嵌顿性输尿管上段结石，PNL 治疗的成功率明显高于 SWL 或者 URL。

3. 腹腔镜和开放手术

大多数输尿管结石可以通过排石治疗、体外冲击波碎石术、输尿管镜取石术和经皮肾镜取石术获得满意疗效，开放手术和腹腔镜手术一般不作为首选方案。腹腔镜手术与开放手术适应证相同，如果需要开放手术，应该首先考虑腹腔镜手术。国外资料显示，腹腔镜输尿管切开取石术占所有结石手术的 1.1%。

（1）适应证：①SWL、输尿管镜和 PNL 取石失败的输尿管结石；②合并输尿管或邻近组织其他病变需要同时处理；③直径大于 1.5 cm，需行多次 SWL 或输尿管镜治疗，或输尿管扭曲估计 SWL 或输尿管镜治疗比较困难。

（2）禁忌证：①未纠正的全身出血性疾病，服用阿司匹林、华法林等抗凝药物者，须停药 2 周，复查凝血功能正常才可以进行手术；②严重心脏疾病和肺功能不全，无法承受手术；③未控制的糖尿病和高血压；④合并感染和肾功能不全，需先行引流，待病情稳定后再行手术。

（3）手术途径的选择。①腹腔镜手术：可以经腹腔也可以经腹膜后途径，经腹腔可以处理上、中、下各段输尿管结石，经腹膜后途径主要处理上段输尿管结石。②开放手术：输尿管上段手术一般采用腰部斜切口，也可以选择经腰大肌直切口；输尿管中段病变一般采用腹部斜切口；下段一般采用下腹部斜切口、下腹部腹直肌旁切口或腹部正中切口。

（4）并发症及其处理。①尿漏：引流后多数能自行停止，如漏尿量大、时间长，应注意输尿管支架管是否通畅，必要时调整支架管位置。如支架管拔除后出现持续腹痛或腰痛，多为尿漏所致，应尽快施行尿液引流。②输尿管狭窄：术后出现输尿管狭窄可定期作输尿管气囊扩张术或输尿管端 – 端吻合术。③出血及脏器损伤：术中辨清解剖结构，尽量避免脏器损伤，认真止血。

（四）特殊类型输尿管结石的诊断和治疗

1. 妊娠合并输尿管结石

妊娠期输尿管结石是指从妊娠开始到分娩结束期间妊娠妇女发生的输尿管结石。输尿管结石的发生率约为肾结石的 2 倍，占上尿路结石的 2/3，约 74% 为磷酸钙结石，26% 为草酸钙结石，24% ~ 30% 病例孕前有尿结石病史。腰部或腹部疼痛是妊娠症状性尿结石最常见的症状之一，发生率为 85% ~ 100%。妊娠输尿管结石大多发生在妊娠中晚期（妊娠 14 ~ 34 周），结石位输尿管中上段约占 58%，输尿管下段约占 42%，妊娠期输尿管结石的主要临床症状包括腰痛、镜下血尿、尿路感染和发热等。选择诊断输尿管结石的方法必须同时考虑对孕妇及胎儿的安全性，大多数研究证实，超声检查仍是诊断输尿管结石第一线的检查方法，对妊娠期输尿管结石的诊断准确率为 24% ~ 80%。普通超声诊断妊娠输尿管结石准确率偏低的原因主要是由于超声难以准确鉴别输尿管生理性与病理性梗阻之间的区别，与普通超声相比，彩色多普勒超声通过对肾血流的检测，可提高生理性与病理性输尿管梗阻鉴别的准确性；此外，运用改变阻力指数经阴道超声对提高输尿管下段结石诊断准确率、在中晚期妊娠应用限制性静脉尿路造影诊断输尿管结石准确率可达 100%，核磁共振尿路成像技术在鉴别诊断生理性与病理性输尿管梗阻方面有较高的准确性。大多数症状性妊娠输尿管结石通过解痉、镇痛、抗感染治疗可得到缓解，70% ~ 80% 妊娠期输尿管结石可自行排出，需要进行外科干预治疗的病例约为 10%；外科干预治疗的指征是：较难控制的肾绞痛、持续发热和因疼痛造成子宫收缩诱发先兆流产等；由于外科干预对妊娠期妇女与胎儿存在的潜在危害性尚不十分清楚，大多数专家认为，妊娠期输尿管结石的治疗以保守治疗较妥，间苯三酚具有高选择性缓解痉挛段平滑肌作用，可较为安全地应用于妊娠期输尿管结石所致肾绞痛的治疗。输尿管镜取石技术可作为妊娠症状性输尿管结石备选治疗方案，据当前文献报告，较少发生产科与泌尿科并发症。原因是妊娠期输尿管存在生理性扩张，在进行输尿管镜操作时，一般不需要行输尿管被动扩张。多中心研究认为，输尿管镜技术可适用于妊娠任何时期、任何部位的输尿管结石治疗，单次取石成功率可达91%，总的结石清除率约为89%，输尿管损伤、尿路感染、流产等病例报道较少见。术后留置输尿管导管至少72 h，有利于缓解输尿管结石梗阻所致疼痛、发热等症状。

对于病情较复杂的妊娠输尿管结石，采取输尿管置管引流或经皮穿刺肾造瘘引流是比较稳妥的治疗方法。但是，放置输尿管双 J 管引流需要反复更换导管，可能导致尿路继发性感染或结石形成。因此，当梗阻因素解除、感染控制后应尽早拔除双 J 管。SWL、PNL和开放手术等技术较少在妊娠合并输尿管结石处理中使用。

2. 胱氨酸结石

输尿管的胱氨酸结石是由肾胱氨酸结石引起。肾胱氨酸结石少见（占肾结石的1%～3%），为先天性肾小管缺陷性所致，由于肾小管对胱氨酸、赖氨酸的再吸收不良，上述氨基酸经尿排出，其中胱氨酸溶解度最低，故易形成结石。此病多见于儿童。患者常在年轻时就存在泌尿系统结石，且有复发倾向，常反复接受手术治疗。胱氨酸尿症的患者出现肾功能不全的风险随时间迁移会逐渐升高。输尿管的胱氨酸结石诊断上主要根据肾胱氨酸结石病史，同时出现输尿管结石一般症状。尿液分析往往可以进一步发现胱氨酸尿。影像学检查如 B 超、KUB、IVU 和 CT 等有助于结石的发现。

治疗上主要有腔内碎石治疗和药物溶石治疗。胱氨酸结石在 X 线平片上呈均匀的不透光阴影。影像学上胱氨酸结石 CT 衰减系数较其他结石升高，而 CT 衰减值高的结石已被证明对冲击波碎石不敏感。由于其含有丰富的蛋白基质和均匀的结构，因此 SWL 无法击碎纯的胱氨酸结石。目前主要的碎石治疗以输尿管腔内碎石技术为主，其中以输尿管镜联合钬激光碎石最为常用，碎石效率高。

物溶石可用于结石的治疗或于 SWL、PNL、URS 和开放性手术取石后的辅助治疗。口服药物常不能溶解胱氨酸结石，但经肾插管冲洗的药物溶石效果较好。胱氨酸结石能在碱性环境中溶解。在强调碱化尿液的同时，可采用0.3 或 0.6 mol/L 氨基丁三醇溶液（THAM-E pH 值为 8.5～9.0）或（和）乙酰半胱氨酸进行局部灌注溶石治疗，将难溶的胱氨酸转变成水溶性的二硫化物的衍生物。经皮行介入溶石治疗配合其他碎石手段也可达到较满意的结石清除效果。大量、均匀地饮水，碱化尿液和限制蛋氨酸的摄入是治疗和预防胱氨酸结石的有效方法，同时服用抗胱氨酸药物如 α–巯丙酰甘氨酸、青霉胺、乙酰半胱氨酸等在一定程度上也可预防胱氨酸结石的形成。

（罗发维）

第五节　输尿管内异物

近年来，随着上尿路手术及器械操作的不断增多，输尿管异物的发生也在不断增多。

一、进入途径

1. 手术

上尿路手术时有时会将折断的缝合针遗留在输尿管内，盆腔手术结扎缝线可穿通输尿管腔形成异物，手术置入猪尾管术后膀胱端向上逆缩至输尿管内。

2. 输尿管器械操作

断裂的输尿管探条或导管，输尿管取石钳的金属端，输尿管取石篮的探条端和输尿管切开电极、输尿管导管、支架管、线状探子等由于操作不当或材料质地脆弱，难免将尖端折断而脱落到肾或输尿管内。

3. 外伤

子弹、弹片直接进入输尿管，多见于战时或特殊情况；也可能异物，如碎片由肾流向输尿管；也有的是由机体的远处移来，但在这种情况下，应同时有其他组织和结构的创伤，并常具有更大的严重性。

4. 逆行途径

少数异物是由尿道口放入的，通过膀胱而进入输尿管，甚至到达肾盂，曾报道有牙签和草叶经尿道外口被放入而达输尿管，也曾报道在女性有动物毛发、针、体温计和稻草茎见于输尿管内，这种情况称为"异物的逆行移动"，并认为只是在输尿管口有病变情况下才能发生，如管口闭锁不全有尿液反流等，在正常输尿管是不能发生的。

二、临床表现

一般多无明显症状，也有部分患者是因异物造成尿路梗阻而发生肾区或输尿管部位疼痛，继而发生血尿、感染症状。盆腔手术遗留结扎线一般多在术后 1 周内患者出现明显腹痛或盆腔感染，甚至伤口漏尿后才被怀疑并经手术得到证实。在做输尿管器械操作时，发生部件断裂和遗落患者体内一般是会立即发现的。断裂的输尿管探条、导管或端部或猪尾管被遗留在输尿管内，常不引起症状或只引起很少症状。不像膀胱内异物，感染常可不引起明显症状。也有部分输尿管异物患者较长时间无症状。

三、诊断

进行输尿管器械检查，如当时器械损坏折断遗留在输尿管内，一般均能被立即发现并取出，有时经过数月后才能发现。也有少数病例是异物造成尿路梗阻而发生肾区或输尿管部位疼痛。有很多输尿管异物患者长期无症状。X 线不透光的异物，如金属或木制材料可在 X 线片上显示出来。X 线透光的异物需要进行静脉尿路造影确定诊断，也可行逆行造影或磁共振水成像检查，以术前明确诊断。造影应取前后位、斜位或侧位 X 线摄片，可显示异物形状、部位、有无梗阻及肾功能损害情况。诊断困难者需要经输尿管镜仔细检查。

四、治疗

经输尿管镜直视下用异物钳将异物取出是理想的治疗方法。部分处于输尿管内和部分处于膀胱内的异物，如断裂的输尿管探条或导管等可经膀胱镜检查行钳取摘除。玻璃管、体温表等异物，因表面光滑质地脆弱，用膀胱镜摘除较为困难或异物较大、易碎、表面不光滑，镜取有困难时，则需手术切开输尿管取出。儿童因为不能采用较大号膀胱镜摘除异物，而只能采用切开膀胱摘取异物。有不少输尿管异物的患者常能自行将异物排出体外或排至膀胱内，因而一般都会先等待观察一段时间。如患者确实不能自行排出异物或将异物排至膀胱内，则再行耻骨上切开膀胱摘除异物。如异物能自行排至膀胱，则可按膀胱内异物处理。

（罗发维）

第六章　输尿管疾病手术技巧

第一节　输尿管狭窄腔内切开扩张术

输尿管狭窄可发生在输尿管任何位置，输尿管腔内切开最适合于良性的输尿管内源性狭窄。输尿管狭窄的腔内处理实质是内镜下的 Davis 输尿管插管切开术。输尿管狭窄的腔内处理由于其微创、操作简单的特点和较高的手术成功率已确立了临床地位。

一、适应证与禁忌证

（1）适应证：①肾移植术或其他输尿管膀胱再植术后输尿管膀胱吻合口狭窄，全膀胱切除术并原位新膀胱术后或尿流改道术后输尿管肠/胃吻合口狭窄；②输尿管较严重的手术瘢痕，狭窄段较长（＞1.5 cm），狭窄段管腔甚细；③经多次气囊扩张或置管引流后仍未能解除梗阻的狭窄；④已做过输尿管硬性扩张后放置双J管，计划做第二次处理。

（2）禁忌证：①活动性尿路感染和难以控制的出血倾向是腔内处理输尿管狭窄的绝对禁忌证；②外源性粘连或压迫引起的狭窄腔内处理无效是其禁忌证；③狭窄段长度＞2 cm，或由于广泛的腹膜后纤维化引起的节段狭窄，腔内处理效果较差是相对禁忌证；④如同 UPJ 梗阻一样，患侧肾功能较差（＜20%）或患侧肾积水严重，腔内处理的效果相对不佳是其相对禁忌证；⑤输尿管再植或与新膀胱吻合后输尿管狭窄往往使找寻或插入不能成功，需结合顺行经皮肾径路；⑥不能采用截石位的患者是硬输尿管镜下切开的禁忌证，但可用软输尿管镜切开。

二、术前准备

根据病史、体格检查及下列辅助检查：常规 B 超检查、排泄性尿路造影（IVU）、碘过敏者行 CTU，碘过敏或肾功能损害者行磁共振尿路成像（MRU）、经皮肾造口者行经造口管造影/肾穿刺造影，以及逆行肾盂输尿管造影检查，可以明确输尿管狭窄的诊断及狭窄部位、性质及程度；肾图 ECT 评估患肾功能；中段尿或肾盂尿培养了解有无尿路感染并控制尿路感染；常规术前检查排除禁忌证；常规输尿管镜术前准备及 C 臂 X 线透视机等。

三、手术步骤

（1）麻醉与体位：①麻醉，硬膜外麻醉/静脉复合麻醉；②体位，取截石位。

（2）手术方法：①镜后向输尿管腔插入金属导丝，若是已做过一期扩张置管者，先拉出双 J 管，直视下插入金属导丝，在 C 臂透视下确定导丝跨过狭窄段，也可以直接进镜观察狭窄部位情况并将金属导丝插过狭窄段输尿管。②保证导丝已通过狭窄段进入肾盂，退出输尿管镜，插入输尿管内切镜，直视下达到狭窄部位，保持灌注液冲洗和腔内视野清晰。③向明显狭窄瘢痕刺入冷切刀，向刀刃方向加压并向前推拉，使纤维组织完全切断，深达肌层全层，同时沿导丝推进镜体，观察切开段的情况，未被完全切断的瘢痕纤维可以反复多次切割。注意每次切割深度不能太深，以免切断输尿管周围供应小血管，导致大出血，尤其是愈接近肾盂愈要注意，切开部分纤维可再做气囊扩张。④输尿管肠/膀胱/胃吻合口狭窄，常经肾造口孔，利用软输尿管镜顺性插入金属导丝，自肾盂向下通过吻合口狭窄，导丝尖端固定冷刀后，向上牵拉内切开吻合口的瘢痕狭窄。⑤手术要点：整个操作过程应保持视野清楚，首先插入导丝，沿导丝进行切割。因输尿管壁薄，容易切穿，应仔细观察，一旦切穿，应终止手术。

（罗发维）

第二节　输尿管镜双频双脉冲激光碎石术

输尿管镜术是目前最常用的输尿管疾病诊治方法。其中，输尿管镜激光碎石术已在输尿管结石的治疗中得到了广泛应用。由于输尿管行程长、管腔细小、管壁薄，且存在 3 个生理性狭窄，给输尿管镜的操作带来了一定的潜在风险。由于许多手术医师感觉该技术简单易学、疗效确切，因此容易产生麻痹心理，忽视了风险的存在，使得手术并发症时有发生，造成了不必要的医患纠纷。所以，对手术医师尤其是初学者来说一定要总结经验教训，认真学习和掌握该技术的术前准备、手术步骤和手术并发症防范和处理原则，循序渐进地开展好这一微创技术。

一、术前准备

（1）术前行排泄性或逆行尿路造影明确结石的位置、数目、大小，以及结石下方尿路的情况。有无肾积水、输尿管扩张，以及是否存在肾功能受损情况。

（2）手术当天复查肾、输尿管与膀胱（KUB）平片，进行结石的最终定位。

（3）术前 1 d 晚饭后禁食，做皮肤准备。术前 30 min 给予静脉点滴抗生素预防感染。

（4）术前向患者及家属全面介绍操作目的、过程，以及可能出现的问题和对策。

（5）术前定位 X 线片应随患者带入手术室。

二、手术步骤

1. 麻醉与体位

（1）麻醉：采用连续硬膜外麻醉、全身麻醉或腰麻。

（2）体位：取膀胱截石位。

2. 手术方法

（1）经尿道插入输尿管半硬镜。

（2）通过输尿管镜向患侧输尿管插入导丝或输尿管导管，用液压灌注泵或手控间断水压扩张法冲开输尿管膀胱壁段，并在输尿管导管引导下，用直入法或侧入法将输尿管镜推进输尿管内，缓缓上行到达结石部位。

（3）经输尿管镜工作信道插入激光光纤接触结石，以 120 mJ 脉冲能量、5 Hz 脉冲频率进行碎石。在处理输尿管上段结石时，为防止结石冲入肾盂，进镜后，患者取头高足低位，尽量减慢冲洗液流速，或先用异物钳将结石下移后再行碎石。

（4）由于双频双脉冲激光对输尿管壁不产生损伤，有时因结石被息肉包裹或其远程输尿管紧闭无法看到结石者，可直接将光纤伸入进行盲目碎石；根据感觉到的结石异物感，以及听到的特殊碎石声来判定是否接触或击碎结石。

（5）一般经发射数十个激光脉冲后，即可见到部分结石碎片逆向崩出。

（6）随着结石被击碎、信道开放，顺势将输尿管镜通过，并行进一步碎石。

（7）碎石完成后，常规留置双 J 管。

（8）1 周后复查肾、输尿管与膀胱平片，结石排净后即可拔管。女性患者可单纯留置输尿管导管，1 ~ 2 d 后拔管。

三、术中并发症及处理

1. 输尿管穿孔

输尿管穿孔是输尿管镜下双频双脉冲激光粉碎输尿管结石时最常发生的手术并发症。由于输尿管纤细、管壁薄，在碎石操作时，输尿管镜尖端、导丝，以及激光光纤均有可能穿透输尿管壁。另外，激光碎石时瞬间崩裂的碎石片有可能造成输尿管损伤穿孔。所以，在碎石操作时，一定要在直视下轻柔操作，避免使用暴力或视野不清时的盲目操作。麻醉应充分，以避免术中因患者躁动而引起输尿管穿孔。插入导丝或激光光纤时，应动作轻缓，避免推进过程中穿透管壁。另外，碎石时应将光纤对准结石中央进行粉碎，避免光纤对准结石边缘碎石。一旦发现穿孔，应立即中止手术，并逆行插入双 J 管引流，一般留置

4～8周。绝大多数输尿管穿孔均可自愈，并无严重后果。若插入双 J 管无法超越穿孔处或穿孔处较大，甚至有很多碎石腔外移位时，应立即行手术探查，避免出现严重尿外渗、肾周感染或腹膜后感染。

2. 输尿管黏膜撕脱伤

输尿管黏膜撕脱伤是输尿管镜术最严重的并发症，常与输尿管镜较粗，麻醉不彻底；各种因素导致输尿管壁黏膜炎症水肿，脆性增加，弹性降低；操作粗暴，试图强行通过一个较窄的输尿管腔或试图钳夹取出较大的结石块，以及镜体反复进出输尿管等因素有关。推进输尿管镜时遇到明显阻力若忽然出现突破感、阻力降低应考虑到黏膜撕脱伤可能。此时操作者应冷静应对，不要急于拔出镜体，先嘱咐麻醉师加强肌松，也可经工作信道注入利多卡因解除痉挛，然后缓慢轻柔用力退镜。退镜后发现黏膜撕脱较短（＜ 1.0 cm），可留置双 J 管引流，6～8 周后可治愈。输尿管黏膜撕脱 < 3 cm 时，双 J 管引流 10～12 周，加强抗感染治疗，必要时做第二次扩张。黏膜撕脱过长 > 3 cm 或镜体不能退出时，应及时改开放手术探查，找到输尿管黏膜撕脱处，固定输尿管，小心将镜体退出，视黏膜损伤部位和长度采用相应方法进行治疗。

治疗原则为尽快恢复肾、输尿管与膀胱的通路，减少进一步损伤，保留肾及其功能。其主要方法包括：①输尿管膀胱吻合，适用于输尿管下 1/3 撕脱 3～7 cm。可同时采用膀胱腰大肌悬吊术或输尿管膀胱壁瓣吻合术。②输尿管端 – 端吻合术，适用于撕脱 3～7 cm 的输尿管中上段的黏膜撕脱。剪除无活力的组织、松解远近端输尿管或游离下降肾，无张力吻合断端，放置双 J 管引流。为确保断端愈合，减少漏尿、吻合部狭窄，可考虑取部分带血管蒂大网膜包裹吻合口。③输尿管重建手术，将剥脱的完整输尿管黏膜及时回置，支架管充分支撑引流，或采用自体膀胱黏膜和腹膜做成管状物置入，保留输尿管肌层和外膜以保证术后输尿管正常蠕动功能，重建后输尿管结构和功能均令人满意。④全层撕脱 > 7 cm 可以考虑行肠管代输尿管或自体肾移植。⑤肾切除术，对侧肾功能正常，患者一般情况差，心肺功能欠佳不适合做自体肾移植等大手术，可考虑肾切除术。

3. 结石残留

（1）引起结石残留的原因有：①由于冲水压力过大或结石表面光滑、位置易改变而使结石上漂进入肾盂；②结石直径 > 1.5 cm，且密度较高，输尿管镜双频双脉冲激光碎石术后结石碎片仍较大，结石排出输尿管较困难，这种情况极少见。

（2）结石残留防治方法：①进镜后患者取头高足低位，尽量减慢冲洗液流速，以能保持视野清晰的最低水压进镜，防止结石上漂进入肾盂。②对于靠近肾盂输尿管连接部的结石，先用异物钳将结石下移，然后再碎石；也可采用套石篮固定结石，用激光细光纤从其旁边插入击碎篮内结石碎石，退出套石篮。③对于残留到肾盂的结石，也可在输尿管内留置双 J 管后行 ESWL 治疗，若 ESWL 治疗效果不好，可考虑结石再次落入输尿管腔后行输尿管镜激光碎石术。

四、术后并发症及处理

1. 血尿

接受内镜下双频双脉冲激光碎石术的患者，尤其是结石较大或有多枚结石者，由于激光冲击次数较多，以及内镜在输尿管、膀胱、尿道内摆动过多，术后 1 ～ 2 d 常伴有程度不同的肉眼血尿，但一般都不严重，无须特殊处理。术中应注意操作轻柔，减少不必要的重复动作和盲目碎石操作。部分患者由于激光碎石后输尿管腔内留置双 J 管，导管两端对肾盂和膀胱黏膜的机械刺激可引起血尿，尤其在活动后易出现。这一现象无须特殊处理，嘱患者减少活动，多饮水即可。

2. 发热

输尿管镜双频双脉冲激光碎石术后引起发热并不多见。一般认为可能是结石以上尿路存在感染，操作时，由于冲洗液的高压灌流作用引起反流性感染，造成发热。因此，行激光碎石前，应有效控制感染，术中灌流液压力不应超过 3.9 kPa（40 cmH$_2$O），术后输尿管内支架引流管最好使用内腔较粗、材质较光洁的导管。只有输尿管保持通畅才易于控制感染。部分发热伴腰痛患者系双 J 管扭曲而引流不畅所致，拔除双 J 管后症状可消失。

3. 尿外渗

多为尿液经过输尿管穿孔处渗至周围间隙。少量尿外渗无须特殊处理，可自行吸收。尿外渗量较多者须做局部切开引流，同时，常规输尿管内放置双 J 管以减少外渗液量。

4. 输尿管狭窄

输尿管镜双频双脉冲激光碎石术引起输尿管狭窄不多见，主要继发于：①输尿管穿孔、尿外渗感染，局部瘢痕形成；②输尿管穿孔、碎石腔外移位，形成局部结石肉芽肿；③输尿管黏膜撕脱后瘢痕愈合。

近年来，随着泌尿外科腔内技术的发展，输尿管狭窄多采用输尿管镜下气囊扩张，逆行或顺行钬激光腔内切开术，腔内切开术的关键在于把狭窄段输尿管全层切开，如切开不完全，则狭窄难以消除。也可将两项技术结合到一起使用。扩张或内切开术后放置双 J 管引流 2 ～ 3 个月。

（罗发维）

第三节　输尿管结石钬激光碎石术

一、术前准备

1. 尿培养

所有患者入院后除常规检查外，都需留置中段尿行中段尿细菌培养和药敏试验。如术前尿培养阳性，可根据药敏试验选择敏感抗生素抗感染治疗，待培养阴性后安排手术治疗。

2. 静脉肾盂造影

不仅能够明确结石部位，而且能显示肾及输尿管积水程度，评估患侧肾功能。

3. 术前定位片

部分患者输尿管下段结石经入院抗感染解痉治疗后可自行排入膀胱、体外，而上段结石由于输尿管水肿减轻、痉挛缓解，可落入肾盂，故不再适宜行经输尿管镜钬激光碎石手术。因此，手术当日需行术前定位摄片再次明确结石位置，必要时根据结石位置调整手术方案。

4. B超或CT检查

对于阴性结石，X线片上无法显影，行B超或CT检查，不但可以明确结石的位置，而且可以测量结石大小。操作者可根据自身手术水平评估手术时间，若结石过大，手术时间过长，会增加各种并发症的发生率，可改切开取石手术。

5. 电解质及肾功能

术中大量使用冲洗液，患者吸收后可引起水电解质失衡，进而危及生命，术前需维持水电解质平衡及保持肾功能良好。

6. 术前灌肠

对于减少肠道损伤等相关并发症有着很好的作用，而且可以减少肠道气体对摄片的干扰。

7. 抗感染解痉治疗

输尿管结石急性期结石卡压，黏膜充血水肿，管壁组织脆弱，立即行输尿管镜治疗易致其损伤，引起输尿管穿孔、黏膜撕脱、断裂等并发症，应先予以抗感染解痉治疗，待水肿期后考虑手术治疗。

二、手术步骤

1. 麻醉与体位

（1）麻醉：采用蛛网膜下隙麻醉（脊麻）、连续硬膜外腔阻滞麻醉或全身麻醉。

（2）体位：患者取截石位。

2. 手术方法

麻醉后消毒铺无菌巾单。6号或8号无气囊导尿管插入膀胱，输尿管镜直视下沿尿管进入膀胱。寻找到患者输尿管开口后插入导丝，灌注膀胱或手控间断冲洗水扩张输尿管开口，用"上挑法"或"直入法"插入输尿管开口，并在持续灌注下通过"旋转""抖动"输尿管镜，沿导丝逐步缓慢推进。在输尿管镜操作过程中，动作需轻柔，要重视导丝的作用，视野不清楚或者不能明确管腔方向的时候，要在导丝的指引下操作，尽可能将扭曲的输尿管拉直，避免输尿管损伤。找到结石后，沿输尿管镜内通道插入钬激光光纤（直径一般为 $365\mu m$ 或 $550\mu m$），调节功率（设定为 $0.5 \sim 1.5$ J/8 $\sim$ 15 Hz）进行碎石，对于输尿管息肉，也可使用钬激光消融，术毕退镜，留置输尿管支架管（双J管）及导尿管。

三、术中并发症及处理

1. 术中出血

术中常见的出血原因有：输尿管黏膜损伤；结石较大，手术时间长，输尿管壁水肿；包裹性结石，处理包裹物如息肉等；输尿管梗阻突然解除后，肾盂内压力骤降，有可能造成肾小球过滤性出血。

输尿管镜碎石过程中，常伴不同程度的出血，小的黏膜出血会自行停止，经冲洗后水中颜色会变淡，一般不需特殊处理。应注意若术中出血影响视野时，需保持冲洗通畅，间歇放水，避免盲目操作，引起相关损伤。小出血，仅需留置支架管，保持引流通畅即可；若因输尿管黏膜撕脱、断裂等因素引起鲜血流持续涌出，应果断改腔镜或开放手术进行修补吻合。

2. 输尿管穿孔

输尿管穿孔是钬激光碎石术的常见并发症，输尿管由于结石卡压，黏膜充血水肿，组织脆弱，有些积水的输尿管会扩张迁曲成角，还有一些输尿管狭窄处，输尿管镜推进时，力度控制不当，或者留置支架管时过分用力向上置管，导丝过硬都易致其损伤穿孔；使用钬激光碎石的手术过程中，激光穿透结石后，常会击中其后方的输尿管壁，也会引起黏膜损伤穿孔，严重时输尿管镜穿出管腔。

输尿管穿孔后黏膜不完整，镜下可看到淡黄色脂肪和灰白色网样疏松组织；若是镜下看不到完整管腔，则输尿管镜很可能已经穿到输尿管外。

对于小的穿孔，或者手术近结束，可先减小灌注水压，争取通过导丝，逆行留置支架管；逆行置管失败，可配合经皮肾穿刺造口，顺行将导丝通过损伤部位，留置支架管；为防止支架管通过穿孔处到管腔外，可术中透视摄片，4 ~ 6周后二期行输尿管镜治疗。对于支架无法越过穿孔处，结石残留过多，或穿孔较大，无法置管，应尽早发现，终止手术操作，避免腹膜后感染及严重尿外渗，立刻改开放或腔镜手术探查修补输尿管。

3. 输尿管黏膜下假道形成

常见的并发症，却易被术者忽视。其最常发生的部位有：输尿管开口和膀胱壁段，正常解剖条件下，输尿管下段与膀胱壁内段有一定角度，若角度大，逆行插管时用力过度可将导管或导丝插入输尿管黏膜下形成假道；输尿管扭曲成角部位，此处导丝不能顺着输尿管转角行走，头部抵住黏膜，术者强行通过易造成假道。结石嵌顿部位，周围黏膜水肿，甚至形成息肉，导丝无法易刺入黏膜。

术前了解输尿管的走行及结石嵌顿位置，逆行插管动作要轻柔，禁忌遇到阻力时使用暴力，若无法通过，可适当回抽导管或导丝，调整角度尝试。

若黏膜假道已经形成，及时拔回导丝，沿着正常黏膜壁的方向，运用导管或导丝耐心寻找，避免假道扩大，甚至输尿管穿孔。若假道位于输尿管开口处，往往偏外侧，可沿黏膜内侧口连续处继续寻找。对于既成的假道，可在寻找到正确的管道后留置支架管。

4. 输尿管黏膜撕脱

输尿管黏膜撕脱为输尿管镜的严重并发症，小片撕脱时可见管腔内呈云雾状，严重撕脱时可见膀胱内脱出的输尿管黏膜，部分女性患者甚至会脱至尿道外口。

最常见于使用套石篮时，结石较大，表面粗糙，套石过程中阻力较大，用力牵拉可致黏膜撕脱。因此，钬激光碎石时，尽量击碎结石，拖拉套石篮也需小心，一般认为 4 mm以上结石不宜使用套石篮。如遇阻力过大，可松开套石篮。也有术者遇到套石篮嵌顿，此时既不能取石又无法松动套石篮，应果断改开放手术将其一并取出。

黏膜撕脱也发生在输尿管狭窄或痉挛时，输尿管镜受到卡压，若输尿管本身黏膜在钬激光碎石时已经受损，操作者强行进退输尿管镜易致其撕脱。因此，操作时禁忌使用暴力或动作幅度过大，尤其在输尿管跨越髂血管段时，遇到阻力可观察片刻明确方向后再出入。入镜时感到管壁同向推动皱褶时，不可强进；退镜时阻力大，难以拔出时可插入导管引流肾内液体，减小肾内压力，或注入润滑剂，待卡压松解后再退。

若黏膜撕脱较短，可留置双 J 管引流；但严重撕脱时，需转手术行输尿管吻合或输尿管膀胱再植，更严重则需行回肠代输尿管术。

5. 输尿管离断

输尿管镜进镜或退镜过程中，受到阻力，操作者的用力不当，都会引起输尿管离断；尤其在使用钬激光碎石后，本身有穿孔，或者管壁受牵拉，水流灌注变薄，组织脆弱等原因，加上操作者经验不足，其断裂风险更大。

输尿管离断后，若其原有血供仍保留，可考虑手术修补行输尿管再吻合术，若输尿管离断位置较高，如近肾盂部位或输尿管肾盂连接部撕脱损伤，可行输尿管肾盂吻合术；如为下段输尿管撕脱，可行输尿管膀胱吻合术。若输尿管离断远端血供较差，行输尿管吻合术后易发生坏死，可考虑采用肠代输尿管术。对于自身条件较差的患者，不能承受较大的手术，可采用永久肾造口。对于输尿管严重损伤，而不能用修补或替代手术者，可选择肾切除术。

6. 处理结石失败

术中结石若位于上段输尿管，原有嵌顿松动时易进入肾盂，而输尿管硬镜很难继续操作碎石；即便输尿管下段结石，被钬激光碎为数枚结石后，易冲入肾盂，留置双J管仅能引流尿液，但术后多块结石再次经过输尿管时卡压，仍无法排出。其他原因，如结石息肉包裹，在分辨结石或者使用钬激光处理息肉时造成输尿管穿孔、离断等，都会使碎石手术失败。

使用导丝引导输尿管镜时，有时结石卡压较严实，导丝无法通过结石处，不可用力推送，防止将结石推进肾盂，同时钬激光碎石时，可适当调整水压，只需看清视野即可，若水流过大，会将变小的结石冲进肾盂内。若是结石冲入肾盂，留置双J管后，可行体外震波碎石，尽量减小结石体积，促进其排泄。对于术中出现输尿管并发症需行手术治疗的，可在手术中一并处理结石问题。

四、术后并发症及处理

1. 术后出血

术中出血量较大，未明确原因或未予以相应手术处理，术后仍会有血尿。很多留置支架管的患者，输尿管黏膜受异物反复摩擦，也会有淡色肉眼血尿或镜下血尿，甚至一直保持到拔管。也有一过性血尿，发生在碎石排出的过程中，常伴有一过性肾绞痛。

若术中无特殊处理，术后发现患者尿管中鲜红色血尿，应引起重视，复查B超、CT等，予以止血药等保守治疗仍无缓解，必要时可膀胱镜、输尿管镜再次进入明确出血原因，积极处理。对于由支架管引起的血尿，可嘱患者多饮水，适当抗感染治疗，无须过分担忧，术后1~2个月内拔除支架管后可自行缓解。

2. 术后感染

术后感染发热也是输尿管钬激光碎石术后的常见并发症，国内也有患者术后出现重症感染的报道。其常见原因有：术前既有尿路感染未得到治疗控制；手术器械消毒不严格和操作者未完全遵守手术无菌原则；术中水流灌注压过高，灌注时间长，尿液或结石内包裹的病原菌经水流灌注反流，进入肾小管、淋巴管、小静脉等反流入血，导致菌血症等；术后尿液外渗；术后尿路梗阻，尿液引流不畅。

要做好围术期工作，高血糖、抵抗力差的患者要积极调整。术前患者行尿常规、尿培养、药物敏感试验，对于尿路感染患者积极采用敏感药物抗感染治疗，必要时多次复查尿常规及尿培养。很多医院腔内手术开展较多，但一定要注意无菌操作和手术器械的消毒，尤其要保证充分的消毒时间，避免后一位患者受感染。术中需控制灌注压，相比而言，手工灌注虽然较烦琐，但调控性好，若采用机器灌注，出血少，视野清晰可间歇中断灌注泵。术中尽量缩短手术时间，时间越长，术后感染机会越大，减少输尿管创伤，对于碎石尽量碎小，但无须追求碎成粉末，造成不必要的损伤。手术常规留置双J管，保持引流通畅。术后监测病情，注意患者体温的改变，还要观察尿液量及尿液的性状，尿液混浊，往往提示感染的可能，合理有效地使用抗生素。

3. 腰痛

结石经被钬激光击碎后大部分可被冲洗入膀胱，还有部分被冲入肾盂，术中不能排除，术后经过输尿管，可引起绞痛。但是并非所有腰痛都是肾绞痛，术中留置的支架管若扭曲或堵塞，引流尿液不通畅，肾盂内压力过高也会引起腰痛。也有报道认为，术中灌注液压力过高，肾实质反流也可引起腰痛。

疼痛时可行X线或B超检查，明确是由结石残留梗阻引起或由支架管扭曲引起，若输尿管结石较小，估计能排出，可行抗感染、解痉、止痛处理；若结石卡压较紧，无法排出，可行体外震波碎石；若是支架管引起的疼痛不适，可予以拔除。另外，手术操作者术中需注意灌注压不能过高，对反流引起的疼痛、感染等要重视。

4. 输尿管狭窄

输尿管狭窄为主要的远期并发症之一，发生率为0.6% ~ 10%，术中进镜操作及经钬激光碎石术易损伤输尿管壁深层组织，甚至全层断裂；反复进镜刺激摩擦输尿管开口，易损伤黏膜及黏膜下层；术中炎性息肉未被清除；这些因素形成远期瘢痕挛缩引起输尿管狭窄，甚至开口闭锁，造成狭窄段以上的输尿管扩张，肾脏积水，功能受损。

要求术中操作技术娴熟，尽量避免反复进镜及损伤输尿管腔，但是术后输尿管黏膜难免会水肿损伤，所以术后留置支架管，对保持引流通畅，减轻粘连，防治狭窄有一定作用。

对于已经发生狭窄的患者，可行输尿管镜下狭窄钬激光或冷刀切开、球囊扩张术等，若是输尿管开口完全闭锁的可腹腔镜或开放手术输尿管再植。

5. 尿外渗和肾周积液

手术中输尿管镜的操作、钬激光碎石的过程都会对输尿管壁损伤，如输尿管穿孔、断裂、黏膜撕脱，术中未能及时发现修补，若术后留置支架管堵塞，引流不畅，会造成尿液经损伤口流出，积聚于输尿管周围；使用输尿管镜碎石冲水时，若是排泄不畅，肾盂内压力迅速增高，肾盏穹隆部发生破裂，尿液经肾间质渗出，则积聚于肾周。外渗的尿液若量较大，往往不能被吸收，容易引起感染发热，甚至化脓，形成窦道，经久不愈，也有严重者引起肾积水，患侧肾失去功能。

术中要尽量避免输尿管的损伤，若是管壁穿孔较严重，可及时行修补手术；使用冲洗液冲洗时保持引流冲洗，注意膀胱内水压，压力过高时，可间隔放出膀胱内冲洗液。输尿管结石的患者术后石渣容易堵塞支架管引流孔，甚至有些患者整个支架管表面钙质沉积，犹如长条状结石。术后可复查 B 超、X 线等，明确肾积水、支架管的位置。

对于少量外渗积液的患者，可以抗感染保守治疗。若是渗液明显，可行手术清理，缝合瘘口。对于感染严重的患者，可行造口引流，待感染控制后二期手术。

6. 输尿管支架并发症

输尿管支架，如双 J 管（俗称猪尾巴管）已经广泛应用于输尿管镜手术中，对术后保持引流通畅、减少粘连瘢痕狭窄有着重要作用，同时，其本身也会产生一定的并发症。结石患者梗阻段以上的输尿管由于长期积水，往往比较粗，双 J 管上端无法钩住肾盂，患者活动后易造成 J 管落入膀胱，甚至有女性患者排尿时直接将 J 管从膀胱中排出体外。也有因为手术者留置于输尿管开口外的 J 管长度不够，患者活动后 J 管缩入输尿管内，待膀胱镜拔管时无法找到。此外，一些留置双 J 管患者戴管活动时会感到腰腹不适感，甚至疼痛。双 J 管反复摩擦输尿管壁时也会造成其损伤，引起血尿、感染。患者若是结石排出不畅，嵌顿于管的行经处，引起梗阻，结石渣积蓄，甚至钙盐沉积于支架管表面，易造成拔管困难，双 J 管断裂，更有严重者因此损伤输尿管，需进一步治疗。

术中留置双 J 管时尽量放好位置，两端留有合适长度，一端钩住肾盂，一端钩住输尿管开口。术中不能明确是否到位，可通过 X 线检查，及时调整。对于双 J 管引起的疼痛、出血、感染，拔管后予以相关抗感染止血治疗即可。使用膀胱镜拔管时不可过猛，防止因双 J 管被卡压于输尿管内而致其损伤，输尿管无法拔除，甚至断裂时，可使用输尿管镜进一步明确原因。若已经引起输尿管的损伤，可及时手术治疗。

（罗发维）

第四节 输尿管软镜钬激光碎石术

输尿管软镜是诊断和治疗上尿路疾病的重要工具，它大大地扩展了硬性输尿管镜的使用范围，能够使肾的充盈缺损性病变得到确诊，并且能够进行肾结石的碎石术。钬激光是一种较新的多用途医用激光，是以稀有金属钬为激发介质的固态脉冲式激光，其光波可以经由氧化硅石英光纤传导，这种光纤是可曲性的，非常适合在内镜下进行治疗，大大扩大了纤维软式输尿管镜的应用范围。

一、适应证与禁忌证

1. 适应证

（1）输尿管结石，特别是输尿管上段结石。

（2）体外冲击波碎石（SWL）定位困难的 X 线阴性肾结石（直径 < 2 cm）。

（3）SWL 失败的直径 < 2 cm 肾结石。

（4）SWL 术后残留的肾下盏结石（直径 < 2 cm）。

（5）结石坚硬（如胱氨酸结石、一水草酸钙结石等），行 SWL 治疗效果不好。

（6）严重脊柱畸形、极度肥胖等建立 PNL 通道困难。

（7）伴盏颈狭窄的肾盏憩室内结石（直径 < 1 cm）。

（8）输尿管结石合并肾结石。

（9）合并有肾盂肾盏充盈缺损需要行肾盂镜检的上尿路结石。

2. 禁忌证

（1）严重的心肺功能不全及严重的全身出血性疾病，无法耐受麻醉和手术。

（2）未控制的泌尿道感染。

（3）严重尿道狭窄，腔内手术无法解决。

（4）严重骨盆和髋关节畸形，截石位困难；输尿管结石下方有明显狭窄。

（5）膀胱挛缩。

（6）有放射治疗史，输尿管固定、纤维化使插管困难，并易造成输尿管插孔等并发症。

二、术前准备

（1）全身准备包括血常规、尿常规、生化常规、凝血常规、心电图、胸片等。

（2）影像学检查包括泌尿系统 B 超、KUB、CTU 或静脉肾盂造影片（IVU），碘过敏或肾功能不全时，可行 CT 平扫及 MRI 检查。

（3）有泌尿道感染应先给予抗生素控制感染；术前需行中段尿细菌培养及药敏试验，若中段尿培养有细菌存在，选择敏感的抗生素控制感染。

（4）必须告知患者及其家属手术主要是为了解除梗阻，有结石残留可能，残留结石可结合 SWL 和药物排石，无意义的残留结石可以定期复查。

（5）手术间配备 X 线透视设备和 B 超设备。

三、手术步骤

1. 麻醉与体位

（1）麻醉：腰麻加连硬膜外麻醉经济、实用，需要改变手术方式而延长手术时间时，连硬膜外麻醉能提供麻醉效果的连续性。尽量避免使用全身麻醉，因为全身麻醉时呼吸机辅助呼吸，患肾呼吸动度太大，影响碎石操作。

（2）体位：患者体位一般采用截石位；也有报道采用健侧下肢抬高、患侧下肢下垂的截石位以便操作，或者侧卧以利于术中碎石。

2. 手术方法

（1）使用硬性输尿管镜将导丝放置于输尿管结石以下或者肾盂内；保留导丝，退出输尿管镜，估计进镜长度。

（2）拉直导丝，根据进镜长度，沿导丝将输尿管扩张器插入输尿管的预定位置，保留导丝，抽出扩张导管，保留扩张鞘。

（3）将软性输尿管镜插入扩张鞘内，直至预定目标。

（4）根据术中情况，调整扩张鞘位置，进行激光碎石。

（5）碎石结束，保留导丝，退出软输尿管镜和扩张鞘，沿导丝留置双 J 管，结束手术。

3. 注意事项

术中操作忌动作粗暴、盲目操作；若术中视野不清，调整冲水速度，根据不同情况可旋转或后撤输尿管软镜使管腔重新显露。

四、并发症及处理

1. 术中并发症及处理

（1）输尿管软镜损伤：输尿管软镜损伤最常见于钬激光光纤对工作通道的破坏，为防止钬激光光纤尖端插伤工作通道，插入钬激光光纤时控制操作手柄使输尿管软镜镜体末端保持零度位置；术中使用钬激光时要保证激发激光时能看到光纤尖部，避免激光损伤工作通道。

（2）输尿管黏膜下损伤及假道形成：逆行插入导丝或输尿管导管时，导丝或导管未能沿着输尿管管腔进入，而是刺破输尿管黏膜下层潜行，形成输尿管黏膜下假道。输尿管开口处、大量肾积水导致输尿管扭曲成角，如导丝或输尿管导管不能顺着输尿管转角行走，导丝或导管可能会抵住输尿管黏膜，此时若盲目强行向上进入，容易造成假道。输尿管结石长期嵌顿，黏膜充血水肿，结石周围炎性息肉形成，此时输尿管导管通过结石，也容易形成黏膜下损伤及假道。为避免术中输尿管损伤，插管时动作要轻柔，遇到阻力时不能强行推进。尽可能直视下插管，避免导管刺破输尿管黏膜。一旦术中发生输尿管黏膜下损伤及假道形成，及时抽回导丝或导管，找到损伤处上方输尿管管腔，放置双 J 管引流。

（3）输尿管穿孔：常见的原因是手术操作动作粗暴、盲目操作、术中视野不清、输尿管狭窄或扭曲、结石长时间嵌顿、钬激光操作不慎等。手术过程中见到灰白色蜘蛛网样的疏松组织或见到淡黄色脂肪组织则提示输尿管穿孔。若穿孔较小，术中注意控制灌注压力，短时间内快速完成手术，沿导丝放置双 J 管引流 2～4 周。如穿孔严重，则留置导丝或导管于输尿管内，进行开放手术处理（如输尿管端 - 端吻合术等）。

（4）输尿管黏膜撕脱：最严重的急性并发症之一，多见于套石篮套取过大结石时导致套石篮嵌顿，这时既不能取出结石也无法张开套石篮，强行向下拉出套石篮时引起输尿管黏膜撕脱。因此，术中尽量将结石粉碎，尽量不要使用套石篮。一旦发现输尿管黏膜撕脱，需开放手术治疗（自体肾移植、输尿管膀胱吻合术或回肠代输尿管术等）。

（5）输尿管断裂：最严重的急性并发症之一，多见于输尿管狭窄强行上镜后退出时导致输尿管断裂。若术中有输尿管穿孔，未能及时发现仍然盲目进行操作，可引起输尿管完全断裂。术中可见断裂的输尿管随镜拉出，一旦发现输尿管断裂，须立即终止输尿管软镜操作，改为开放手术（自体肾移植、输尿管膀胱吻合术或回肠代输尿管术等）。

（6）器械折断于输尿管腔内：比较少见，一般为钬激光光纤误击导丝，导致导丝断裂，一旦发现，立即使用异物钳将其取出。

2. 术后并发症及处理

（1）感染：一般是在原有泌尿道感染的基础上，术中灌注导致肾盂压力升高，细菌或内毒素反流至血液或淋巴导致尿脓毒血症发生。有泌尿道感染应先给予抗生素控制感染；术前需行中段尿细菌培养及药敏试验，若中段尿培养有细菌存在，选择敏感的抗生素控制感染。术中严格无菌操作，降低灌注压力。术后放置双J管引流通畅，并应用敏感抗生素积极抗感染治疗。若双J管引流后感染仍不能有效控制，必要时需要行肾穿刺造口引流。

（2）血尿：术后血尿一般是由于术中输尿管黏膜损伤导致，1～3 d后可自行好转。嘱患者多饮水，出血较多时可适当应用止血药物。术中或术后即出现严重血尿时，要注意有无肾破裂可能，及时处理。

（3）输尿管狭窄或闭锁：为输尿管软镜操作后的远期并发症，其发生率为0.6%～1%。输尿管结石嵌顿伴息肉形成、多次SWL致输尿管黏膜破坏等是输尿管狭窄的主要危险因素。输尿管黏膜损伤、输尿管假道形成或者输尿管穿孔、尿外渗导致的输尿管周围纤维化等易导致输尿管狭窄。因此，在术中尽量避免输尿管损伤。使用输尿管通道鞘也可能会导致输尿管狭窄的发生。输尿管狭窄或闭锁的处理方法包括输尿管狭窄内切开或球囊扩张，若狭窄段较长或腔内手术失败，则需要行开放手术治疗。若狭窄段长度 < 3 cm，可行狭窄段切除端-端吻合术治疗。若输尿管狭窄长度超过3 cm，下段输尿管长段狭窄行输尿管膀胱角吻合术，中上段长段狭窄可行回肠代输尿管术；也可考虑行自体肾移植手术。

（罗发维）

第五节　输尿管镜气压弹道碎石术

输尿管镜对于治疗一些特殊的输尿管结石，有比 ESWL 及开放手术更多的优点，随着光纤技术的发展，现代输尿管镜多为一体式，克服过去分体式操作不便的缺点，因此得到更加广泛的应用。输尿管镜气压弹道碎石与液电、超声、激光碎石术相比，具有设备简单、效果佳、损伤小、价格低廉等优点。

一、适应证与禁忌证

1. 适应证

（1）输尿管镜钬激光碎石术治疗输尿管中下段结石，特别是结石嵌顿时间较长，考虑有局部肉芽组织增生者。

（2）对于输尿管上段结石，输尿管上段的上中 1/3 可以使用顺行输尿管镜术，上段的下 1/3 亦可行逆行输尿管镜钬激光碎石术，但是仍有结石返回肾盂的可能。

（3）输尿管软镜和激光光纤的发展，可以使用输尿管镜术治疗输尿管上段和肾盂的结石；也适用于输尿管结石不能自行排出者。

2. 禁忌证

（1）对于上段输尿管结石：因反复地置入输尿管镜易致输尿管壁损伤，在术中有可能使结石回窜肾盂，所以宜慎用。

（2）特殊患者：对于输尿管畸形、狭窄扭曲明显及有出血倾向的患者，泌尿系统感染严重者一般不宜采用。

二、术前准备

1. 全面检查

患者术前做心、肺、肾等脏器的常规检查，特别强调的是应做静脉肾盂造影或输尿管逆行造影术检查，以了解输尿管是否通畅，有否畸形。

2. 抗生素

一般患者无须术前预防用抗生素，术后可根据感染情况及细菌培养结果选择使用抗生素。

3. 器械

手术器械除常规准备内腔镜器械外，还应准备开放性手术器械。预防当出现输尿管穿孔等并发症时，采取中转开放手术治疗。

三、手术步骤

1. 麻醉与体位

（1）麻醉：一般选用硬膜外麻醉，对于硬膜外麻醉有禁忌者，可选气管内插管全身麻醉。个别靠近输尿管出口的输尿管小结石可采用骶麻醉或表面麻醉。

（2）体位：平卧位，抬高患侧下肢，这样可拉直患侧输尿管。

2. 手术方法

（1）置镜：应用输尿管镜治疗输尿管结石，安全地置入输尿管镜是整个治疗过程的前提及关键。患者选择平卧位，抬高患侧下肢，这样可拉直患侧输尿管。目前，较常用的方法是用 F 3 ～ 4 输尿管引导插入尿管镜。

（2）观察：即当输尿管镜进入膀胱后，少量放水，观察膀胱内情况、前列腺大小、三角区情况、有无赘生物、结石和憩室，当寻找输尿管出口成功后即关水，避免膀胱太胀而影响输尿管镜进入。向患侧输尿管插入 F 3 ～ 4 输尿管导管，该管进入输尿管不宜太长，尤其当进管受阻时宜回退少许，避免人为造成输尿管屈曲。Wolf 输尿管镜的镜体前端较细，且有一弯头，镜体向后逐渐变粗，可代替金属橄榄形头扩张器。当输尿管镜进入输尿管后需再次进镜时，可直接进镜。进镜时可用微电脑液压灌注泵或将灌水袋挂至距患者 1.0 ～ 1.2 m 高处，用冲洗液水压扩张输尿管出口。采用"上挑法"旋转进镜。即在输尿管镜进入输尿管口时，先将输尿管镜尖端旋转 6 点钟位置，沿输尿管导管，将输尿管镜尖端插入输尿管口后，再将输尿管镜旋转回 12 点钟位置，将输尿管口挑起，完成输尿管镜通过膀胱壁段的过程。

（3）碎石：肉芽较多处，往往是输尿管结石的部位，加压灌水可看清楚肉芽、结石及输尿管腔。这时可用输尿管镜的前端挑起结石远端的肉芽组织，将弹道碎石探针的头端直接对准结石进行碎石。如结石活动时，应将碎石探针从结石侧方压住结石进行碎石。除非有较大且不能粉碎的结石，否则不需要用取石钳及套石篮取出结石，因为这些结石往往可自行排出。

（4）尿液引流：输尿管镜弹道碎石术后由于灌水进入肾、输尿管壁损伤、水肿及小结石阻塞等原因，易造成患肾引流不畅而继发感染及肾绞痛。可常规放置输尿管导管 1 ～ 2 d 引流。

（5）放置双 J 管：除非输尿管壁有损伤或残留结石较多需 ESWL，否则不须放置双 J 管。

3. 注意事项

（1）进镜慎重：在进镜时不可过度用力。遇到狭窄部位或肉芽较多的位置时，宜停留在该处，加大冲洗液水压少许时间，待看清楚通道后，插入输尿管导管作指示，边插边前后推拉输尿管导管，如无阻力即可上行，否则退回加水压后重试。避免输尿管的损伤。

（2）输尿管腔的息肉不处理：除非较多且疑有恶变，否则不须特殊处理。对于较小可活动的结石，为防止结石滑入肾内，可适当选择头高位，并直接钳取。

四、并发症及处理

1. 术中并发症及处理

（1）输尿管黏膜下损伤形成假道：常发生在输尿管口和输尿管扭曲成角的部位及结石嵌顿的输尿管处。黏膜下损伤是一种轻微输尿管损伤，若能及时发现，将导丝或导管抽回，放回到正确的输尿管腔内。如不注意，将会造成"导丝切割伤"，即术者在逆行插管时，未能及时发现导丝造成的黏膜下损伤，仍继续沿导丝进行扩张或逆行置入输尿管镜，损伤不断扩大、切割，很容易引起穿孔和撕裂。因此逆行插管时，动作要轻巧，插导管和导丝时，注意体会自己的手感，一旦遇到阻力就应停止，应在输尿管镜直视下插管，在清晰地见到正确的输尿管通道后再插上导丝。如发现导丝不在腔内而在黏膜下，应及时拔出，并将导丝放回正确的腔内。不要强行反复试插，必要时可先行输尿管逆行造影。

（2）输尿管穿孔：术中发生输尿管穿孔，除黏膜下导丝切割伤未加注意可能发生外，最常见的是在处理嵌顿的结石时，盲目地用取石钳取石，造成输尿管壁的损伤；或较长时间使用气压弹道碎石杆碎石造成。一旦发现输尿管穿孔征象，应立即沿导丝放入支架管引流，保持引流通畅，可自行愈合。若无法置入内支架引流，或估计穿孔较大时，应立即行开放手术处理，或行经皮肾造口术。

（3）输尿管撕裂：输尿管撕裂是术中最严重的并发症，可能发生在过大的结石强行拉出时，或在发生穿孔后未及时发现，盲目上镜取石时，或遇输尿管狭窄强行输尿管扩张或置入输尿管镜而造成的严重损伤。在行输尿管镜取石术中，只要术者操作谨慎、手术器械齐备则此并发症可以避免。

一旦发生输尿管断裂、剥脱，应在减少创伤、保留肾及其功能的基础上，尽快恢复输尿管的连续性。输尿管断裂时，应及早行输尿管断端吻合，缺损较长者可考虑游离肾，下移吻合或膀胱瓣管吻合，内支架引流 6 ~ 8 周，必要时行自体肾移植甚至切除肾。预防措施：出入镜切忌暴力或动作幅度过大，尤其是在输尿管跨髂血管段，遇到阻力应退镜观察片刻，麻醉充分后再进镜。入镜时感到管壁同向推动受阻时，不能强行进镜。退镜时阻力大，难以拔出时应注意插入导管引流肾内液体，减少肾内压力，充分麻醉和镇痛，输尿管内可注入液状石蜡或局部麻醉药物，待嵌顿完全松解再旋转缓慢拔出镜体。难以退镜者应果断中转开放手术。

（4）结石移位：可能发生结石移位而导致碎石失败。原因包括导丝插入过深、结石小、活动度大、位置高、术中灌注压高及碎石探杆推动结石等，输尿管在麻醉作用下较松弛，结石移位可能性更大。除采用头高足低位及减少灌注压力外，术中导丝不宜伸入过长，尽量将导丝远端保持在视野之内，以免将结石上推。碎石针宜从侧面轻压结石，适当固定后再行碎石。对于较大且相对固定的结石使用连续脉冲效果好，而对易活动结石且上段积水严重者应采用单次脉冲碎石，以减少结石的移动，如碎石过程中结石上移，可用取石钳将结石下拉后再行碎石。

（5）术中出血：术中出现输尿管黏膜明显出血其主要原因是在处理输尿管息肉时，钳夹输尿管息肉，试图撕断息肉时发生出血，因此不主张钳夹息肉，主张用激光或电灼来处理输尿管息肉。目前认为只要将输尿管结石击碎或移位，输尿管腔通畅后，消除了局部刺激感染因素，留置双J管引流，输尿管息肉一般会自行萎缩消失。腔内出血时，不能急于操作，可先将镜体退出少许，以冲洗液灌注管腔，待视野清晰后再进行操作，避免误伤输尿管壁。严重出血应中止手术，以防进一步造成输尿管损伤。

2. 术后并发症及处理

（1）出血：输尿管镜取石术后，通常从支架管引流出淡红色尿液，一般在 1 ~ 3 d 后转清。如结石合并息肉，取石后血尿时间可能会稍长一些。原则上不需要任何特殊的处理，不需要输血。

（2）输尿管狭窄和闭塞：输尿管腔内进行输尿管镜操作，输尿管黏膜的擦伤不可避免，由于黏膜修复很快，一般不会留下任何痕迹。但若损伤了输尿管壁深层，术后瘢痕收缩，则容易引起输尿管狭窄。置镜时输尿管擦伤、输尿管缺血都可引起输尿管狭窄甚至闭锁。因此在行输尿管镜操作时，要小心谨慎，避免过多损伤输尿管黏膜。另外留置导管，特别要根据术中实际损伤的程度，选择不同类型导管及决定导管留置时间，对预防术后发生输尿管狭窄非常重要。根据输尿管狭窄的长度及程度选择合适的处理方法，若狭窄段较短，可行内镜下切开或输尿管气囊扩张并放置内支架引流；若狭窄段较长，或合并有输尿管周围纤维化，则应行开放成形手术。

（3）发热：术后引起发热和泌尿系统感染是不常见的。若梗阻伴有感染，结石内包裹或表面附有病原菌，术中为保持视野清晰，高压水流灌注冲洗和扩张输尿管，致肾小管、淋巴管、小静脉及肾窦部反流，病原微生物进入血液循环系统，可引起反流性感染，造成术后发热，感染加重。为预防输尿管镜造成的反流性感染，术前应控制尿路感染，术中灌流液压力不宜过高，术后需留置的引流管最好使用内粗的导管，以增强引流效果；并给予足量敏感抗生素。

（4）肾绞痛：术后肾绞痛的发作多是由于术前梗阻时间长，输尿管水肿，感染较重，手术时间长，或术中灌注压力过高，或术后有碎石下移、双J管扭曲或堵塞使尿液引流不畅引起，必要时可对输尿管结石先行 ESWL 术，术后 24 h 再行输尿管镜下弹道碎石术。一旦发生可给予解痉治疗，病情平稳后结合 ESWL 治疗。

（罗发维）

第六节　输尿管镜碎石取石术

一、适应证与禁忌证

1. 适应证

（1）ESWL 或经皮肾镜碎石后形成石街。

（2）ESWL 定位困难。

（3）输尿管下段结石。

（4）结石梗阻造成上尿路扩张并影响肾功能。

2. 禁忌证

（1）全身出血性疾病未控制、重要脏器患有严重疾病不适合手术和传染性疾病活动期的患者。

（2）结石远端输尿管狭窄，无法用输尿管镜同时解决。

（3）尿道狭窄扩张不成功。

（4）患有泌尿系统急性感染性疾病，须先行控制。

二、术前准备

（1）查血、尿常规及出、凝血时间，肝、肾功能，血清电解质，二氧化碳结合力，血糖，以及心电图、胸透等了解全身情况。

（2）尿培养加药物敏感试验为术后应用抗生素提供依据。

（3）查血钙、血磷、尿酸及 24 h 尿液分析以了解结石成因。

（4）B 超检查了解肾、膀胱、前列腺情况，以发现其他伴发泌尿系统疾病。

（5）做 X 线腹部平片及静脉肾盂造影了解结石大小、部位及有无伴发尿路梗阻。

（6）术前 1 d 口服缓泻药排空肠道，术前 6 h 内禁食、禁水。

（7）麻醉前再次拍 X 线腹部平片确定结石是否排出或移位。

三、手术步骤

1. 麻醉与体位

（1）麻醉：硬膜外麻醉或全身麻醉，多选择硬膜外麻醉。

（2）体位：一般采取截石位，也可以采用 Trendelenburg 体位，即一种头低臀高的改良截石位，这种体位可以使肾向头端移动，输尿管伸直；或者健侧下肢抬高，患侧下肢的截石位便于操作，输尿管镜进入输尿管口的角度由锐角变为钝角，使镜体与输尿管能成为一条直线。

2. 手术方法

消毒铺巾后，从尿道插入输尿管镜，由于输尿管口和壁内段是输尿管全程最窄处，F 9 以上的输尿管镜多需行输尿管口及壁内段扩张后才能进境。一般须换用膀胱镜，通过膀胱镜插入球囊扩张器或金属橄榄头扩张器，导管扩张从 F 8 开始扩张至 F 14。可控液压扩张是一种最新安全的输尿管扩张方法，几乎无损伤，操作简便，在液压泵灌注生理盐水的液压水注的扩张下，经过患侧输尿管开口，从输尿管开口插入导丝或导管。

借导丝引导，用镜端挑起导丝，使镜头的斜面向上与输尿管口上唇相对，保持镜体和输尿管壁内段处于一条直线上，输尿管镜进入输尿管 1 ～ 2 cm 后，将输尿管镜转回，使其斜面向下，使输尿管腔位于视野中央。镜体的推入必须在生理盐水灌注连续冲洗直视下进行。较小的结石可用取石钳直接取出，稍大的结石可用套石篮取出。若结石较大且不规则，应用气压弹道、超声、液电或激光等方法碎石后，以超声吸引器吸出，没有超声吸引器的，也可再用取石钳或套石篮分次取出碎石。碎石取石完成后，若输尿管有损伤或肾积水，应向输尿管内置入双 J 管或输尿管导管起到支架和引流作用。

手术过程中应注意患者的腹部变化，特别是有些输尿管狭窄或扭曲手术困难时，容易引起外渗，如发现腹胀及时停止手术，妥善处理。术中根据手术的需要随时调整手术床，如把输尿管上段结石推上肾盂时需头低臀高位，取输尿管下段小结石时需头高臀低位，对输尿管扭曲的患者把腰部拉直垫高 15 cm，以便使输尿管延伸，方便进镜及取石。冬天注意保暖，特别是灌注泵的生理盐水不可太冷，冷刺激容易使患者寒战，导致输尿管痉挛，不利于输尿管镜的推进，可以把灌注用生理盐水加温至 18 ～ 23 ℃。

3. 输尿管镜取石术后处理

（1）保持输尿管支架管及导尿管通畅，注意不要使支架管脱出。

（2）术后适当给抗生素预防和控制感染。

（3）拔支架管前一定要拍腹部平片，了解有无残留结石及排石情况，如有较残留结石，则应在拔支架管前进行体外冲击波碎石治疗。

（4）注意收集排出的碎石做结石分析。

（5）出院前复查腹部平片，了解有无残留结石。

四、术中并发症及处理

1. 输尿管穿孔

（1）发生原因：输尿管穿孔多发生于膀胱壁段和邻近结石处。发生的原因与下列因素有关：①输尿管相对狭窄，输尿管镜从较宽处进入相对狭窄处易损伤输尿管黏膜，使输尿管镜从损伤处穿出；②操作技术不当，未遵循沿导丝前进的原则或盲目使用暴力；③邻近结石处输尿管炎症及肉芽使该处组织变脆，易受损伤。

（2）预防输尿管穿孔的方法：①一定要在窥视下进行治疗的全过程；②一定要遵循沿导丝前进的原则；③不要盲目使用暴力。一旦发现输尿管穿孔，必须立即终止手术，并放入输尿管支架管，必要时立即改行开放手术，取出结石并修补输尿管。膀胱壁段的穿孔也可仅留置导尿管观察，而不必着急开放手术。

2. 空气栓塞

经输尿管镜碎石过程中有时由于负压泵方向接反而误将空气正压挤入组织内，空气泡进入血循环后会栓塞于某些器官的小血管内，造成该器官的功能障碍，严重者可危及生命。

3. 输尿管狭窄

输尿管镜取石术会造成一定程度输尿管损伤，一般都可在短期内自行修复而不留后遗症，部分患者在输尿管修复过程中会形成输尿管瘢痕狭窄，严重者可能会导致完全性输尿管梗阻和肾功能损害。预防输尿管狭窄的主要环节是尽量减少输尿管损伤和术后留置输尿管支架管，有时输尿管损伤者可适当延长留置输尿管支架管时间，最好留置双猪尾支架2 ~ 3个月。

4. 感染

输尿管镜取石术后大部分患者都可能会有轻度发热症状，为正常手术后反应，一般3 ~ 4 d后即恢复正常。部分患者可能会出现38 ℃以上高热，应考虑感染的可能，需给抗生素以预防和控制感染。感染的发生可能与手术污染和高压灌注有关，严格的无菌技术和尽量避免高压灌注是预防感染的关键，术后留置输尿管支架管以充分引流尿液也是预防感染的重要步骤之一。

五、术后并发症及处理

1. 血尿

输尿管镜取石术后均有程度不等的血尿，不需特殊处理均可自愈。血尿较严重时可通过多饮水或输液增加尿量防止形成血块，不需要用止血药物。输尿管镜取石术后血尿一般与输尿管微小损伤有关，但血尿的程度并不与损伤程度成正比。

2. 腰肋部痛

部分患者输尿管镜取石术后可能会出现患侧腰肋部疼痛不适，有时疼痛范围可延及同侧腹部。输尿管镜取石术后腰肋部痛可能是由术中高压灌注生理盐水引起。预防方法是术中尽量减少避免高压灌注，间断放水减压。预先放入输尿管导管可降低输尿管内压，也是预防输尿管内高压的有效方法之一。输尿管镜取石术后的腰肋部痛一般均可自行缓解，不需特殊处理。

（罗发维）

第七节　输尿管镜下输尿管息肉摘除术

输尿管息肉常见的有两种，一种为原发性输尿管息肉，有很长的蒂，有的可长达10 cm，导致输尿管扩张、血尿、肾积水等；另一种为结石引起的炎性息肉，蒂短，个数多，黏膜脆，易出血，导致炎症性输尿管病理变化。目前，这些输尿管息肉均可在输尿管镜下进行微创治疗。

一、适应证与禁忌证

1. 适应证

（1）诊断明确的原发性输尿管息肉。

（2）明确有蒂的息肉样早期输尿管肿瘤。

（3）结石滞留引起炎性息肉。

2. 禁忌证

（1）不能控制的全身出血性疾病。

（2）严重的心肺功能不全，无法耐受手术。

（3）未控制的泌尿道感染。

（4）严重的尿道狭窄，腔内手术无法解决。

（5）严重髋关节畸形，截石位困难。

（6）盆腔外伤、手术或放疗史。

二、术前准备

（1）病理诊断应明确，输尿管息肉需与输尿管肿瘤鉴别诊断。近几年来发现输尿管肿瘤发病率有增高的趋向，术前输尿管镜检查取组织病理检查非常必要。对于输尿管肿瘤，只适合于明显有蒂、局限于黏膜的息内样肿瘤。

（2）有输尿管结石引起的炎性息肉，手术的准备同输尿管镜下气压弹道碎石术。

（3）常规检查患者的肝肾功能、凝血功能、心肺功能，了解患者能否耐受麻醉和手术。

（4）术前控制尿路感染，有感染者做尿培养、药敏试验。

（5）术前禁饮食，排空大便，必要时清洁灌肠。

三、手术步骤

1. 麻醉与体位

（1）麻醉：同输尿管镜下气压弹道碎石术，主要是根据息肉的位置、手术时间的长短选择。一般讲息肉位置高，体积大，所需时间长，手术难度高，可选择全身麻醉和连续硬膜外等麻醉；息肉小，位置低，手术时间短，可选择腰麻等麻醉。

（2）体位：麻醉后取膀胱截石位，健侧大腿充分外展，可使操作者活动范围充分。如病变位置较高，腰部可适当垫高。

2. 手术方法

（1）专用器械检查与调试：常规输尿管镜检查全套设备外，还需以下器械。①高频发器（电刀）或激光发生器、相应输尿管镜用的电极和光纤；②活检钳；③输尿管内双 J 管；④斑马导丝；⑤取石钳（输尿管专用）。

（2）取膀胱截石位，先做膀胱镜检查，了解膀胱情况有无异常，再进行患侧输尿管口扩张。

（3）进行输尿管镜检查，了解病变下方输尿管情况，向上直至病变部位，看到病灶后可拍照录像留下资料。

（4）在输尿管镜操作通道中，插入电极（电灼）或光纤（激光）直至接触到息肉。即可进行烧灼，从息肉末端逐步向根部进行。

（5）原发性息肉，最好在斑马导丝引导下输尿管镜上升至息肉蒂部进行烧灼，息肉可用取石钳取出，如不能上升至蒂部，只能从远端开始烧灼，直至蒂部、术前未明确病理时，烧灼前可取活检，但易出血影响视野。结石性炎性息肉常多发，应逐步进行烧灼，激光优于电灼。

（6）电灼或激光烧灼息肉的能量调节，应从低能量开始，调至刚好能起烧灼作用为好，不能过大。如能量过大会损伤输尿管，甚至引起穿孔，应当避免。这亦是手术操作的关键。

（7）息肉全部烧灼完后在输尿管镜直视下向肾脏推进，并置入斑马导丝再置入双 J 管内引流，留置 4 ~ 6 周拔除。

（8）术毕留置导尿管，3 d 后拔除。如有尿路感染，尿检阴性后拔除。

3. 术后处理

（1）常规应用抗生素 5 ~ 7 d，有尿感的患者按术前尿培养敏感试验结果用药。

（2）观察患者腰部腹部体征，鼓励患者多饮水。

（3）观察尿液，如有肉眼血尿应用止血药物。

（4）导尿管、双 J 管根据患者情况择时拔除，一般情况下导尿管 3 d 内拔除，双 J 管 4 ~ 6 周拔除。

（5）如有尿路感染应及时控制。

四、术后并发症及处理

1. 血尿

息肉本身易出血，烧灼后局部水肿等可导致出血，原发性息肉有时蒂部血管电凝后局部脱落可引起出血。但由于输尿管内置入双 J 管，多能自愈。术后可用 1～3 d 止血药，双 J 管可用 F6。

2. 输尿管穿孔

其主要是操作时使用能量过高引起的。由于输尿管很薄，特别是在为了使视野清晰而加压冲水时，应严格用小能量进行烧灼。如发生穿孔，应在输尿管镜直视下向肾盂置入斑马导丝或其他导丝，在烧灼病变时应避免损伤导丝与输尿管，尽快结束手术，并置入双 J 管，双 J 管留置时间应为 4～6 周。术后防止感染，最好选择中段无侧孔的双 J 管，防止侧孔正好在穿孔处，引起尿外渗。

3. 输尿管狭窄

手术瘢痕可引起局部狭窄，常规应在术后 3 个月时 IVP 随诊，如有狭窄引起梗阻，可进行扩张治疗。

（罗发维）

第八节　输尿管镜输尿管狭窄 2μm 激光切开术

一、适应证与禁忌证

1. 适应证

（1）输尿管狭窄引起明显的腰背部酸痛等临床症状、患侧肾功能损害、继发肾结石或输尿管结石的形成、泌尿系统的感染。

（2）输尿管良性狭窄长度≤2 cm。

2. 禁忌证

（1）严重的心肺功能不全及严重的全身出血性疾病，无法耐受麻醉和手术。

（2）未控制的泌尿道感染。

（3）严重骨盆和髋关节畸形，截石位困难。

（4）膀胱挛缩。

（5）严重输尿管狭窄长度＞2 cm，腔内手术及放疗引起的输尿管狭窄。

（6）UPJO 伴有位于后壁或者侧壁的异位交叉血管。

（7）先天性输尿管畸形。

二、术前准备

1. 全身准备

全身准备包括血常规、尿常规、生化常规、凝血常规、心电图、胸片等。

2. 影像学检查

（1）包括泌尿系统 B 超、KUB、CTU 或静脉肾盂造影片（IVU），碘过敏或肾功能不全时，可行 MRU 检查，充分了解狭窄长度和程度，是否有高位连接，以选择正确的切开部位、长度和方向。

（2）CT 血管造影检查以了解是否有与 UPJ 交叉的异位血管，对于选择手术方式和避免术中出血有重要意义。

（3）双肾 ECT，了解患者肾功能情况。

3. 有泌尿道感染应先给予抗生素控制感染

术前需行中段尿细菌培养及药敏试验，若中段尿培养有细菌存在，选择敏感的抗生素控制感染。

三、手术步骤

1. 麻醉与体位

（1）麻醉：硬膜外麻醉或全身麻醉，多选择硬膜外麻醉。

（2）体位：取截石位。

2. 手术方法

（1）插入输尿管镜：在导丝或导管引导下逆行插入输尿管镜（对于输尿管下段狭窄可选用输尿管硬镜或半硬性输尿管镜，输尿管中、上段狭窄可选用半硬性输尿管镜或输尿管软镜），在导丝引导下输尿管镜到达狭窄部位。

（2）2μm 激光切开狭窄段：经输尿管镜置入 2μm 激光光纤，输尿管上段狭窄于侧壁或后外侧全层切开狭窄段，而跨过髂血管处的输尿管狭窄要在内前方切开或前外侧切开，以免损伤输尿管壁后方的髂血管。髂血管以下输尿管狭窄在后外侧切开，壁内段输尿管狭窄应在 6 点钟处切开。切开长度要超过输尿管狭窄段上、下段各 0.5 cm，深度达到输尿管外膜周围脂肪组织。切开程度以能通过输尿管镜为标准。

（3）放置支架管：经导丝放置 7 ~ 9 F 的双 J 管 6 ~ 12 周，或留置两条 4.5 F 双 J 管 6 ~ 12 周。

四、术中并发症及处理

1. 术中出血

输尿管上段狭窄于侧壁或后外侧全层切开狭窄段，而跨过髂血管处的输尿管狭窄要在内前方切开或前外侧切开，以免损伤输尿管壁后方的髂血管。髂血管以下输尿管狭窄在后外侧切开，壁内段输尿管狭窄应在 6 点钟处切开。如遇术中出血，可予 $2\mu m$ 激光止血。损伤大血管需开放手术处理。

2. 输尿管穿孔

其常见的原因是手术操作动作粗暴、盲目操作、术中视野不清、$2\mu m$ 激光操作不慎等。若穿孔较小，术中注意控制灌注压力，短时间内快速完成手术。如穿孔严重，则留置导丝或导管于输尿管内，进行开放手术处理（如输尿管端 – 端吻合术等）。

3. 冲洗液外渗

需要充分引流腹膜后或腹腔的液体，必要时开放手术探查。

五、术后并发症及处理

1. 感染

有泌尿道感染应先给予抗生素控制感染；术前需行中段尿细菌培养及药敏试验，若中段尿培养有细菌存在，选择敏感的抗生素控制感染。术中严格无菌操作，降低灌注压力。术后放置支架管引流通畅，并应用敏感抗生素积极抗感染治疗。若支架管引流后感染仍不能有效控制，必要时需要行肾穿刺造口引流。

2. 狭窄复发

轻、中度狭窄复发，可再次行输尿管镜下 $2\mu m$ 激光内切开术；重度狭窄且长度 >2 cm，则宜选择狭窄段切除及输尿管端 – 端吻合术。

（罗发维）

第七章 　膀胱疾病

第一节　膀胱损伤

一、概述

膀胱位于盆腔深部，耻骨联合后方，周围有骨盆保护，通常很少发生损伤。究其受伤原因大体分为以下三种。

（一）外伤性

最常见的原因为各种因素引起的骨盆骨折，如车祸、高处坠落等；其次为膀胱在充盈状态下突然遭到外来打击，如下腹部遭受撞击、摔倒等；少见原因尚有火器、利刃所致穿通伤等。

（二）医源性

最常见于妇产科、下腹部手术，以及某些泌尿外科手术，如 TURBT、TURP 及输尿管镜检查等均可导致膀胱损伤。尤其是近年来随着腹腔镜手术的日益开展，医源性损伤更加不容忽视。

（三）自身疾病

比较少见，可由意识障碍引起，如醉酒或精神疾病；病理性膀胱如肿瘤、结核等可致自发性破裂。

二、临床表现

无论何种原因，膀胱损伤病理上大体分为挫伤及破裂两类。前者伤及膀胱黏膜或肌层，后者根据破裂部位分为腹膜外型、腹膜内型及两者兼有的混合型，从而有不同的临床表现。

轻微损伤仅出现血尿、耻骨上或下腹部疼痛等，损伤重者可出现血尿、无尿、排尿困难、腹膜炎等。

（一）血尿

血尿可表现为肉眼或镜下血尿，其中肉眼血尿最具有提示意义。有时伴有血凝块，大量血尿者少见。

（二）疼痛

疼痛多为下腹部或耻骨后的疼痛，伴有骨盆骨折时，疼痛较剧。腹膜外破裂者，疼痛主要位于盆腔及下腹部，可有放射痛，如放射至会阴部、下肢等。膀胱破裂至腹腔者，表现为腹膜炎的症状及体征：全腹疼痛、压痛及反跳痛、腹肌紧张、肠鸣音减弱或消失等。

（三）无尿或排尿困难

膀胱发生破裂，尿液外渗，表现为无尿或尿量减少，部分患者表现为排尿困难，与疼痛、恐惧或卧床排尿不习惯等有关。

（四）休克

休克常见于严重损伤者，由创伤及大出血所致，如腹膜炎或骨盆骨折。

三、诊断

膀胱损伤的病理类型关系到治疗效果，因而应尽量做出准确诊断。和其他疾病一样，需结合病史（如外伤、手术史等）及症状、体征，以及辅助检查，综合分析，做出诊断。

膀胱损伤常被腹部、骨盆外伤引起的症状干扰或被其所掩盖。当患者诉耻骨上或下腹部疼痛，排尿困难，结合外伤、手术史，耻骨上区触疼，腹肌紧张，以及肠鸣音减弱等，应考虑膀胱损伤的可能。

（一）导尿检查

一旦怀疑膀胱损伤，即应马上给予导尿，如尿液清亮，可初步排除膀胱损伤；如尿液很少或无尿，应行注水试验：向膀胱内注入 200 ~ 300 mL 生理盐水，稍待片刻后抽出，如出入量相差很大，提示膀胱破裂。该方法尽管简便，但准确性差，易受干扰。

（二）膀胱造影

其是诊断膀胱破裂最有价值的方法，尤其是对于骨盆骨折合并肉眼血尿的患者。导尿成功后，经尿管注入稀释后的对比剂（如 15% ~ 30% 的复方泛影葡胺），分别行前后位及左右斜位摄片，将造影前后 X 线片比较，观察有无对比剂外溢及其部位。腹膜内破裂者，对比剂溢出至肠系膜间相对较低的位置或到达膈肌下方；腹膜外破裂者可见对比剂积聚在膀胱颈周围。亦有人采用膀胱注气造影法，向膀胱内注气，观察气腹症，以帮助诊断。需要指出的是，由于 10% ~ 29% 的患者常同时出现膀胱和尿道损伤，故在发现血尿或导尿困难时，尚应行逆行尿道造影，以排除尿道损伤。

（三）CT 及 MRI

临床应用价值低于膀胱造影，不推荐使用。但患者合并其他伤需行 CT 或 MRI 检查，有时可发现膀胱破口或难以解释的腹部积液，应想到膀胱破裂的可能。

（四）静脉尿路造影

在考虑合并有肾脏或输尿管损伤时，行 IVU 检查，同时观察膀胱区有无对比剂外溢，可辅助诊断。

四、治疗

除积极处理原发病及危及生命的并发症外，对于膀胱损伤，应根据不同的病理损伤类型，采用不同的治疗方法。

（一）膀胱挫伤

一般仅需保守治疗，卧床休息，多饮水，视病情持续导尿数天，预防性应用抗生素。

（二）腹膜外膀胱破裂

钝性暴力所致下腹部闭合性损伤，如患者情况较好，不伴有并发症，可仅予以尿管引流。主张采用大口径尿管（22 Fr），以确保充分引流。2 周后拔除尿管，但拔除尿管前推荐行膀胱造影。同时应用抗生素续至尿管拔除后 3 d。

以下情况应考虑行膀胱修补术：①钝性暴力所致腹膜外破裂，有发生膀胱瘘、伤口不愈合、菌血症的潜在可能性时。②因其他脏器损伤行手术探查时，如怀疑膀胱损伤，应同时探查膀胱，发现破裂，予以修补。③骨盆骨折在行内固定时，应对破裂的膀胱同时修补，防止尿外渗，从而减少内固定器械发生感染的机会。而对于膀胱周围血肿，除非手术必需，否则不予处理。

（三）腹膜内膀胱破裂

腹膜内膀胱破裂其裂口往往比膀胱造影所见要大得多，往往难于自行愈合，因而一旦怀疑腹膜内破裂，即应马上手术探查，同时检查有无其他脏器损伤。术中发现破裂，应用可吸收线分层修补，并在膀胱周围放置引流管。根据情况决定是单纯行留置导尿，还是加行耻骨上膀胱高位造瘘，但最近观点认为后者并不优于单独留置导尿。术后应用抗生素。有时，膀胱造影提示膀胱裂口很小，或患者病情不允许，可暂时行尿管引流，根据病情决定下一步是否行手术探查或修补。

以下两点需注意：①术中在修补膀胱裂口前，应检查输尿管有无损伤，通过观察输尿管口喷尿情况，静脉注射亚甲蓝或试行逆行插管来判定。输尿管壁内段或邻近管口的损伤，放置双 J 管或行膀胱输尿管再植术。②术中如发现直肠或阴道损伤，应将损伤的肠壁或阴道壁游离，重叠缝合加以修补，同时在膀胱与损伤部位之间填塞有活力的邻近组织，或者在修补的膀胱壁处注入生物胶，尽量减少膀胱直肠（阴道）瘘的发生；但结肠或直肠损伤时，如粪便污染较重，应改行结肠造瘘，二期修补。

（四）膀胱穿通伤

应马上手术探查，目的有二：①观察有无腹内脏器损伤；②观察有无泌尿系统损伤。发现膀胱破裂，分层修补；同时观察有无三角区、膀胱颈部或输尿管损伤，视损伤情况做对应处理。当并发直肠或阴道损伤时，处理同上。

对于膀胱周围的血肿，应予以清除。留置的引流管需在腹壁另外戳洞引出。术后应用抗生素。

（陈小珂）

第二节　膀胱畸形

一、脐尿管异常

连接脐部与膀胱顶部有一细管，即脐尿管。至胚胎晚期脐尿管全部闭锁，退化为脐正中韧带。如脐尿管仅在脐部未闭，则形成脐尿管窦；若脐尿管在近膀胱处未闭，则形成脐尿管憩室；若脐尿管两端闭锁，仅中段管腔残存，则形成脐尿管囊肿；若脐尿管完全不闭锁，脐部有通道与膀胱相通，则形成脐尿管瘘。

脐尿管畸形较为罕见，发生率约为 1/300 000，多见于男性，可合并下尿路梗阻，也可由于长期慢性炎症刺激而发生脐尿管癌。

（一）脐尿管囊肿

脐尿管囊肿临床少见，多见于男性。囊肿位于脐下正中腹壁深处，介于腹横筋膜与腹膜之间。囊肿内液体为囊壁上皮的渗出物，多在儿童期发现。

1. 临床表现

脐尿管囊肿大小不等，小者多无临床症状，大者可引起腹痛及肠道压迫症状，并可在脐部正中触及囊性肿块。继发感染时，则形成脓肿，可向腹外穿破，自脐部有脓性分泌物流出，并可形成脐部窦道。偶见囊肿穿破入腹腔、膀胱，引起腹膜炎、尿路感染。

2. 诊断

对于下腹正中线深部肿块应考虑脐尿管囊肿可能性。B 超、CT 检查可以协助诊断，提示下腹部、腹横筋膜与腹膜间有囊性肿块，与膀胱不相通。膀胱造影可显示肿块影位于腹膜外，与膀胱上部相连，但不相通。

本病需与阑尾脓肿、卵巢囊肿、卵黄管囊肿、梅克尔憩室等疾病鉴别。

3. 治疗

对未感染的囊肿应手术切除囊肿，做脐下正中切口，分离囊肿直至膀胱，并缝合膀胱以避免复发，手术时应尽量避免切开腹膜，以免发生腹膜炎；但如果病变与腹膜粘连，应同时检查腹腔，并予以处理。如有感染则先切开引流，控制感染，待炎症消退后，再切除囊肿。对脐尿管恶变者将整个脐尿管包括肿瘤、部分腹膜、腹横筋膜及膀胱顶部切除，亦有主张做脐尿管膀胱根治性切除术，以提高治愈率。

（二）脐尿管瘘

脐尿管瘘临床上较少见，黄澄如报道在 1 000 例小儿泌尿系统疾病住院病例中仅有1 例。

1. 临床表现

脐部有液体漏出，其程度视瘘管大小而定。较大者脐部不断有液体流出，增加腹压时漏出增多，若合并下尿路梗阻则尿液漏出更多；瘘管细小时脐部仅有潮湿，脐部瘘口由皮肤或黏膜覆盖，合并感染时脐部可出现红、热、痛，并流出脓性分泌物。

2. 诊断

从导尿管向膀胱内注射亚甲蓝，可见蓝色尿液自脐孔流出。从脐部瘘口注入对比剂或行排泄性膀胱尿道造影，可显示瘘管。膀胱尿道造影可见对比剂从膀胱顶部自脐部漏出。膀胱镜检查亦可发现膀胱顶端有一瘘孔。

本病需与卵黄囊未闭、脐尿管未闭等鉴别。卵黄囊未闭脐部漏出物为肠内容物，膀胱内注入亚甲蓝，脐部无蓝色液体流出；经脐部瘘口造影，对比剂进入肠道。脐尿管未闭为靠近脐部一端未闭合，可出现脐部渗液，但膀胱内及脐部瘘口造影显示窦道与膀胱不通。

3. 治疗

主要治疗方法为手术切除脐尿管，缝合膀胱顶部瘘口。术后应留置导尿管或膀胱造瘘管。需要注意的是，部分患者可同时存在下尿路梗阻，应予以解除梗阻。

（三）脐尿管窦

脐尿管窦为脐尿管顶部靠近脐的一段长期不能闭合，与外界相通，常有分泌物流出且易发生感染。脐尿管窦可发生于任何年龄，术前应做探针探查及窦道造影，与脐肠系膜残留导管不一样，脐尿管窦多位于脐下方。其治疗方法以手术切除为主。

（四）脐尿管憩室

脐尿管憩室是脐尿管靠近膀胱的一端未闭合形成与膀胱相通的憩室。憩室与膀胱的开口大小不等。当开口较小时易在憩室内形成结石，开口较宽敞的脐尿管憩室常见于典型的梨状腹综合征。对于已有结石形成的脐尿管憩室应做憩室切除术，对梨状腹综合征，若憩室是大量残余尿的来源也应做憩室切除。

二、膀胱外翻

膀胱外翻是以膀胱黏膜裸露为主要特征的综合畸形，包括腹壁、脐、耻骨及生殖器畸形，表现为下腹壁和膀胱前壁缺损，膀胱后壁向前外翻，输尿管口显露，可见尿液喷出。膀胱外翻发生率为 1/40 000 ~ 1/30 000，男性 3 ~ 4 倍于女性。

由于泄殖腔膜的异常发育，阻碍中胚层细胞向中间部移位，从而影响下腹部发育，使膀胱后壁暴露。膀胱外翻可发生从泄殖腔外翻到远段尿道上裂等一系列异常，包括泌尿系统、肌肉骨骼系统及肠道等。其中由于膀胱和尿道在胚胎发育中具有同源性，因此最常见的复合畸形为膀胱外翻 – 尿道上裂。

（一）临床表现

（1）外翻膀胱黏膜鲜红、异常敏感、易出血，常伴有尿道上裂，尿液不断从输尿管口外流浸渍下腹部、会阴和大腿内侧皮肤，发恶臭。紧贴外翻膀胱黏膜的头侧为脐带附着处，以后不能形成肚脐。外翻黏膜长期暴露可变厚，形成息肉及鳞状上皮化生，尤以膀胱顶部明显，最终可使逼尿肌纤维化，导致膀胱变为厚的硬块。外翻膀胱的大小差异较大，小者直径仅有 6 ~ 7 cm，视耻骨分离的分离距离大小而定。

（2）由于腹壁肌肉发育异常，患者可合并有腹股沟斜疝或股疝，因骨盆发育异常，耻骨联合分离，耻骨支外翻及两侧股骨外旋，所以患儿常有摇摆步态。

（3）膀胱外翻患儿的上尿路一般正常，但随年龄增长，外露的膀胱纤维化可造成膀胱输尿管开口梗阻，从而引起肾输尿管积水，即使手术愈合后，大多数病例也因输尿管位置过低，其背侧缺乏肌肉支持，没有膀胱壁段输尿管作用而发生反流。

（4）男性典型膀胱外翻常伴有尿道上裂，阴茎短小，背屈，海绵体发育差，阴茎头扁平，包皮堆于腹侧，阴茎基底及阴囊分离加宽。约 40% 病例合并隐睾，肛门正常，但多向前移位，而且由于盆底肌薄弱及肛提肌复合体前部肌力不足，加之患儿常有下坠感及暴露膀胱的刺激，引起腹压增加，故常伴有脱肛。女性可见阴蒂分离，阴唇在腹侧中线上分为两侧，阴道口前移并可能狭窄，有些病例 Müller 管组织是重复的。

（5）膀胱外翻亦可合并肠异位，但较罕见。完全型膀胱外翻中片状肠异位，位于外翻膀胱黏膜边缘；部分型膀胱外翻中位于闭合部膀胱前壁的前上方管状肠异位（管腔长达 5 cm）；隐型膀胱外翻位于膀胱前壁和顶部的前上方管状肠异位（管腔最长达 10 cm）。由于异位肠组织多位于外翻膀胱黏膜的周边，同为翻出黏膜组织，尤其婴儿期外翻的肠黏膜与膀胱黏膜在肉眼下很难区别，易被忽略，且术中异位肠组织常影响膀胱内翻关闭，所以应引起重视。

（二）诊断

根据典型的临床表现和体征可以明确诊断，但应注意是否合并其他畸形，如肛门 - 直肠畸形、脊柱裂、马蹄肾、腹股沟斜疝、隐睾、肠异位等。B 超检查有助于排除其他的合并畸形，骨盆 X 线片可观察耻骨间距离。静脉尿路造影可了解有无肾输尿管畸形和积水等上尿路情况。

鉴别诊断主要为假性膀胱外翻，即有膀胱外翻时的骨、肌肉缺损，其脐孔位置低，腹直肌从脐上分裂，附着于分离的耻骨上，膀胱从分裂的腹直肌突出似股疝，但尿路是正常的。

（三）治疗

治疗目的是保护肾功能，控制排尿，修复膀胱、腹壁及外生殖器。

1. 修复膀胱

膀胱内翻缝合术是保护膀胱功能的主要手段。由于膀胱壁纤维化和膀胱壁长期暴露而有水肿及慢性炎症，故应尽早完成，可在出生后 72 h 内进行。术前应了解心肺功能是否正常，B 超检查双肾、输尿管是否有畸形，行肾放射性核素扫描，了解肾功能、肾血流情况。

2. 修复骨盆环

关闭骨盆环或行髂耻骨切开融合术，使骨盆恢复正常解剖状态，减低膀胱腹壁修复后的张力，术后可应用 Bryant 牵引以防伤口裂开，从而有利于愈合。

3. 修复尿道生殖器

其包括膀胱颈重建术及尿道上裂成形术，从而恢复正常排尿，可作为二期手术。于 1.5 ~ 2.5 岁时测定膀胱容量，若膀胱容量 > 60 mL，可同时修复膀胱颈和尿道上裂；若容量 < 40 mL，则仅修复尿道上裂，以便增加容量，至 3 ~ 5 岁时再修复膀胱颈。在修复尿道上裂前 5 周肌内注射丙酸睾酮 2 mg/kg，可使阴茎增大。这种作用于术后 4 周消失。

4. 尿流改道手术

若患儿膀胱容量小，手术时患儿年龄大或术后仍不能控制排尿等功能性修复手术失败后，可考虑行尿流改道手术。

术后需随诊上尿路情况，有无反流、梗阻及尿排空情况。术后 4 个月复查静脉尿路造影及排尿性膀胱造影，以检测有无上尿路扩张、反流，以及有无残余感染。尿流率检查有助于诊断膀胱颈修复术后膀胱尿液排空有无梗阻。

三、重复膀胱

重复膀胱可分为完全性重复膀胱及不完全性重复膀胱。完全性重复膀胱，每一膀胱均有发育良好的肌层和黏膜，各有一侧输尿管和完全重复的尿道，经各自尿道排尿；不完全性重复膀胱，则仅有一个尿道共同排尿，其他还有膀胱内矢状位分隔或额状位分隔，以及多房性分隔或葫芦状分隔。

重复膀胱主要是由于胚胎发育期出现矢状位或额外的尿直肠隔将膀胱始基进一步分隔所致，常合并其他重复畸形，在男性90%有双阴茎，在女性则有双子宫双阴道，40%～50%有肠重复，腰骶椎也可能重复。此外，还可合并膀胱外翻、输尿管口异位等其他尿路畸形。

（一）临床表现

本病多因合并上尿路或其他器官畸形而致死产或生后不久死亡，但也有重复膀胱长期无症状被偶然发现或因合并其他严重尿路畸形继发感染、结石经尿道造影而被诊断。临床上表现为尿频、尿急、尿痛等尿路刺激症状及其他畸形的相应症状。

（二）诊断

B超检查、CT检查、静脉尿路造影、排泄性膀胱尿道造影、尿道膀胱镜检查是诊断本病的有效方法。

本病主要应与膀胱憩室相鉴别。膀胱憩室多存在下尿路梗阻，多不伴有其他畸形，斜位或侧位排泄性膀胱尿道造影可发现憩室位于膀胱轮廓外，排尿时憩室不缩小，反而扩大，B超、CT检查憩室壁较正常膀胱壁薄。

（三）治疗

如无尿路梗阻和感染可不做任何处理。如存在梗阻或反复尿路感染可行手术治疗。治疗包括切除膀胱中隔，解除梗阻，有异位输尿管口或狭窄者可行输尿管膀胱再植术，如一侧肾脏无功能，可行肾切除术，同时还应注意治疗其他畸形。

四、膀胱憩室

膀胱憩室是由于先天性膀胱壁肌层局限性薄弱而膨出，或继发于下尿路梗阻后膀胱壁自分离的逼尿肌之间突出而形成的；多见于男性，常为单发性。

病因有先天性病变和后天性病变两种。在先天性病变中，膀胱壁肌层局限性发育薄弱而膨出，憩室含有膀胱黏膜及肌层，为真憩室；而后天性病变多继发于下尿路梗阻病变，如尿道狭窄、后尿道瓣膜、膀胱颈挛缩和脐尿管末端未闭等，自膀胱壁有分离的逼尿肌之间突出，憩室由黏膜和结缔组织组成，称假性憩室。即使先天性病变中，梗阻仍是主要因素。儿童多为先天性，成人多因梗阻而继发。

憩室多数位于膀胱底部和两侧壁，以输尿管口附近最多见，发生于膀胱顶部的憩室一般是脐尿管残留。憩室壁薄弱，为膀胱移行上皮及纤维组织组成，而先天性憩室壁含有肌纤维，此点可与后天性相区别。

（一）临床表现

一般无特殊症状，若合并有梗阻、感染，可出现排尿困难、尿频、尿急、尿痛、血尿等症状。巨大憩室由于憩室壁肌纤维很少，排尿时巨大憩室内尿液不能排出，从而出现两段排尿症状，此为本病的特征性表现。

少数位于膀胱颈后方的巨大憩室可压迫膀胱出口产生尿潴留，压迫直肠壁而致便秘，压迫子宫而致难产。

（二）诊断

临床上有两段排尿这一特征性表现，诊断主要依靠影像学检查和膀胱镜检查。静脉尿路造影可显示憩室或输尿管受压、移位，斜位或侧位排泄性膀胱尿道造影，并于膀胱排空后再次摄片可明确诊断，平时小的膀胱憩室于排尿时显著增大。膀胱镜检查可看到憩室的开口及输尿管开口的关系，可伸入憩室内观察有无结石、肿瘤。B超、CT及MRI检查都可清楚显示憩室，多位于膀胱后方、两侧，大小不同，单发或多发。

本病主要应与输尿管憩室、尿道憩室、重复膀胱等疾病鉴别，静脉尿路造影、排泄性膀胱尿道造影及尿道膀胱镜检查可予以鉴别。

（三）治疗

继发性憩室治疗主要是解除下尿路梗阻，控制感染。如憩室较小，可不必行憩室切除；如憩室巨大，输尿管口邻近憩室或位于憩室内，存在膀胱输尿管反流，则需作憩室切除，输尿管膀胱再植术；经常感染、并发结石、肿瘤的憩室也需行憩室切除术。先天性憩室多位于膀胱基底部，较大，常造成膀胱出口梗阻，膀胱输尿管反流和继发感染，有症状时需手术切除。

（陈小珂）

第三节　膀胱输尿管反流

一、概述

正常情况下，尿液只能自输尿管进入膀胱，不能自膀胱反流进入输尿管，如某些原因影响了膀胱输尿管连接部的生理功能，导致这种瓣膜作用受损，将产生膀胱输尿管反流（VUR）。

膀胱输尿管反流在正常儿童中发病率为 1% ~ 18.5%，而在有尿路感染的婴儿中反流的发生率高达 70%，膀胱输尿管反流也常在出生前即被诊断肾积水的患儿中发现。

膀胱输尿管反流的原因主要是黏膜下端输尿管纵行肌纤维有缺陷，致使输尿管口外移，黏膜下输尿管缩短，从而失去抗反流的能力。输尿管口形态异常、输尿管旁憩室、输尿管开口于膀胱憩室内、异位输尿管口、膀胱功能紊乱等也可导致膀胱输尿管反流。

1. 反流的影响

（1）肾小球和肾小管功能：反流对肾功能的影响与尿路不全性梗阻对肾脏的影响相似。反流时上尿路内压升高，远端肾单位首先受损，因此肾小管的损伤早于肾小球。无菌反流影响肾脏的浓缩功能，在反流消失后可改善。但损伤及肾实质后可影响肾小球的功能，并且肾小球的损伤与肾实质的损伤成正比。

（2）高血压：反流可能是儿童及青壮年严重高血压的常见原因，北美儿童肾移植协作组 1996 年度报道在儿童高血压患者中 20% 的病因为膀胱输尿管反流继发的反流性肾病。高血压的发生与肾素有关。肾脏瘢痕越少，发生高血压的危险性越小，在肾脏已形成瘢痕时，解除反流不能降低血压。

（3）肾脏不生长：Ibsen 等发现长期反流的患者肾脏不生长，反流影响肾脏生长发育的因素有以下几点。与反流相关的先天性畸形、尿路感染，以及由其所造成的肾病；对侧肾功能及代偿性增生所致的并发症，以及在患肾中的反流程度。

（4）肾功能降低和肾衰竭：肾衰竭不是膀胱输尿管反流的常见并发症，主要发生在双侧肾瘢痕伴高血压的患者。

2. 反流的分级

在过去的 30 年曾提出了几套膀胱输尿管反流分级方案，但目前得到公众认可的为国际反流研究委员会提出的分类法，根据排尿期泌尿系统造影下输尿管及肾盏的影像学形态改变将原发性膀胱输尿管反流分为五度（图 7-1）。

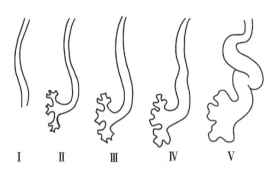

I   II   III   IV   V

图 7-1 国际膀胱输尿管反流分类

I 度：存在反流，反流达输尿管。

II 度：反流至肾盂、肾盏，但无扩张。

III 度：输尿管有轻度扩张或弯曲，肾盂轻度扩张和穹隆轻度变钝。

Ⅳ度：输尿管有中度扩张或弯曲，肾盂肾脏中度扩张，但多数肾盏仍维持乳头状形态。

Ⅴ度：输尿管有严重扩张或迂曲，肾盂肾盏严重扩张，多数肾盏失去乳头形态。

二、临床表现

（一）反复尿路感染

膀胱输尿管反流的患者常有尿路感染症状，表现为尿频、尿急、尿痛，可伴发热、脓臭尿等。

（二）腰腹部疼痛

肾盂肾炎常可导致腹部不确定性疼痛，部分患者在膀胱充盈或用力排尿时感觉腰肋部胀痛。

（三）其他症状

患者可有恶心、呕吐、畏食等消化系统症状，部分患者可有生长缓慢、嗜睡、高血压等症状，少数患者出现肾功能不全相关症状。

三、诊断

患儿反复出现尿路感染，特别是合并高血压、肾功能受损时应考虑该病可能，诊断主要靠排尿期泌尿系统造影。临床常用的辅助检查如下。

（一）实验室检查

感染时，尿常规检查常显示白细胞明显增多，对于尿路感染特别是伴发高热的患者应作中段尿细菌培养及药敏试验，肾功能受损时，血肌酐和尿素氮增高，酚红试验示酚红分泌总量显著下降。

（二）超声检查

此检查可以提示肾脏的总体大小，有无瘢痕的存在，以及对侧肾脏、输尿管的异常。彩超下可以发现尿液通过膀胱输尿管连接处呈喷水样改变，可作为怀疑有膀胱输尿管反流时的首选检查，以及膀胱输尿管反流患者的复查项目。

（三）静脉尿路造影

此检查可显示肾脏形态，可估计肾脏的功能和肾脏的生长情况，肾盏变钝和输尿管扩张可能是膀胱输尿管反流的表现。

（四）排尿期泌尿系统造影

在荧光屏监视下的排尿期尿道、膀胱及输尿管造影，可确定诊断及反流分级。

（五）膀胱镜检查

在诊断反流中的作用有限，主要用于了解输尿管口的形态、位置、膀胱黏膜下输尿管的长度、输尿管口旁憩室、输尿管口是否开口于膀胱憩室内或异位输尿管口等。

本病尚需和可引起上尿路积水的输尿管肿瘤、输尿管狭窄、输尿管结石等疾病相鉴别，但这些病各有自己特殊的临床表现或影像学表现或细胞学表现，应能和输尿管反流相鉴别。

四、治疗

根据反流程度，尿路感染是否易于控制，以及患者年龄来决定行保守治疗还是手术治疗。

（一）保守治疗

原发性反流的儿童有较大可能自愈而不需手术，对于尿路造影示上尿路正常和膀胱镜检查示膀胱输尿管交界基本正常，膀胱对比剂显示有暂时或仅在高压时反流的患者，可行保守治疗。

保守治疗宜根据尿培养结果选用抗菌谱广、尿内浓度高、肾毒性小，对体内正常菌群影响小的抗菌药，感染控制后，使用最小剂量以预防感染。可多次及定时排尿，减少膀胱内尿量，可使反流至输尿管和肾盂的尿液减少，排尿时肾盂内压力减轻。对于女婴如有明显上尿路扩张可留置导尿管，目的是使扩张的输尿管、肾盂缩小，保护肾功能。

每个月 1 次尿常规检查后，3 个月 1 次尿细菌培养检查，如保持阴性则是预后良好的指征，可每 4 ~ 6 个月行膀胱造影检查 1 次。

（二）手术治疗

常用的为输尿管膀胱成形术，手术指征为：①反流程度达到Ⅳ度以上者；②Ⅲ度以上的反流经一段时间非手术治疗无效，程度加重者；③反流与输尿管膀胱连接处畸形有关，如输尿管呈洞穴状、输尿管旁囊性病变（Hutch 憩室）、输尿管开口于膀胱憩室内；④经长期药物治疗而感染不能控制者，或无法坚持保守治疗者。抗膀胱反流手术可经膀胱内或膀胱外，术前应常规做尿培养及药物敏感试验，并使用有效抗生素 1 ~ 2 周。

其他手术：①单侧反流且同侧肾已严重损害，对侧肾脏正常时可行肾切除；②重复肾半肾已无功能者，可行半肾及输尿管切除；③单侧反流时可将反流的输尿管下端与正常侧输尿管吻合。

（陈小珂）

第四节 压力性尿失禁

一、概述

压力性尿失禁（SUI）是指打喷嚏、咳嗽、大笑或提取重物等腹压增高时，出现不自主的尿液自尿道外口渗漏。此病多发于女性，高发于经产妇及高龄女性，青少年少见。偶发尿失禁不应视为病态，只有频繁发作的尿失禁才是病理现象。

压力性尿失禁的原因很复杂，主要有年龄、婚育史及既往妇科手术史等因素。还有些高危因素可以增加尿失禁发生的危险，如身体质量指数、家族史、吸烟史、便秘等因素。另有不少学者认为，女性体内的雌激素水平不足也会增加尿失禁的发生，在补充雌激素后，尿失禁的症状改善。

发病机制上有如下研究。

1. 神经机制

产伤及盆腔手术等妇科手术史可引起支配尿道括约肌的自主神经（盆神经）或体神经（阴部神经）发生异常。

2. 解剖机制

（1）尿道固有括约肌发生退变或受损，控尿能力下降。

（2）膀胱颈及后尿道下移导致腹压增高时膀胱与尿道间的绝对压力差。

（3）雌激素水平降低等因素会影响尿道黏膜发育，导致其水封能力下降。

3. 功能机制

正常女性腹压增加时，可产生膀胱颈及尿道外括约肌的主动收缩，以关闭膀胱颈及尿道。这种收缩早于膀胱内压升高 250 ms，在压力性尿失禁患者可观察到收缩峰值降低，收缩长度缩短。

二、临床表现

症状主要表现为咳嗽、打喷嚏、大笑等腹压突然增加时不自主溢尿。体征是腹压增加时，能观察到尿液不自主地从尿道流出。

三、诊断

压力性尿失禁的诊断主要依据主观症状和客观检查，并需除外其他疾病，诊断步骤应包括确定诊断、程度诊断、分型诊断及分类诊断。

（一）确定诊断

确定有无压力性尿失禁。

1. 详细询问病史

（1）既往病史，婚育史，阴道手术、尿道手术及外伤史，有无诱发尿失禁的因素。

（2）全身状况：一般情况、智力、有无发热等。

（3）有无压力性尿失禁症状：大笑、咳嗽或行走等各种程度的腹压增加时尿液溢出，停止加压动作时尿流随即终止。

（4）有无泌尿系其他症状：疼痛、血尿、排尿困难、尿路刺激症状、下腹或腰腹部不适等。

2. 体格检查

（1）一般状态及全身体检：神经系统检查应包括下肢肌力、会阴部感觉、肛门括约肌张力及病理特征等，腹部检查要注意有无尿潴留体征。

（2）专科检查：有无盆腔脏器膨出及程度，外阴部有无感染体征，双合诊了解子宫情况及盆底肌收缩力等，直肠指诊检查肛门括约肌肌力及有无直肠膨出。

（3）特殊检查：压力诱发试验：患者取截石位，观察尿道口，在其咳嗽或用力增加腹压时尿液溢出，而患者并无排尿感。停止加压后，尿流立即停止，则为阳性。

3. 其他检查

（1）一般实验室检查：如血、尿常规，尿培养及肝、肾功能等。

（2）最大功能性膀胱容量和剩余尿测定均正常。

（3）X 线检查：在斜位下行排尿性膀胱尿道造影。压力性尿失禁表现为尿道膀胱后角消失，膀胱颈下降，腹压增加时膀胱颈呈开放状态。

（4）超声检查：可以测定膀胱颈的位置和膨出情况。

（5）尿流动力学检查：膀胱压力测定可排除不稳定性膀胱和无张力性膀胱，且可以判断压力性尿失禁的程度。压力性尿失禁时逼尿肌反射正常，最大尿流率明显增加，而膀胱内压明显降低，轻度者膀胱内压力为 5.9 ~ 7.8 kPa，中度者为 2.5 ~ 5.9 kPa，重度者低于 1.96 kPa。

（6）漏尿点压（LPP）测定：将测压管放入膀胱并充盈膀胱，记录发生尿漏时的膀胱内压力，此压力即为漏尿点压。一般轻度高于 11.8 kPa，重度低于 5.88 kPa。

（7）膀胱镜检查：怀疑膀胱内有肿瘤、憩室、膀胱阴道瘘等疾病时，需作此检查。

（二）程度诊断

根据临床症状可分为以下几度。①轻度：一般活动及夜间无尿失禁，腹压增加时偶发尿失禁，不需携带尿垫。②中度：腹压增加及起立活动时，有频繁的尿失禁，需要携带尿垫生活。③重度：起立活动或卧位体位变化时即有尿失禁，严重地影响患者的生活及社交活动。

（三）分型诊断

分型诊断并非必需，对于临床表现与体格检查不相符及经初步治疗疗效不佳者，建议进行尿失禁分型。

（1）影响尿动力学可将压力性尿失禁分为解剖型和尿道固有括约肌缺陷型。

（2）腹压尿漏点压（ALPP）分型。①Ⅰ型压力性尿失禁：ALPP > 90 cmH$_2$O。②Ⅱ型压力性尿失禁：ALPP 为 60 ~ 90 cmH$_2$O。③Ⅲ型压力性尿失禁：ALPP < 60 cmH$_2$O。

（四）分类诊断

因各型尿失禁的治疗方案不尽相同，亦有必要鉴别不同类型的尿失禁。

1. 急迫性尿失禁

患者有尿频、尿急、尿痛，往往来不及到厕所即已有尿液流出。乃由神经源性膀胱或膀胱内部病变使逼尿肌发生无抑制性收缩所致。

2. 充盈性尿失禁

膀胱过度充盈使尿液不断地由尿道口流出，而患者无排尿感觉。下腹膨隆，可扪及胀满的膀胱。

3. 真性尿失禁

膀胱空虚无排尿感，系由尿道括约肌松弛致使尿液不自觉地由尿道口流出。

四、治疗

（一）保守治疗

1. 药物治疗

其主要针对轻、中度女性压力性尿失禁患者，治疗作用主要是增加尿道阻力及增加尿道黏膜表面张力，以达到增强控尿能力的目的。

（1）α 受体激动剂：作用于外周交感神经系统，兴奋膀胱颈和后尿道的 α 受体，使该处的平滑肌收缩，提高尿道闭合压改善尿失禁症状。如麻黄碱 25 ~ 50 mg，1 日 3 次。

（2）β 受体阻滞剂：可以阻断尿道 β 受体，增强去甲肾上腺素对 α 受体的作用。如普萘洛尔 10 ~ 20 mg，1 日 3 次。

（3）度洛西丁：抑制肾上腺素能神经末梢的去甲肾上腺素和 5- 羟色胺再吸收，增加骶髓阴部神经核内的 5- 羟色胺和去甲肾上腺素浓度，从而刺激阴部神经，增加尿道横纹肌张力。用法：40 mg，1 日 2 次。

（4）雌激素：促进尿道黏膜、黏膜下血管丛及结缔组织增生，增强 α 受体的数量和敏感性，适用于绝经后或雌激素水平低下者。用法：局部外用雌激素膏或口服。

（5）近来，有研究表明应用 β 受体激动剂如克罗特仑，虽将降低尿道压力，但却可以增加尿道张力，可以有效治疗女性压力性尿失禁，且效果优于盆底肌功能锻炼。

2. 物理治疗和行为治疗

目的在于加强盆底肌肉及尿道周围肌肉的张力，使尿道阻力增加，增强控尿能力。

（1）阴道托：可抬起尿道中段，增加尿道阻力，适用于各种暂时不能接受其他治疗的患者，可暂时控制尿失禁症状。

（2）盆底肌训练：患者有意识地对以肛提肌为主的盆底肌肉进行自主性收缩以增加控尿能力。

（3）凯格尔运动：每日定时进行肛门及会阴部肌肉的舒缩运动，增加盆底肌肉和尿道肌肉的张力。此运动对男、女压力尿失禁患者均有很好的疗效。

（4）生物反馈治疗：通过放置在阴道或尿道内的压力感受器，将患者盆底肌收缩产生的压力传给计算机控制系统，再通过模拟的图像、声、光等信号将信息反馈给患者，指导患者进行正确的凯格尔练习。这实际上是凯格尔运动的延伸。

（5）电刺激治疗：通过放置在阴道和直肠内的电极，给予一定的电刺激，使盆底肌肉被动性收缩，达到锻炼盆底肌肉、增强其控尿能力的目的。可与生物反馈治疗同时配合进行。

（6）体外磁疗：与电刺激治疗原理基本相似，不同之处在于利用外部磁场进行刺激。

（二）手术治疗

1. 中段尿道吊带手术

通过采用各种材料悬吊尿道中段，以固定尿道和增加尿道闭合压，从而达到治疗各种尿失禁的目的。常用的悬吊方法有经阴道无张力尿道中段悬吊术、经阴道尿道－耻骨悬吊术、经耻骨上尿道－耻骨悬吊术、膀胱颈射频悬吊术等。

2. 骶耻骨韧带尿道膀胱悬吊术和内腔镜下膀胱颈悬吊术

通过提高膀胱颈和后尿道至正常解剖水平，达到治疗目的。

3. 膀胱颈填充物注射治疗

将填充剂注射于尿道内口黏膜下，使尿道腔变窄、拉长以提高尿道阻力延长功能性尿道长度，增加尿道内口的闭合，达到治疗目的。其主要适用于膀胱内括约肌缺陷的压力性尿失禁，填充物有自体脂肪、胶原牛蛋白、肌源性干细胞、硅油等。

4. 人工尿道括约肌植入手术

将人工尿道括约肌置入近端尿道周围，从而产生对尿道的环形压迫，达到治疗目的。但对于盆腔纤维化明显，如多次手术、尿外渗、盆腔放疗的患者不易使用。

5. 阴道前壁折叠术（Kelly 折叠术）

Kelly 折叠术又称阴道前壁修补术，该术式曾广泛用于压力性尿失禁的治疗，尤其是伴有阴道壁膨出者的治疗。它主要是通过阴道前壁的修补和紧缩，以增强膀胱颈及尿道后壁的力量，从而达到治疗目的。

（陈小珂）

第五节　膀胱出口梗阻

膀胱出口梗阻（BOO）是发生于膀胱颈部及其周围的任何病变导致膀胱尿液排出障碍的一种病理状态的统称。常见的疾病有前列腺增生症、前列腺肿瘤、前列腺切除术后瘢痕挛缩、膀胱段切除术后吻合口狭窄、膀胱颈部纤维化、先天性膀胱颈部梗阻、膀胱颈部炎症、膀胱颈部结核、膀胱颈部肿瘤、输尿管间嵴肥大、正中嵴肥大及膀胱颈部周围疾病压迫或累及膀胱颈部引起梗阻，如子宫颈癌、直肠癌等。

BOO 一旦发生，对上尿路的影响为双侧性，故肾脏的损害出现较晚，一般无上尿路损害的急性表现，但有明显的排尿困难症状。一旦引起双侧肾脏损害，其代偿能力差，易出现肾衰竭。

一、女性膀胱颈部梗阻

女性膀胱颈部梗阻可发生于任何年龄，以老年者居多，年龄越大发病率越高。病因、发病机制复杂，可能为膀胱颈纤维组织增生、膀胱颈部肌肉肥厚、慢性炎症所致的硬化，以及老年女性激素平衡失调导致的尿道周围腺体增生等。

（一）临床表现

由于女性尿道比较短直的解剖特点，并非所有的膀胱颈部梗阻患者均表现出典型的排尿困难，而表现为排尿迟缓和尿流缓慢者不在少数。随着病情进展，患者尿流变细，逐渐发展为排尿费力，呈滴沥状；后期出现残余尿增多、慢性尿潴留、充盈性尿失禁。合并尿路感染的病例会出现膀胱刺激症状，梗阻严重者有双肾输尿管积水及慢性肾衰竭。

（二）诊断

任何年龄女性如出现尿频、尿急等下尿路症状，特别是出现进行性排尿困难应想到本病的可能，并进行下列针对性检查。

1. 膀胱颈部触诊

部分成年妇女经阴道触摸膀胱颈部，可感到有不同程度的增厚，特别是尿道内置有导尿管时，膀胱颈部增厚更为明显。

2. 残余尿量测定

可用 B 超或导尿法测定。导尿法测定残余尿量最为准确，排尿后即刻在无菌条件下导尿，放出的全部尿液即为残余尿。正常人残余尿在 10 mL 以下。通过插入导尿管，亦可直接了解尿管在膀胱颈部受阻情况。残余尿量与梗阻程度成正比。而残余尿量的多少也有助于治疗方法的选择。

3. X线检查

排尿期膀胱尿道透视和拍片可了解排尿时膀胱颈部的活动情况，并可了解膀胱输尿管反流及程度。

4. 膀胱镜检查

典型的表现有：①膀胱的增生肥厚性病变（如小梁、憩室等）。②膀胱颈部黏膜僵硬水肿，可见滤泡性增生。③颈口后唇突起，形成一堤坝样改变；有时可见膀胱颈呈环形狭窄，膀胱内口呈领圈样突起。④膀胱镜检查时，嘱患者做排尿动作，正常时膀胱后唇退出视野之外，而颈部梗阻者则失去此能力，其收缩运动减弱或消失，并可排除膀胱结石、肿瘤等原因引起的排尿梗阻。

5. 尿流动力学检查

虽然尿流动力学检查在男性BOO诊断的价值已得到公认，但在女性尚无相应的诊断标准。最大尿流率检查被认为是一种最好的筛选方法，虽然尿流率低不能区别是膀胱颈梗阻引起或是逼尿肌无力引起，但如果同时做逼尿压力及尿流率，便可准确地确定有无膀胱颈梗阻。排尿时，如平均最大逼尿肌压（Pdet）高而最大尿流率（Qmax）低，则提示存在梗阻；如Pdet与Qmax均低，则表明逼尿肌收缩无力。

6. 上尿路检查

对疑有上尿路损害者，均应做分泌性尿路造影或放射性核素检查。

7. 肾功能及血液生化检查

双肾功能明显受损者，方出现氮质血症（血非蛋白氮、尿素氮、肌酐等升高），故此检查不能早期揭示肾功能损害情况。酚红（PSP）排泄试验能较早地提示肾盂积水及肾功能状况。对肾脏已有损害的病员，还应检测钾、钠、氯及二氧化碳结合力等，以判断有无电解质平衡失调，有无酸中毒。

鉴别诊断上，本病主要应与神经源性膀胱、尿道狭窄、尿道息肉、尿道结石等疾病鉴别，可通过影像学检查、膀胱尿道镜结合尿动力学检查等进行鉴别。

（三）治疗

1. 保守治疗

保守治疗适用于症状较轻，排尿困难不明显者或无剩余尿者或无膀胱输尿管反流及肾功能损害者，治疗方法包括选择性 α 受体阻滞剂、尿道扩张术等。合并尿路感染者，应在充分引流尿液的同时，选用有效的抗生素控制感染。

2. 手术治疗

（1）经尿道膀胱颈电切术：适用于有明显膀胱颈梗阻及保守治疗无效者。其手术要点包括切除部位从截石位 6 点开始，先用钩形电刀切至膀胱肌层，切开狭窄的纤维环，再以此为中心半月形电切 5 ～ 7 点的组织。手术过程中切除范围不要过大、过深，以长度 1 ～ 2 cm、宽度 0.5 ～ 1.0 cm 为宜，使后尿道与膀胱三角区在电切后接近同一平面。手术时近可切除膀胱颈部的环形狭窄组织，而不可切除和损坏尿道括约肌环，否则可发生尿失禁或膀胱阴道瘘等并发症。

（2）膀胱颈楔形切除成形术：其手术要点包括打开膀胱后，在膀胱颈远侧约 1 cm 处的尿道前壁缝一标志，在标志近侧至膀胱前壁做倒 Y 形切口，各壁长 2 ～ 3 cm，交角恰位于膀胱颈上方，将 V 形膀胱瓣与切口远端创缘缝合，再依次将膀胱颈做 V 形缝合。

二、男性膀胱颈部梗阻

男性膀胱颈梗阻是一种常见病及多发病，分为功能性膀胱颈梗阻和膀胱颈挛缩。

功能性膀胱颈梗阻是由于膀胱颈自主神经功能失调引起的一种疾病，但神经系统检查无阳性体征根据国际尿控协会的规定：排尿时有逼尿肌收缩，但膀胱颈开放不全或完全不能开放；内镜检查及尿道探子检查无器质性膀胱下尿路梗阻证据，且无明确神经病变者称为功能性膀胱颈梗阻。其病因可能与交感神经，膀胱颈部 α、β 受体兴奋性改变有关。

膀胱颈挛缩多认为是由于膀胱颈部及其周围脏器的慢性炎症导致膀胱颈部纤维化而致；亦可由各种前列腺手术时的损伤所致，以 TURP 术和前列腺摘除术后的膀胱颈挛缩发生率最高。

（一）临床表现

其主要症状为下尿路梗阻症状：排尿困难、排尿迟缓、尿流变细、尿频和夜尿增多及排尿不尽感、急或慢性尿潴留、尿失禁甚至血尿等。

（二）诊断

1. 病史

有排尿困难等下尿路症状，或有各种前列腺手术后出现排尿困难的病史。仔细分析临床症状和询问病史，对于确定梗阻的类型和估计梗阻的程度有重要价值。

2. 体格检查

除了进行系统的体格检查外，应特别强调直肠指诊和尿道探子检查。

3. 实验室检查

尿常规检查、血液生化检查，以了解尿液质量的改变和肾功能情况。

4. X 线检查

排泄性尿路造影能发现主要并发症和了解上尿路功能情况。尿道膀胱造影可从造影片上清晰显示出梗阻部位、程度和长度。

5. 膀胱镜检查

其可以直接观察梗阻部位并对梗阻的原因进行诊断,膀胱镜检查时可见内括约肌呈环状狭窄,把尿道和膀胱明显分开;膀胱颈抬高,膀胱颈呈苍白色或有玫瑰色,其表面通常光滑,缺少血管分布。

6. 尿流动力学检查

普通尿流动力学检查和影像尿动力学检查对诊断有重要参考价值,应用该项检查在临床上有助于早期诊断。简单的自由尿流率测定可提供初步判断,最大尿流率 < 15 mL/s,提示存在下尿路梗阻的可能。在普通尿流动力学检查中,压力流率测定是公认的诊断手段,判断指标有 A–G 图和 LinPURR 图等方法。与 A–G 图相对应的是 A–G 数的应用,A–G 数 = 最大尿流率时的膀胱逼尿肌压力 – 2 倍的最大尿流率。A–G 数大于 40,表示有膀胱出口梗阻存在,数值越大表示梗阻越严重;A–G 数在 15 ~ 40 表示有梗阻可疑;A–G 数小于 15 表示无梗阻存在。

（三）鉴别诊断

1. 尿道狭窄

多有尿道炎、尿道器械检查或外伤史。行尿道造影或尿道镜检查可明确尿道狭窄的部位和程度。

2. 后尿道瓣膜

其主要见于男童,排尿性膀胱尿道造影对鉴别诊断有重要价值。在膀胱颈部梗阻患者,瓣膜处有很薄一层充盈缺损,尿道镜检查可直接观察到瓣膜存在。

3. 精阜肥大

先天性精阜肥大的临床表现与膀胱颈部挛缩相同,在排尿性膀胱尿道造影时可见到梗阻以上后尿道扩张,后尿道填充缺损。尿道镜检查可见到肥大隆起的精阜。

4. 神经源性膀胱

其多有神经受损病史,如脊髓炎、多发性脊髓硬化症、脊椎外伤等。神经系统的检查可鉴别此病,膀胱压力测定显示各类神经源性膀胱功能障碍的图像。

5. 逼尿肌无力症

通过尿动力学检查可鉴别。

6. 前列腺增生症

前列腺增生症为老年人常见疾病,直肠指诊和尿道膀胱造影可鉴别。

（四）治疗

1. 保守治疗

其适用于下列情况：①没有残余尿或残余尿少（10 ~ 20 mL）；②无慢性肾功能不全；③无反复的尿路感染；④输尿管反流不明显。主要有 α 受体阻滞剂、糖皮质激素、抗生素等的应用。抗生素的应用：对合并有感染和施用尿道扩张器者，均应使用抗生素治疗。

2. 手术治疗

（1）膀胱颈部扩张术：对先天性和原发性膀胱颈部挛缩，单纯应用尿道扩张术治疗效果多不满意，对前列腺增生切除术及经尿道前列腺电切术后的膀胱颈部梗阻，可应用尿道扩张治疗。

（2）膀胱颈切开术：楔形切开膀胱颈肌层，破坏其狭窄环。

（3）膀胱颈切除术：该术式适用于各种原因引起的膀胱颈部挛缩和小儿膀胱颈梗阻。方法是在膀胱颈后唇将黏膜弧形切开，于黏膜下潜行分离，显露膀胱颈肌层，将膀胱肌层作楔形切除。

（4）膀胱颈 Y–V 成形术：经耻骨后途径显露膀胱颈部及膀胱前壁，于膀胱前壁作 Y 形切口，将 V 形膀胱瓣与切口远端创缘缝合，以扩大膀胱颈部管腔。

（5）经尿道膀胱颈部电切术：切断环形缩窄环，使梗阻得以解除，有主张切开部位以膀胱颈截石位 12 点最佳，也有主张切开范围在 5 ~ 7 点位置；深度为切除膀胱颈部全层，至见到脂肪组织。术后持续尿管引流尿液 2 ~ 3 周，拔除尿管后行尿道扩张术，初时每周 1 次，连续 3 次后改为每 2 周 1 次，之后改为 4 周、2 个月、3 个月、6 个月至 1 年扩张 1 次后，即可停止扩张。

（陈小珂）

第六节　膀胱阴道瘘

一、概述

女性泌尿生殖瘘指泌尿道与生殖器官之间形成的异常管道，包括输尿管阴道瘘、膀胱阴道瘘、尿道阴道瘘等。其中膀胱阴道瘘，即指膀胱与阴道间有瘘管相通，为最常见的女性泌尿生殖瘘。

由于膀胱与女性生殖器官的解剖位置非常相近，在妇科手术、分娩、妇科肿瘤的放疗后，以及盆腔外伤后，很容易发生膀胱损伤并形成尿瘘。其发生的主要原因为分娩损伤、手术损伤和疾病因素等。国内文献报道，盆腔手术引起膀胱阴道瘘者高达 85%，而分娩损伤仅为 5%。

二、临床表现

（一）漏尿

尿液不时地自阴道流出，无法控制，为膀胱阴道瘘的主要症状。

1. 漏尿的时间

时间依产生瘘孔的原因而异。压迫性坏死致尿瘘者漏尿多发生在产后 7 ~ 10 d；而难产手术创伤或妇科手术损伤未经修补者，或外伤引起的尿瘘，术中、术后或伤后即开始漏尿。膀胱结核所致尿瘘患者，多有长期膀胱感染症状，如尿频、尿急、尿痛和脓血尿等，以后才出现漏尿，且身体其他部位也可能有结核病灶。肿瘤所致尿瘘多为其晚期并发症，往往有较长时间的肿瘤病史，之后才发生漏尿。而放射治疗损伤所致的尿瘘，漏尿可能出现得很晚，甚至十多年后才发生。

2. 漏尿的多少和形式

多与瘘孔的大小、部位和体位有关。瘘孔位于膀胱三角区或颈部，尿液不间断经阴道流出，完全失去控制：高位膀胱阴道或膀胱宫颈瘘者，在站立时可暂无漏尿，平卧时即出现漏尿；若瘘孔较小且径路弯曲，一般仅在膀胱充盈时才会出现不自主漏尿；位于膀胱侧壁的小瘘孔，取健侧卧位时可暂不漏尿。

（二）局部感染

外阴部皮肤长期受尿液的浸泡，外阴、臀部及大腿内侧的皮肤发生皮炎、皮疹、湿疹，引起局部瘙痒刺痛，甚至发生皮肤继发感染和溃疡。尿瘘患者也易发生泌尿道感染。

（三）继发月经改变和不孕

许多尿瘘患者可出现月经稀少或闭经，原因可能与精神因素所导致的卵巢功能低下有关，可伴有性欲减退、性交困难。继发性不孕者较多，其原因除患者的继发性闭经外，分娩遗留的盆腔炎症，以及尿液不断从阴道流出，影响精子的存活等因素，均可导致不孕。

（四）精神抑郁或心理异常

由于漏尿或伴有阴道瘢痕狭窄甚至闭锁，给患者生活和社会活动带来很大影响，可导致患者心理障碍、抑郁，甚至精神失常。

三、诊断

（一）膀胱阴道瘘检查

1. 检查用具

基本用具包括金属导尿管、子宫探针、橡皮导尿管、无菌盐水、消毒液（1% 的苯扎溴铵、0.5% 的活力碘等）、消毒碗、亚甲蓝、注射器、橡皮手套、窥阴器、长镊子、尿培养瓶等。

此外，还需备有靛胭脂、膀胱镜、宫腔镜、分泌性造影用具等特殊设备。

2. 体位

检查时通常采用两种体位，即膀胱截石位和跪俯卧位。

（1）膀胱截石位：为检查时首选的体位，令患者腹、膝关节屈曲，臀靠床沿，平卧于检查床上。

（2）跪俯卧位：当取截石位不能充分暴露瘘孔时则令患者双膝跪于床上，背部朝上，臀部高置，腹胸近床面。

3. 检查步骤

（1）视诊：插入窥阴器，仔细在阴道前壁区域寻找暴露瘘孔，注意瘘孔的位置、大小、周围阴道黏膜健康情况、有无局部炎症等。在巨大瘘孔或膀胱外翻时，须注意输尿管膀胱开口处情况。

（2）检查尿道长度：用探针或金属导尿管探查尿道外口与瘘孔的距离，有无闭锁，并将探针送入膀胱内探查有无结石。

（3）膀胱内注液检查：当瘘孔位置不清楚，或瘘孔很小，或可疑输尿管阴道瘘时，则以稀释的亚甲蓝液 200 ~ 300 mL 注入膀胱，以视其漏液部位，如为一侧输尿管瘘，则注入的亚甲蓝液不漏出，而阴道中仍继续流尿。当可疑非瘘孔性尿失禁时，可在阴道内留置一块白色纱布，令患者咳嗽和其他动作诱发漏尿，若仍有尿液漏出，而纱布不染色，可排除膀胱阴道瘘，但不能排除输尿管阴道瘘。

当常规的尿道膀胱镜不能判断瘘孔的部位时，可采取经阴道灌注亚甲蓝溶液结合膀胱镜检查。常规 0.5% 的活力碘溶液进行阴道擦洗消毒阴道腔。经阴道插入 22 F 气囊导尿管，气囊内充水 30 mL。将气囊拖至阴道口，气囊内追加生理盐水 20 mL，拉紧导尿管。向阴道内注入 200 ~ 300 mL 亚甲蓝溶液，观察尿道膀胱镜，往往能发现阴道膀胱瘘瘘孔，并指导制定手术方案。

（4）双合诊或三合诊：注意阴道瘢痕程度和范围，瘘孔大小、位置及与耻骨的关系，查清子宫颈和子宫体的活动情况，了解盆腔有无包块、直肠有无损伤，以及压痛。

（二）特殊检查

1. B超

腹部 B 超可以了解膀胱充盈度，子宫形态大小，并可了解阴道前壁和膀胱后壁间有无回声通道，若有明显通道，加压扫查，可以看见液体自膀胱经通道向阴道内流动。

经直肠腔内 B 超可以更直观地观察膀胱基底、膀胱颈、尿道、阴道、尿道阴道间，以及直肠等结构，在声像图上能发现膀胱后壁和阴道前壁中段、下尿路和阴道之间存在瘘管、阴道腔不同程度积液等特异性声像图表现，同时可以清晰显示瘘口的位置，因而诊断较明确。

2. 尿道膀胱镜检查

其应作为膀胱阴道瘘常规检查手段。分别采用30°角和70°角膀胱镜检查，重点检查膀胱后壁、三角区、尿道后壁等区域，了解瘘孔部位、大小、数目、与输尿管开口关系，以及瘘孔周围膀胱黏膜情况。若怀疑一侧输尿管瘘，可行同侧输尿管逆行插管造影，了解瘘孔在输尿管、子宫或阴道内的位置。

3. X线

X线可以了解有无合并的膀胱结石，排泄性尿路造影了解肾脏功能及双侧输尿管情况，为了解瘘孔情况及决定手术方式提供一定依据。

4. CT

CT扫描具有直观和敏感性高等特点，在对比剂存在下，可以清楚显示瘘孔部位、大小及走向。

5. 磁共振（MRI）

MRI多平面成像和其对水的高度敏感性使其在阴道瘘的检出和定性方面具有很大的优势。MRI行盆腔轴面 T_1WI、T_2WI 增强扫描，以及冠、矢状面增强前后 T_1WI。平扫时轴面、冠状面成像可了解膀胱充盈情况，矢状面 T_1WI 发现膀胱后方呈小类圆形低信号影的膀胱阴道、膀胱子宫瘘瘘管；静脉注入钆喷替酸葡甲胺（Gd–DTPA）后行脂肪抑制成像，可提高诊断的准确性。磁共振水成像（MRU）可以显示积水的输尿管、膀胱及阴道及其比邻关系、瘘孔部位和形态。

（三）鉴别诊断

1. 压力性尿失禁

严重的压力性尿失禁容易与膀胱阴道瘘相混淆。鉴别方法是在膀胱充盈状态下取截石位观察，令患者咳嗽，若有尿液自尿道溢出，可将中食指伸入阴道作膀胱颈抬高试验，再次令患者咳嗽，溢尿现象消失，即可诊断为压力性尿失禁。或将亚甲蓝稀释液缓慢注入膀胱，在不增加腹压的情况下观察尿溢出的部位也可以帮助鉴别诊断。

2. 充盈性尿失禁

由于脊柱裂、脊髓肿瘤或外伤，以及盆腔大手术等原因引起的下尿路梗阻或膀胱麻痹，有尿潴留，但检查时不能发现瘘孔。排尿后仍然可以导出大量尿液。

3. 膀胱挛缩

膀胱容量小于 50 mL，向膀胱内再注入液体会出现尿液由尿道口溢出或膀胱痛，而不出现阴道溢尿，即可鉴别。

四、治疗

根据瘘管的病因、部位、大小、瘢痕程度及其与输尿管口的关系选择治疗方案，除个别情况可采取非手术方法，一般以手术治疗为主。首先考虑简单手术术式，因复杂手术的时间长、出血多、感染机会多，这些因素均可影响瘘孔的愈合。

（一）非手术治疗

非手术治疗适用于下列情况：①刚出现不久（1 周内）的膀胱阴道瘘或输尿管阴道瘘。若瘘孔较小，可持续插入导尿管或输尿管导管，并给予抗生素治疗，瘘孔有自然愈合的可能。②结核性膀胱阴道瘘，抗结核治疗半年至一年后仍未痊愈者，方可考虑手术治疗。

（二）手术治疗

1. 手术时机

选择：①新鲜、清洁的瘘孔应立即修补。②感染、坏死性尿瘘或第 1 次修补术已失败者，应在 3 ~ 6 个月后再次手术。③放射性损伤所致的尿瘘至少应在 1 年后检查未见肿瘤复发再手术。④膀胱结核所致的尿瘘，其手术应在抗结核治疗 1 年后，局部无活动性结核病灶时手术。⑤尿瘘合并妊娠，应待产后月经复潮后行修补术。⑥若膀胱阴道瘘合并有膀胱结石，结石大且嵌入膀胱黏膜内者，则先取结石，3 周后再修补瘘孔；结石小未嵌入膀胱黏膜者，则取结石和修补瘘孔可同时进行。⑦对于尚未绝经患者的择期手术，应选择月经干净 1 周施行手术。⑧有慢性咳嗽者，应于治疗好转后手术，以免影响创口的愈合。

2. 手术途径

手术途径的选择关系到手术野的暴露和手术操作的便利，对能否修复成功至关重要。

（1）经阴道途径：适合于中、低位膀胱阴道瘘患者，从阴道能清楚地暴露瘘孔。产伤所致的尿瘘，多以经阴道途径修补为宜。

（2）经腹途径：适合于瘘孔较大、部位较高的瘘，经阴道反复修复失败者，阴道瘢痕严重、阴道扩张不良者。

根据具体情况经腹途径又进一步分为以下几种。①经腹膜外膀胱内：用于瘘孔接近输尿管开口或合并膀胱结石者；②经腹膜外膀胱外：用于单纯高位膀胱阴道瘘；③经腹膜内膀胱内：用于有广泛粘连不易分离者；④经腹膜内膀胱外：用于高位瘘孔、周围瘢痕严重者。

（3）经腹经阴道联合途径：适合于阴道扩张不良，瘘孔部位高，单纯经阴道路径显露不佳的膀胱阴道瘘患者。

3. 常用的几种加强屏障和填补无效腔的方法

对于瘘孔大，缝合困难，或瘘孔周围组织过于薄弱者；在绝经期或哺育期，缝合组织难以愈合者，可使用血运丰富的组织作补植瓣，能够极大提高修补成功率。这些皮瓣可以填补无效腔，给周围组织带来良好血供，并加强淋巴引流。在经阴道途径修补术中，许多组织可用于衬垫在阴道及膀胱壁间以加强修补，包括阴道黏膜、阴唇脂肪垫、球海绵体肌、股薄肌及腹膜瓣等。经腹途径可采用远离瘘孔的膀胱瓣、回肠浆膜瓣、胃壁浆膜瓣及大网膜等。

（陈小珂）

第七节　膀胱结石

一、概述

膀胱结石是较常见的泌尿系统结石，好发于男性，男女比例约为 10∶1。膀胱结石的发病率有明显的地区和年龄差异。总的来说，在经济落后地区，膀胱结石以婴幼儿为常见，主要由营养不良所致。随着我国经济的发展，膀胱结石的总发病率已显著下降，多见于 50 岁以上的老年人。

（一）病因

膀胱结石分为原发性和继发性两种。原发性膀胱结石多由营养不良所致，现在除了少数发展中国家及我国一些边远地区外，其他地区该病已少见。继发性膀胱结石主要继发于下尿路梗阻、膀胱异物等。

1. 营养不良

婴幼儿原发性膀胱结石主要发生于贫困饥荒年代，营养缺乏，尤其是动物蛋白摄入不足是其主要原因。只要改善婴幼儿的营养，使新生儿有足够的母乳或牛乳喂养，婴幼儿膀胱结石是可以预防的。

2. 下尿路梗阻

一般情况下，膀胱内的小结石，以及在过饱和状态下形成的尿盐沉淀常可随尿流排出。但当有下尿路梗阻时，如良性前列腺增生、膀胱颈部梗阻、尿道狭窄、先天畸形、膀胱膨出、憩室、肿瘤等，均可使小结石和尿盐结晶沉积于膀胱而形成结石。

此外，造成尿流不畅的神经性膀胱功能障碍、长期卧床等，都可能诱发膀胱结石的出现。尿液潴留容易并发感染，以细菌团、炎症坏死组织及脓块为核心，可诱发晶体物质在其表面沉积而形成结石。

3. 膀胱异物

医源性的膀胱异物主要有长期留置的导尿管、被遗忘取出的输尿管支架管、不被机体吸收的残留缝线、膀胱悬吊物、由子宫内穿至膀胱的 Lippes 环等，非医源性异物如发夹、蜡块等。膀胱异物可作为结石的核心而使尿盐晶体物质沉积于其周围而形成结石。此外，膀胱异物也容易诱发感染，继而发生结石。

当发生血吸虫病时，其虫卵亦可成为结石的核心而诱发膀胱结石。

4. 尿路感染

继发于尿液潴留及膀胱异物的感染，尤其是分泌尿素酶的细菌感染，由于能分解尿素产生氨，使尿 pH 升高，使尿磷酸钙、铵和镁盐沉淀而形成膀胱结石。这种由产生尿素酶的微生物感染所引起、由磷酸镁铵和碳磷灰石组成的结石，又称为感染性结石。

含尿素酶的细菌大多数属于肠杆菌属，其中最常见的是奇异变形杆菌，其次是克雷白杆菌、假单孢菌属及某些葡萄球菌。少数大肠埃希菌、某些厌氧细菌及支原体也可以产生尿素酶。

5. 代谢性疾病

膀胱结石由人体代谢产物组成，与代谢性疾病有着极其密切的关系，包括胱氨酸尿症、原发性高草酸尿症、特发性高尿钙、原发性甲状旁腺功能亢进症、黄嘌呤尿症、特发性低柠檬酸尿症等。

6. 肠道膀胱扩大术

肠道膀胱扩大术后膀胱结石的发生率高达 36% ~ 50%，主要原因是肠道分泌黏液所致。

7. 膀胱外翻 – 尿道上裂

膀胱外翻 – 尿道上裂患者在膀胱尿道重建术前因存在解剖及功能方面的异常，易发生膀胱结石。在重建术后，手术引流管、尿路感染、尿液潴留等又增加了结石形成的危险因素。

（二）病理

膀胱结石的继发性病理改变主要表现为局部损害、梗阻和感染。由于结石的机械性刺激，膀胱黏膜往往呈慢性炎症改变。继发感染时，可出现滤泡样炎性病变、出血和溃疡，膀胱底部和结石表面均可见脓苔。偶可发生严重的膀胱溃疡，甚至穿破到阴道、直肠，形成尿瘘。晚期可发生膀胱周围炎，使膀胱和周围组织粘连，甚至发生穿孔。

膀胱结石易堵塞于膀胱出口、膀胱颈及后尿道，导致排尿困难。长期持续的下尿路梗阻可使膀胱逼尿肌出现代偿性肥厚，并逐渐形成小梁、小房和憩室，使膀胱壁增厚和肌层纤维组织增生。长期下尿路梗阻还可损害膀胱输尿管的抗反流机制，导致双侧输尿管扩张和肾积水，使肾功能受损，甚至发展为尿毒症。肾盂输尿管扩张积水可继发感染而发生肾盂肾炎及输尿管炎。

当尿路移行上皮长期受到结石、炎症和尿源性致癌物质刺激时，局部上皮组织可发生增生性改变，甚至出现乳头样增生或者鳞状上皮化生，最后发展为鳞状上皮癌。

二、临床表现

膀胱结石的主要症状是排尿疼痛、排尿困难和血尿。疼痛可为耻骨上或会阴部疼痛，由结石刺激膀胱底部黏膜而引起，常伴有尿频和尿急，排尿终末时疼痛加剧。如并发感染，则尿频、尿急更加明显，并可发生血尿和脓尿。排尿过程中结石常堵塞膀胱出口，使排尿突然中断并突发剧痛，疼痛可向阴茎、阴茎头和会阴部放射。排尿中断后，患者须晃动身体或采取蹲位或卧位，移开堵塞的结石，才能继续排尿，并可缓解疼痛。

小儿发生结石堵塞，往往疼痛难忍，大声哭喊，大汗淋漓，常用手牵扯阴茎或手抓会阴部，并变换各种体位以减轻痛苦。结石嵌顿于膀胱颈口或后尿道，则出现明显排尿困难，尿流呈滴沥状，严重时发生急性尿潴留。

膀胱壁由于结石的机械性刺激，可出现血尿，并往往表现为终末血尿。尿流中断后再继续排尿亦常有血尿。

老年男性膀胱结石多继发于前列腺增生症，可同时伴有前列腺增生症的症状；神经性膀胱功能障碍、尿道狭窄等引起的膀胱结石亦伴有相应的症状。

少数患者，尤其是结石较大且有下尿路梗阻及残余尿者，可无明显的症状，仅在做 B 超或 X 线检查时发现结石。

三、诊断

根据膀胱结石的典型症状，如排尿终末疼痛、排尿突然中断，或小儿排尿时啼哭牵拉阴茎等，可做出膀胱结石的初步诊断。但这些症状绝非膀胱结石所独有，常需辅以 B 超或 X 线检查才能确诊，必要时做膀胱镜检查。

体检对膀胱结石的诊断帮助不大，多数病例无明显的阳性体征。结石较大者，经双合诊可扪及结石。婴幼儿直肠指检有时亦可摸到结石。经尿道将金属探条插入膀胱，可探出金属碰击结石的感觉和声音。目前此法已被 B 超及 X 线检查取代而很少采用。

实验室检查可发现尿中有红细胞或脓细胞，伴有肾功能损害时可见血肌酐、尿素氮升高。

超声检查简单实用，结石呈强光团并有明显的声影。当患者转动身体时，可见到结石在膀胱内移动。膀胱憩室结石则变动不大。

腹部平片亦是诊断膀胱结石的重要手段，结合 B 超检查可了解结石大小、位置、形态和数目，还可了解双肾、输尿管有无结石。应注意区分平片上的盆部静脉石、输尿管下段结石、淋巴结钙化影、肿瘤钙化影及肠石。必要时行静脉肾盂造影检查以了解上尿路情况，作膀胱尿道造影以了解膀胱及尿道情况。纯尿酸和胱氨酸结石为透 X 线的阴性结石，用淡的对比剂进行膀胱造影有助于诊断。

尿道膀胱镜检查是诊断膀胱结石最可靠的方法，尤其对于透 X 线的结石。结石在膀胱镜可一目了然，不仅可查清结石的大小、数目及具体特征，还可明确有无其他病变，如前列腺增生、尿道狭窄、膀胱憩室、炎症改变、异物、癌变、先天性后尿道瓣膜及神经性膀胱功能障碍等。膀胱镜检查后，还可同时进行膀胱结石的碎石治疗。

四、治疗

膀胱结石的治疗应遵循两个原则，一是取出结石，二是去除结石形成的病因。膀胱结石若来源于肾、输尿管结石，则同时处理；来源于下尿路梗阻或异物等病因时，在清除结石的同时必须去除这些病因。有的病因则需另行处理或取石后继续处理，如感染、代谢紊乱和营养失调等。

一般来说，直径小于 0.6 cm，表面光滑，无下尿路梗阻的膀胱结石可自行排出体外。绝大多数的膀胱结石均需行外科治疗，方法包括体外冲击波碎石术、腔内治疗和开放手术治疗。

（一）体外冲击波碎石术

小儿膀胱结石多为原发性结石，可首选体外冲击波碎石术；成人原发性膀胱结石 ≤ 3 cm 者亦可以采用体外冲击波碎石术。膀胱结石进行体外冲击波碎石时多采用俯卧位或蛙式坐位，对阴囊部位应做好防护措施。由于膀胱空间大，结石易移动，碎石时应注意定位。较大的结石碎石前膀胱需放置 Foley 尿管，如需作第二次碎石，2 次治疗间断时间应大于 1 周。

（二）腔内治疗

几乎所有类型的膀胱结石都可以采用经尿道手术治疗。在内镜直视下经尿道碎石是目前治疗膀胱结石的主要方法，可以同时处理下尿路梗阻病变，如前列腺增生、尿道狭窄、先天性后尿道瓣膜等，亦可以同时取出膀胱异物。

相对禁忌证：①严重尿道狭窄经扩张仍不能置镜者；②合并膀胱挛缩者，容易造成膀胱损伤和破裂；③伴严重出血倾向者；④泌尿系统急性感染期；⑤严重全身性感染；⑥全身情况差不能耐受手术者；⑦膀胱结石合并多发性憩室应视为机械碎石的禁忌证。

一般采用蛛网膜下腔麻醉、骶管阻滞麻醉或硬膜外麻醉均可，对于较小、单发的结石亦可选择尿道黏膜表面麻醉。小儿患者可采用全身静脉麻醉。手术体位取截石位。

目前常用的经尿道碎石方式包括机械碎石、液电碎石、气压弹道碎石、超声碎石、激光碎石等。

1. 经尿道机械碎石术

经尿道机械碎石是用器械经尿道用机械力将结石击碎。常用器械有大力碎石钳及冲压式碎石钳，适用于 2 cm 左右的膀胱结石。如同时伴有前列腺增生，尤其是中叶增生者，最好先行前列腺切除，再行膀胱碎石，两种手术可同时或分期进行。

机械碎石有盲目碎石和直视碎石两种，盲目碎石现已很少使用，基本上被直视碎石所取代。直视碎石是先插入带内镜的碎石钳，充盈膀胱后，在镜下观察结石的情况并在直视下将碎石钳碎。操作简便，效果满意且安全。

由于膀胱结石常伴有膀胱黏膜的充血水肿，若碎石过程中不慎夹伤黏膜或结石刺破黏膜血管，有可能导致膀胱出血。因此，碎石前必须充盈膀胱，使黏膜皱褶消失，尽量避免夹到黏膜；碎石钳夹住结石后，应稍上抬离开膀胱壁，再用力钳碎结石。术后如无出血，一般无须留置导尿管。如伴有出血或同时做经尿道前列腺切除手术，则需留置导尿管引流，必要时冲洗膀胱。

膀胱穿通伤是较严重的并发症，由碎石钳直接戳穿或钳破膀胱壁所致。此时灌注液外渗，患者下腹部出现包块，有压痛，伴有血尿。如穿通至腹膜外，只需停留导尿管引流膀胱进行保守治疗和观察即可；现明显腹胀及大量腹水，说明穿通至腹腔内，需行开放手术修补膀胱。

2. 经尿道液电碎石术

液电碎石的原理是通过置入水中的电极瞬间放电，产生电火花，生成热能制造出空化气泡，并进一步诱发形成球形的冲击波来碎石。

液电的碎石效果不如激光和气压弹道，而且其热量的非定向传播往往容易导致周围组织损伤，轰击结石时如果探头与膀胱直接接触可造成膀胱的严重损伤甚至穿孔，目前已很少使用。

3. 经尿道超声碎石术

超声碎石是利用超声转换器，将电能转变为声波，声波沿着金属探条传至碎石探头，碎石探头产生高频震动使与其接触的结石碎裂。超声碎石常用内含管腔的碎石探头，其末端接负压泵，能反复抽吸进入膀胱的灌注液，一方面吸出碎石，另一方面使视野清晰并可使超声转换器降温，碎石、抽吸和冷却同时进行。

在膀胱镜直视下，将碎石探头紧触结石，并将结石压向膀胱壁而可进行碎石。注意碎石探头与结石间不能有间隙。探头不可直接接触膀胱壁，以减少其淤血和水肿。负压管道进出端不能接错，否则会使膀胱变成正压，导致膀胱破裂。

超声碎石的特点是简单、安全性高，碎石时术者能利用碎石探头将结石稳住，同时可以边碎边吸出碎石块。但超声波碎石的能量小，碎石效率低，操作时间较长。

4. 经尿道气压弹道碎石术

气压弹道碎石于 1990 年首先在瑞士研制成功，至今已发展到第三代——兼备超声碎石和气压弹道碎石的超声气压弹道碎石清石一体机。

气压弹道碎石的原理是通过压缩的空气驱动金属碎石杆，以一定的频率不断撞击结石而使之破碎。气压弹道能有效击碎各种结石，整个过程不产生热能及有害波，是一种安全、高效的碎石方法。

其缺点是碎石杆容易推动结石，结石碎片较大，常需取石钳配合使用。膀胱结石用气压弹道碎石时结石在膀胱内易移动，较大的结石需要时间相对比较长，碎石后需要用冲洗器冲洗或用取石钳将结石碎片取出膀胱。

使用超声气压弹道碎石清石一体机可同时进行超声碎石和气压弹道碎石，大大加快碎石和清石的速度，有效缩短手术时间。

5. 经尿道激光碎石术

激光碎石是目前治疗膀胱结石的首选方法，目前常用的激光有钕 – 钇铝石榴石（Nd：YAG）激光、Nd：YAG 双频激光（FREDDY 波长 532 nm 和 1 064 nm）和钬 – 钇铝石榴石（Ho：YAG）激光，使用最多的是钬激光。

钬激光是一种脉冲式近红外线激光，波长为 2 140 nm，组织穿透深度不超过 0.5 mm，对周围组织热损伤极小。有直射及侧射光纤，365 μm 的光纤主要用于半硬式内镜，220 μm 的光纤用于软镜。

钬激光能够粉碎各种成分的结石，碎石速度较快，碎石充分，出血极少，其治疗膀胱结石的安全性、有效性和易用性已得到确认，成功率可达 100%。同时，钬激光还能治疗引起结石的其他疾病，如前列腺增生、尿道狭窄等。

膀胱镜下激光碎石术只要视野清晰，常不易伤及膀胱黏膜组织，术后无须作任何特殊治疗，嘱患者多饮水冲洗膀胱即可。

（三）开放手术治疗

耻骨上膀胱切开取石术不需特殊设备，简单易行，安全可靠，但随着腔内技术的发展，目前采用开放手术取石已逐渐减少，开放手术取石不应作为膀胱结石的常规治疗方法，仅适用于需要同时处理膀胱内其他病变时使用。

开放手术治疗的相对适应证：①较复杂的儿童膀胱结石；②大于 4 cm 的大结石；③严重的前列腺增生、尿道狭窄或膀胱颈挛缩者；④膀胱憩室内结石；⑤膀胱内围绕异物形成的大结石；⑥同时合并需开放手术的膀胱肿瘤；⑦经腔内碎石不能击碎的膀胱结石；⑧肾功能严重受损伴输尿管反流者；⑨全身情况差不能耐受长时间手术操作者。

开放手术治疗的相对禁忌证：①合并严重内科疾病者，先行导尿或耻骨上膀胱穿刺造瘘，待内科疾病好转后再行腔内或开放取石手术；②膀胱内感染严重者，先行控制感染，再行手术取石；③全身情况极差，体内重要器官有严重病变，不能耐受手术者。

（罗发维）

第八章　膀胱疾病手术技巧

第一节　腹腔镜根治性膀胱切除术

膀胱癌是泌尿系统常见的恶性肿瘤，而浸润性膀胱癌占 20% ~ 30%。其中大多数开始即表现为浸润生长，也有从表浅性膀胱癌进展而来，这部分占表浅性膀胱癌的 20% 左右。浸润性膀胱癌的临床表现多变，预后不佳，五年生存率还不到 50%。浸润性膀胱癌的治疗主要是膀胱根治性切除。

腹腔镜根治性膀胱切除术主要适于尚未突破肌层的膀胱肿瘤。因该术式涉及尿流改道，其难度较腹腔镜前列腺切除更大，在各类泌尿外科腹腔镜手术中技术要求最高。2001年由 Turk 等首次报道了 5 例腹腔镜根治性膀胱切除并可控性尿流改道术，平均手术时间 7.4 h，平均失血量 245 mL，无 1 例输血，术中术后均未出现并发症，住院天数均为 10 d。2002 年 Turk 等又报道了 11 例，平均手术时间 6.7 h。Carvalhal 等报道了 11 例，平均手术时间 7.3 h。Gupta 等对 5 例腹腔镜根治性膀胱切除并可控性尿流改道术病例随访两年，有 2 例死亡，1 例死于心肌梗死，1 例死于肺部感染败血症，另 3 例存活，无局部肿瘤复发和远处转移。

在腹腔镜根治性膀胱切除并可控性尿流改道术之后，又有了腹腔镜根治性膀胱切除并原位新膀胱手术的报道。Gill 等报道了 2 例腹腔镜根治性膀胱切除并原位新膀胱手术病例，手术时间分别为 8.5 h 和 10.5 h，1 例手术后 5 个月死于肿瘤转移，另 1 例随访 19 个月，无局部肿瘤复发和远处转移。Abdel-Hakim 等报道了腹腔镜根治性膀胱切除并原位新膀胱手术病例（即改良 Carney Ⅱ式）共 9 例，其中 8 例为移行细胞癌，1 例为鳞状细胞癌，平均手术时间 8.3 h，失血量 150 ~ 500 mL，认为该术式可以取代开放手术。

腹腔镜下根治性膀胱切除 – 原位新膀胱术是较为理想的膀胱代替术式，但是该术式操作复杂，手术难度高。随着腹腔镜技术的普及、微创观念的推广，腹腔镜还是逐渐体现出它的优势，例如我们现在做根治性膀胱切除 + 淋巴结清扫，几乎不输血。腹腔镜下切除膀胱前列腺，有助于细致、精确地处理盆底深部的重要结构，术中出血较少；尿道括约肌损伤概率较小，也有助于保留神经血管束（NVB）。手术创伤减少，术后恢复较快。避免肠管长时间暴露，有利于术后肠道功能恢复，减少术后肠粘连。随着腹腔镜技术的不断提高，该手术正在逐渐被越来越多的泌尿外科医师接受。

一、适应证

传统开放手术根治性膀胱切除术的手术适应证：浸润性膀胱癌（$T_2 \sim T_4$）期，膀胱灌注化疗后反复复发的非肌层浸润性膀胱癌，卡介苗治疗无效的原位癌，保守治疗无效的广泛乳头状病变，非尿路上皮癌。

腹腔镜下根治性膀胱切除手术的适应证和开放性手术基本相同，参考国内外研究，我们认为在目前经验相对较少的情况下手术适应证应该严格一些为宜。建议还应符合以下主要条件：患者全身情况相对较好，能够耐受手术，尤其是心、肺功能较好。尿道无肿瘤，肿瘤边界最好未到膀胱颈，术中冰冻切片证实断端无残留，可以考虑做原位膀胱术，否则应做尿道切除术。若肿瘤侵及前列腺部尿道，则禁忌行原位膀胱术。没有伴随因腹压增加而加重的其他疾病，如疝、食管裂孔疝等。尿道正常，没有尿道狭窄。

二、禁忌证

（1）肿瘤侵犯盆壁或腹壁。

（2）肿瘤有远处转移。尽管在某些情况下可以行姑息性膀胱全切术，比如顽固的血尿患者，但一般不应选择根治性切除。

（3）身体状况无法耐受腹腔镜手术者，尤其是呼吸、循环系统有严重疾患的患者。

（4）有过腹腔手术病史，可能造成腹腔脏器粘连，为相对禁忌证。应根据既往手术的情况和术者经验定。

（5）若患者年龄大，胃肠功能不好，如严重便秘、食欲缺乏等，是选择肠道做尿流改道的相对禁忌证，如做 Bricker 或原位膀胱。

三、术前准备

1. 术前对患者的心、肺、肝、肾功能进行评估

对年龄大于 50 岁的患者，最好术前常规做超声心动图检查、肺功能检查、动脉血气检查以了解呼吸、循环系统功能。

2. 术前肠道准备

术前 3 d 口服红霉素 0.375 g，每日 3 次；庆大霉素 8 万 U，每日 3 次；甲硝唑 0.2 g，每日 3 次。术前第 3 天进半流饮食，术前第 2 天进流食，术前 1 d 禁食；术前 1 d 补液 2 500 ~ 3 000 mL，包括 3 g 氯化钾、2 g 维生素 C。术前 1 d 口服洗肠液 3 000 mL，术

前当晚，以及术日清晨各清洁灌肠 1 次。术前留置胃管。

四、手术器械

腹腔镜的器械包括 12 mm 穿刺器（Trocar）1 个，10 mm 穿刺器 2 个，5 mm 穿刺器 2 个，超声刀 1 套，双极电凝刀 1 套，Hem-o-lock 施夹钳 1 把，电钩 1 个，结扎速血管闭合系统或连发钛夹钳 1 把，弯钳 2 把，无创抓钳 2 把，冲洗吸引器 1 个，剪刀 1 把，针持 1 ~ 2 把。备开放的膀胱全切手术器械 1 套。

五、麻醉选择与手术体位

1. 麻醉

气管内插管全身麻醉。术中麻醉师应注意监测动脉血气，避免二氧化碳蓄积。具体内容参考腹腔镜手术麻醉。

2. 体位

患者仰卧位，臀部垫高 10 ~ 15 cm，头部降低 15° ~ 30°，使患者呈头低而下腹部略高位的稍反弓状。

六、腹腔镜下膀胱全切 - 原位新膀胱术

1. 消毒和留置尿管

0.5% 碘伏消毒。消毒铺单后，插入 18 F 左右 Foley 尿管，注入气囊内 10 mL 盐水。

2. 穿刺器放置及气腹建立

一般穿刺 5 点（图 8-1），第一点一般选为脐下缘（若患者身高不足 165 cm，选择脐上缘，向上做 3 cm 切口，以免穿刺点太近，器械干扰），向下做一个 3 cm 的纵向切口，将气腹针穿入腹腔，建立人工气腹，腹压暂时设在 20 mmHg。注入气体使腹腔内压力达到 20 mmHg 后，插入直径 10 mm 的穿刺器，放入腹腔镜，于左右侧腹直肌旁脐下 3 cm 分别插入 12 mm、10 mm 穿刺器，髂前上棘内上 3 cm 左右各放入 1 个 5 mm 穿刺器，将气腹压下调至 12 mmHg，固定穿刺器在合适位置。也可以使用 Hanson 法（直接切开腹膜）：脐卜纵向切开皮肤、皮下、腹白线、腹膜外脂肪及腹膜，插入 10 mm 的穿刺器，其余步骤同上。

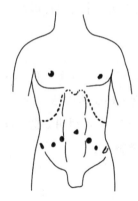

图 8-1　穿刺器放置及气腹建立穿刺点

若患者曾经有过腹腔手术病史，如阑尾切除术病史，为防止由于粘连在穿刺时引起意外损伤，建议在脐切口直视下切开 2 cm 并逐层切开进入腹腔，再放入穿刺器，连接气腹。

3. 游离输尿管

进入腹腔后，腹腔镜下观察腹腔，检查肠道有无损伤，有无腹腔内肿瘤转移。之后将肠管牵向头侧，充分暴露盆腔空间。在髂血管分叉处找到跨过髂总动脉的输尿管，通常透过半透明的腹膜可以看到输尿管，并游离至膀胱，暂不切断，右侧近端游离到跨过髂总动脉，左侧游离至跨过髂总动脉上 3 cm。随后进行同侧淋巴结清扫。

游离输尿管时注意适当保留些脂肪，注意保护输尿管血运，不要过度剥离，防止术后输尿管缺血坏死。

4. 双侧盆腔淋巴结清扫

标准淋巴结清扫范围起自髂总血管分叉直至股管开口，包括髂外动脉旁淋巴结、闭孔髂内淋巴结、髂总淋巴结及周围结缔组织。扩大淋巴结清扫除上述淋巴结群外，还包括髂前淋巴结，肠系膜下动脉以下的腔静脉前和右侧淋巴结、腹主动脉前和左侧淋巴结、腔静脉与腹主动脉之间的淋巴结。

标准淋巴结清扫：沿右侧髂外动脉表面剪开腹膜及髂血管鞘，远端至血管穿出腹壁处，在髂外动脉表面、外侧切除髂外淋巴结，沿髂外静脉与腰大肌之间分离至盆底；清除髂外动脉和静脉表面的淋巴结，髂前上棘下方 3 cm 处，切开腹膜，顺腹膜与脂肪之间向头侧分离，即可看到闭孔神经，游离出闭孔神经，顺髂外静脉闭孔肌游离，髂外静脉和闭孔肌内侧与闭孔神经之间的组织即为闭孔淋巴结，在旋髂深静脉上方用超声刀切断闭孔淋巴结下端，沿髂外静脉和闭孔神经向上游离至髂内动脉起始处，切除闭孔和髂内淋巴结。髂总动脉周围组织为髂总淋巴结，在髂总动脉外侧紧贴动脉游离，向深部游离至腰大肌，向上至髂总动脉分叉位置，将此淋巴结切除。游离过程中注意避免损伤闭孔神经。同法行左侧盆腔淋巴清扫。

淋巴结清扫时用超声刀处理，可减少淋巴瘘。在髂外动脉表面打开腹膜及髂血管鞘时也可以用电钩处理，效率较高，但应用电钩将腹膜和血管鞘挑起后再电凝，防止损伤下面的髂血管。在清除时不必刻意地寻找淋巴结，充分游离血管是至关重要的。操作过程中不断观察血管和闭孔神经的位置，按层次进行。淋巴结清扫可能会花费一定的时间，但是彻底地淋巴清扫可以明显延长患者的生存时间。

5. 游离输精管和精囊

将直肠向头侧适当牵拉并下压，游离暴露膀胱直肠陷凹，在输精管走行处切开膀胱后壁腹膜，提起右侧输精管，用超声刀分离右侧输精管至壶腹，向外侧分离精囊，并游离精囊下方和外侧，游离精囊侧方时，遇到出血可以用钛夹夹闭。同法游离左侧。将输精管、精囊向上方牵拉，靠近精囊基底部向远端游离，用超声刀边游离边电凝，游离至狄氏筋膜，横行剪开狄氏筋膜，沿狄氏间隙钝性分离前列腺后面至前列腺尖部。

6. 游离膀胱前间隙

将腹腔镜的30°镜子，旋转180°，视野移至前腹壁，可以看到脐正中襞（内为脐正中韧带）及其两侧的脐外侧襞（内为脐外侧韧带）。在脐下方约3 cm处，切断脐正中韧带、脐外侧韧带及腹膜反折，与两侧已切开的腹膜会合。术者做根治性膀胱全切经验少时，膀胱内注入100 mL生理盐水，使之适度充盈，可帮助显示膀胱轮廓及其前方的腹膜反折。向远端分离膀胱前间隙，显露盆筋膜和双侧耻骨前列腺韧带，剪断部分韧带，利于缝合背静脉复合体。若患者间隙脂肪组织较多，可以切除多余的脂肪组织，有利于解剖层次的判断。这部分操作区域组织较疏松，层次感较好，可以用电钩代替超声刀操作，提高分离的效率。

7. 切开盆筋膜

于前列腺右侧盆筋膜裂隙处，向下用超声刀切开盆筋膜，向上切开盆筋膜及部分耻骨前列腺韧带，钝性推开肛提肌至前列腺尖，若紧贴前列腺易造成其表面血管出血。

8. 处理阴茎背深静脉复合体

钝性分离前列腺旁肛提肌，分离出前列腺尖部的间隙，显露前列腺前侧面及尿道的侧面，同样的方法分离对侧。缝合阴茎背深静脉复合体：选用2-0的强生345薇乔线，左手持弯钳从左腹直肌旁穿刺器进入，右手持针从右侧腹直肌旁穿刺器进入，这样的双手入路便于完成缝合。针持夹针的方法：从针的中后1/3处背侧夹针，针与针持呈30°，针持上锁，自尿道、前列腺尖与复合体之间的间隙右侧入针，弯钳顶住阴茎背深静脉复合体左侧，即可看到针尖，第一个结缝线在持针器上绕3圈（超外科结）结扎该静脉，该结不易松脱，可直接打第二结；若第一个结为普通外科结，需要助手用弯钳夹住该结后再打第二个结以防止第一个结松脱。在缝扎时注意持针器夹针的角度，使持针器与针成30°，这样更容易在腹腔镜下操作。而持针器垂直夹针缝合复合体时往往比较困难。

9. 游离膀胱侧韧带和前列腺侧韧带（要标注上保留 NVB 还是非保留 NVB）

在输尿管下方找到精囊并提起，沿膀胱的外侧面用超声刀分离，侧后韧带近、远心端用 Hem-o-lock 夹闭，中间切断；远心端即近膀胱侧也可以不用 Hem-o-lock 夹闭，出血时用双极电凝止血；前列腺侧后韧带，在前列腺包膜与筋膜间分离，保留神经血管束（NVB）。

注意事项：在膀胱侧韧带和前列腺侧韧带内有丰富的膀胱前列腺静脉丛，向后与直肠静脉丛相通，向前与阴部静脉相通，损伤会引起大出血，因此要精细分离，直视下结扎切断。如不保留神经血管束，可以用 Ligasure 或超声刀分束切断。出血时可用双极电凝、Hem-o-lock 夹或缝扎等止血。

10. 切断尿道、切除前列腺和膀胱

紧贴前列腺尖部向近端游离尿道 0.5 ~ 1.0 cm，拔出导尿管，紧贴前列腺上两个 Hem-o-lock 夹闭尿道，避免膀胱中尿液流出。然后紧贴前列腺剪开尿道前壁，再剪断尿道后壁，剪断后壁时注意防止损伤直肠，尽可能保留尿道后壁长度，术中送冰冻活检，保证肿瘤切缘阴性。将前列腺尖部翻起，膀胱前列腺即完全游离。在取出标本前，离回盲部近约 20 cm 处回肠上，用 3-0 可吸收线（约 20 cm 长）缝一针标记线，线末端打结，针从右侧腹直肌旁穿刺器牵出。脐下纵向切口下延 2 ~ 3 cm，切口总长度 5 cm 左右，将膀胱前列腺标本取出。

11. 取出标本

取出标本后，将输尿管牵到切口外，在输尿管下端继续向膀胱方向分离，保留尽可能长的输尿管，近膀胱处分别切断左右输尿管，术中送冰冻活检，保证肿瘤切缘阴性。从切口提出右侧腹直肌旁穿刺器内的标记线，把回肠提至切口外。

若做 Bricker 膀胱或输尿管皮肤造口，插入单 "J" 管或 6 F 硅胶管，并用 3-0 可吸收肠线固定，单 "J" 管或硅胶管末端接手套引流尿液。

12. 原位膀胱术

将回肠牵出，距回盲部近 20 cm 处截取 45 ~ 55 cm 回肠拟做贮尿囊。在准备切除的肠段两端分别用长的 Kocher 钳与肠管成 45° 夹住肠管，以保证恢复肠道连续性后，肠管吻合口有足够的血液供给。然后将钳夹所保留肠管的内容物轻轻挤开，再用两个套橡皮管的肠钳分别在保留肠管的两端距上述 Kocher 钳 3 cm 处夹住肠管，防止切断肠管后内容物流出，污染腹腔。回肠断端做端－端吻合恢复肠道的连续性，第一层用 3-0 可吸收线连续全层内翻缝合，第二层用 1-0 丝线间断缝合浆肌层，吻合口要能通过食指尖。

用 0.02% 碘伏冲洗拟做贮尿囊的回肠至无肠内容物，然后用 200 mL 生理盐水冲洗。拟做贮尿囊的回肠选取远端 40 ~ 45 cm 回肠对折，近心端 5 cm 肠管用来与输尿管吻合，对折处缝合一针固定线做标记，肠管内插入一直径约 1 cm 的塑料管作为支撑，用电刀纵向切开对系膜缘肠壁，相邻的一侧"U"形对折缘纵向（与肠管轴线平行）用可吸收线连续缝合，另一侧缘横行（与肠管轴线垂直）连续缝合，制成新膀胱，下端留 1.5 cm 不缝合，留着与尿道缝合，注水 100 mL，同时夹闭回肠末端，检查是否漏水。向两侧输尿管分别插入双 J 管（做原位膀胱时插双 J 管），双 J 管末端缝 10 cm 7 F 丝线，有利于术后做膀胱镜时拔出。输尿管与新膀胱吻合：在近心端未剖开的 5 cm 肠管右侧壁切开约 1 cm，将右侧输尿管末端剖开约 0.8 cm，输尿管内支架管末端插入回肠，用 4-0 或 5-0 可吸收线与输尿管壁全层间断或连续缝合，在肠管外缝合输尿管与肠壁 4 ~ 6 针；同法处理左侧；关闭肠管末端。将新膀胱放入腹腔。

13. 贮尿囊（新膀胱）与尿道吻合

从尿道插入 18 F 或 20 F Foley 三腔尿管，缝合腹部切口，恢复气腹，选用 2-0 的 5/8 弧单桥可吸收线，留 25 cm 长，末端打结，在结与针之间夹闭一个 Hem-o-lock；将新膀胱的膀胱颈与保留的尿道断端在 3 点处缝合第一针，然后连续缝合新膀胱颈口与尿道后壁。把 Foley 尿管插入新膀胱，连续缝合左侧壁、前壁、右侧壁至 2 点处，牵拉 3 点处线尾，一般都能拉出 2 ~ 3 cm 线，减少漏尿发生率，用超声刀切去线上 Hem-o-lock 线头与线尾打结。向膀胱内注水，检查无渗漏后，从右侧腹直肌旁 TROC 插入盆腔引流管，钳子夹住引流管，拔出右侧壁腹直肌旁 TROC。

七、腹腔镜下膀胱全切 – 回肠膀胱术（Bricker 膀胱术）

标本、双侧输尿管、回肠牵出及恢复肠道连续性的方法同上。

1. 切取回肠段

距回盲瓣 20 cm 处，取近端约 20 cm 回肠，最好有两条以上的血管弓和足够长度的肠系膜。

2. 输尿管回肠吻合

用手指于骶岬前方、乙状结肠系膜后方做钝性分离，形成一通道，将左侧输尿管穿过骶骨前与腹膜后之间的间隙牵到右侧，把单 J 管或 6 F 硅胶管插入 Brick 膀胱，输尿管与肠管吻合同原位膀胱。

3. 腹壁造口

在右下腹髂前上棘与脐连线中、外 1/3 交界处做一直径约 3 cm 的圆形切口，切除一小块皮肤和皮下组织，腹外斜肌腱膜十字切开，切口以能够较松弛地拖出肠管为宜。将肠管拖出切口外 5 cm，肠管壁与腹外斜肌腱膜间断缝合 4 针，肠管做外翻缝合形成人工乳头，肠管壁与皮肤缝合 6 ~ 8 针；将 24 F 或 26 F 蘑菇头引流管插入 Brick 内，固定在皮肤上。可经尿道或腹壁放置盆腔引流管，关闭切口。

4. 输尿管皮肤造口

用手指于骶岬前方、乙状结肠系膜后方做钝性分离，形成一通道，将左侧输尿管穿过骶骨前与腹膜后之间的间隙牵到右侧，在右下腹髂前上棘与脐连线中、外 1/3 交界处做一直径约 1 cm 的圆形切口，腹外斜肌腱膜十字切开，切口以能够较松弛地拖出输尿管为宜，用直钳从皮肤切口进入腹腔，夹住单 J 管或 6 F 硅胶管，将输尿管牵出皮肤外 2 ~ 3 cm，外翻缝合。

（邢东亮）

第二节　腹腔镜泌尿生殖道脱垂悬吊术

泌尿生殖道脱垂多见于经产妇，更年期后女性最常见，是由于盆底肌肉和韧带薄弱或受损致使子宫、膀胱等脏器向阴道方向脱垂，临床症状包括慢性疼痛、反复泌尿道感染、压力性尿失禁和尿潴留等。按照脏器脱垂的严重程度可分 3 度：Ⅰ度脱垂脏器仍在阴道内，Ⅱ度脱垂脏器接近阴道外口，Ⅲ度脱垂脏器已至阴道外并伴明显症状。泌尿生殖道脏器脱垂的手术治疗主要用于Ⅱ度以上的患者，其原则是将下垂脏器复位至原有解剖位置，恢复或保留患者排尿、排便控制力，保持性功能，保证疗效稳定。

盆底重建手术方法多样化，没有哪一种术式适合所有患者，也没有所谓的金标准术式，具体选择应视患者年龄、脏器脱垂程度、是否有性功能要求、有无并发症及个体经济条件等综合考虑。腹腔镜盆底脏器悬吊术治疗中、重度泌尿生殖道器官脱垂的优点明显，术野清晰，止血彻底，创伤小，恢复快，且其疗效肯定，复发率较低，值得临床应用。

一、适应证

泌尿生殖道脱垂包括子宫、膀胱等脱垂至阴道内伴发下腹部坠胀感，阴道口肿物、阴道黏膜糜烂；或伴反复泌尿道感染、排尿困难、压力性尿失禁和慢性尿潴留、上尿路积水，甚至肾功能不全等。

二、禁忌证

（1）一般情况差，无法耐受全身麻醉和手术者。

（2）存在未纠正的出血性疾患。

（3）合并未控制的活动性泌尿生殖道感染。

三、术前准备

实验室检查包括三大常规、肝肾功能、中段尿细菌培养等，以及泌尿系统彩超、静脉肾盂造影和尿动力学检查，必要时膀胱镜检。术前晚清洁肠道，术前 3 d 开始每天冲洗阴道 1 ~ 2 次，局部给予雌激素软膏涂抹以增强阴道壁的弹性及微循环。麻醉诱导期预防性应用抗生素。

四、手术技巧

（一）麻醉与体位

静吸复合气管插管全身麻醉，截石位，仰卧头低 15° ~ 20°。保护易受压部位。

（二）手术步骤

1. 放置戳卡，建立气腹

（1）脐下切口建立气腹，置入 10 mm 戳卡，是为腹腔镜通道。

（2）直视下于左、右腹直肌旁脐下 2.0 cm 切口 0.5 cm、1.5 cm，分别置入 5 mm、12 mm 的 Trocar，该通路可进出 5 mm 或 10 mm、11 mm 器械。

（3）左髂窝髂前上棘内侧 3 cm 切口 0.5 cm 置入 5 mm 的 Trocar，可进出 5 mm 腹腔镜器械，术中由助手牵拉膀胱或子宫。

操作要点：注意避开腹壁下动静脉。探查有无脏器损伤并识别乙状结肠、子宫、卵巢、膀胱、输尿管、髂血管等解剖学标志。

2. 分离骶骨前、阴道后间隙

识别骶骨岬并显露纵韧带，辨认右输尿管和髂总静脉。于骶骨岬表面垂直打开后腹膜，向下纵斜行切开右骶韧带和乙状结肠间腹膜。上提子宫横切开子宫直肠凹陷腹膜，靠近子宫侧分离并向远端游离阴道后壁与直肠前间隙。

操作要点：在直肠阴道间的少血管层面分离可减少渗血，并防止直肠损伤。

3. 游离阴道前间隙

横向切开子宫膀胱陷凹的反折腹膜，靠近子宫侧分离进入阴道前方的疏松组织层，下推膀胱至宫颈水平以下，并继续向远端分离显露阴道前壁。

操作要点：防止损伤膀胱和在阴道外侧走行的输尿管。

4. 游离宫颈旁间隙（右）

切开阔韧带前时，超声刀于子宫动脉上方阔韧带透明处打孔。再切开阔韧带后叶，与已切开的子宫直肠凹陷腹膜相连。贴宫颈切断部分宫骶韧带，使阴道右侧间隙前、后贯通。

操作要点：阔韧带内走行的静脉可用超声刀慢挡离断或 Hem-o-lock 夹闭。

5. 子宫悬吊术

观察全腹腔，并检查子宫和附件。从两侧圆韧带起点的连线中点上方 1 cm 处开始，用刀刃轻刮子宫前壁浆膜层，向下刮呈一个 3 cm×2 cm 的粗糙面。经操作孔放入穿有 10 号丝线的缝合针，在子宫体前壁粗糙面距宫角 2 cm 处，做两个平行等大的深入子宫肌层约 0.4 cm 的"8"字缝合，再在其下方 0.5 cm 的正中处做另一个"8"字缝合，缝线暂不打结。将上端两侧"8"字缝线两端，分别垂直自内向外穿过同侧腹膜、腹直肌及其前鞘，在对应皮肤处分别切开 0.5 cm，牵拉出丝线，最后各自拉紧结扎，皮肤切口不需缝合。

6. 阴道前壁悬吊

选用 Gyne 网片修剪成"Y"形，宽 2 ~ 3 cm，前、后翼长 5 ~ 6 cm，上翼长 8 ~ 10 cm。将补片放入腹腔内阴道前间隙，其前翼铺于阴道前壁上段，以 3-0 Prolene 线或可吸收线间断缝合补片于宫颈和阴道前壁 3 ~ 5 针，缝针横穿阴道前壁浆肌层 0.3 ~ 0.5 cm，缝线打结固定网片。

操作要点：各针之间交错分布，防止撕裂阴道壁。

7. 悬吊阴道后壁

补片经阔韧带下方孔道拽入阴道后间隙，使网片分叉端"V"形包绕宫颈。将网片后翼铺于阴道后壁上段，缝合补片于宫颈和阴道后壁 3 ~ 4 针。

操作要点：防止缝针穿透阴道黏膜层，以免缝线外露。

8. 骶岬前悬吊

骶前无血管区位于骶岬正中偏右，S_1 椎体盆腔面的前纵韧带可作为缝合位置，其安全区位于骶岬下 10 mm。上提网片前、后翼并保持一定张力，将其上翼平铺于骶岬前表面。间断缝合网片于骶岬前纵韧带 3 ~ 4 针，缝针进入骶岬骨腱膜纤维层，缝线打结，检查固定牢靠，剪去多余网片。

操作要点：避免缝合过深穿透骨膜而引起脊椎板炎或脊柱穿孔。

9. 关闭盆底腹膜

创面止血，用 4-0 可吸收线缝合盆底腹膜切口，完全包埋补片于腹膜后间隙。

操作要点：腹膜缝合要致密，防止肠管疝入裂孔。

10. 结束手术

创面止血，留置盆腔引流管。退出腹腔镜，依次缝合腹壁戳卡各切口。

五、术后处理

（1）预防性应用抗生素。

（2）引流液 < 20 mL/d 时可以拔除引流管。

（3）术后 3 ~ 5 d 拔除导尿管。

（4）卧床 3 d 以上，1 个月内避免重体力活动和体育锻炼，3 个月内避免性生活。

（5）门诊随诊，定期复查。

六、并发症及处理

1. 术中出血

多在分离有慢性炎症粘连的阴道壁时发生。在阴道前、后间隙的疏松平面用超声刀锐性游离可减少渗血，注意防止损伤阔韧带内走行的血管和骶前静脉丛。

2. 脏器损伤

在解剖结构不清或盲目操作时可能损伤直肠、膀胱、输尿管等，一旦发生则按相关外科原则处理。

3. 盆腔、切口及尿路感染

术中严格止血，防止血肿形成。术后应用抗生素预防感染，还可阴道内应用雌激素软膏。

4. 异物排斥，网片外露

放置网片要展平不能折叠，术毕仔细关闭盆腔腹膜包埋网片。一旦网片暴露侵蚀，可局部应用雌激素膏，改善阴道黏膜弹性、血供和厚度。保守治疗无效可剪除外露网片，缝合阴道黏膜。

5. 脏器脱垂症状复发

重在预防。嘱患者避免重体力劳动，防止便秘等。

（邢东亮）

第三节　腹腔镜膀胱阴道瘘修补术

膀胱阴道瘘（VVF）多见于产科或妇科手术损伤，发达国家以子宫切除术多见，经济欠发达国家多与分娩产程过长有关。VVF表现为不可控制的阴道持续漏尿，长期尿液浸渍可造成局部感染、皮疹和异味，严重影响患者的身心健康。VVF保守治疗效果差。外科手术可能治愈VVF，包括经腹、经阴道等途径。如何选择入路与医师的经验有关，另外也决定于瘘口的位置、大小及复杂程度。手术原则包括充分暴露瘘口、切除瘘道周围纤维化组织、无张力分层缝合和膀胱充分引流，但其疗效并不稳定。手术后有一定的复发率，且二次手术更加困难，处理起来非常棘手。腹腔镜膀胱阴道瘘修补术是一种成功尝试，该术式视野清晰，操作空间大，其创伤小于开放性手术，且并发症少，恢复较快，患者接受度高，是一种切实可行的技术方法。

一、手术指征

1. 适应证

膀胱阴道瘘诊断明确后 3 ~ 6 个月，经保守治疗无效。鉴别诊断包括输尿管阴道瘘、尿道阴道瘘和尿失禁等。对于瘘口位置过低者，术中分离阴道和膀胱后壁较困难，可采用经阴道途径手术。

2. 禁忌证

反复腹腔感染史或多次膀胱手术史者，心、肺功能严重障碍无法耐受麻醉和手术者，严重出血倾向性疾患，肿瘤已有明确转移者。

二、术前准备

（1）完善诸项血、尿相关实验室检查，全面评估心、肺、肾、肝等重要脏器功能，肿瘤患者须明确有无全身或局部转移。常规行泌尿系统彩超、静脉肾盂造影及其排尿期情况检查，必要时逆行插管肾盂造影，以及膀胱镜检了解瘘口位置、数目、形态、大小及其与膀胱颈部和输尿管开口的关系。经阴道观察瘘口位置，有无缝线和结石等，亚甲蓝实验可协助诊断。

（2）改善全身营养状态，控制可能存在的泌尿生殖道感染。

（3）术前阴道冲洗 3 d。

（4）术前晚、术日晨清洁肠道，术前 6 h 禁食水。

（5）留置尿管，麻醉诱导期应用广谱抗生素。

三、手术步骤

1. 麻醉与体位

静吸复合气管插管全身麻醉，必要时行中央静脉置管和桡动脉测压。患者取头低仰卧位（15° ~ 30°），两手放于躯干两侧，放置肩托和关节软垫。阴道内填塞无菌纱布防止漏气，两腿上抬分开，便于术中可能的会阴部操作。

2. 手术步骤

（1）建立气腹操作空间：脐下切口 1.2 cm，气腹针穿刺成功后接气腹机，置入 10 mm 的 Trocar。腹腔镜监视下于左、右腹直肌旁脐下 3.0 cm 分别切口置入 5 mm 和 12 mm 的 Trocar，左侧反麦氏点切口置入 5 mm 的 Trocar。探查有无腹腔脏器损伤，识别肠管、子宫、卵巢、髂血管等标志，了解有无盆腔积液及粘连程度。

操作要点：切口大小随 Trocar 型号而定，Trocar 数目、位置可根据术者操作习惯或具体要求进行调整。

（2）分离盆底粘连，切开膀胱后壁：超声刀切开盆底粘连带，松解肠管、网膜和膀胱后壁之间的条索组织，上推肠管。超声刀或电钩纵向切开膀胱后壁，清除尿液。探查膀胱阴道瘘口具体位置及其与输尿管开口的关系，了解有无并发的膀胱黏膜病变。瘘口可呈椭圆形，一般在三角区附近，周围黏膜充血水肿。

操作要点：当输尿管开口因水肿等不易判定时，应用利尿剂后可见喷尿。

（3）游离瘘口：继续向下纵向打开膀胱后壁底部越过瘘口，识别组织层次。分离瘘口周围膀胱后壁和阴道前壁间隙，多用锐性分离，及时清除创面渗血，保持视野清晰，游离范围距瘘口周围至少 1 cm。剪除瘘口周围僵硬的纤维化瘢痕和炎性组织，形成新鲜创面。

操作要点：使用冷刀剪切。当瘘口距输尿管开口较近时，可预置支架管。

（4）缝合瘘口，填入大网膜：用 4-0 可吸收线连续或间断缝合修剪后的阴道壁瘘口全层，浆肌层间断加强缝合。游离一段宽 4 ~ 6 cm 血运良好的大网膜，使其无张力下拉于阴道与膀胱后壁之间，务必完全覆盖阴道瘘口，并用 3-0 可吸收线缝合 1 ~ 2 针将之固定于阴道前壁。

操作要点：瘘口缝合要精密、均匀，浆肌层缝合加固。大网膜填塞于膀胱阴道间隙最远端，以隔开瘘口，彻底封闭腔隙。

（5）缝合膀胱底部和后壁切口：使用 3-0 带针可吸收线缝合膀胱底部，第 1 针从最远侧膀胱壁瘘口切缘开始，缝针外进内出、内进外出，将线结打在膀胱腔外。若张力较大，亦可转移膀胱瓣。瘘口周围膀胱底部的缝合要致密均匀，此后连续缝合膀胱底部切口，逐步向上延续至膀胱后壁，直至封闭整个膀胱。

操作要点：注意进针深度，防止输尿管损伤。

（6）结束手术：创面止血，留置盆腔引流管，去除戳卡并缝合腹壁切口。阴道填塞碘伏纱布。

四、术后处理

（1）头高脚低位有利于盆腔积液引流。早期在床上翻身活动，按摩下肢，以促进胃肠蠕动功能的恢复，防止深静脉血栓形成。

（2）应用广谱抗生素，及时复查血、尿常规。

（3）术后 1 ~ 2 d 肛门排气后即可恢复流质饮食，逐渐过渡。

（4）在 24 h 引流液少于 20 mL，复查彩超无明显盆腔积液时即可拔除引流管。

（5）保持导尿管通畅，术后 2 周拔除。

（邢东亮）

第九章　前列腺疾病

第一节　前列腺炎

一、概述

（一）流行病学

前列腺炎是泌尿外科门诊常见与多发疾病，部分前列腺炎可以严重地影响患者的生活质量与身心健康。由于对前列腺炎的发病机制、病理生理到目前为止仍没有研究得十分清楚，前列腺炎患者临床表现的多样性、复杂性，使得对前列腺炎的流行病学研究增加很多困难，而研究的结果受地域、饮食习惯、文化背景、季节、医师惯性思维，以及研究设计方案、年龄群组选择、诊断标准的差异影响而影响结论的一致性。因此，各国均缺乏系统而详细的流行病学资料调查与研究，难以制订前列腺炎治疗与预防的相关医疗计划，从而对公共健康卫生事业造成巨大的经济负担。

（二）发病率

应用不同的流行病学调查方法和选择不同的人群结构，以及地域的不同造成在文献报道中前列腺炎患病率有较大的差异，国际健康中心的健康统计表明，35% ~ 50% 的成年男性在一生的某个阶段会受到前列腺炎困扰，1977 至 1978 年前列腺炎发病率约为 25%。在美国前列腺炎与前列腺癌和良性前列腺增生症的发病率和就诊率接近，据 1990 年统计每年有 200 万前列腺炎患者，估计发病率为 5% ~ 8%。Pavone 等报道意大利泌尿科门诊有近 18.9% 的患者因反复出现前列腺炎临床症状而就诊。在我国，前列腺炎约占泌尿男科门诊患者总数的 1/3。根据尸检报告，国外前列腺炎发生率为 6.3% ~ 73%。Schatteman 等研究一组 238 例 PSA 增高或直肠指诊异常患者，前列腺均存有不同程度的炎症。夏同礼等研究 447 例急性猝死成人尸检前列腺标本，诊断前列腺炎 116 例，占 24.3%。Robertson 等对美国明尼苏达州的 Olmsted 社区前列腺炎发病情况调查，显示 40 ~ 79 岁的中老年男性前列腺炎发病率为 9%。Collins 等对 31 681 例成年男性自我报告病史的调查结果显示前列腺炎发生率为16%。Nickel 等应用美国国立卫生研究院前列腺炎症状评分 NIH-CPSI 对加拿大渥太华地区调查发现，2 987 名社区成年男性居民中回访率为29%，具有前列腺炎样症状占9.7%，其中 50 岁以下前列腺发病率在11.5%，50 岁以上男性前列腺发病率为8.5%。Mehik 等在芬兰对 2 500 例 20～59 岁男性的随机问卷研究表明，前列腺炎发病率为14.2%。Ku 等对 29 017 例年轻人的 6 940 份随机问卷调查结果表明，6% 出现过耻区及会阴部疼痛不适，5%～10.5% 出现过排尿异常，并对生活质量产生一定影响。值得注意的是，并不是所有前列腺炎样症状者都发展成或可以诊断为前列腺炎，前列腺炎的症状严重程度差异亦较大。Mettik 等对 261 例前列腺炎患者调查显示，只有 27% 的患者每年出现1 次以上的症状，16% 持续出现症状。Turner 等对 357 例诊断为前列腺炎患者中的 304 例进行调查，结果只有 14.2% 的患者就诊于泌尿科，0.6% 的患者就诊于急诊，这些患者与就诊于基层综合门诊者相比，临床症状较多、较重，持续时间较长，NIH-CPSI 评分也较高，尤其是疼痛不适症状更明显。尽管前列腺炎的发病率很高，也是临床上诊断最多的疾病之一，但报道的发病率往往低于实际情况，原因可能包括：①该病不威胁生命，大部分慢性前列腺炎患者对自身的疾病情况不清楚，也不一定寻求医疗帮助；②前列腺炎患者的症状不典型且多样化造成误诊；③对该病的分类和诊断缺乏统一的标准；④存在无症状的前列腺炎患者；⑤医师的素质和对前列腺疾病认识的差异也可影响对前列腺炎的准确诊断；⑥有些文献资料也不十分可靠。目前国内尚缺乏这样大样本的调查研究。

（三）各种类型前列腺炎的发生情况

根据 1995 年 NIH 标准，前列腺炎分为急性细菌性前列腺炎（Ⅰ型）、慢性细菌性前列腺炎（Ⅱ型）、炎症性慢性骨盆疼痛综合征（Ⅲ A 型）、非炎症性慢性骨盆疼痛综合征（Ⅲ B 型）和无症状的炎性前列腺炎（Ⅳ型）。Ⅰ型前列腺炎比较少见，前列腺炎的 3个主要类型为 Ⅱ 型、Ⅲ A 型和Ⅲ B 型。德国学者 Brunner 1983 年统计 600 例因前列腺炎就诊的患者，发现其中 5% 为细菌性前列腺炎、64% 为非细菌性前列腺炎、31% 为前列腺痛。Ⅳ型前列腺炎由于缺乏明显的症状而不为临床重视，只有因前列腺指诊异常或（和）PSA 增高而怀疑前列腺增生和前列腺癌进行前列腺活检时或因男性不育症进行精液分析时才偶然发现和诊断。Nickel 等对 80 例无症状的 BPH 患者进行组织活检，均存在组织学的炎症反应证据。Potts 等研究 122 例无症状的血清 PSA 增高男性，41.8% 存在前列腺炎。Carver 等在 227 例前列腺癌普查中检出Ⅳ型前列腺炎 73 例，占 32.2%，并且血清的 PSA明显高于无炎症的被普查者。国内李宏军调查 534 例患者，其中诊断前列腺炎 209 例，占39.1%；Ⅳ型前列腺炎 135 例，占 25.3%。研究表明，Ⅳ型前列腺炎在老年男性和男性不育症中发病率较高，占不育男性中前列腺炎的半数以上。

（四）前列腺炎的年龄分布

前列腺感染可以发生在各个年龄段，以成年男性最多，是50岁以下男性就诊于泌尿外科最常见者。以前认为前列腺炎多发于有性活动的青壮年人，高发年龄为25～35岁，但流行病学调查显示36～65岁者发病率高于18～35岁者，并与老年前列腺增生症患者具有很大的重叠性。夏同礼等进行尸检发现50～59岁前列腺炎发病率为25.4%，60～69岁有一个发病高峰，达36.4%，70岁以上者为13.8%。芬兰男性40～49岁组前列腺炎发病率最高，分别是20～39岁组与50～59岁组发病率的1.7倍和3.1倍，而且退休人员的发生率高达35.6%。Collins等估计美国每年200万前列腺炎患者中发生于18～50岁者占50%，发生于50岁以上者占50%。美国明尼苏达州一个社区调查显示，既往诊断为前列腺炎的患者，在随后进行的统一检查中诊断为前列腺炎的概率随着年龄的增加而明显增高，40岁组、60岁组和80岁组患者分别为20%、38%和50%。这些研究均提示，中老年男性前列腺炎的发病率也可以很高。

（五）发病的季节性

慢性前列腺炎的发病明显存在季节性。芬兰的调查显示，63%的前列腺炎患者冬季症状明显加重。国内也有这种情况；而Cllins调查美国南部居民比北部居民的慢性前列腺炎发生率高1.7倍，说明过冷过热是慢性前列腺炎发病的诱因。

（六）与其他疾病的相关性

目前无明显证据表明前列腺炎与前列腺癌有关，但有部分症状重叠，由于慢性前列腺炎的难治性，部分患者可能会得抑郁症。Mehik等调查显示，17%的前列腺炎患者担心前列腺癌的发生明显高于健康男性。一项回顾性分析显示，前列腺炎病史与前列腺癌的发生有一定相关性，但这个资料分析的数据还不完善。老年良性前列腺增生者易患尿路感染并感染前列腺，可能与前列腺炎的发生有一定关系。有报道BPH患者手术后的组织学检查，前列腺发现炎症者高达84%～98%，BPH患者既往诊断为前列腺炎比率更高；而无症状的BPH患者中，前列腺炎症组织学证据也十分常见。泌尿生殖道的炎症性疾病与前列腺炎发病也有十分重要的相关性。资料显示，性传播疾病与前列腺炎的发生具有高度相关性。慢性前列腺炎患者合并精索静脉曲张的机会往往较高，有报道达50%左右。Pavone等发现精索静脉曲张在慢性前列腺炎患者中的发生率高达14.69%，明显高于对照组的5.02%，因精索静脉曲张、痔、前列腺静脉丛扩张具有解剖学上的相关性。输精管结扎术与前列腺炎的发生无相关性。Rizzo等发现，慢性前列腺炎最常见的并发疾病是糖尿病（7.2%）、抑郁症（6.8%）。前列腺炎患者自我感觉变态性疾病也明显高于一般人群，这也说明了感染或其他因素引起了慢性前列腺炎患者的自身免疫性介导的炎症性反应。

（七）生活习惯和职业的影响

性生活不节制者，手淫过频及酗酒者前列腺炎的发病率较高。而规律的性生活对前列腺功能正常发挥具有重要的作用。芬兰的调查结果显示，离婚或独身的男性前列腺炎发病率明显低于已婚男性，可能与其性刺激及感染机会较少有关。Berger 等研究发现，过度的性生活并不会引起前列腺炎，可能与研究对象病史、年龄构成不同有关。Mehik 等调查显示，43% 的前列腺炎患者有勃起功能障碍，24% 有性欲降低。来自性伴的精神心理压力也与前列腺炎的发生有相关性。生活质量问卷显示，多数前列腺炎患者的精神和体能受到明显影响。Ku 等发现部分前列腺炎患者有精神心理问题，尤其是患者抑郁和感觉体能虚弱，且常在前列腺炎样症状出现的早期阶段。某些特殊职业与前列腺炎的发生有明显相关性。赵广明等统计 318 例慢性前列腺炎患者，汽车司机占 28.9%，占工人的 46.9%。其病因可能是久坐，冷热刺激，会阴部长期在湿热的条件下容易使前列腺的充血加重，经常在外留宿，增加了酗酒、嫖宿的机会，而性病后前列腺炎的发病率明显增高。

（八）NIH 分类

1995 年，美国国立卫生研究院（NIH）在过去综合分类的基础上对前列腺炎进行了重新分类，并在流行病学、病原学、病理发生学和治疗方法上都有了重大的突破，重新燃起了人们对该病的极大热情。1998 年"国际前列腺炎合作网络（IPCN）"调查并确定了这个分类方法在 3 年临床和研究应用中的作用，并建议推广使用。新的分类（NIH 分类）法及其基本特点如下：

（1）Ⅰ型急性细菌性前列腺炎：急性细菌性前列腺炎是一种急性尿路感染。细菌存在于中段尿液，与引起尿路感染（UTIs）的微生物相同，主要为革兰阴性细菌。患者可表现为突发的发热性疾病，并伴有持续和明显的尿路感染症状。

（2）Ⅱ型慢性细菌性前列腺炎：近几十年来，对于Ⅱ型前列腺炎的定义经历许多改变，主要是由于单纯根据临床定义而缺乏客观的循证医学证据及诊断方法的混乱。早在 20 世纪，人们就认为慢性前列腺炎继发于细菌感染，尤其是革兰阳性菌；随着资料和经验的积累，一些学者对普遍存在的"慢性细菌性前列腺炎"提出质疑，认为只有在定位的前列腺内发现病原菌（主要是革兰阴性菌）才能诊断，并设计实验来区分尿道和前列腺的病原菌；1978 年以后认为，慢性细菌性前列腺炎是指在前列腺液内存在相当多数量的病原菌，同时没有尿道感染或没有类似急性前列腺炎那样的全身症状。目前认为，Ⅱ型前列腺炎患者的前列腺存在反复复发性的感染特征，具有前列腺炎样症状，前列腺内定位分析存在病原菌。多数研究者坚持认为，这一类型的前列腺炎是由已经确立的泌尿系统病原微生物引起的前列腺炎症，并伴有反复发作的下尿路感染，具有复发性 UTIs 的特征，但这一限定只适合约 5% 的慢性前列腺炎患者。在诊断Ⅱ型前列腺炎时还存在许多疑问，例如，现代诊断技术区别细菌性和非细菌性前列腺炎的能力有限；使用敏感特异的诊断技术培养所谓的特殊泌尿道病原体结果与Ⅱ型前列腺炎的相关性难以确定；前列腺内定位分析的病原体与UTIs的关系不清；许多慢性前列腺炎患者前列腺液培养可以发现革兰阳性细菌，但却不一定是存在于前列腺内的，对其致病性也存在广泛的争议；彻底消除细菌与临床症状的改善情况之间缺乏相关性。目前，对于下列前列腺炎患者的分类和治疗情况还难以有一致性意见：①没有反复发作的UTIs病史，但是在前列腺内有定位病原菌存在的证据；②有反复发作的UTIs病史，但是病原菌却不定位于前列腺内；③定位分析前列腺内具有在其他情况下的非致病性的病原菌。因此需要加强相关研究，尤其是对那些还没有接受过抗生素治疗的初诊患者前列腺内定位病原菌的诊断和分析。

（3）Ⅲ型慢性非细菌性前列腺炎/慢性骨盆疼痛综合征：Ⅲ型前列腺炎，慢性非细菌性前列腺炎/慢性骨盆疼痛综合征（CPPS），是前列腺炎中最常见的类型，也就是过去分类的慢性细菌性前列腺炎和前列腺痛，又可进一步分为ⅢA型和ⅢB。患者的主要临床表现为盆腔区域的疼痛或不适至少持续3个月以上，可伴随各种排尿和性生活方面症状，但无UTIs病史，实验室检查不能证实感染的存在。其中ⅢA型为炎症性骨盆疼痛综合征，也称无菌性前列腺炎，在患者的精液、前列腺按摩液（EPS）或前列腺按摩后尿液标本中存在有诊断意义的白细胞，是前列腺炎各种类型中最多见的一种。ⅢB型为非炎症性慢性骨盆疼痛综合征，在患者的精液、前列腺液或前列腺按摩后尿液中不存在有诊断意义的白细胞。患者的主要临床表现为盆腔区域的疼痛或不适至少持续3个月以上，可伴随各种排尿和性生活方面症状，但无UTIs病史，实验室检查不能证实感染的存在。对于如何命名Ⅱ型前列腺炎一直存在争议，目前认为非细菌性前列腺炎和前列腺痛的诊断给医师和研究者都带来了很大的困惑，给患者的情绪造成了很大的负担，因此建议不再采用。而统一使用CPPS的诊断，这样就拓宽了该病的范围，囊括了泌尿生殖系和肛周疼痛为主诉的非前列腺因素造成的疾病，因为学者们普遍认为慢性骨盆疼痛是这一类型前列腺炎患者中确定不变的因素。国外有些学者认为没有必要把ⅢA和ⅢB型前列腺炎区分开来，这是因为ⅢB型前列腺炎患者的前列腺液中有时也可含有过多的白细胞，而且这两种状态的治疗原则基本相同。

（4）Ⅳ型无症状的炎症性前列腺炎（AIP）：患者没有主观症状，因在其前列腺的活检组织、精液、前列腺液或前列腺按摩后尿液标本中偶然发现存在炎症反应的证据才得以诊断，患者前列腺液中前列腺特异性抗原（PSA）水平也可增高。多数患者是因为血清PSA水平升高，在进行前列腺组织的活检时没有发现癌变，却偶然发现了炎症的存在；有一些男性不育症患者在进行不育原因检查时发现精液内存在大量炎症细胞，并因此发现了前列腺内也存在炎症反应。

临床上Ⅰ、Ⅱ型前列腺炎占5%~10%，Ⅲ型前列腺炎占90%~95%，Ⅳ型前列腺炎的确切发病情况还不清楚。

二、临床表现

（一）急性细菌性前列腺炎

突然发热、寒战、乏力、畏食、恶心、呕吐、后背及会阴或耻骨上区域痛，伴有尿频、尿急、尿道灼痛及排尿困难、夜尿多、全身不适并有关节痛和肌肉痛、排便痛、排便时尿道流白、性欲减退、性交痛、阳痿、血精。上述症状并非全部出现，有的早期只有发热、尿道灼感被误为感冒。直肠指诊：前列腺肿胀、触痛明显，整个或部分腺体坚韧不规则。前列腺液有大量白细胞或脓细胞，以及含脂肪的巨噬细胞，培养有大量细菌生长。但急性期不应做按摩，以免引起菌血症。急性细菌性前列腺炎通常伴有不同程度的膀胱炎，尿培养可了解致病菌及药物敏感，可并发急性尿潴留、急性精囊或附睾炎。

（二）慢性细菌性前列腺炎

临床表现各有不同，其可由急性细菌性前列腺炎迁延而来，但多数患者先前无急性前列腺炎病史，有些患者仅因偶尔发现无症状菌尿而诊断。大多数有不同程度的排尿刺激症状：尿痛、尿急、尿频、夜尿多，有些患者尿末流出白色黏液，会阴、肛周、耻骨上、耻区、腰骶部、腹股沟、阴囊、大腿内侧及睾丸、尿道内有不适感或疼痛，可有全身不适、疲乏、失眠等精神症状，偶有射精后疼痛、血精、早泄和阳痿。约有 1/3 的患者无临床症状，仅靠前列腺液检查诊断，偶有急性发作。膀胱镜检查和泌尿系统造影皆无异常发现。CBP 患者 PSA 可升高。

（三）慢性非细菌性前列腺炎

其患者数为细菌性前列腺炎的 8 倍，临床表现有时同细菌性前列腺炎，主诉有尿频、尿急、夜尿多、尿痛，感觉骨盆区、耻骨上或会阴生殖区疼痛或不适，可伴有头痛、乏力、失眠多梦、食欲缺乏、焦虑，随着病情时间延长，患者的精神症状愈加重，甚至怀疑自己得了不治之症，有时射精后痛和不适是突出特征。病理学检查无特殊发现。

虽然慢性细菌性和非细菌性前列腺炎临床特征有很多相似之处，但非细菌性前列腺炎患者前列腺液细菌培养阴性，也无尿路感染史。非细菌性前列腺炎的前列腺按摩液中白细胞和含有脂肪的巨噬细胞同样较正常多。慢性细菌性和非细菌性前列腺炎均可并发性功能减退和不孕，亦可并发免疫反应性疾病如虹膜炎、关节炎、心内膜炎、肌炎等。

（四）前列腺痛

前列腺痛是非细菌性前列腺炎的特殊类型。典型前列腺痛患者可能有前列腺炎的症状但无尿路感染的病史，前列腺液培养无细菌生长，前列腺液中大量炎症细胞，主要见于 20 ~ 45 岁的男性。其主要症状是与排尿无关的"盆腔"痛，如会阴坠胀，阴茎、阴茎头、尿道痛，耻骨上下腹坠胀，腹股沟、阴囊、睾丸抽痛，下腰背痛，大腿内侧痛，个别甚至脚或肩痛，轻重不一，有的只有 2 ~ 3 个症状，精神痛苦很大，以致失眠。有些患者主诉间歇性尿急、尿频、夜尿多和排尿困难。刺激性排尿困难不是主要症状。许多患者意识到有不同的梗阻性排尿障碍症状，即排尿踌躇、尿流无力、尿线中断，所谓"脉冲"式排尿。

泌尿生殖系和神经系统检查无特殊异常，有些患者指检时肛门括约肌有些紧，前列腺和其周围组织有触痛。前列腺液细菌培养阴性，前列腺液镜检正常，膀胱镜检查有轻中度梗阻和不同程度的膀胱小梁。前列腺痛的患者 PSA 可升高。

三、诊断

1. 临床症状

诊断前列腺炎时，应详细询问病史，了解发病原因或诱因，询问疼痛性质、特点、部位、程度和排尿异常等症状，了解治疗经过和复发情况，评价疾病对生活质量的影响，了解既往史、个人史和性生活情况。

（1）Ⅰ型：常突然发病，表现为寒战、发热、疲乏无力等全身症状，伴有会阴部和耻骨上疼痛，尿路刺激症状和排尿困难，甚至急性尿潴留。

（2）Ⅱ和Ⅲ型：临床症状类似，多有疼痛和排尿异常等。Ⅱ型可表现为反复发作的下尿路感染。Ⅲ型主要表现为骨盆区域疼痛，可见于会阴、阴茎、肛周部、尿道、耻骨部或腰骶部等部位。排尿异常可表现为尿急、尿频、尿痛和夜尿增多等。由于慢性疼痛久治不愈，患者生活质量下降，并可能有性功能障碍、焦虑、抑郁、失眠、记忆力下降等。

（3）Ⅳ型：无临床症状。

慢性前列腺炎症状评分：由于诊断慢性前列腺炎的客观指标相对缺乏并存在诸多争议，因此推荐应用 NIH-CPSI 进行症状评估。NIH-CPSI 主要包括三部分内容，有 9 个问题（0 ~ 43 分）。第一部分评估疼痛部位、频率和严重程度，由问题 1 ~ 4 组成（0 ~ 21分）；第二部分为排尿症状，评估排尿不尽感和尿频的严重程度，由问题 5 ~ 6 组成（0 ~ 10 分）；第三部分评估对生活质量的影响，由问题 7 ~ 9 组成（0 ~ 12 分）。目前已被翻译成多种语言，广泛应用于慢性前列腺炎的症状和疗效评估。

2. 体检

诊断前列腺炎，应进行全面体格检查，重点是泌尿生殖系统。检查患者耻区、腰骶部、会阴部、阴茎、尿道外口、睾丸、附睾和精索等有无异常，有助于进行诊断和鉴别诊断。直肠指检于前列腺炎的诊断非常重要，且有助于鉴别会阴、直肠、神经病变或前列腺其他疾病，同时通过前列腺按摩获得 EPS。

（1）Ⅰ型：体检时可发现耻骨上压痛、不适感，有尿潴留者可触及耻骨上膨隆的膀胱。直肠指检可发现前列腺肿大、触痛、局部温度升高和外形不规则等。禁忌进行前列腺按摩。

（2）Ⅱ型和Ⅲ型：直肠指检可了解前列腺大小、质地、有无结节、有无压痛及其范围与程度，盆底肌肉的紧张度、盆壁有无压痛，按摩前列腺获得 EPS。直肠指检前，建议留取尿液进行常规分析和尿液细菌培养。

3. 实验室检查

（1）EPS 常规检查：EPS 常规检查通常采用湿涂片法和血细胞计数板法镜检，后者具有更好的精确度。正常的 EPS 中白细胞 < 10 个 /HP，卵磷脂小体均匀分布于整个视野，红细胞和上皮细胞不存在或偶见。当白细胞 > 10 个 /HP，卵磷脂小体数量减少即有诊断意义。胞质内含有吞噬的卵磷脂小体或细胞碎片等成分的巨噬细胞，也是前列腺炎的特有表现。当前列腺有细菌、真菌及滴虫等病原体感染时，可在 EPS 中检测出这些病原体。此外，为了明确区分 EPS 中白细胞等成分，可对 EPS 采用革兰染色等方法进行鉴别。如前列腺按摩后收集不到 EPS，不宜多次重复按摩，可让患者留取前列腺按摩后尿液进行分析。

（2）EPS-pH 测定：正常人 EPS 的 pH 介于 6.4 ~ 6.7，随着年龄增长有升高趋势，逐渐变为碱性。在慢性细菌性前列腺炎时，EPS 的 pH 明显变为碱性，其碱性程度约比正常高 10 倍，大大影响前列腺内的抗生素浓度，影响治疗效果。前列腺炎所致的 EPS 的 pH 改变可能早于临床症状的出现，当出现临床症状时，前列腺上皮细胞的分泌功能和通透性已经改变，EPS 的 pH 已升高，在随后的病程中不会再有明显变化。故不论症状轻重，EPS 的 pH 升高提示前列腺炎症相对较重。另外，CBP 的 EPS 的 WBC 计数与 EPS 的 pH 升高的关系呈正相关，前列腺液中的白细胞参与炎症反应，白细胞越多，前列腺的细菌炎症反应越明显，上皮细胞水肿、坏死，导致前列腺上皮细胞分泌功能损害，枸橼酸分泌减少，pH 升高；同时细菌使前列腺上皮通透性增加，更多的组织液渗透到前列腺腔内，进一步稀释其中的枸橼酸，EPS 的 pH 更接近于组织液或血浆 pH。文献报道证实，慢性前列腺炎治疗后 EPS 的 pH 可明显下降，但不能恢复正常，这可能因为治疗后前列腺细菌所致的前列腺上皮通透性稍有好转，但分泌功能很难恢复正常，此结果对 CBP 的诊断和治疗有指导意义。

（3）锌的含量：精浆中的锌主要来源于前列腺，是前列腺的特征性产物，可以间接反映前列腺的功能。有人测定慢性前列腺炎患者的精浆锌含量也降低，因此，有学者提出将精浆中锌含量减低作为慢性前列腺炎的诊断指标。慢性前列腺炎患者前列腺锌及精浆锌测定结果假阳性率分别为 10% 及 17%，故前列腺液中锌减低作为慢性前列腺炎的诊断指标，比精浆中锌减低更为直接、准确和可靠。因为精液除前列腺液以外还包括精囊液等其他成分。精液的采集可直接影响检查结果的准确性和可靠性，国外也有类似报道，当前列腺液中锌含量低于 493.74 mg/mL 时，就应考虑有慢性前列腺炎的可能，此时结合前列腺液常规镜检或细菌培养结果，即可确立诊断。此外，临床观察到有些慢性前列腺炎患者虽然临床治愈，前列腺液细菌检查阴性 1 年以上，可是前列腺液锌含量仍持续偏低，这些患者以后易前列腺炎复发，这说明前列腺液锌减低时会降低对炎症的防御功能，抗菌能力降低，容易导致前列腺炎复发。因此，也可以通过测定前列腺液中锌来评价慢性前列腺炎的治疗效果及预后。

四、治疗

（一）Ⅰ型

主要是广谱抗生素、对症治疗和支持治疗。开始时可经静脉应用抗生素，如广谱青霉素、三代头孢菌素、氨基糖苷类或氟喹诺酮等。发热与疼痛严重时，必要时给予退热药和止痛药，待患者的发热等症状改善后，可改用口服药物（如氟喹诺酮），疗程至少 4 周。症状较轻的患者也应使用抗生素 2 ~ 4 周。伴尿潴留者可采用细管导尿，但留置导尿时间不宜超过 12 h 或耻骨上膀胱穿刺造瘘引流尿液，伴前列腺囊肿者可采取外科引流，伴脓肿形成者可采取经直肠超声引导下细针穿刺引流、经尿道切开前列腺脓肿引流或经会阴穿刺引流。

（二）Ⅱ型

慢性前列腺炎的临床进展性不明确，健康教育、心理和行为辅导有积极作用。患者应戒酒，忌辛辣刺激食物；避免憋尿、久坐，注意保暖，加强体育锻炼。慢性前列腺炎的治疗以口服抗生素为主，选择敏感药物，疗程为 4 ~ 6 周，其间应对患者进行阶段性的疗效评价。疗效不满意者，可改用其他敏感抗生素。目前在治疗前列腺炎的临床实践中，最常用的一线药物是抗生素，但是只有约 5% 的慢性前列腺炎患者有明确的细菌感染，可根据细菌培养结果和药物穿透前列腺的能力选择抗生素。药物穿透前列腺的能力取决于其离子化程度、脂溶性、蛋白结合率、相对分子质量及分子结构等，可选择的抗生素有氟喹诺酮类（如环丙沙星、左氧氟沙星、洛美沙星和莫西沙星等）、四环素类（如米诺环素等）和磺胺类（如复方新诺明）等药物。前列腺炎确诊后，抗生素治疗的疗程为 4 ~ 6 周，其间应对患者进行阶段性的疗效评价。疗效不满意者，可改用其他敏感抗生素。不推荐前列腺内注射抗生素的治疗方法。症状严重时也可加用植物制剂和 β 受体阻滞剂。

（三）ⅢA 型

抗生素治疗大多为经验性治疗，理论基础是推测某些常规培养阴性的病原体导致了该型炎症的发生。因此，推荐先口服氟喹诺酮等抗生素 2 ~ 4 周，然后根据疗效反馈决定是否继续抗生素治疗。只在患者的临床症状确有减轻时，才建议继续应用抗生素。推荐的总疗程为 4 ~ 6 周。部分此型患者可能存在沙眼衣原体、溶脲脲原体或人型支原体等细胞内病原体感染，可以口服四环素类或大环内酯类抗生素治疗。

（四）ⅢB 型

不推荐使用抗生素治疗，可选用 β 受体阻滞剂改善排尿症状和疼痛。植物制剂、非甾体抗感染镇痛药和 M 受体阻滞剂等也能改善相关的症状，β 受体阻滞剂能松弛前列腺和膀胱等部位的平滑肌而改善下尿路症状和疼痛，因而成为治疗Ⅱ型 / Ⅲ型前列腺炎的基本药物。β 受体阻滞剂主要有多沙唑嗪、萘哌地尔、坦索罗辛和特拉唑嗪等。治疗中应注意该类药物导致的眩晕、直立性低血压和腹泻等不良反应，β 受体阻滞剂可能对未治疗过或新诊断的前列腺炎患者疗效优于慢性、难治性患者，较长程（12 ~ 24 周）治疗效果可能优于较短程治疗，低选择性药物的效果可能优于高选择性药物。β 受体阻滞剂的疗程至少应在 12 周以上。β 受体阻滞剂可与抗生素合用治疗ⅢB 型前列腺炎，合用疗程应在 6 周以上。非甾体抗感染镇痛药是治疗Ⅱ型前列腺炎相关症状的经验性用药。其主要目的是缓解疼痛和不适。临床对照研究证实赛来昔布对改善ⅢB 型前列腺炎患者的疼痛等症状有效。植物制剂在Ⅱ型和Ⅲ型前列腺炎中的治疗作用日益受到重视，植物制剂主要指花粉类制剂与植物提取物，其药理作用较为广泛，如非特异性抗感染、抗水肿、促进膀胱逼尿肌收缩与尿道平滑肌松弛等作用。常用的植物制剂有普适泰、沙巴棕及其浸膏等。由于品种较多，其用法用量需依据患者的具体病情而定，通常疗程以月为单位。不良反应较小。一项多中心对照研究结果显示，普适泰与左氧氟沙星合用治疗ⅢB 型前列腺炎效果显著优于左氧氟沙星单一治疗。另一项随机、双育、安慰剂对照研究结果显示，与安慰剂比较，普适泰长期（6 个月）治疗可以显著减轻Ⅲ型前列腺炎患者的疼痛和排尿症状。

（五）Ⅳ型

一般不需治疗。如患者并发血清 PSA 值升高或不育症等，应注意鉴别诊断并进行相应治疗，可取得较好的临床效果。

（六）其他治疗

1. 前列腺按摩

前列腺按摩是传统的治疗方法之一，研究显示适当的前列腺按摩可促进前列腺腺管排空并增加局部的药物浓度，进而缓解慢性前列腺炎患者的症状，故可为治疗难治性Ⅱ型前列腺炎的辅助疗法。Ⅰ型前列腺炎患者禁用。

2. 生物反馈治疗

研究表明，慢性前列腺炎患者存在盆底肌的协同失调或尿道外括约肌的紧张。生物反馈合并电刺激治疗可使盆底肌松弛，并使之趋于协调，同时松弛外括约肌，从而缓解慢性前列腺炎的会阴部不适及排尿症状。该治疗无创伤，为可选择性治疗方法。

3. 热疗

主要利用多种物理手段所产生的热效应，增加前列腺组织血液循环，加速新陈代谢，有利于消炎和消除组织水肿，缓解盆底肌肉痉挛等。有经尿道、直肠及会阴途径，应用微波、射频、激光等物理手段进行热疗的报道。短期内虽有一定的缓解症状作用，但无长期的随访资料。对于未婚及未生育者不推荐使用，以免损伤睾丸，影响生育功能。

4. 前列腺注射治疗 / 经尿道前列腺灌注

治疗尚缺乏循证医学证据，其疗效与安全性尚不确切，不建议使用。

5. 手术治疗

经尿道膀胱颈切开术、经尿道前列腺切开术等手术对于慢性前列腺炎很难起到治疗作用，仅在合用前列腺相关疾病有手术适应证时选择上述手术。如硬化性前列腺并发有前列腺炎症状时可选择前列腺颈部电切，能取得良好的效果。

（陈小珂）

第二节　前列腺特异性感染

一、淋菌性前列腺炎

（一）概述

淋菌性前列腺炎与男性淋病有关，多见于青壮年，由尿道淋球菌上行感染所致，是淋球菌尿道炎的并发症，临床上急性淋菌性后尿道炎几乎都有前列腺炎。大部分患者治疗后炎症可以消退，少数严重者可发展为前列腺脓肿。由于前列腺开口在后尿道，因而后尿道感染容易波及前列腺，国内的一项调查显示：患有淋病之后，淋菌性前列腺炎的发生率为 6% ~ 29%。淋病是一种性传播疾病，我国在 1964 年曾经宣布过，我国没有性传播疾病了，性病已经消灭了。但是从 20 世纪 60 年代第一例淋病发生以后直到 1977 年，淋病的发生率就明显升高，到 1997 年，已经占到了性病的第一位。其发病率一般与不洁性交有关系，性交频率高的，发病率就比较高，现在有一组资料表明，如果男女按 1 次不洁性交来统计，发病率可以在 22% ~ 35%，如果 4 次不洁性交，发病率可以在 60% ~ 80%，一般男传女可以为 50% ~ 90%，女传男就低一些，为 25% ~ 50%。

（二）临床表现

诊断淋菌性前列腺炎也具有前列腺炎的一般症状，患者都可以出现尿频、尿急、尿不尽、尿等待、尿末滴白，同时都有下腹不适，会阴不适，以及腰酸、腿疼等症状。

1. 急性期

会阴部坠胀，间歇短暂地抽搐，当淋球菌侵及尿道球腺时，尤其在大小便时会阴部胀痛更为明显；若侵及膀胱颈部和三角区时，表现为尿频、尿急、尿痛；感染严重时，会出现高热、寒战、排尿困难，甚至尿潴留。

2. 慢性期

尿道有痒感，排尿时有烧灼及轻度刺痛感，尿流可变细、无力或滴沥；还可出现阳痿、早泄等性功能障碍。

3. 直肠指诊

急性期：前列腺肿胀、压痛明显，局部温度可升高，表面光滑；脓肿形成时则有饱满或波动感。慢性期：前列腺较饱满、增大、质地软、压痛不明显；病程较长者，前列腺可缩小、变硬、不均匀，有小硬结。

（三）辅助检查

前列腺液检查，前列腺液涂片见多量白细胞，卵磷脂减少，直接镜检和培养可查到淋球菌。

（四）鉴别诊断

淋菌性前列腺炎和男性淋病是不同的两种疾病，尿道口都会出现分泌物，同时伴有尿痛、尿急、会阴部疼痛、晨起排尿出现糊口等症状。男性淋病发病早期有尿痛的症状，尿道前部有烧灼感、刺痛或灼热辣痛，排尿时疼痛明显加剧，甚则向小腹或脊柱放射。夜间疼痛时，患者可发生阴茎的"痛性勃起"。经 12 ~ 24 h 后疼痛略微减轻，并开始排出稀薄的黏液样分泌物，量多；再经 12 ~ 24 h，排出大量的脓性分泌物，24 h 可排出脓汁20 ~ 50 mL。2 ~ 3 d 后脓汁量减少，稠浓，颜色由白色变为黄白色或黄褐色；再经 3 ~ 4 d 脓汁更少而浓稠，晨间由于脓液在尿道口聚集，形成脓膜，称为"糊口"，疼痛减轻，尿道口红肿，呈外翻状，包皮内叶也红肿，并可发展为包皮龟头炎、嵌顿包茎等。压迫尿道可流出脓汁。尿道口及舟状窝红肿充血、水肿，有时有小的、浅表性脓肿、糜烂或小溃疡。与一般泌尿系统感染类似，此因炎症而引起尿道括约肌收缩，尿频尿急，以夜间为甚。另外，由于炎症波及该处的黏膜小血管，还常出现"终末血尿"，有时可有血精。两侧腹股沟淋巴结亦可受累引起红肿、疼痛、化脓，有明显压痛，并随着尿道炎症的减轻而减少，炎症消失后 2 ~ 3 d，淋巴结的炎症也随之消失。临床上出现会阴部坠胀疼痛，这提示病变已上行侵犯后尿道、前列腺和精囊等。个别患者还会有全身症状，如发热（体温 38 ℃左右），全身倦怠无力、不适，食欲缺乏，甚至恶心、呕吐。淋病患者由于后尿道炎脓液较多，排向前列腺而引起发炎，大多为急性前列腺炎，发病突然，高热、尿频、尿急、尿痛，肛门会阴部坠胀，有压迫感和跳痛感。直肠指诊发现前列腺肿大，触痛明显，尿液混浊，周围白细胞增多。如治疗不及时，前列腺形成脓肿。

慢性淋菌性前列腺炎可无明显自觉症状，晨起排尿时有糊口现象，挤压阴茎时有少量白色分泌物排出，分泌物检查可发现上皮细胞、少数脓细胞及淋球菌，前列腺液检查有大量白细胞，卵磷脂小体减少，甚至有大量脓细胞。

（五）治疗

（1）抗菌药物的应用，使用抗菌药物应遵循的原则：①分泌物培养和药物敏感实验报告之前应选用对各类淋球菌株都有效的药物；②选用药物敏感实验报告提供的高敏药物，调整用药方案；③选用能进入前列腺屏障的碱性、脂溶性高、蛋白结合率低的药物；④联合或轮回用药可防止或延缓耐药菌株的产生；⑤注意足够剂量、时限的用药方法；⑥治愈标准：症状消失后，复查前列腺液 3 次，镜检白细胞均 < 10/HP，培养转阴性。

（2）其他治疗：①热水坐浴和理疗，可以减轻局部炎症，促进吸收；②前列腺按摩，每周 1 次，有助于炎性分泌物排出及药物弥散至腺管和腺泡；③忌酒及辛辣食物；④淋球菌培养转为阴性之前，禁忌性生活，以避免淋球菌的传播和再感染；⑤中药治疗，应用活血化瘀、清热解毒的辨证论治；⑥心理治疗，解除患者的心理障碍，以真诚取得患者的信任，说服患者劝其伴侣及时治疗；⑦预防，人对淋球菌有易感性，治愈后仍可再感染发病，应早期发现、早期治疗，并宣传性病防治知识。

（六）淋球菌的耐药问题

近年来，淋球菌的耐药率呈上升趋势，特别是对青霉素的耐药性，随着 β 内酰胺酶产生率的不断升高而逐年上升。对于临床上常用的喹诺酮类药物，淋球菌对氧氟沙星和环丙沙星的耐药率均已超过 90%，略高于国内报道，而远高于国外报道，应引起高度关注。对于大观霉素，淋球菌仍保持极高的敏感性。在头孢菌素类药物当中，头孢呋辛、头孢噻肟和头孢曲松的耐药率虽较以往报道略有上升，但其敏感性仍较好，头孢西丁也表现出相当好的敏感性，敏感率达 75.8%。上述结果表明，青霉素和喹诺酮类药物已不能作为淋球菌感染的治疗用药，大观霉素和头孢菌素可以选择使用。

二、滴虫性前列腺炎

（一）概述

滴虫是一种人体寄生虫，寄生在前列腺中引起的前列腺炎，可称为滴虫性前列腺炎。也有学者将这种情况叫作前列腺滴虫症。滴虫性前列腺炎在临床上并不少见，但容易被忽视，究其原因，一方面是因为滴虫性前列腺炎的病因诊断（找到滴虫）比较困难，另一方面是由于临床医师多习惯于将前列腺炎归因于较多见的细菌感染。

近年来，作为性传播性疾病之一的滴虫性前列腺炎并非罕见，本病症状与一般前列腺炎无异，缺乏特异性。在前列腺液检查时发现毛滴虫，才能确立诊断。因此对有不洁性交史或配偶患有滴虫性阴道炎的患者，在经过抗淋病、非淋病治疗后，仍有症状者，应疑为本病，取前列腺液镜检及培养，发现阴道毛滴虫即可确诊。但前列腺液镜检阴道毛滴虫检出率低，应用培养法检出率较高。

阴道毛滴虫为性活跃期妇女阴道炎常见病原体之一。但较少引起男性症状性感染，可以通过性途径传播，引起阴道炎、尿道炎、男性前列腺炎，且20%男性带虫者无临床症状。

阴道毛滴虫致CP机制不太清楚，可能是：①与细菌的协同作用，即两者在共生的过程中产生某些物质，或给对方提供适宜的生长环境，在致病过程中相互促进；②滴虫本身即具备致病性，这已为实验所证实，不同的虫株致病力则不同；③也可能通过干扰代谢、剥夺营养导致对前列腺细胞不利的微环境，再同时伴有细菌的感染。

(二)诊断

滴虫性前列腺炎患者可有尿道口脓性分泌物，尿液恶臭味，并可以出现睾丸肿大，触痛明显并放射到腹股沟及耻区，半年后均一般表现为前列腺综合征，无特异症状与体征。

对于长期抗菌治疗无效的CP，特别是曾有过婚外性生活史或经常嫖娼的患者，应想到伴有滴虫感染的可能性。压片法简便易行，便于基层开展。但应注意：①对于诊断和治疗后的复查，直接镜检不应少于3次。②为提高镜检的阳性率可把蘸有前列腺液的棉拭子生理盐水洗涤离心取沉渣涂片。转速不应超过1 500 r/min，5 min。③标本的保温，如体外温度过低，滴虫在短时间内即失去动力而影响诊断。④伴滴虫感染的CP绝大多数为18～40岁。⑤在滴虫阳性的患者中，细菌的耐药率则高达72%，因而病情迁延，治愈困难，其原因很可能是多种病原体在"共生"的过程中相互加强了对方的抵抗力。因此，凡是经常规抗菌治疗效果不明显的CP，应想到伴有滴虫感染的可能。⑥阴道毛滴虫阳性的CP常规抗菌治疗效果欠佳，但厌氧菌在CP发病中越来越受到重视，因而无论是滴虫还是厌氧菌感染所致的CP，甲硝唑都属首选药物。

(三)治疗

治疗仍以甲硝唑为主，性伴侣必须同时治疗，只有这样该病才能根治。WHO专家委员会推荐1次口服2 g，国内王少金主张0.2 g，每日3次，7～10 d为1疗程，也有采用首剂2 g，以后0.2 g，每日3次，疗程3周的方案。既利于药物快速向前列腺内弥散，又能保证药物在前列腺内有充足的抑菌时间，酸性环境可抑制滴虫的生长、繁殖，可以采用尿道局部用药的方法：以1：5 000硝酸银冲洗尿道，以治疗经常与前列腺滴虫感染同时存在的滴虫性尿道炎。前列腺按摩：每周做1次，帮助前列腺液排出。治疗期间应停止性生活，同时女方也应及时治疗滴虫性阴道炎。

三、前列腺结核

（一）概述

结核病是一种可以侵犯全身的传染性疾病，临床上常见的男性生殖系结核是附睾结核，前列腺结核临床报道较少，但从病理学检查结果来看，前列腺是最常发生结核的部位。近年来，随着肺结核发病率的上升，前列腺结核的发病也呈上升趋势。患者多为中老年，大多数发生于 40 ~ 65 岁，70 岁以上者未见有该病发生。

前列腺结核发病率虽高，但因临床表现、影像学检查缺乏特异性，诊断较困难，故临床上误诊率高，早期常被误诊为前列腺癌或前列腺炎，确诊有赖于前列腺穿刺活检，但因其是有创性检查而难以常规进行。尤其是当前列腺结核与前列腺炎、前列腺增生并发存在时更容易忽略结核的存在，故临床见到的病例远较实际为少。另外，由于目前有抗结核作用的喹诺酮类药物的广泛使用可能部分掩盖了病情，而使症状出现了不同程度的好转，从而忽略了结核的存在，因此临床医师更应对前列腺结核有足够的认识，对难治性尿路感染、持续性无菌性脓尿、久治不愈的慢性前列腺炎及一些前列腺增生尤其前列腺直肠指检有韧硬结节者，应排除前列腺结核或并发前列腺结核的可能。

（二）病理

前列腺结核可见于前列腺的任何部位，大多同时侵犯双侧中央腺体及外围叶，早期为卡他性炎症，可在血管周围形成细密的结核结节，病变进一步发展，可导致腺体组织破坏，形成结核肉芽肿，中央可发生干酪样坏死，周围有类上皮巨细胞围绕，最后可液化并形成空洞。

前列腺结核的感染途径有两种：一是经尿路感染，泌尿系统其他部位有结核病灶，带有结核分枝杆菌的尿液经前列腺导管或射精管进入腺体；二是经血液感染，身体其他部位（如肺等）有结核病灶，其结核分枝杆菌随血液循环进入到前列腺内。目前，对于男性生殖系统结核究竟来自肾结核还是主要因原发感染经血行播散引起仍有争论。

前列腺结核大多同时侵犯双侧。结核分枝杆菌进入前列腺内组织后，早期在前列腺导管及射精管部位形成结核结节，然后向其他部位扩散，可扩展到前列腺两侧叶、精囊或附睾。也可能在前列腺包膜下组织内形成结核结节，再向其他部位扩散。前列腺结核一般可形成结核肉芽肿，干酪化形成空洞，最后形成纤维化硬节。致使前列腺增大，呈结节状且不规则，与周围器官紧密粘连，坚硬度与癌肿近似。病变严重时可扩展到前列腺周围组织，使精囊正常组织消失，结核组织密集，干酪样病变广泛，并可使输精管末端狭窄。如脓肿形成，可向会阴部溃破，成为持久不愈的窦管。也可向膀胱、尿道或直肠溃破。最终前列腺结核将继发感染，或经钙化而愈合。

前列腺结核的确诊依赖组织病理学检查。典型的病理改变为上皮样肉芽肿、郎罕斯细胞和干酪样坏死。但穿刺活检存在假阴性，有时需要反复穿刺才能得到确诊。

（三）诊断

泌尿生殖系结核的诊断首先依靠临床表现，当病变局限于肾脏时仅表现为无痛性血尿和无菌性脓尿，随病情发展可出现膀胱刺激症状。前列腺结核表现不典型，患者仅有长时间尿频，最长达 15 年，部分患者有排尿不适。直肠指诊前列腺质硬，表面不光滑有结节，体积无明显增大；可并发附睾结核。

实验室检查可提供前列腺结核的诊断线索。尿常规检查出现红、白细胞，尿呈酸性，血沉增高者，可做进一步的检查，如尿沉渣找抗酸杆菌和尿 TBDNA 检测。关于 TBDNA 的阳性率，国外报道远较国内高（高达 94%），且特异性较高，可反复进行。放免法检测肾结核患者血清特异性抗结核抗体 IgG 的阳性率可达 100%，但未见有用于前列腺结核检测的报道。血清前列腺特异性抗原（PSA）值是诊断前列腺癌的重要指标，但前列腺结核亦可致 PSA 值升高，经抗结核治疗后 PSA 值下降，PSA 值升高可能与并发排尿困难、尿路炎症、前列腺指诊等因素有关，因此，PSA 值升高对诊断本病有无意义还待进一步研究。

影像学检查对前列腺结核的诊断具有重要的参考价值。经直肠超声探查是诊断前列腺结核的有效方法之一。前列腺结核声像图可表现为外腺区结节状低回声，病程长者可呈强回声。前列腺结核的声像图与其病理特点有关，结核病变早期由于结核结节的形成，则形成强弱相间的混合性回声，其周边血流丰富；空洞前及空洞期则形成弱回声，偶尔可探测到周边散在的血流；当结核病变为纤维化期时，则形成较强的高回声。同时经直肠超声探查还可引导前列腺穿刺活检，是确诊前列腺结核的有效手段之一。CT 能反映前列腺结核的慢性炎症改变，当出现干酪样变时，显示腺体内密度不均，可伴钙化。

文献报道前列腺结核磁共振成像（MRI）检查的 T_1WI 同一地带呈空洞，T_2WI 同一地带低信号强度。前列腺结核 MRI 表现临床报道较少，Tajima 等报道了 1 例前列腺结核的 MRI 表现，病灶呈弥漫性分布，T_2WI 显示结核病灶呈低信号影。Wang 等研究报道 MRI 自旋回波序列 T_1WI 不能显示前列腺结核病灶，T_2WI 显示结核病灶呈低信号区，Gd–DTPA 增强后前列腺结核病灶显示清楚，但与前列腺癌鉴别困难。MRI 具有较好的软组织分辨率和三维成像的特点，MRI 功能成像可提供前列腺的病理、生化、代谢信息，因此 MRI 检查目前被认为是前列腺疾病理想的影像学检查方法，对于前列腺结核及前列腺癌的鉴别诊断有待于进一步研究。结核菌素实验阳性对诊断有一定参考。

有人曾报道膀胱尿道镜检时发现前列腺结核有三种典型变化：①精阜近侧端尿道扩张，黏膜充血增厚；②前列腺尿道黏膜呈纵行皱褶，前列腺导管周围因瘢痕收缩而呈高尔夫球洞状；③前列腺尿道黏膜呈纵行小梁样改变。但亦有研究发现，前列腺结核患者行尿道镜检 12 例，仅发现 1 例前列腺导管开口呈高尔夫球洞样，认为其检出率低，亦无特异性，仅对晚期病变的诊断有参考价值，不宜常规实施。

前列腺结核的诊断多数是通过病理检查最终确诊，因此值得提倡。

（四）鉴别诊断

虽然前列腺结核的发病在男性生殖系统结核中占第一位，但是早期诊断比较困难，容易被忽视，需要与一些常见病进行鉴别。

1. 与非特异性前列腺炎相鉴别

前列腺结核又称结核性前列腺炎，其早期临床症状与慢性前列腺炎相同，也可见前列腺液中脓细胞增多，因此临床上难以区别。尤其对年轻患者，需结合病史及直肠指诊、前列腺液常规仔细分析，常需做尿液结核菌涂片及培养，以及精液和前列腺液的结核菌检查。除尿频外，慢性前列腺炎患者有尿不尽感，伴会阴，以及腰骶部不适，直肠指诊前列腺不硬无结节感，前列腺液常规白细胞 > 10 个 /HP，卵磷脂体减少。前列腺结核由于腺体受损纤维化，前列腺液不易取出。应注意的是，对前列腺结核患者做前列腺按摩要慎重，以防引起结核病变扩散，应先做精液结核菌检查。在应用抗结核治疗后方可考虑做前列腺按摩，以行前列腺液结核菌涂片检查。

2. 与前列腺癌相鉴别

对年龄较大的患者需与前列腺癌相鉴别，前列腺癌患者 PSA 检查一般偏高，前列腺结核也可引起前列腺增大、有坚硬的结节且固定，不易与前列腺癌区别，但二者最终鉴别有待于前列腺病理活检。实际上，直肠指诊时，前列腺癌的肿块质地较结核更为坚硬，且有大小不等的结节。若癌肿已侵犯至前列腺包膜外，则肿块固定。

3. 与前列腺凝结物相鉴别

在 X 线平片上，可见前列腺钙化影，这可以是前列腺结核的表现，也可以是前列腺凝结物的表现。但前列腺结核常伴有附睾、输精管结核，可扪及附睾肿大或输精管有串珠状结节病变。再结合前列腺液检查，两者不难鉴别。

（五）治疗

前列腺结核的治疗和全身结核病的治疗方法相同，必须包括全身治疗和抗结核药物治疗。前列腺结核用抗结核药物治疗有较好的效果，一般不需手术治疗。前列腺结核一旦确诊，除了休息、适当营养、避免劳累等，还应正规抗结核治疗。目前国内多采用异烟肼（INH）＋利福平（RFP）＋吡嗪酰胺（PZA）方案，而国外采用异烟肼（INH）＋利福平（RFP）＋乙胺丁醇（EMB）方案，疗程半年。术前 2 周的控制性治疗应以标准短期抗结核药物作为首选，采用异烟肼（INH）＋利福平（RFP）＋吡嗪酰胺（PZA）＋乙胺丁醇（EMB）治疗 2 周，对经抗结核治疗 2 ～ 4 周症状改善不明显者，可改行手术治疗。鉴于手术中存在结核分枝杆菌扩散的危险，应选择创伤小的手术方式，一般不主张做前列腺切除术，因为前列腺结核用现代抗结核药物治疗大多能控制病变，而且这类手术需将前列腺连同附睾、输精管、精囊等一并切除，手术范围大，有一定危险，甚至术后会引起结核性会阴尿道瘘，伤口不愈合。可以采用经尿道前列腺切除术（TURP）或 TVP 治疗，治疗效果良好，术后继续抗结核治疗，排尿症状均可以得到改善。只有当前列腺结核严重、广泛空洞形成、干酪样变性或造成尿路梗阻，用一般药物治疗不能缓解时，或者前列腺结核寒性脓肿已引起尿道、会阴部窦道时，可考虑做前列腺切除术。前列腺结核伴有附睾结核的病例，如果药物治疗无效，可考虑做附睾切除术，对前列腺结核的治疗也有好处，附睾切除后，前列腺结核多可逐渐愈合。

治愈的标准是尿液或前列腺液结核菌涂片和培养均为阴性，泌尿生殖系统结核症状及体征全部消失。

四、真菌性前列腺炎

（一）概述

慢性前列腺炎是男性泌尿生殖系统常见病，大多数慢性前列腺炎患者没有急性炎症过程，由于目前广泛地使用抗生素、皮质激素、免疫抑制药物等，导致真菌感染日益增多，而各种抗真菌药物的滥用，更加剧了真菌感染的复发和治疗的难度。

一般认为，真菌常潜伏在人体的口腔、肠道、皮肤和阴道内，作为寄生菌并不引起任何症状，而当寄生菌与宿主之间内环境的稳定性失调，特别是在抗生素的干扰或宿主的免疫功能降低时，寄生菌可转化为致病菌。从理论上讲，由于女性外阴、阴道的真菌感染是常见的感染源，通过长期的性接触，真菌可经男性泌尿生殖道逆行感染到前列腺，从而引起慢性前列腺炎；尤其是某些慢性前列腺炎患者，因长期使用抗生素或反复直接向前列腺内注射抗生素、糖皮质激素等，易引起菌群失调，免疫力下降，从而增加了真菌进入前列腺的机会，更易诱发前列腺真菌感染。

研究表明，前列腺真菌感染中，白色念珠菌和热带念珠菌感染率高，分别占 46.12% 和 30.14%，光滑念珠菌占 13.13%，平滑念珠菌、克柔念珠菌及其他真菌分别为 4.14%、2.15% 及 3.12%。分离出的菌株对两性霉素 B（AMB）、制霉菌素（NYS）、伊曲康唑（ITRA）和酮康唑的耐药率低，分别为 1.3% 和 1.9%，而对氟尿嘧啶、氟康唑和咪康唑的耐药率较高，分别是 22.13%、34.18% 和 25.13%。

由于前列腺组织学上某些特定因素，导致慢性前列腺炎治疗不理想，难以根治。病原体耐药性的发展与抗菌药物的使用密切相关，而临床上却大量滥用抗生素，耐药性的产生成为重要相关因素。提示临床对真菌引起的慢性前列腺炎应根据药物敏感试验结果而使用药物治疗，不要盲目经验性地广泛大量使用氟康唑，且吡咯类药物间存在交叉耐药问题，以免造成多重耐药菌株产生。

（二）诊断

目前尚无前列腺真菌感染的确诊标准，人们在诊断尿路真菌感染时，一般以尿液培养真菌菌落 > 10 000 个 /mL 为诊断标准，但有研究表明，真菌性前列腺炎患者前列腺液真菌培养菌落在 50 000 个 /mL 以上，因此，有理由认为真菌是这些慢性前列腺炎的病原体，或因慢性前列腺炎长期使用广谱抗生素等而继发前列腺真菌感染。

目前临床工作中，前列腺液真菌的分离培养还没有引起临床医师和临床检验工作者的足够重视，因此临床上较易漏诊和误诊。对长期使用抗生素且久治不愈的慢性前列腺炎患者和泌尿系统感染的患者，除做常规细菌培养外还应注意真菌培养和药物敏感试验，以防误诊和漏诊，减少多重耐药及深部真菌感染的可能。

（三）治疗

对于那些使用抗生素治疗时间长、治疗效果差的慢性前列腺炎患者，要考虑有前列腺真菌感染，尤其是继发真菌感染的可能。对这些病例，除了行前列腺液常规检查及普通细菌培养外，还应特别注意观察前列腺液有无真菌假菌丝等，必要时做前列腺液真菌培养，一旦诊断成立，应立即停用广谱抗生素、停止穿刺插管等治疗，给予有效、足量的抗真菌药物治疗。

氟康唑具有良好的耐受性和药代动力学效应，是治疗泌尿生殖系真菌感染较理想的药物。

五、非淋菌性前列腺炎

（一）概述

除了淋球菌以外，由其他病原体引起的尿道炎统称为非淋菌性尿道炎（NGU），它是当今国内、国外最常见的性传播疾病之一，也可能与淋病并发或交叉感染。好发于青、中年性旺盛期，25 岁以下占 60%。男性可并发附睾炎，附睾肿大，发硬且有触痛，有的还可并发睾丸炎、前列腺炎等。病原体也可侵犯睾丸和附睾而造成男性不育。本病直接诊断方法较少而难，临床上也易漏诊，病原体携带者多见，这些都是造成流行的因素。目前，通常被称为非淋菌性尿道炎的是指衣原体（40% ~ 50%）、支原体（20% ~ 30%）及一些尚不明致病病原体（10% ~ 20%，如阴道毛滴虫、白色念珠菌和单纯疱疹病毒）的尿道炎。这类尿道炎中，已知其病原体的，则称为真菌性尿道炎和滴虫性尿道炎等，而不再包括在非淋菌性或非特异性尿道炎之内。

其主要病原体是沙眼衣原体（CT）和解脲支原体（UU），前者占 40% ~ 60%，后者占 20% ~ 40%。以目前常用的培养方法，尿道分泌物可培养出衣原体。研究发现，男性

40% 非淋病性尿道炎和 35 岁以下多数急性附睾炎均由 CT 引起。在 NGU 症状不典型或治疗不彻底时，CT 及 UU 便在侵袭尿道黏膜或黏膜下尿道腺体的基础上向上蔓延引起前列腺炎、附睾炎。CT、UU 所致的尿道炎症状比淋菌性尿道炎轻，多为尿道刺痛、痒、灼热不适，尿道流少量黏液，CT、UU 性前列腺炎的临床表现与一般前列腺炎非常相似，因此，仅从临床表现和 EPS 镜检很难区别，多被漏诊。应重视开展慢性非细菌性前列腺炎病原体的检查，以提高前列腺炎的诊断和治愈率。

（二）病原学

支原体是男性生殖泌尿道感染中常见的一类原核微生物，其缺乏细胞壁，呈高度多形性，在无生命培养基中能生长繁殖的最小原核微生物，能产生尿素分解酶分解尿素。因其缺乏坚硬的细胞膜，对青霉素耐药，对细胞膜有亲和性，生长繁殖时需要甾体物质。目前人类能够测到的支原体共有 15 种，对人致病的主要有肺炎支原体、解脲支原体、人型支原体和生殖道支原体。解脲支原体能引起男性非淋球菌性尿道炎、前列腺炎、附睾炎等。前列腺是管泡状腺，由许多腺泡和腺管组成，腺上皮形态不一，有单层柱状上皮细胞及假复层柱状上皮。支原体是能独立生活的最小原核细胞型微生物，故可定居在上皮细胞，对宿主细胞产生直接不良反应。

人型支原体对外界环境抵抗力弱，45 ℃ 15 min 即可被杀死，对肥皂、酒精、四环素、红霉素敏感。

衣原体为革兰阴性病原体，是一种专性细胞内微生物，没有合成高能化合物 ATP、GTP 的能力，必须由宿主细胞提供，因而成为能量寄生物，是自然界中传播很广泛的病原体。衣原体与病毒不同，它具有两型核酸：DNA 和 RNA，并以二等增生法进行繁殖。与立克次体不同，除了不能合成高能化合物外，还在于没有细胞色素，没有呼吸性电子链的其他组分，以及独特的发育周期。衣原体的生长发育周期分两个阶段：原生小体，是发育周期的感染阶段；网状小体，是在感染细胞内的繁殖阶段。原生小体先附着于易感细胞的表面，然后通过细胞的吞噬作用进入细胞内，形成网状小体在细胞内繁殖，以后形成包涵体，同时对组织产生炎症变化而引起一系列的临床症状。衣原体的全部生长发育约 48 h（有的 72 h），完成生长周期后，网状小体重新组织，在一对一的基础上缩合成原生小体，后者从空泡中释放再感染其他细胞。在整个约 48 h 的生长发育周期中，衣原体始终处于一个吞噬体中，直到细胞严重损伤和细胞死亡。

（三）诊断

本病的临床表现变化多端，病因及发病机制未被完全阐明，常用的诊断方法不够详尽。许多临床医师在治疗前列腺炎的过程中感到棘手和困惑，治疗存在一定的盲目性，往往偏重抗菌药物治疗，大多数患者对治疗效果不满意。目前已经认识到前列腺炎是具有独特形式的综合征。这些综合征各有独特的原因、临床特点和结果，因此只有对它们进行准确的诊断，才能在治疗上区别对待，选择合适的方案，才有可能收到较好的效果。

非淋菌性尿道炎潜伏期：1～4周。男性非淋菌性尿道炎症状比淋病轻，起病不如淋病急，症状拖延，时轻时重。尿道有刺痒感或灼热感，偶有刺痛感，尿道口有分泌物，但较淋病的分泌物稀薄，为清稀状水样黏液性或淡黄色黏膜脓性，分泌物量也较淋病少，尿道分泌物涂片及培养淋球菌均阴性。在长时间未排尿或晨起首次排尿前才逸出少量分泌物，有时仅表现为晨起痂膜封住尿道口（呈黏糊状，称糊口，痂膜易被尿流冲掉）或裤裆有分泌物附着。检查时有的需由后向前按挤前尿道才可能有少许分泌物由尿道口溢出。有时患者有症状无分泌物，也可无症状而有分泌物。有时患者无任何自觉症状，初诊时很易被漏诊。

（1）解脲支原体培养：按摩出的前列腺液以无菌操作接种于液体培养基（内含尿素及指示剂），在37℃温箱内，培养18～24 h。观察结果，如透明变色即有解脲支原体生长。

（2）衣原体检测：采用单克隆抗体免疫荧光法。标本以镜下见亮绿色，具有典型大小、边界清晰的圆形颗粒为阳性。

（3）药物敏感试验：将生长出的解脲支原体环接种于内含定量的抗生素液体培养基内，37℃培养48 h，如培养基透明变色即对某种抗生素抗药，如经培养仍无变化者，则对某种抗生素不敏感。

（四）鉴别诊断

在诊断非淋菌性前列腺炎时，常常需要与淋菌性前列腺炎、慢性细菌性前列腺炎鉴别。

非淋菌性前列腺炎的特点是症状较淋病为轻，潜伏期较淋病为长，分泌物较淋病为清稀，常呈水样透明，排尿困难也没有淋病严重，常与淋病同时感染。前者先出现淋病症状，经抗淋病治疗后，淋球菌被青霉素杀死，而衣原体、支原体依然存在，在感染1～3周后发病。临床上很易被误认为淋病未治愈或复发。处理不当或治疗不及时可引起并发症，如急性附睾炎、前列腺炎、结肠炎、咽炎。而慢性前列腺炎也常常伴有尿道的不适和尿道口出现分泌物，但慢性前列腺炎主要是会阴不适，排尿不畅，尿道口分泌物为前列腺液。

（五）治疗

该病通过性传播，治疗期间一定要重视配偶或性伴侣的同时检查、同时治疗。非淋菌性前列腺炎是完全可以治愈的，但是应得到正规的治疗。应针对病原体治疗，如条件不允许，用广谱抗生素治疗。应遵循及时量，规则用药的原则，根据不同病情选用相应的抗生素治疗。治疗非淋菌性前列腺炎的常用西药是：

（1）四环素：每次 0.5 g，每天 4 次，至少服 7 d，一般 2～3 周；或四环素合剂（由 3 种四环素合成，每片含盐酸去甲金霉素 69 mg，盐酸金霉素 115.5 mg，盐酸四环素 115.5 mg）1～2 片，口服，2 次/天，连服 2～3 周。

（2）多西环素：首次口服 0.2 g，以后每次 0.1 g，每日 2 次，共服 7～10 d。

（3）阿奇霉素：首次 0.5 g，以后每次 0.25 g，每天 1 次，共服 5 d；或 1 g，1 次顿服。

（4）米诺环素：0.2 g 即可，每次 0.1 g，每日 2 次，共服 7～10 d。患者服用后部分有头晕、心悸、胃脘不适、恶心、呕吐等不良反应。

（5）红霉素：口服每天 0.25～0.5 g，每天 3～4 次，7～10 d 1 疗程。

（6）罗红霉素：每次 0.3 g，每天 1 次，共服 7 d；或每次 0.15 g，每日 2 次，共服 7 d。有 7% 的患者出现不良反应。

（陈小珂）

第三节　前列腺增生

一、概述

前列腺增生是男性老年的常见病，其发病率随年龄增加而逐渐递增。随着我国人民生活和卫生健康不断提高，平均寿命显著增长，因此发病率数字相应增高。大多数发病的年龄在 50 岁以上，在 50 岁以前虽可发生，但较少见（40～49 岁仅占 10%，60～69 岁可达 75%，亦有报告高达 85%），80 岁以上男性前列腺增生发生率几乎升高至 90%。实际上的发病率较报告的为高，因有一部分人虽前列腺发生增生而未就医。1990 年法国进行一项调查，55 岁以上男性中有 180 万患者出现泌尿压迫症状，而其中仅 20% 在接受治疗。

（一）病理解剖

前列腺由围绕在尿道的尿道腺体和在尿道腺体外层的前列腺腺体所组，可分为三组：①尿道腺组；②尿道下腺组；③前列腺组。在正常的前列腺中，前列腺占据前列腺外环的大部分，其他两组则处于极小的中心部位，因此可把前列腺分为内外两层，内层为尿道腺组和尿道下腺组，外层为前列腺组，在这两层之间为纤维膜。前列腺增生主要是发生在内层，围绕尿道（从膀胱颈部至精阜一段的后尿道）的尿道腺和尿道下腺组，以及结缔组织。平滑肌组织逐渐增生肥大，向外压迫和包围外层的前列腺组而形成"外科性包膜"。前列腺增生的"外科性包膜"厚 2～5 mm，包膜与增生腺体之间有明显界限，亦易于钝性剥离。临床上将前列腺分成左、右、前、中、后五叶。前列腺的增生可局限于前列腺的一部分，亦可全部，大多发生于紧接尿道的两侧叶和中叶，很少发生于前叶，从不发生于后叶。一般可将病变分为三类：①单叶增生；②两侧叶增生；③三叶增生（两侧叶和中叶）。Fanks 根据增生组织的不同，分为五类：①间质（纤维或肌纤维）型；②纤维肌型；③平滑肌型；④纤维腺样瘤；⑤纤维肌腺样瘤。

（二）病理生理

前列腺增生引起的病理生理变化主要是由于增生的腺体压迫膀胱颈部和后尿道而造成前列腺部尿道变长、受压，而导致膀胱颈和尿道梗阻。在梗阻后可使尿道、膀胱及肾脏产生一系列功能上的紊乱和病理改变。前列腺增生程度与产生的尿路梗阻程度并不一定成正比，主要取决于增生部分对后尿道的压迫程度。有时增生部分仅 10 g 左右，却引起严重的梗阻。如中叶增生时，膀胱底部抬高，向膀胱内突出，排尿时呈活瓣作用，阻塞尿道内口，使膀胱内尿液不能排空。常见的两侧叶增生时，可使后尿道受压延长，前列腺部尿道弯曲，造成排尿时的梗阻。

在梗阻的早期，膀胱逼尿肌处于正常，排尿并无影响。随着梗阻的发展，膀胱逼尿肌产生增生肥厚以增加膀胱的张力，克服尿道的梗阻，以致膀胱壁肌束增生形成小梁，小梁与小梁之间形成小室或憩室。当逼尿肌增生肥厚至一定程度仍不能克服尿道梗阻时，则逐步在膀胱内产生尿液潴留及逼尿肌张力减弱，由于反压而影响输尿管及肾盂，使之扩张积水造成肾功能减退。尿液在泌尿道的潴留常可继发泌尿系统感染及凝结物的形成。在少数病例，中叶增生可使膀胱逼尿肌功能受损而产生假性或真性尿失禁。

（三）发病机制

关于前列腺增生的发病机制，到目前为止尚未完全研究清楚，但年龄是一个决定性因素，从青春期结束至 40 岁这一阶段前列腺大小几乎不变（约为 20 g）。此后，前列腺体积开始逐渐增加。曾提出有性生活过度、后尿道炎症未加彻底治愈、睾丸功能异常、前列腺动脉硬化、盆腔充血和肿瘤等 10 余种学说。由于各学者的学术观点不同，研究方法各异，故至今未能完全统一看法。目前，以性激素平衡失调的内分泌学说受到公认。

1. 肿瘤学说

Virchow 曾提出前列腺与子宫在胚胎发生是同一来源，因此前列腺增生与子宫肌瘤相似，为"肌瘤"或"腺瘤"。而在以后 Deming、Moore 等指出这一同源学说的错误。新生物与增生（肥大）的定义有所不同。新生物是组织的异常肿块，细胞不一致地过度生长，而增生则是组织细胞的肥大，以代偿同类组织的功能不足，或由于内分泌对于组织正常控制的扰乱而发生，因此前列腺增生不属于新生物。

2. 动脉硬化学说

Guyon 提出，根据前列腺解剖学的研究发现，前列腺中心（内层）2/3 与周围 1/3 的动脉血供是分开的。由于前列腺的周围部分血供因患者年龄关系受到限制而萎缩，但腺体中心部分血供正常，因而产生代偿性增生。Flocks 应用动脉注射方法进行检查，发现增生腺体的周围血管并无明显损害。Moore 进行组织学方面的检查，并未发现腺体中有血管硬化和缺血改变的差别，亦未发现前列腺增生或萎缩与血管病变的程度相符合。

3. 炎症学说

Ciechanowki 首先提出前列腺慢性炎症有引起前列腺增生的作用。以后的 Pomeroy、Hirsch 等亦确认前列腺增生患者常有前列腺炎、后尿道炎、膀胱炎等存在。但 Cabox、Smith 等认为慢性炎症可使腺体发生纤维化，并可限制前列腺的增大，而不应发生前列腺增生。而 Ducreux 证实前列腺增生患者中确有慢性炎症存在，但仅占 10%。因此，慢性炎症并不是前列腺增生的真正原因。

4. 胆固醇积聚学说

Carl P Shaffner 在动物实验中发现大鼠的前列腺合成胆固醇的速度与肝脏相似，但无肝脏的调节合成反馈现象，因此可导致前列腺中含有大量的胆固醇，并可随年龄的增高胆固醇在前列腺中的积聚更多，因其性生活逐步减弱，从前列腺排出胆固醇减少而发生潴留。前列腺和血液内的高胆固醇可使前列腺增生，反之可使其缩小。有研究证实，口服多烯大环内酯类药物可使肠道内与外源性胆固醇结合，从而抑制胆固醇在肠壁的吸收。在动物实验中发现应用此药后，前列腺出现缩小现象，且前列腺分泌减少，血清睾酮浓度亦降低。

5. 内分泌学说

前列腺的发育与正常生理功能需要有足够的雄激素来维持，在青春后期方始发育完全，并具有分泌功能。若在幼年时期切除睾丸，或者睾丸发育不良而引起雄激素不足，则前列腺就不能正常发育。若前列腺发育已属正常，而在以后发生雄激素不足（如睾丸切除、垂体切除、肾上腺切除等），则可使前列腺萎缩，分泌功能减少，前列腺细胞的生长和分化被阻止。在动物身上观察到切除睾丸可使其前列腺萎缩；而萎缩的前列腺用睾酮可使其再增大，分泌功能也可恢复。Topchan（1951 年）认为雄激素分泌过多是产生前列腺增生的原因，老年人睾丸萎缩而间质细胞（Leydig 细胞）增生，雄激素水平反而增高。现已证明雄激素在前列腺内主要作用是通过双氢睾酮（DHT）来实现。双氢睾酮是由睾酮经 5β – 还原酶转化，特异地与前列腺细胞受体相结合而形成的。正常与增生的前列腺内双氢睾酮的含量有显著差别，后者是前者的 5 倍，前列腺腺体的内层是外层的 3 ~ 4 倍，并集中于细胞核，较细胞液增高 3 ~ 4 倍。1986 年 Treter 用核素 ^3H 标记的雄激素摄入研究，发现雄激素在前列腺中的摄入量较股直肌的含量高 20 倍。这就更进一步用定量的方法肯定雄激素对前列腺增生的作用。各种实验研究已都证实前列腺增生的发病必须要有发育成熟且有功能的睾丸存在。Moore 用动物证实，睾丸如不具有正常的功能，则前列腺增生就不可能发生。在临床观察中并没有发现前列腺增生在青年人中发生，也没有发现在青年时期已去除睾丸或类似去除睾丸（睾丸萎缩）的患者身上发生前列腺增生症。

在内分泌学说中除了雄性激素的理论外，也有认为雌激素对前列腺有影响。Lacassagne（1933 年）认为雌激素可能为前列腺增生的病因。Fingerhut（1966 年）报道应用己烯雌酚长期治疗雄性实验鼠，结果是前列腺和尿道周围腺体均出现类似前列腺增生的临床特征。亦有许多学者在动物体上观察到用大量雌激素后，前列腺的腺组织、结缔组织和平滑肌显著增生。

在胚胎上 Lowsley 发现前列腺后叶是独立的，和两侧叶分开。解剖上前列腺的前面几叶谓"髓质部"，后叶谓"皮质部"。在生理上这两部分的前列腺对雌激素的作用也不一致。在人体上应用雌激素后可使前列腺的前面几叶（髓质部）退化，而后叶（皮质部）并无影响。Huggins 认为这是在雌激素的影响下，体内雄激素的作用降低所致。综合上述情况，结合临床上前列腺增生多发生于两侧叶和中叶，而不发生于后叶等现象，说明性激素对前列腺的影响很大，前列腺增生与性激素的紊乱有密切关系。

6. 生长因子学说

近期研究表明，雄激素并不直接影响前列腺的生长，而双氢睾酮与前列腺上的受体结合促进分泌诱导因子，该因子就能调节前列腺组织的分化和生长。这些生长因子为多肽类（氨基链），它们通过自分泌或旁分泌机制而发挥作用。现已发现有四大类生长因子：①转化生长因子 β（TGF-β）；②表皮生长因子（EGF）；③碱性成纤维细胞生长因子（b-FGF）；④角化细胞生长因子（KGF）。这四类生长因子与前列腺的发育有关。

生长因子，特别是 b-FGF，也可能是 TGF-β 可再活化胚胎组织生长机制。前列腺纤维肌肉性机制对 TGF-β 的抑制作用变得不敏感。而后，b-FGF 对基质细胞产生刺激作用，导致尿道周围纤维性结节形成。许多研究已证实，在前列腺增生内生长因子失去平衡，b-FGF、TGF-β 及 EGF 水平较正常前列腺组织中为高。KGF 和 EGF 的表达超过 TGF-β，可能使前列腺内腺性上皮细胞出现增生。家兔实验已证实，尿道梗阻后，b-FGF 的表达增加并诱发成纤维细胞增生。

纵观以上学说，激素与生长因子特别是包括 b-FGF 在内的刺激因子之间失去平衡被广泛认为是前列腺增生的归因因素。但其具体的发病机制还不明确。

二、临床表现

前列腺增生症的症状是由于增生的腺体压迫膀胱颈和后尿道而逐步产生的梗阻和一系列并发症的症状。疾病的初期症状不明显，以后逐渐出现。其主要症状有以下几种。

1. 尿频、尿急

尿频、尿急为早期症状，排尿频率增加，每次尿量减少，尤其在夜间，部分患者甚至超过白天，文献报道有 85.2% ~ 98.4% 的患者有尿频、夜尿。尿频原因为膀胱颈部充血所致。由于腺体逐渐增生，对膀胱颈和后尿道的压迫日益加重，致使膀胱内的尿液不易排空而出现残余尿，造成膀胱的有效容量减小，使尿频症状更为明显。另外膀胱颈部梗阻后，若有膀胱炎、膀胱凝结物等并发症时，均可增加尿频的症状。同时还可出现尿急现象，这是由于膀胱不稳定所致，患者迫不及待要排尿而不能自控。

2. 排尿困难

前列腺逐渐增大，梗阻程度亦逐步增加，尿液的排出受到影响。开始时尿液不能立即排出，需要等待一些时候才能排出。以后患者需要增加腹压才能排尿，同时可出现尿线无力，尿流变细，进而尿液不能成线而呈淋漓点滴并有中断。排尿后仍有排尿不尽感，膀胱内有残余尿存在。文献统计，69.2% ~ 87.0% 的患者有这类症状。

3. 急性尿潴留

其发生率约占30%。在排尿困难的基础上，可由于气候冷暖变化、劳累或饮酒等因素，使前列腺局部和膀胱颈部发生充血、水肿，引起急性的完全性梗阻。膀胱内尿液不能排出，产生急性尿潴留。患者膀胱膨胀，下腹疼痛。

4. 尿失禁

前列腺增生后梗阻症状逐步加重，膀胱内的残余尿量亦随之增加，当残余尿量达到膀胱容量时即为尿潴留状态。在夜间熟睡时，盆底骨骼肌松弛，尿液可自行流出，发生遗尿现象。当膀胱内尿液的压力超过尿道内的阻力时，尿液从尿道外口溢出，引起充盈性尿失禁，为假性尿失禁。少数病例因增生的腺体而影响膀胱及括约肌功能，可产生真性尿失禁。尿失禁发病率为1.8%。

5. 血尿

由于膀胱颈部的充血或并发炎症、凝结物时，可以出现不同程度的镜下血尿或肉眼血尿，发病率为6.6% ~ 29.2%。若腺体表面扩张的血管发生破裂，则可产生大量出血，并有血块充满膀胱，在膀胱区产生剧痛。

6. 后期症状

梗阻的程度严重，病程延长可造成肾积水、肾衰竭、酸中毒，而引起一系列胃肠道、心血管和精神等症状。

7. 并发症

为了克服膀胱颈部增生腺体的阻力而增加腹压协助排尿，可引起痔疮、脱肛、血便、疝和下肢静脉曲张等并发症。文献报告还有并发活动性肺结核、肺气肿、糖尿病、动脉硬化等疾病。

三、诊断

凡50岁以上的老年男性，有排尿踌躇、夜尿增加等现象时均应怀疑有前列腺增生的可能，需要进行一系列的检查，以明确诊断。为了评价前列腺增生的进展和治疗的效果，国际评委会得到世界卫生组织的支持，已经同意采用美国泌尿协会测定委员会所制订的症状评估法，并作为世界性的官方评估方法，用以对前列腺疾病患者的病情做评估。

（一）分类

国际前列腺症状评分（I-PSS）方式是由患者根据有关泌尿系统症状的七个调查问题做出的回答而给予评分。每个问题，患者都有五个答案来表示症状的严重程度，以 0～5 的计分法来计算，所以总得分在 0～35 分，可将患者分为下列几类：

0～7 分：几乎没有症状或轻微症状。

8～19 分：有中度症状。

20～35 分：严重症状。

生活质量评分 0～6 分为患者自我评分，来反映病情的进展程度。

（二）辅助检查

1. 直肠指检

直肠指检是诊断前列腺增生的最简单而极为重要的检查步骤。检查时，要侧卧位、站立弯腰位、胸膝位或妇科检查位。要排空膀胱尿液。若膀胱膨大，可使前列腺的上界摸不清楚。在直肠的前方可以摸到前列腺长度和宽度、表面是否光滑、质地和中央沟的深浅等情况。前列腺的正常大小如栗子。

前列腺增生时，在直肠内可摸到两侧叶或中叶有增大（前后径或横径增大），表面光滑，可向直肠内膨出，质地中等，韧度有弹性感，两侧叶之间的中央沟变浅或消失。

有时前列腺中叶或颈下叶突向膀胱，同样可以产生严重的阻塞，引起典型的前列腺增生的症状，但在直肠内不能摸到增生的腺体。因此，患者有明显的膀胱颈梗阻现象，而直肠指检前列腺不大时，还不能否定前列腺增生的诊断，尚需进行其他检查才能明确。

在进行直肠指检时，还应注意肛门括约肌的张力，对除外神经源性膀胱引起的排尿困难有所帮助。

2. 残余尿测定

残余尿量的多少可估计膀胱颈部梗阻的程度，是决定是否需要手术治疗的重要指标之一。检查时令患者尽量排空膀胱中的尿液，以后立即测定膀胱内是否存在尿液。测定的方法有下列几种：

（1）超声波测定法：在耻区耻骨上用超声波探测膀胱的三个方向，前后径、纵径及横径的平段长度（cm），将三个数据相乘。若在 100 mL 以内，为实数毫升数；若在 100 mL 以上，则需乘常数"0.7"后为残余尿量。此法简便，患者无痛苦，所得结果虽有时不够准确，但有参考价值。

（2）导尿法：排尿后立刻在严密无菌条件下进行导尿，放出的尿液量即为残余尿量。

此法最为准确可靠，但可能引起黏膜损伤出血、感染等，应谨慎进行，严密预防。若导出残余尿量甚多，则导尿管应予保留做引流，以利感染的控制和肾功能的恢复。

（3）分泌排泄法：若做静脉肾盂造影，则在对比剂分泌至膀胱后摄片，排空后再摄片比较，留在膀胱内的对比剂则为残余尿量。

一般认为残余尿量在 60 mL 以上，则为手术摘除前列腺的指征之一。

3. 膀胱镜检查

膀胱镜检查可以直接看到膀胱颈部前列腺增生的部位和程度，从而决定治疗的方针，以及手术的方法。因为最多是两侧叶增生，故颈部的变化大都为两侧受到压迫，使膀胱颈部变形呈倒"V"形。还可以看到膀胱内的其他病变，如小梁小室、憩室、凝结物、肿瘤等，对决定手术也有参考作用。由于前列腺增生可使尿道延长、弯曲、膀胱颈抬高，因此在进行膀胱镜操作时应特别注意，容易引起损伤出血（放入时要随尿道弯曲而进入，不能使劲硬推，不能过早转弯）。

4. 膀胱造影

对直肠指检不能明确诊断，或在膀胱内疑有其他病变时，此项检查尤其必要。其检查方法有二：

（1）逆行插导尿管法：在无菌操作下，插入尿道导尿管，放空膀胱内残余尿后，注入对比剂 12.5% 的碘化钠或醋碘苯酸钠或泛影葡胺 200 mL 充盈膀胱，摄取 X 线片。为预防感染，亦可在对比剂内加入少量抗菌药物，如 1% 的新霉素或庆大霉素等。

（2）分泌排泄法：做静脉肾盂造影，当对比剂从肾脏分泌排泄至膀胱而有一定数量后，摄取膀胱造影 X 线片。若肾功能减退，非蛋白氮在 70 mg/dL 以上，尿素氮在 35 mg/dL 以上则不能进行。

膀胱造影的 X 线摄片必须按常规进行，需摄取膀胱区正位、左斜、右斜及排尿后膀胱区正位四个方位。

前列腺增生膀胱造影 X 线表现：

（1）膀胱底部抬高，呈弧形向上凸出。膀胱被推向上移位，膀胱出口处的边缘与耻骨联合距离增宽，似有充盈缺损现象。

（2）前列腺部尿道延长，如病变在中叶，则前列腺部尿道上部向前移位，下部向后弯曲。

（3）膀胱内可见小梁、小室或憩室存在。

5. 超声波断层显像

超声诊断仪器有 A 型、B 型、P 型（PP Ⅰ 型）和 BP 型（是 B 型和 PP Ⅰ 型的联合）。前列腺疾病的超声诊断，以用 P 型超声诊断最为适宜，可描绘腺体的形态和性质。而 A 型仅能探测其厚度及内部回声，B 型及 BP 型则需经腹部探查。

前列腺的超声探测有两个途径：

（1）经腹壁法：在耻骨上经前腹壁探测前列腺。

（2）经直肠法：用附有水囊的直肠用超声探头插入肛门，注水排气后探测前列腺。直肠用超声探头有两种：一种为可做360°圆周扫描的单探头，可探得前列腺横切面图；另一种为线阵探头，探测时只需略微转动探测方向，即可全面探测到前列腺，得到前列腺的纵切面图。

前列腺增生症超声图：超声图上前列腺腺体明显增大，在横切面图上前列腺的厚径和横径各达到或超过3 cm和4 cm，边界整齐，内部光点均匀。外层腺体被压缩，内外腺体的厚度比例为2∶1、3∶1或4∶1。腺体往往向膀胱突出。在纵切图上更容易看到其向膀胱突出的程度。前列腺中叶增生，从直肠指检常常不能摸到其增大部分，但在纵切面超声图上容易发现其向膀胱突出。膀胱壁有明显小梁小室形成者，在纵切面超声图上能见到膀胱壁高低不平，若在膀胱内并发膀胱凝结物或膀胱憩室时，则超声图有相应的表现。

6. 尿流率检查

在排尿过程中，尿液排出的速率有一定的规律性，可构成一条尿流曲线。现在临床应用的尿流率就是将排尿过程的尿流曲线客观地记录下来。尿流率主要是检查下尿路有无梗阻。据统计，下尿路梗阻中，71%属前列腺增生。尿流率的各项参数，包括最大尿流率、平均尿流率、2 s尿流率、最大尿流率时间、尿流时间和尿总量等，一般认为最大尿流率是与梗阻最相关的指标，每秒在25 mL以上者可以排除下尿路膀胱颈的梗阻，每秒在10～25 mL有梗阻可疑，每秒10 mL以下者提示有梗阻存在。尿流率的正常曲线：开始排尿后尿流率快速增加，在1/3尿流时间以内达到最大尿流率。梗阻曲线，为达到最大尿流率时间延迟，到达顶峰后下降十分缓慢。若有严重梗阻，则呈低平曲线。前列腺增生症引起的下尿路膀胱颈梗阻，尿流率检查呈现最大尿流率、尿流时间和尿总量有明显下降。

7. CT检查

CT用于泌尿男性生殖系疾病的诊断较其他影像诊断方法有一定优越性。正常前列腺位于耻骨联合的后下方，在CT的表现为圆形或椭圆形，边界光整。增生的表现为前列腺的横径及前后径增大，两侧叶增生时，显示前列腺前部丰满、宽大；中叶增生时，可向上突入膀胱颈下部，显示为充液的低密度膀胱后部有一密度较高的圆形结节影。前列腺增生常显示前列腺边缘仍光整，一般无小结节凸起。

8. 前列腺造影

Sugiura及Oka等在1969年、1972年先后报告应用经直肠做前列腺造影诊断前列腺增生，对某些特殊病例有诊断价值。检查方法为低位腰麻后取截石位，穿刺针直接从直肠进入前列腺，快速注入稀肾上腺素溶液（2 mg/mL），再经同一针头缓慢注入70%对比剂加四环素溶液（20 mL∶250 mg）4～10 mL后摄片。

9. 血浆锌测定

正常前列腺内含有高组织浓度的锌，在前列腺增生时，锌的含量明显增高。虽然血浆锌水平的高低与前列腺大小之间没有关系，但它可作为诊断前列腺增生的临床指标之一。

10. 其他检查

包括尿常规、肾功能测定，以及必要时某些特殊检查，如静脉肾盂造影。

（三）鉴别诊断

对老年人患有前列腺方面或排尿困难疾病的病例，均需要考虑与前列腺增生相鉴别。

1. 前列腺方面

癌、结核、凝结物、囊肿、纤维化和血吸虫病。

2. 膀胱方面

肿瘤、凝结物、膀胱三角区肥厚、神经源性膀胱和输尿管囊肿。

3. 膀胱颈部方面

颈部挛缩。

4. 尿道方面

精阜肥大、尿道狭窄（炎症性或外伤性）、肿瘤、凝结物。

以上疾病可以通过各种疾病的特有症状、既往史、体格检查，尤其是前列腺局部的发现，以及特殊的化验，如尿液中寻找肿瘤细胞、前列腺特异抗原（PSA）、酸性磷酸酶测定、膀胱镜或尿道镜检查、膀胱造影、精囊造影，甚至前列腺穿刺活检、前列腺造影等检查，大多可以做出鉴别。特别是神经源性膀胱的存在与否，非常重要。因为年龄比较大的患者有尿潴留的症状，常常可以有神经源性或者肌肉源性的排尿影响，以致在前列腺增生得到彻底治疗后，仍不能恢复其正常的排尿。因此，在手术前注意这些情况，对手术的效果、症状的解除，可有充分的估计。

四、治疗

前列腺增生不引起梗阻则不需治疗，可暂予观察。但已影响正常生理功能（有相当量的残余尿存在），有明显的排尿症状则应尽早治疗。治疗方法如下：

（一）激素治疗

激素治疗对于早期病例有一定效果，但应用的方法意见颇不一致。一般患者多用雌激素治疗，但也有应用雄激素而使症状减轻。现在有应用抗雄激素或孕激素类的药物，得到很好的效果。

1. 雄激素疗法

Meullner 等指出雄激素的主要作用为增加膀胱逼尿肌的张力，减少前列腺局部的充血，增进残余尿的排出。治疗量：丙酸睾酮 25 mg，肌内注射，每周 2 ~ 3 次，共 10 次。以后改为 10 mg，肌内注射，每周 2 次，共 10 次，总量 350 ~ 500 mg。必要时半年后可重复治疗。有急性尿潴留者，25 mg 每天 1 次肌内注射，持续 5 ~ 6 d 或直到自动排尿为止。由于对雄激素治疗的意见不统一，效果也不十分好，故有人试用雌激素和雄激素合并治疗，或者单独应用雌激素治疗。

2. 合并应用雌激素和雄激素的疗法

Woodmff 做动物试验证明，雌雄激素同时应用，其量为 2∶1，则前列腺无变化；增加雌激素用量，则前列腺萎缩；增加雄激素用量，则前列腺增大。Glass 用丙酸睾丸酮 5 ~ 10 mg 加己烯雌酚 0.25 mg 治疗前列腺增生 23 例，观察 3 个月 ~ 4 年，有 20 例症状进步明显。Kaufman 等应用雄激素 25 mg 和雌激素 1.25 mg 治疗 8 例，每周肌内注射 3 次，共 6 个月。结果残余尿量减少者 15 例，腺体缩小者 14 例，无一例继续增大。Baner 应用 3/4 的雄激素加 1/4 雌激素治疗前列腺增生，可使膀胱张力增高，排尿速度增快，腺体缩小。

3. 雌激素治疗

目前主张用雌激素治疗前列腺增生比较广泛，并得到良好疗效，使腺体缩小，质地变韧，排尿症状可有不同程度的改进。Synestrol 用法为每天 40 ~ 60 mg 肌内注射，2 个月为 1 个疗程。国产雌激素 Oestriol 用量每天服用 5 ~ 10 mg，平均总量为 97.5 mg。己烯雌酚的剂量为第一周，每天服用 5 ~ 6 mg；第二周，每天服用 2 ~ 3 mg，1 个月为 1 个疗程。

Ende 报道前列腺增生并发急性尿潴留患者 17 例，应用 Premarin 静脉治疗一个时期后获得痊愈，经 1 年以上随访，16 例未复发。

4. 抗雄性激素疗法

抗雄性激素醋酸环丙黄体酮，是甾体性抗雄性激素，既可降低血浆睾酮，也能阻断前列腺细胞的雄激素结合，因此有类似雌激素的作用，但其不良反应较雌激素为小，仅 10% ~ 15% 男子有乳房肥大症状，且这一现象常会自动消失。Vahlensieck 和 Godle 报道 12 例，每天口服 100 mg，共 4 个月，全部病例的排尿困难好转，残余尿减少。Scott 报道 13 例，每天口服 50 mg，共 3 个月，同样取得很好效果，症状显著减轻，无不良反应发生。抗雄性激素除醋酸环丙氯地黄体酮外，还有多种，如羟基黄体素乙酸：主要作用是抑制垂体催乳激素（LH）及睾酮分泌。剂量为每周 3 g，期限为 1.5 ~ 14 个月。Geller 报道 10 例中有 2 例治疗 2 个月后，慢性尿潴留解除，残余尿至 50 mL 以下，组织学检查前列腺的增生组织有萎缩。乙酸孕诺酮：Palanca 等报告 30 例应用 Primoste 肌内注射，200 mg，每 7 d 1 次，2 ~ 3 个月为 1 疗程，治疗后梗阻症状好转，78% 病例残余尿量明显下降。其他抗雄性激素有醋酸氯地黄体酮、烯丙雌烯醇、异乙诺酮等，特别是醋酸氯地黄体酮及乙酸孕诺酮，不但临床症状有改善，而且直肠超声检查前列腺有体积缩小和重量减低的客观依据。

5. 孕激素疗法

孕激素近年来应用较多，可抑制雄激素的细胞结合及核摄取，或抑制 5β - 还原酶而干扰双氢睾酮形成。黄体酮注射液 20 mg 肌内注射，每日 1 ～ 2 次。大剂量甲羟黄体酮片 100 mg 口服，每日 1 次。这种类还有 16- 乙酸黄体酮、16- 羟 -19- 去甲乙酸黄体酮、甲地黄体酮、二甲脱氢黄体酮等。

除上述激素类药物外，治疗前列腺增生的性激素药物还有黄体生成素释放激素（LHRH），如亮丙瑞林 1 mg 每天皮下注射 1 次；雄激素受体阻滞剂，如缓退瘤为口服非甾体抗雄激素药，250 mg 每日 3 次；亮丙瑞林为缓释长效微胶囊制剂，3.75 mg 肌内注射，每月 1 次；诺雷德为圆柱状制剂，3.6 mg 每月皮下注射 1 次。这些药物疗效较好，但不良反应较大，近一半患者有消化道症状、乳房增大和肝脏损害等，而且由于价格昂贵，不能广泛使用。

（二）β 肾上腺素能受体阻滞剂

Khanna（1975 年）等实验证实，β 肾上腺素能受体兴奋剂可增加尿道关闭压，β 肾上腺素能受体阻滞剂则降低尿道最大关闭压。还有报道 β 肾上腺素能受体阻滞剂除了能改善排尿情况外，也可改善尿频、尿急症状，膀胱测压可显示逼尿肌不稳定状况改善，尿道最大关闭压下降。据统计可以改善 70% 患者的症状。

这类常用的 β 肾上腺素能受体阻滞剂可分以下几种类型。

1. 非选择性 β 肾上腺素能受体阻滞剂（又称 β_1、β_2 受体阻滞剂）

前列腺增生症所产生的动力性梗阻与该处的平滑肌收缩有关，前列腺内除 β_1 受体外尚有 β_2 受体存在，β_1 受体存在于前列腺基质内，β_2 受体存在于前列腺包膜内，对于 β_1 受体和 β_2 受体均有作用的药物如下：

（1）酚苄明：具有阻滞 β_1 和 β_2 肾上腺素能受体的优缺点，它口服有效，每天 5 ～ 10 mg，体内可积蓄 7 ～ 10 d，不良反应30% 有头晕、低血压、心动过速、鼻塞和逆行射精或射精缺乏等。其中 2/3 的患者可耐受或调整剂量后可耐受。

（2）酚妥拉明又名苄胺唑啉：是对 β_1、β_2 受体均有效的阻滞剂，主要用于阻断急性尿潴留的早期发生，口服吸收不良，需大量稀释后缓慢静脉滴注，成人有效量为 10 mg，滴注时需监护血压、脉搏，快速滴注有一定危险，故使用有限。

（3）百里胺即莫西赛利：临床双盲实验证明对前列腺增生患者有效，亦可用于雷诺病和肢端发绀症。用法：30 mg 每日 3 次口服。

（4）妥拉唑林：15 mg 每日 3 次或每日 1 次口服，25 mg 1 次肌内注射或皮下。

2. 选择性 β 肾上腺素能受体阻滞剂

经生理及药理学研究证明，前列腺内虽然存在 β_1 和 β_2 两种受体，但前列腺细胞主要是 β_1 受体的作用，且发现前列腺内含 98% 的 β_1 受体，并存在于前列腺基质内。因此在临床上用 β_1 受体阻滞剂治疗前列腺增生更有针对性，具有这类效用的药物有以下几种。

（1）哌唑嗪：即脉宁平，minlpress 亦为同类产品中应用较早、作用较明确的选择性 β_1 受体阻滞剂，临床应用可明显改善前列腺梗阻，缓解膀胱刺激症状的效果。用法：为防止快速低血压反应，首次剂量服 0.5 mg，如反应少可改常规剂量 1 mg，每天 3 ~ 4 次服。

（2）麦角溴胭脂：即尼麦角林，为 β_1 受体阻滞剂，对前列腺增生有效，且可改善脑循环和减低血小板凝集作用。用法：5 mg 每日 3 次口服，2.5 ~ 5.0 mg 1 次肌内注射或静注。

（3）酮色林：又称凯坦色林。一般将此药看作为 5- 羟色胺受体的拮抗剂，但同样具有 β_1 肾上腺素能受体阻滞剂的良好作用。临床上对急性尿潴留患者有效，检查证明尿流率明显增加和尿道关闭压降低。剂量为 20 mg 每日 2 次口服。

（4）曲马唑嗪：25 ~ 30 mg，每日 1 ~ 3 次口服，现在较少用。

（5）吲哚拉明：25 mg 每日 2 次口服，最大剂量可达 200 mg/d。

（6）阿夫唑嗪：商品名为桑塔，是一个喹钠唑啉类衍生物，它是 α_1 肾上腺素能受体阻滞剂，能高选择性地阻断膀胱颈、前列腺包膜及其腺体和尿道等部位的 α_1 肾上腺素能受体，降低后尿道平滑肌张力，从而改善排尿梗阻症状及刺激症状，临床应用有效率为 83.4%。用法：2.5 mg 每日 2 次口服，可增至 2.5 mg 每日 3 次口服。不良反应发生率低，常见的有胃肠道症状及直立性低血压。

3. 选择性长效 β_1 肾上腺素能受体阻滞剂

β_1 肾上腺素能受体阻滞剂的缓释剂，具有缓慢释放的作用，维持药物作用时间较长，有以下几种药物。

（1）特拉唑嗪：又称四喃唑嗪，商品名为高特灵，国内生产的商品名为马沙尼。有松弛膀胱颈及前列腺平滑肌的作用，而不影响逼尿肌的功能，能迅速解除前列腺增生的梗阻症状。不良反应有直立性低血压，因此首次应从小剂量开始，以后逐渐增加，以求获得最大效应。用法：1 mg 每晚 1 次，若无反应 1 周后可增加至 2 ~ 4 mg 每晚 1 次，最大剂量为每日 5 ~ 10 mg。

（2）多沙唑嗪：0.5 mg 每日服 1 次，以后根据情况 1 ~ 2 周后逐渐增加至 2 mg 每日服用 1 次。

（三）抑制胆固醇类药

在前列腺增生的组织中，胆固醇含量明显增高，胆固醇及其代谢物等导致组织坏死，经内分泌刺激使组织再生而引起增生。

美帕曲星是半合成聚烯抗霉菌药。它具有：①在肠肝循环中使雌激素和胆固醇结合，限制其重吸收，减少前列腺内胆固醇积存；②减少血浆雌激素水平，使基质刺激作用减少，继而使双氢睾酮活性、雌激素受体活性减少，因此起到对前列腺增生的治疗作用。

（四）植物类药

植物类药含有植物固醇，其药理机制可能是：①干扰腺体的前列腺素合成和代谢，产生抗感染效应；②降低性激素结合球蛋白浓度；③对增生细胞有直接细胞毒作用；④减少 5α – 还原酶活性，减少双氢睾酮的生成。

临床上应用的植物类药有以下几种。

1. 前列平

前列平为非洲刺李树皮提取的亲脂性物质，天然活性成分有植物甾醇、五环三萜、阿魏酸酯等。其药理作用系消肿、消炎，降低血胆固醇，抑制前列腺素合成，抑制睾酮在腺体内的活性。用量为 50 ~ 100 mg 每日 2 次饭前服。

2. 伯泌松

该药是从矮小的美洲棕榈中提取的 n– 乙烷甾体提取物，其作用机制证明包括对体外及体内的 5β – 还原酶的 Ⅰ 型和 Ⅱ 型同工酶都有抑制作用，并可阻止前列腺细胞中双氢睾酮与细胞雄激素受体的结合。前列腺增生患者服用后可减缓前列腺重量的增加，改善排尿困难，减少排尿频率，减少尿后残尿数量和增加尿流率。不良反应少，仅 2%。服用量为 160 mg 每日 2 次口服。

3. 通尿灵

通尿灵是从非洲臀果木（非洲的一种李属植物）树皮中提取的脂质甾醇复合物。许多研究已证实前列腺增生内生长因子失去平衡，b–FGF、TGF–β 及 EGF 水平较正常前列腺组织为高。b–FGF 的表达增高诱发成纤维细胞增生。而动物实验中证实非洲臀果木对前列腺中由 b–FGF 所致的成纤维细胞增生产生明显的抑制作用，有抗增生和特性。临床服用通尿灵后对前列腺有抗感染、消肿，降低毛细血管外渗功效，降低膀胱的兴奋性，提高收缩性。明显改善泌尿前症状，减少残尿量，增加尿流率。用法为 50 mg 每日 2 次饭前口服，6 ~ 8 个月为 1 个疗程。不良反应较少，约为 3%，大多为胃肠反应。

4. 保前列

其主要成分是锯叶棕果、一枝黄花和七叶树种子的提取物，具有肾上腺素能的拮抗作用，以及改善血管通透性和抗感染作用。用药方法，每次 1 ~ 2 片（每片 0.25 g），每日 3 次，口服。

5. 护前列

内含干锯叶棕和干子雏花叶的浸出物。能减轻前列腺充血、疼痛及膀胱刺激症状，用法 1 ~ 2 片每日 2 次口服。

（五）物理治疗

物理治疗是采用各种物理的方法，使前列腺局部的水肿、充血缓解，组织萎缩，改善排尿症状。这种方法仍在不断发展和改进中，将来也许会成为治疗前列腺增生的有效方法之一。

1. 冷冻疗法

Soanes、Gonder（1966 年）首先报道，应用制冷剂（液氮或笑气）将前列腺部降温至零下 169 ~ 190 ℃。使用特制的尿道探杆，其头部 4 cm 处可降温，其余部分均为绝缘。将头部降温区对准前列腺部冷冻前列腺组织，使之严重脱水和细胞破裂。在 7 d 后缩成海绵状坏死块，最后使整块腺体缩小。Green（1970 年）报道 40 例取得良好效果，他认为对一般情况不宜手术的患者有指征。其优点：①损伤小；②可局部麻醉进行；③出血少；④操作时间短；⑤有出血倾向者亦可进行。国内在浙江、上海等地亦已开展此项治疗方法。

2. 温热疗法

温热疗法是采用多种不同的电源装置产生的热效应，作用在前列腺局部，使前列腺达到热凝固、坏死、切割、气化等治疗目的。在治疗局部的温度必须高于体温。根据治疗的目的，温度可从 42 ℃以上至 1 000 ℃。一般分成三个不同温度段。

（1）腔内微波治疗：根据电磁频率分 2 450 MHz 及 915 MHz 两频微波治疗机。应用类似无线的气囊、导管，在尿道前列腺部的温度维持在 45 ~ 47 ℃ 1 h，因这种治疗属于理疗范畴，仅使增生部位水肿、炎症改善，不能使腺体缩小，故远期效果不满意，仅在梗阻不严重的早期病例可应用。

（2）腔内射频治疗：①治疗仪的电磁波频率为 0.2 MHz，其加温方式与微波不同，治疗温度 > 70 ℃，治疗时间为 1 h，在尿道前列腺部治疗后，尿道有坏死组织排出。B 型超声检查腺体缩小，尿道增宽，症状明显改善，有效率 80%，中叶增生效果不佳。②尿道针刺前列腺消融：是高温射频治疗前列腺增生的另一种方式，其尿道内电极改成针状，治疗时将针状电极刺入前列腺增生组织内，加温至 80 ℃以上，使该处组织凝固坏死，继而吸收、纤维化，最后使前列腺缩小达到治疗目的。

（3）激光治疗：激光是一种特殊的光波，用光纤维直接将光照向前列腺增生组织，局部温度可高达 100 ~ 400 ℃，使增生组织迅速凝固、坏死气化、消融，从而解除机械性梗阻。目前多用 Nd：YAG 激光和 KTP：YAG 半导体激光光源。应用的光纤维以前为末端直接射出，1992 年后相继引进侧射式非接触式激光头和接触式激光头两种。①接触式激光头：由于 1 次接触仅气化 1 ~ 2 mm 深度，较大的增生腺体完全气化需时较长是其缺点。②非接触式激光头：激光束呈 45° ~ 90° 侧向射出至增生腺体，不能与组织接触，否则激光头会被组织黏附、覆盖，影响照射效果。其照射深度可达 1 cm 以上，范围也广。经验较少者不易掌握。③联合疗法：先以非接触式激光照射，以后再用接触式激光头气化，可发挥治疗时间短、深度深又可立即排尿的效果。④滚轮式电极气化治疗：是经尿道电切除前列腺的改进术式，将原应用的襻状电极端改装成滚轮电极，治疗时在直视下将滚轮在增生腺体上前后滚动，由于应用功率高达 300 W 左右，故组织立即被气化，而达到治疗目的。

（4）高能聚焦超声治疗：利用聚焦超声使增生腺体部加温达 80 ℃而产生治疗效果。聚焦方式有两种：一种为阵列式，将压电晶体排成盘状，使超声能量聚焦在一起。另一种为通过声透镜聚焦，既有聚焦超声功能，又有探测腺体大小扫描功能。治疗时插入肛门，在电脑监控下加温治疗。这些方法尚在试验试用阶段，暂时无法推广。

（六）前列腺部支架治疗

前列腺增生首先引起膀胱流出道梗阻（BOO）。造成的因素有机械性的也有动力性的。前列腺增大的腺体压迫尿道，排尿阻力增加。1980 年 Fabian 首先用金属螺旋支架置入尿道治疗下尿路梗阻，这支架的缺点是尿液接触形成结壳现象及前后移动。迄今已有多种形式不同材料支架问世。可分为两类：①暂时性非上皮化支架。商品名称为 Urospiral，多数作者认为这种支架可用于不宜手术的高危患者，作为一种暂时治疗，可改善排尿症状。②永久性尿路上皮可覆盖支架。为一种新型的前列腺内螺旋支架，Memokath 是由钛镍记忆合金编制成的网状圆筒状支架，它在冷水中呈压缩状态，在 45 ℃左右的热水中可膨胀成原设计的直径大小。置入尿道后，大多数患者在 1 ~ 2 d 后可自行排尿，但术后可出现尿急、尿频、会阴不适、血尿等，一般在 8 周内逐渐消失。约 6 个月后，网状支架大部分被黏膜覆盖。长期随访结果亦有一些并发症出现，如尿路上皮严重增生反应、位置不佳、支架移动、感染、顽固性刺激症状，以及前列腺尿道部的弯曲不规则、变形等，而使圆筒状支架不能紧密相贴形成"桥效应"，甚至凝结物产生，最终不得不将支架重新取出。取出时需将支架表面的上皮用低电流电切镜切除，用活检钳取出支架。

（七）气囊扩张术

气囊扩张术是应用带有气囊的尿道探子、扩张器裂开前列腺联合部，扩张前列腺尿道部，降低尿道阻力，改善前列腺增生排尿症状的一种方法。一般气囊扩张时可达 3 ~ 4 个大气压（一个大气压 = 14.7 psi）。扩张直径达 25 ~ 30 mm，即 75 ~ 90 Fr。导管在麻醉后放入，确定气囊位置，维持扩张 10 min。扩张后常见有出血和膀胱痉挛现象。Moseley 报道 77 例，87% 症状评分降低 50% 以上。气囊扩张术方法简便安全，住院时间短，适于高危不宜手术，腺体大小不超过 40 g 的中叶增生，残余尿少于 200 mL，后尿道狭窄的患者。但疗效不能完全肯定，维持有效时间不长，因而不妨碍以后其他方法治疗。

（八）急性尿潴留的处理

前列腺增生患者，65% 有急性尿潴留症状，常突然产生，患者尿意窘迫，非常痛苦，必须设法立即解除。在解除急性尿潴留时，应将膀胱中的尿液逐步放出，切勿骤然排空，尤其并发尿毒症的病例，膀胱突然排空，可使血流动力学突然改变，发生大量肾出血、膀胱出血或膀胱周围出血，引发心力衰竭、休克，还可引起尿闭及电解质的不平衡。Parsons 研究，在引流后 3 d 内需注意电解质不平衡的变化，必要时需补充钾、钠、氯等电解质，在处理急性尿潴留的同时，还需予以镇痛和控制或预防感染。解除急性尿潴留的方法有下列几种。

（1）耻区、会阴部热敷。

（2）针灸：取中极、膀胱俞、三焦俞、阴陵泉。

（3）导尿：在无菌操作下进行导尿。

用弯头前列腺橡皮导尿管比普通导尿管容易放入。若导尿管放入后，估计仍有发病可能者，应予以保留一个短时期。有的学者在放保留导尿管后，同时用雌激素治疗。王历耕报告 31 例中，有 10 例急性尿潴留患者，在应用保留导尿管的同时服用己烯雌酚，治疗 24～48 h 拔除导尿管后能自行排尿。己烯雌酚的用量为：第 1 天 20 mg（每 6 h 5 mg），第 2～3 天 15 mg（每 8 h 5 mg），第 4～5 天 10 mg（每 6 h 2.5 mg），第 6～7 天 6 mg（2 mg，一日 3 次），第 8～30 天 3 mg（1 mg，一日 3 次）。

（4）药物治疗：Ende 报告 17 例前列腺增生并发急性尿潴留患者应用 Premarin 静脉注射治疗一个时期均得到痊愈，随访 1 年以上，16 例未复发。

（5）耻骨上膀胱穿刺：导尿管无法插入而又无其他方法解决急性尿潴留时，行耻骨上膀胱穿刺是一个暂时的急救办法。Castro 测定前列腺增生患者，在排尿时的膀胱内压高达 24 kPa（180 mmHg），急性尿潴留时的膀胱内压将更高。在穿刺抽出尿液后，尿潴留缓解，膀胱内压力减低，但梗阻并未解除。当尿液重新潴留于膀胱中，膀胱内压再次升高时，尿液可从穿刺针的径道渗出至耻骨后膀胱周围造成尿外渗，可引起蜂窝织炎等急性感染。因此，膀胱穿刺后，应立刻考虑到解决再次尿潴留的办法，否则不宜进行耻骨上膀胱穿刺。

（6）膀胱造口术：前列腺增生急性尿潴留时，导尿管无法插入而又无前列腺摘除术的条件时，可进行膀胱造口术，以解决急性尿潴留。在造口手术时，耻骨上切口不宜太低，不能太大，膀胱周围分离不要太广，以免切口周围、耻骨后间隙瘢痕粘连过广，造成以后前列腺摘除术的困难。但在切开膀胱后，应该用手指常规探查膀胱内颈部前列腺的情况，以及有无凝结物等，对以后选择手术方法有所参考。现在有耻骨上穿刺造口术，方法较为简单。

（罗发维）

第十章　前列腺疾病手术技巧

第一节　经尿道前列腺切除术

经尿道前列腺切除术（TURP）是治疗前列腺增生症的最主要方法。近年来，随着技术的进步，在 TURP 的基础上发明了很多新的微创治疗方式，如等离子切除术、前列腺电汽化术，以及激光切除手术等。但是综合来看，目前 TURP 仍然是前列腺手术治疗的"金标准"。

一、适应证与禁忌证

1. 手术适应证

（1）由于良性前列腺增生膀胱出口梗阻引起的反复发作的泌尿系统感染。

（2）反复发生尿潴留。

（3）膀胱结石。

（4）由于膀胱出口梗阻引起的反复发作的血尿。

（5）由前列腺增生引起的肾积水，肾功能不全。

（6）虽然没有上述情况，但膀胱出口梗阻症状严重，前列腺增生药物治疗效果不好，患者有手术要求，也可以考虑手术治疗。

2. 手术禁忌证

TURP 属于择期手术，禁忌证往往是相对的。经过充分准备，在合适的条件下仍然可以进行手术。有以下情况者不宜进行 TURP 手术。

（1）严重的心脏疾病：近期内有急性心肌梗死，未经控制的心力衰竭，严重的心律失常患者。

（2）严重的脑血管病变：近期内有脑血栓或脑出血史的患者。

（3）严重的肺部疾病：严重的支气管哮喘、肺气肿，近期内有肺部感染未治愈，肺功能明显减退不宜手术的患者。

（4）严重的肝肾功能异常。

（5）全身出血性疾病或凝血功能异常：平时服用抗凝药物患者，术前应至少停用1周。

（6）有精神疾病，不能配合治疗患者。

（7）泌尿生殖系感染，未经治疗患者。

（8）严重的尿道狭窄，经尿道扩张电切镜鞘仍不能通过狭窄的患者。

（9）髋关节病变，不能采取截石位患者。

二、术前准备

（1）有尿路感染、膀胱结石及留置尿管患者，应常规行尿培养，并给予抗感染治疗。

（2）术前行下腹部、耻骨上及会阴部备皮。

（3）术前备血 200 ~ 400 mL。如前列腺较大，估计可能出血较多，可酌情增加备血量。

（4）一般术前不需灌肠，术前 1 d 服缓泻药即可。

（5）术前谈话。TURP 手术的患者一般年龄偏大，有发生心脑肺血管意外的风险，而TURP 为择期手术，又属于微创手术，患者及家属通常会认为是"小手术"，因此一旦发生意外，患者及家属常不能理解，所以术前谈话极为重要。术前要向患者及家属详细交代围术期的各种可能发生的并发症，有些还可能很严重。另外，TURP 手术主要解除患者的梗阻症状，有些症状特别是尿路刺激症状，术后可能不能完全缓解。这些都要向患者及家属交代，以免术后症状缓解达不到患者的预期，患者不能理解。

（6）如患者有高血压病史，平时常规服用降压药，手术当日晨应嘱患者按平日剂量正常服用降压药，以免手术时由于情绪紧张等因素造成血压骤然升高。

（7）如患者为接台手术，应于等待手术时给予输液，补充水分及葡萄糖，以免由于禁食、禁水造成患者脱水或虚脱。

三、手术步骤

1. 麻醉与体位

（1）麻醉：一般采用蛛网膜下隙麻醉（腰麻）或连续硬膜外麻醉。目前临床多采用这两种方式联合麻醉。优点是起效快、维持时间长、控制血压效果好，还可以留置术后镇痛泵。若患者腰椎有病变，不适合以上两种麻醉，也可以采用全身麻醉方式。

（2）体位：采用截石位。

2. 手术方法

（1）消毒铺单：用 2.5% 的聚维酮碘消毒，消毒范围为上至脐部，下至双侧大腿近侧

1/3，包括阴茎、阴囊及会阴部，最后消毒肛门周围。铺无菌单。为减少术后道感染，可用注射器将 0.1% ~ 0.2% 的聚维酮碘 20 ~ 40 mL 注入尿道。

（2）置入电切镜：将带有闭孔器的电切镜鞘涂满足够的润滑剂，经尿道外口插入，缓缓推进。如前列腺中叶增生明显，膀胱颈后唇抬高，进入膀胱前需下压镜鞘尾部，使电切镜鞘自然滑入膀胱。切不可粗暴用力，以免造成尿道假道、穿孔，甚至穿破直肠。少数患者尿道外口略窄，可将尿道外口腹侧剪开少许，即可进入。也有患者尿道狭窄，用金属尿道扩张器扩张至 F 26，一般可置入电切镜。如电切镜鞘确实不好进入，可连接好电切镜，直视下沿尿道缓慢进入。

（3）检查膀胱与后尿道：首先检查膀胱。注意膀胱有无小梁、憩室、有无结石、双侧输尿管口位置、前列腺突入膀胱情况。要特别注意有无膀胱肿瘤。将电切镜慢慢后撤，观察前列腺增生情况，如中叶及两侧叶增生形态及增生程度等。观察精阜、前列腺尖部超过精阜的距离。继续后撤电切镜至尿道球部，可以观察外括约肌。此时将电切镜向前轻轻推一下，刺激尿道，可见到外括约肌收缩。

（4）耻骨上膀胱造口：如前列腺较大，考虑做低压冲洗，则需要耻骨上膀胱造口。使膀胱过度充盈后，于耻骨联合上缘一横指处切开一约 0.8 cm 的小切口，将穿刺套管针穿刺入膀胱，将针芯拔出，如尿液喷出，将金属引流管置入套管内，连接吸引器管，膀胱持续引流。

（5）手术具体步骤：一般从膀胱颈部腺体开始切割。至于最先切割的位置，每个术者经验不同，但多数从膀胱颈 6 点钟处或 12 点钟处开始切割。

1）切除中叶，做出标志沟：如前列腺中叶增生明显，一般主张先切除中叶，因为增生的中叶可阻碍冲洗液及切除的组织块进入膀胱。切除时，将电切环伸出，置于中叶顶端后缘，注意避开输尿管口。先将中叶突入膀胱部分切除，使尿道与膀胱颈齐平即可。逐渐向远程切除，直至精阜。要注意保留精阜，如过早将精阜切除，则失去前列腺尖部的解剖标志，容易损伤外括约肌。如中叶增生不明显，则从膀胱颈 5 ~ 7 点钟处开始切割，一直切至精阜，并略向两侧叶扩展，做出一较宽的标志沟。切割标志沟时，为避免切除过深，损伤直肠，可不必要求切至包膜。剩余的腺体，可待两侧叶切除后，慢慢修整。

2）切除两侧叶及腹侧组织：做出标志沟后，即可切除两侧叶组织。一般先从一侧叶开始切割。沿做出的标志沟，从膀胱颈开始，向远程切割，切至精阜水平。如前列腺较小，可每次都切至包膜，顺序向上延伸，直至腹侧。如前列腺较大，腺体组织较厚，往往会有邻近组织的下垂，遮挡视野。此时不要求每次都切至包膜，可先将下垂的组织切除，逐层深入，直至切至包膜。切除完一侧叶后，应仔细止血后再切除另一侧叶，以免创面一直渗血，致失血过多。切除腹侧组织时，注意不要切除过深。因为腹侧组织通常并不太厚，11 ~ 1 点钟部深层有丰富的静脉窦，切穿后可发生难以电凝的出血。切除两侧叶及腹侧组织时，电切镜要经常退至精阜，可以观察到哪些部位组织仍有残留。由于前列腺被膜为椭圆形，因此切除时要略带弧度，做到膀胱颈和尖部少切除，中间多切除。

3）切除前列腺尖部：前列腺尖部残余腺体的切除非常重要，如尖部残留组织过多，可能会影响TURP手术后的效果。切除尖部时，要薄层切割，并做入刀略深、出刀很浅的楔形切割。切忌行大块切除，这样极易致包膜穿孔或外括约肌损伤。将前列腺尖部完整切除一圈，直至膜部尿道呈圆形或椭圆形张开，通常即可获得满意的疗效。

3. 注意事项

（1）用生理盐水持续对膀胱进行冲洗，一般冲洗不超过24 h。耻骨上膀胱造口管可于术后1 d拔出，导尿管于术后3 d左右拔出。

（2）保持冲洗通畅，及时清理堵塞导尿管的血块。

（3）监测生命体征，时刻注意失血过多与电切综合征的发生，若发生应及时处理。

（4）防止膀胱痉挛。在处理前一定要与导尿管堵塞或出血相鉴别。用硬膜外镇痛泵治疗有效，也可以给予托特罗定口服或吲哚美辛栓塞肛门。

（5）防止下肢深静脉血栓的形成和肺栓塞。预防方法为鼓励患者穿弹力袜、早期活动下肢、按摩下肢及早期下地活动。

（6）保持大便通畅。

四、并发症及处理

1. 术中并发症及处理

（1）出血及处理：在有术前感染或尿潴留患者，由于前列腺腺体充血，因此，在TURP中动脉出血更常见。有文献报道术前应用抗雄激素治疗（非那雄胺或氟他胺）能够减少出血。静脉出血通常发生于包膜穿孔，静脉窦开放。通常情况下，术中总的出血量与前列腺体积和切除重量呈正相关。

在切除过程中，动脉出血点通常有以下几种情况：动脉出血点在电切镜下直视可见，出血点被血凝块覆盖或被未切除组织遮挡，出血接近前列腺尖部（12点钟位置）或膀胱颈。

发生后处理：对于较大的动脉喷血，先以电切镜压迫出血点，随后后撤电切镜，找到既能观察到出血血管残端，又能避开动脉血流遮挡视野的最佳角度。随后出电切环，以出血动脉残端为中心，电切环轻微伸缩，来回电凝，出血很快就能止住。对于被血凝块覆盖或被未切除组织遮挡的动脉出血，将血凝块清除或将遮挡组织切除后，在直视下止血。在临近手术结束时，减小冲洗水流，以观察微小动脉出血。在此时期，一定不要忽视膀胱颈和前列腺尖部的出血点，特别是膀胱颈位于膀胱一面的出血，有时从尿道方向不易观察到。

静脉出血在切除时不能直接观察到，但可以观察到冲洗液呈暗红色。静脉窦也可以电凝，但一定要小心周围的包膜穿孔，避免使穿孔扩大。

（2）TUR综合征：TUR综合征一般表现为意识模糊，恶心、呕吐、高血压、心率减慢和视觉障碍。在脊柱麻醉下，早期表现为躁动，意识障碍或颤抖。主要是由于TURP术中早期包膜穿孔，静脉和静脉窦开放，低张的冲洗液过多地进入血循环，引起的稀释性低钠血症（血清钠＜125 mmol/L）所致。另外，冲洗液压力过高（超过60 cmH$_2$O），手术时间过长（超过90 min）或低渗冲洗液也可能导致不同程度的TUR综合征。若不予处理，TUR综合征可引起严重的后果，如脑水肿和肺水肿。术中怀疑TUR综合征，应急查血清钠。国外有报道，采用在冲洗液中添加乙醇，从患者呼出气中检测乙醇含量来早期确诊有无冲洗液吸收，但应用较少。近年来，由于手术技术的进步，TUR综合征发生率明显降低，从早期的3%下降为不到1%。

发生后处理：静脉给予利尿药如呋塞米，加速水分排出，恢复正常血容量。给予高张钠，如3%～5%的氯化钠250～500 mL，静脉缓慢滴注，同时监测电解质，调整剂量。如出现充血性心力衰竭，可给予强心药物。脑水肿可行脱水治疗，并静脉给予地塞米松。

（3）尿道损伤：

1）发生原因：①客观原因，尿道轻度狭窄导致在插入镜鞘过程中有阻力，前列腺增大导致后尿道变形、膀胱颈后唇抬高；②主观原因，初学者操作不熟练，对尿道生理弯曲不了解，插管遇到阻力时强行使用暴力。

2）预防方法：插入镜鞘时，应顺着尿道的生理弯曲轻柔进镜，遇到阻力时，可插入观察镜。在直视观察镜下观察，若存在轻度尿道狭窄，可以尝试用镜鞘轻柔转动进行扩张；若不能利用镜鞘进行扩张，则换用尿道探子扩张至24 F以上，在直视观察镜下进镜。

3）处理方法：①当尿道球部发生穿孔时，若能及时发现，可继续行TURP，术后应留置导尿管至少1周；②当发现前列腺假道时，在直视膀胱镜下找到正常尿道后插入膀胱，可以继续进行TURP；③当前列腺包膜被穿破时，若出血明显，应停止手术，留置导尿管或行耻骨上膀胱穿刺造口，1周后待假道闭合，再行手术；④直肠穿孔者，可留置导尿管，同时行结肠造口。

（4）尿外渗：

1）TURP术中发生尿外渗常发生于前列腺包膜损伤或膀胱颈切开过深，冲洗液大量渗出，积聚于膀胱及前列腺周围，严重者可沿腹膜后向上蔓延。主要症状为腹胀（麻醉下患者自我感觉可不明显），严重者可有呼吸困难。查体可发现腹部膨隆、质硬，即使排空尿液也无明显改善。

2）预防方法：切除前列腺组织近包膜时，小心谨慎，尽量减少包膜穿孔机会。一旦发生包膜穿孔，应尽快结束手术。

3）处理方法：静脉给予利尿药，如呋塞米20～40 mg。轻度外渗可不予处理，一般能自行吸收。如外渗严重，应于耻骨上放置引流管。

2. 术后并发症及处理

（1）术后出血：

1）术后出血主要表现为手术刚结束时，冲洗液比较清亮，随后出现冲洗液发红，有明显出血迹象，往往发生于术后数小时之内。出血可分为动脉性和静脉性。动脉性出血往往呈现为冲洗液颜色有节律性间断改变，从清亮到鲜红；而静脉性出血往往呈现为冲洗液持续暗红色。术后出血的原因通常为止血不彻底，在手术结束前没有仔细止血。也有可能为手术后较大的动脉或静脉表面的电凝焦痂脱落，造成再次出血。

2）预防：手术结束前一定要仔细止血，尽量找到每一个出血点予以电凝。尤其是膀胱颈部，是出血的主要来源，应将整个膀胱颈仔细电凝一圈。膀胱内冲洗液达到完全或近乎完全清亮才可结束手术。留置尿管应采用大气囊尿管，万一出血后可牵张气囊，压迫膀胱颈止血。

3）处理：监测血压、脉搏等生命体征。急查血常规，了解血红蛋白情况，必要时反复急查。给予胶体液静脉输注，输液速度加快。急配血，如血红蛋白明显下降，可输血。先不急于进手术室再次止血。加快冲洗速度，防止血块形成。将气囊打大（根据切除前列腺克数，气囊充水至40～60 mL），轻轻牵拉气囊，使气囊压迫膀胱颈，观察数分钟。如出血明显减轻或停止，可将尿管末端维持一定张力用胶布固定于患者大腿处。继续密切观察。如经以上处理，出血仍持续，或血红蛋白进行性下降，甚至出现脉搏增快、血压下降等情况，则尽快再次回到手术室止血。

（2）术后膀胱血块：

1）术后膀胱血块均继发于术后出血。膀胱内血块较少时，主要表现为冲洗液清亮或微红，但尿管间断堵塞。经注射器抽吸后，可吸出小血块，尿管恢复通畅。膀胱内血块较多时，堵塞尿管，冲洗液只进不出，患者明显感觉膀胱区胀痛难忍，如有膀胱造口可能会合并尿外渗。查体可明显发现下腹部膀胱膨隆，压迫时患者有明显尿感。

2）预防：应根据冲洗液的颜色适当加快冲洗速度，防止血块形成。

3）处理：膀胱内小血块，间断堵塞尿管，通常用注射器抽吸，能将小血块抽出，尿管恢复通畅。如抽吸不顺畅，尤其是血块堵塞口径较细的尿管时，更换尿管也是处理方法之一。当膀胱内存在较多血块，用注射器从尿管抽吸则不起作用。这时，可采用膀胱拔血器。拔血器类似于较粗的尿道探子，中空，近头端有一方形开口。有一类似于膀胱镜闭孔器的活塞，插入拔血器内。将拔血器从尿道置入膀胱，操作者一手握持拔血器尾端，固定；另一手将活塞猛然抽出，利用负压吸引原理将膀胱内血块抽出。如膀胱内血块较多时，应反复抽取。当膀胱内剩余血块较少时，可通过拔血器尾端向膀胱内注入数十毫升生理盐水，继续抽取直至膀胱内血块完全抽净。再重新留置尿管，持续冲洗。此时往往已无活动性出血，继续观察即可。

（3）术后感染：

1）术后感染的风险因素包括术前菌尿、手术操作时间长（超过 70 min）、术前住院超过 2 d（院内感染）、术前反复留置尿管。

2）预防：对于术前尿常规异常，合并膀胱结石或留置尿管患者，应行尿细菌培养，常规应用抗生素 3 ~ 5 d。TURP 术前 30 min 静脉输注青霉素类或一代头孢菌素，或二代头孢菌素，或氟喹诺酮类抗菌药物，当对以上药物过敏时可换用氨基糖苷类药物，术后继续应用，总用药时间不超过 72 h。

3）发生后处理：根据尿培养结果，换用敏感抗生素。要注意有无急性附睾炎的发生，如有，应尽快拔除尿管。

（4）术后尿潴留：

1）TURP 术后尿潴留的发生率为 3% ~ 9%，主要表现为拔除尿管后患者不能排尿或仅能排出少量尿，膀胱内大量尿液积存。原因主要为逼尿肌功能障碍，也有可能为后尿道炎症、水肿导致，由于前列腺切除不够而造成尿潴留的可能性很低。

2）发生术后尿潴留，可再次留置尿管，患者可带尿管出院。一般情况下，2 周后拔除尿管，患者基本可以自行排尿。如仍不能排尿，应考虑行尿动力学检查，除外逼尿肌功能障碍。如逼尿肌功能良好，则尿道镜检查。如发现切除腺体不够，或残余腺体形成活瓣堵塞尿道，就需要择期再次 TURP 手术。

（5）尿失禁：

1）拔除尿管后早期尿失禁发生率较高，超过 30% ~ 40%，主要为急迫性尿失禁，原因为创面未愈合和手术相关的泌尿系统感染所造成的刺激症状，也可能由于长期膀胱出口梗阻导致的逼尿肌不稳定。若尿失禁症状超过 6 个月，则需要比较全面的评估，包括尿道造影，膀胱尿道镜检查和尿动力学检查。导致长期尿失禁的原因包括外括约肌肌力弱（30%）、逼尿肌不稳定（20%）、混合性尿失禁（30%）、腺体残留（5%）、膀胱颈挛缩（5%）和尿道狭窄（5%）。

2）发生后处理：对于早期急迫性尿失禁，可给予选择性抗胆碱能药物如托特罗定等，也可应用非甾体抗感染药物。大部分患者症状在 2 ~ 4 周内明显缓解。对于尿失禁症状超过 6 个月的患者，根据内镜和尿动力学检查结果，可采用盆底肌肉训练、生物反馈等保守治疗，大部分患者能够缓解症状。

（6）尿道狭窄：

1）TURP 术后尿道狭窄主要发生在尿道外口和球部。尿道外口狭窄的发生主要因为电切镜鞘外径与尿道外口口径相差太大，导致尿道外口损伤。球部尿道狭窄主要因为起绝缘作用的润滑剂不够，导致电切时电流泄漏所致。

2）预防：采用与患者尿道相适应的电切镜。润滑剂应注入尿道和涂抹整个电切镜外鞘。如切除时间长，应再次应用润滑剂。

3）发生后处理：对于国人来说，应用外鞘为 F 24 的电切镜是比较合适的。F 26 外鞘的电切镜对某些患者来说过粗，可能损伤尿道，增加尿道狭窄的发生率。TURP 术后尿道狭窄的一般表现为，刚拔除尿管时排尿良好，在数周或数月内发生进行性排尿困难。通过尿道镜检查可以明确诊断尿道狭窄。如狭窄不严重，可试行尿道扩张治疗。对于较严重的尿道狭窄，可采用尿道内切开手术治疗。

（7）膀胱颈狭窄：

1）TURP 术后膀胱颈狭窄通常继发于小前列腺（＜ 30 g）患者。

2）对于小前列腺患者，手术要谨慎，手术指征要严格，最好由尿动力学检查明确膀胱出口梗阻再行手术治疗。术中最后行膀胱颈切开可减少膀胱颈狭窄的发生。另外，对于非小前列腺患者，手术当中膀胱颈尽量不要切除过多，否则易造成膀胱和前列腺分离，增加膀胱颈狭窄的机会。对于膀胱颈狭窄的处理，采用膀胱颈内切开或激光切开，手术效果良好，但有出血和再次狭窄的可能。

（8）性功能障碍：性功能障碍包括逆向射精、不射精或性欲减退等。

由于 TURP 术后内括约肌功能丧失，大部分患者出现逆向射精。术后性欲低下的原因可能与手术造成的精神创伤有关，也可能与术中电流损伤了前列腺尖部两侧的血管神经束有关。故术前应向患者交代清楚。

（9）附睾炎：附睾炎是术后发热的原因之一，发现附睾炎后应积极进行抗感染治疗。

（10）下肢深静脉血栓形成与肺栓塞：

1）发生原因：老年人血液黏稠度高、腰麻后下肢血管扩张、截石位下肢受压、术后卧床等均可引起下肢深静脉血栓形成与肺栓塞。

2）临床表现：下肢深静脉血栓常无临床表现，部分患者可有下肢痛、不对称水肿，且在站立及行走时症状加重。血栓脱落可造成肺栓塞，可在患者术后大便中或刚下地活动时发生，表现为突发呼吸急促、端坐呼吸、胸痛、咳粉红色泡沫痰、血氧饱和度下降等，严重者来不及抢救。彩色多普勒超声可以明确有无下肢深静脉血栓。凝血功能检查发现 D-二聚体和纤维蛋白降解产物 FDP 升高时，应怀疑肺栓塞可能，可借助 CT 肺动脉造影、核素肺通气灌注显像等方法来明确诊断。

3）预防：术中、术后穿弹力袜；取截石位时托架不卡于腘窝，而将小腿托可；术后可采取下肢按摩护理措施，以鼓励患者能早期进行下肢活动，早期下地进行锻炼。避免使用止血药物。

4）处理：若发生肺动脉栓塞，应给予面罩吸氧、强心、利尿、扩张血管等治疗；若保守治疗，使血氧饱和度能维持在 90% 以上，则不必要进行溶栓治疗，但应给予抗凝药物，早期应用低分子量肝素，后期应用华法林，抗凝治疗维持在 3 ~ 6 个月。若生命体征不稳定，应进行静脉溶栓治疗。

（陈小珂）

第二节　经尿道等离子体前列腺切除术

经尿道等离子体前列腺切除术与 TURR 的操作方法相似，具有切割精确、周围组织热穿透较浅、凝固层均匀、不产生炭化和止血效果好等特点。经尿道等离子体前列腺切除术可采用英国 Gyrus 公司等离子体电汽化仪。等离子体电汽化仪包括 27 F 镜鞘、常规电视监控设施、光源、灌洗设备、双极等离子电刀、近半圆形切割祥。行腰麻或硬膜外麻醉，患者取结石位。用生理盐水连续灌洗，压力为 5.9 ~ 7.8 kPa（60 ~ 80 cmH$_2$O），双极电切电压功率为 160 W，电凝参数为 80 W。

一、适应证与禁忌证

1. 适应证

同 TURP 手术适应证，但手术适应范围远大于 TURP，后者一般适用于 < 60 g 的腺体。由于前列腺等离子电切术（PKVP）独特的双极设计，无须负极板，可避免电流通过人体对心电活动的影响，因此，对安装有心脏起搏器的患者比较安全。

2. 禁忌证

严重的心肺疾病无法耐受手术麻醉，尿道狭窄，急性泌尿系统感染，全身出血性疾病，严重未控制的糖尿病，精神不正常不能配合治疗等。

二、术前准备

良性前列腺增生患者一般年龄较大，经尿道前列腺切除后的死亡原因最多见于心血管方面的并发症。肾功能不全的患者，手术风险也较高。手术前应详细检查了解心、肺和肾的状况，包括血尿常规检查、血生化检查、出凝血时间、胸片和心电图、泌尿系统 B 超。测定膀胱残余尿，必要时做尿流动力学检查，了解膀胱逼尿肌功能和膀胱出口梗阻程度。血 PSA 水平结合直肠指诊和 B 超检查，初步排除前列腺癌。B 超结合直肠指检估计前列腺体积。若血肌酐水平高提示肾功能有一定程度损害，则需留置导尿管持续引流膀胱，等待肾功能改善并稳定之后再择期手术。

三、手术步骤

1. 麻醉与体位

一般采用腰麻或硬膜外麻醉，也可采用骶麻，个别因麻醉失败或特殊原因可施行气管内全身麻醉。采用截石位，有时为防止双腿阻碍窥镜左右摆动，也可使双腿略高于普通截石位。

2. 手术方法

（1）常规三分区法（膀胱颈区、前列腺中区和尖部）：①先于6点钟处切取纵行标志沟，可采用先定起点或先定止点切除法。②于12点钟处顺时针沿膀胱颈部切取前列腺增生组织，显露内括约肌。对于主要有中叶增生者可先切取中叶增生组织，再从12点钟处开始上述切除。③切除前列腺包膜内中部组织。一般从1点处顺时针，再从11点钟处逆时针切除，再切除12点钟处腹侧组织。④修整前列腺尖部组织，可采用推切的方法。这一步很重要，应小心操作，切除不够影响手术效果，切除过多则有损伤外括约肌引起真性尿失禁的危险。

（2）分隔切除法：①先于6点钟处切出纵行标志沟，定止点切除，达到足够深度作为标志。②于12点钟处再切出另一条纵行标志沟，达包膜将腺体分隔两叶（中叶增生者除外）。③分别从1钟点和11点钟处沿包膜在腺体间切一纵沟达到接近6点钟处，前方达精阜，后方达膀胱颈，将两侧叶分隔孤立。④中叶增生者先于中叶与两侧叶之间切出纵沟隔离中叶，完全切除中叶，再于12点钟处切除成一纵沟，余下步骤同前述。⑤用襻或鞘从精阜上缘沿包膜将分隔的腺体分别剥离，向膀胱翻卷，剜除至膀胱颈时保留腺体，再将腺体切碎。在几乎是无血情况和不顾及包膜的情况下，分别将隔离的两侧叶切除。⑥最后于前列腺尖部进行修整性切除。有人认为分隔切除法最大的优点是阻断了腺体的血供，最大限度地避免了TUVP和经尿道前列腺电汽化术（TURP）最常见的出血、视野不清等关键问题，加快了手术进程，减少了手术误伤和并发症。

（3）前列腺腔内剜除：①增生腺体逆行剥离。以精阜为标志，于该处以点切结合电切逆推方式找到增生腺体与外科包膜的间隙，用襻将中叶及两侧叶腺体组织向膀胱颈方向逆行剥离。若遇阻力较大，可用电切镜镜鞘将腺体上推、剥离，此时可见腺体向膀胱方向上翻，剥离面可清晰见到血管走行，有炎症者亦可见腺液、纤维粘连带、前列腺结石等，用切割襻电凝剥离面血管，点切纤维粘连带。将腺体剥离至近膀胱颈环形纤维处停止剥离，以免腺体完全脱入膀胱内。若腺体较小，将增生腺体完全剥离；若腺体较大，先剥离一侧叶。切除一叶腺体后再剥离剜除另一叶，最终将整个腺体除5点钟、7点钟两处与膀胱颈连接外的其他部分完全与外科包膜分离（游离），类似带蒂肿物状态。②腺体组织的切除：已被逆行剥离的腺体，仅有少许组织和膀胱颈部相连，血供已断，周围标志清晰，可快速、由浅入深地切除。对于较大的腺体，切除一侧叶后再剥离另一侧叶，分步切除之。③修整创面、彻底止血：本方法增生腺体与外括约肌分界清楚，不需要再修整尖部，主要是彻底将包膜面止血，清除碎块。在关闭冲洗的情况下，彻底电凝出血点。术毕冲洗组织碎块，再次检查创面并止血，留置三腔导尿管引流。

（4）手术结尾：①用 Ellik 冲洗器反复冲洗膀胱内前列腺组织碎块，直至无碎块吸出。②再次仔细检查手术创面，对动脉性出血应做可靠止血。③检查控尿机制。将汽化切除镜从膜部尿道渐渐退入球部尿道时，可观察到外括约肌的环状缩小，再从球部尿道渐渐进入膜部尿道，可见到环状张开。退出汽化切除镜，膀胱内注入 200 mL 冲洗液，在耻骨上手压膀胱可见尿流喷出，提示外括约肌功能良好。④留置三腔导尿管持续引流膀胱，要求口径足够大，气囊充盈后不压迫尿管不影响引流。以 F 22 为适宜，也可选择 F 24 或 F 20。

3. 注意事项

（1）每小时测血压、脉搏和呼吸 1 次，直至平稳。

（2）保持留置的气囊导尿管引流通畅，注意引流液的血色变化。若尿色清亮则可不需要持续冲洗膀胱，大部分在术后 24 h 后可停止冲洗。

（3）常规术后予以抗生素预防感染。

（4）一般术后 3 d 可拔除导尿管。

四、并发症及处理

（一）术中并发症及处理

1. 尿道损伤

一般多见于初学者，操作不熟练或者暴力置镜损伤尿道，表现为假道形成或者穿孔，常见损伤部位有尿道外括约肌的远程或近端。

（1）外括约肌远程损伤：多因操作不当造成，在置镜通过球部尿道进入膜部尿道前，遇阻后使用暴力或电切镜方向不正确，电切镜镜鞘可穿破尿道球部，形成一进入会阴部的假道，此时应退出镜鞘，改由熟练医师操作，镜鞘沿着尿道走行缓慢推进，遇有阻力时，切勿使用暴力，可试着调整推进方向，或插入带有直视闭孔器的电切镜鞘在直视下导入电切镜。或者停止电切，延期手术。

（2）外括约肌近端损伤：带有闭孔器的镜鞘通过膜部尿道后，镜鞘尖端可能会穿入前列腺侧叶或穿透向上隆起之中叶，形成一假道，如未穿破前列腺被膜一般并无严重后果。这种损伤多由于前列腺两侧叶不对称增生或者中叶增生过大，使尿道中线弯曲变形或狭窄所致。一旦发生后，可将切除镜鞘退出至假道远程，然后在直视下使镜鞘通过变形尿道送入膀胱。预防的关键在于避免暴力操作或者一旦发现可疑，及时改为直视下操作，正确辨别组织结构。

2. 膀胱三角区下方穿孔

置镜时遇到前列腺中叶增生或膀胱颈后唇显著抬高，镜鞘穿入中叶后未能及时发现，如继续过度使用暴力，镜鞘尖端穿透前列腺中叶及被膜，进入膀胱三角区下方，此时镜下看不到正常的膀胱黏膜与膀胱腔，可见蛛网状细纤维及黄色海绵泡沫样脂肪组织。此种穿孔后果严重，可导致膀胱三角区解剖结构受到破坏，如出血严重，最好是放弃手术并留置导尿；或做耻骨上膀胱穿刺造口，1 周后待假道闭合，再择期手术。

3. 包膜穿孔和冲洗液外渗

等离子电切因其对包膜的特殊"识别"功能，包膜穿孔事件的发生率大大降低，但对于初学者若前列腺被膜形态辨认不清，还是会引起切割过深，造成被膜穿孔。根据穿孔的程度可分为先兆穿孔、部分穿孔、完全穿孔和三角区下穿孔四大类。当前列腺被膜部分被切，在前列腺周围脂肪表面仅覆盖一层蜘蛛足状分叉之纤细纤维网，此即为先兆穿孔。当前列腺被膜切除，"蜘蛛足"状纤维网消失，可见破口及其周围脂肪组织。此时周围脂肪尚能紧密遮盖破口，并无灌洗液外渗，此即部分穿孔。一旦发现先兆穿孔或部分穿孔，应尽量减少灌洗液压力保持在 5.9 kPa（60 cmH$_2$O）以下，保持通畅，膀胱不宜过度充盈，一般不会发生尿外渗等其他后果，但应尽量缩短手术时间，尽早终止手术，前列腺组织块冲洗应轻柔。包膜完全穿孔一般容易辨别，此时可见灌洗液经此口外溢或回流。全层被膜及膀胱壁清晰可辨，创口边缘几无脂肪可见。包膜完全穿孔时冲洗液大量外渗，进多出少，严重者体检可发现下腹部胀满。此时应尽快结束手术，下腹胀满严重者可考虑做经腹壁切口膀胱周围引流，引流管放置 1 ~ 2 d。如有耻骨上膀胱造口管，持续灌注中膀胱前列腺窝内压力一般较低 [< 0.98 kPa（10 cmH$_2$O）]，即使被膜完全穿孔也不会造成过多量的冲洗液外渗，手术可以继续进行，但必须保持造口管通畅。手术结束时，应检查穿孔侧冲洗液外渗情况，渗出不明显，则不用处理，严重者也应做耻骨上膀胱周围引流。三角区下穿孔可在置镜或者电切过程中发生，置镜导致三角区下穿孔已有前述，因前列腺被膜和膀胱颈连接处在解剖上较为薄弱。因此，该处切除过深可造成该处断裂，内镜下显示在前列腺被膜和膀胱颈连接处有分叉之纤维束，其间可见脂肪和疏松结缔组织。我们通常也称之为膀胱颈部分离断，一旦发现穿孔，要仔细检查破口并妥善止血，低压灌注冲洗液，迅速中止手术和留置导尿。值得注意的是，此时操作要轻柔，镜鞘的活动可使得破口扩大，在留置导尿前，可先用输尿管导管通过镜鞘插入膀胱，推镜后将剪去尖端的导尿管套入输尿管导管之上，以其为导引，插入导尿管，防止导尿管误入三角区后。

4. 出血

术中出血是影响 PKVP 手术进程的主要问题，准确而迅速地止血是保证 PKVP 顺利进行的关键。止血是一项基本操作，PKVP 止血技术同 TURP，对 TURP 初学者来说，可能比掌握切割技术更为困难，但必须逐渐熟练掌握。总体说来，PKVP 电极的止血性能较 TURP

电极大为提高，对于小的纤维化的前列腺，术中出血可能不会太多；对于大的前列腺，组织血供丰富加之炎性充血，也可能会出现刀刀出血的现象，有时操作不熟练切除过深导致前列腺静脉窦开放。若术中流出道不畅，出血凶猛，会导致视野不清，出血凶险者可导致失血性休克，甚至需改开放手术或填塞止血。无论 PKVP 还是 TURP 手术既要求切割速度，但又不能让患者失血过多，故操作过程中快速、准确止血是关键，必须对每个出血点进行认真的止血，尤其对动脉出血，应及时凝固止血。

预防术中大出血的关键在于：①完善的术前检查，特别是凝血功能的充分评估；②术前尿培养要阴性，对于可疑尿路感染者，必要时术前预防性抗感染治疗一段时间后再考虑手术；③养成术前仔细检查器械性能的习惯，比如看环状电极与镜鞘末端是否结合紧密，出入水是否通畅，摄像镜头焦距是否调准、对白等；④保证术中冲洗液通畅并有足够的冲洗速度，保持术野清晰，以便及时发现出血点并止血；⑤养成分阶段顺序切割的良好习惯，每切割完一个部位，待止血完善后，再切割下一部位，避免东切西割，否则会造成创面广泛出血，易致手术视野模糊，影响操作。

PKVP 止血措施：①保持冲洗通畅和清晰的视野是止血的关键，冲洗要有一定的速度，必要时膀胱造口以达到低压快速冲洗的效果。②对于隐蔽在隆起的前列腺组织后方或者组织间无法找到的出血点，盲目电凝止血往往效果不好，可将隆起组织切除，使切面尽量光滑平整，可迅速发现出血点予以凝固止血。③对怀疑有血凝块下方出血时，需用电切环刮掉组织表面的血凝块，可迅速找到出血点以便止血，如无明显出血，必要时可部分关闭进水降低压力往往可发现出血点。④当动脉出血直接喷向电切镜鞘开口甚至进入鞘内，往往手术视野一片红，止血困难，此时需变换电切镜的朝向，避开血柱的直射，若一时看不清出血点，可用切除镜鞘或电切环试压迫创面出血点，再仔细寻找止血，或后退电切镜鞘使之远离出血点，尽量伸展电极，电凝止血。⑤对于膀胱前列腺连接处腹侧出血，由于膀胱扩张，有时电切环不易够到造成止血困难，此时可排空膀胱并使患者取头低位，同时用手压迫耻骨联合上膀胱处协助止血。⑥术中切割过深切破包膜使得静脉窦（丛）被切开引起的出血，电凝止血常较困难，静脉窦出血可成为大出血的来源，此外静脉窦的开放可引起大量冲洗液被吸收入循环系统，尽管 PKVP 运用生理盐水冲洗使得经尿道电切综合征（TURS）的发生率大大降低，但大量生理盐水的吸收势必加重循环负担，诱发心肺功能障碍。由于静脉窦壁极薄，且缺乏弹力层，电凝常不易奏效，反而使窦壁变宽，加重出血，术中一经发现静脉窦开放出血，应迅速降低灌注液的高度，或做膀胱造口并应用呋塞米，静脉滴注勿给无张力液体，如止血失败，应尽快结束手术，放置 F 24/22 Foley 三腔双气囊导尿管，先插入导尿管，膀胱内气囊冲入 20 ~ 25 mL 注射用水，然后轻轻牵拉导尿管，再向前列腺气囊内注入注射用水，注入量根据切除前列腺后前列腺窝大小估计，一般每切除 1 g 组织注水 1 mL。然后反复冲洗膀胱，如冲洗液变清，说明压迫有效。导尿管可用胶布将其固定于患者大腿，术后 8 h，可放出一半气囊内液体，稍松牵引，观察出血情况。若重新出血，要再次注水，恢复牵引。

（二）术后并发症及处理

1. 出血

术后出血可分为早期出血和晚期出血。术后数小时或当日的早期出血是 PKVP 手术常遇到的并发症之一，主要原因是术中止血不彻底，遗漏个别小动脉，或者焦痂脱落小动脉重新开放，或者电切过深切开静脉窦（丛）。若小动脉出血，冲洗液颜色常较鲜红、血色较深，流入引流瓶（袋）中的冲洗液可很快凝固成血块。有时出血十分凶猛，血块阻塞导尿管或膀胱血块填塞，下腹胀满，膀胱和前列腺窝的充盈可造成更为严重的出血。患者可出现脉搏细速、面色苍白、出冷汗、血压下降的失血性休克的表现，血红蛋白进行性下降，此时膀胱冲洗往往无效，应迅速输血，补充血容量，同时当机立断，迅速将患者送到手术室手术止血。麻醉后重新放置电切镜，用 Ellik 冲洗膀胱前列腺窝内血块，用电切环拨去覆盖在前列腺窝创面上的血凝块，直视下仔细寻找出血点并电凝止血，动脉出血电凝止血后，冲洗液马上变清亮，重新留置导尿管持续冲洗，若出血凶猛，视野模糊无法进一步止血，应紧急行开放手术止血。有时电凝痂皮脱落也导致术后 1 ～ 2 d 出现大出血，一旦出现失血性休克，导尿管堵塞或者膀胱填塞，血红蛋白进行性下降等大出血征象应立刻决定手术止血。对于术后 4 ～ 5 d 的持续性出血，是否手术止血应慎重判断，若导尿管不通畅，膀胱内大量血块，血红蛋白进行性下降，等待观察往往浪费时间和导致大量失血，此时麻醉下电切镜探查仍不失为好的选择，尽管术中不一定找到出血点，但清除膀胱前列腺窝内血块后大部分出血可自行停止，术后留置导尿持续冲洗。术后拔除导尿管后 3 ～ 5 d 患者排尿出现的中度血尿，若没有明显血块，不影响排尿，可嘱其多饮水血尿一般可自行停止。术后 2 ～ 4 周突发的大出血有时可引起膀胱填塞，排尿困难，这种出血常常与术后前列腺窝感染，大面积焦痂脱落，或者不适当的活动如骑自行车；或饮酒，进食刺激性食物；或大便秘结，排便用力过度有关。血块一旦形成排出困难，最终导致前列腺窝及膀胱不能很好收缩引起严重出血。急诊处理原则是留置 F 22/24 导尿管，膀胱冲洗血块，如有大血块无法冲洗出，可等待其溶解后慢慢分次冲出，期间可膀胱持续冲洗保持引流通畅，同时抗感染治疗。一般 2 ～ 4 d 后拔除导尿管。

2. 膀胱痉挛

膀胱痉挛是前列腺术后常见的早期并发症之一，发生率为 40% ～ 100%，发作时患者有强烈的便意及急迫排尿感，下腹部阵发性痉挛疼痛，膀胱持续冲洗滴数减慢、停止、发生逆流或冲洗液不自主从尿道口溢出；严重者出现屏气、出冷汗，呈阵发性出现，十分痛苦，持续数分钟，程度不一，反复膀胱痉挛易导致继发性出血和冲洗管堵塞，且延长膀胱冲洗时间和拔管时间，严重影响患者术后恢复。对合并心脏病急性发作者可导致心脏意外，危及患者生命，膀胱痉挛的发生可能与以下因素有关，膀胱颈部组织切除过深过多；膀胱的交感神经主要分布在膀胱三角区，颈部、后尿道、前列腺及精囊位置，膀胱造口管放置过低触及三角区或导尿管气囊内注水过多对膀胱颈部及三角区造成压迫刺激或因过度牵引尿管，造成膀胱颈部压力过大而引起膀胱频繁收缩，发生痉挛；术后出血形成的血凝块，堵塞引流管，冲洗不畅，造成膀胱充盈和刺激膀胱收缩导致痉挛，膀胱痉挛可加重出血，二者相互促进；冲洗液温度过低刺激膀胱平滑肌也可引起膀胱痉挛。患者的精神焦虑、紧张也是诱发或加重膀胱痉挛的重要因素。部分膀胱痉挛与便秘有关，此外咳嗽致腹压增高也可诱发膀胱痉挛。

预防措施：术中对膀胱颈部组织电切时勿过深、电凝勿过多；术后 25 ~ 30 ℃冲洗液可使痉挛发生率明显降低，术后运用硬膜外镇痛泵或静脉镇痛泵是预防膀胱痉挛最有效的手段；膀胱痉挛一旦发生，首先应检查导尿管持续冲洗是否通畅，膀胱内残留血块往往是膀胱痉挛的重要诱发因素，因此冲洗膀胱，确保导尿管通畅，尽量冲洗出残留血块，若血块过大无法冲出，可先保持尿管通畅，待血块溶解后再行冲洗，若导尿管堵塞必要时更换导尿管。此外消除患者紧张情绪，积极配合治疗，指导患者掌握自我缓解的方法，即做深呼吸、全身放松、分散注意力等。在冲洗液颜色不深的情况下，尽量减少导尿管牵引的力量有时也可缓解膀胱痉挛的发生。在采取上述措施后膀胱痉挛大部分可缓解，如仍然顽固发生，可酌情使用盐酸托特罗定、双氯芬酸钠、盐酸利多卡因等药物常可取得满意疗效。

3. 尿失禁

经尿道前列腺术后尿失禁通常是由于膀胱逼尿肌或（和）尿道括约肌功能障碍引起，其类型可分为短暂性或急迫性尿失禁及完全性尿失禁。急迫性尿失禁与逼尿肌反射亢进，或膀胱因长期尿潴留，致膀胱壁肥厚及肌小梁形成，使膀胱壁僵硬顺应性降低有关；部分患者术后前列腺窝局部炎性水肿，刺激外括约肌关闭机制暂时性失灵。此类尿失禁一般无须特殊治疗，除抗感染治疗外，加强盆底肌训练、直肠电刺激疗法。尿频、尿急症状显著者，可口服黄酮哌酯类或托特罗定等以减轻膀胱刺激症状，一般可在数天至数周内症状逐渐缓解，恢复正常排尿。PKVP 术后永久性尿失禁发生率低，主要原因为切割过深损伤了外括约肌。表现为术后不能控制排尿，尤其站立位时，尿液不自主流出。预防的关键在于电切精阜周围的尖部腺体时应用先定终点切割法，保护好精阜与外括约肌。永久性尿失禁一旦发生，无论在生活上或精神上，均给患者造成极大痛苦，治疗比较困难，目前尚无明确可靠的治疗方法。

4. 排尿不畅或尿潴留

其常见原因有尿道狭窄和神经源性膀胱。尿道狭窄是前列腺增生术后常见的并发症，常发生于术后 1 个月，表现为仍排尿困难、尿线细或尿潴留；可发生于尿道各个部位，最常见于尿道外口及膀胱出口处狭窄。尿道外口狭窄原因包括尿道外口较小，镜鞘过粗而长时间压迫缺血；捆扎牵引 Foley 导尿管的纱条长时间压迫尿道外口致局部缺血、坏死、溃烂、瘢痕愈合形成狭窄，诊断容易，外观可见尿道外口狭小，排尿困难，可针对病因进行预防，如术中发现尿道外口狭小，可选用较细的镜鞘或做尿道外口腹侧切开。初学者暴力进镜插破前尿道膜部尿道形成假道也可导致尿道狭窄，因此术中进镜，动作一定要轻柔，切忌使用暴力，如进镜困难，可先行尿道扩张或直视下放入电切镜。尿道外口或前尿道狭窄的治疗主要采用尿道扩张，疗效满意，但需定期扩张，依据狭窄程度，1 ~ 2 周定期扩张至 F 20 ~ F 22，1 个月后可延长间隔时间。膀胱出口处狭窄常见于术后膀胱颈挛缩，多由于颈部切割过深，内括约肌环状纤维组织切除过多，症状一般出现在术后 2 ~ 3 个月，渐进加重，表现为排尿困难，尿线细而无力，排尿时间延长，治疗采用尿道镜下冷刀切开挛缩的膀胱颈，如瘢痕组织较多，可再次等离子切除；对于前列腺术后尿道狭窄，重点在于术中术后预防，一旦发生，积极采取有效措施及早治疗，以免造成患者更大痛苦。对于拔导尿管后当日或次日患者出现排尿不畅或尿潴留，要排除是否电切不够，前列腺尖部有组织残留。但必须与糖尿病、卒中引起的神经源性膀胱相鉴别，必要时再次留置导尿管数天，尿流动力学检查或尿道测压试验有助于鉴别，如确实有前列腺组织残留可再次经尿道切除之，神经源性膀胱需要行膀胱造口。

5. 附睾炎

围术期抗生素的应用使得附睾炎的发生率大大降低，但仍有少数发生，一般出现在术后 1 ~ 4 周，表现为阴囊肿胀、疼痛，严重者高热。原因在于尿道内细菌，经射精管及输精管逆行感染附睾引起。治疗主要是急性期抗感染治疗，抬高阴囊，局部热敷或理疗。

6. 性功能障碍

性功能障碍主要有逆向射精、不射精或性欲低下等改变。逆向射精是由于尿道内括约肌关闭不全，射精时精液不排出体外而进入膀胱；精阜射精管损伤可引起不射精；预防的关键在于术中膀胱颈不宜切除过多，勿损伤精阜。术前对有性生活的患者应交代清楚发生这些并发症的可能性，以解除患者术后思想上的顾虑。治疗上无生育问题者不必治疗，有生育要求者，可试用麻黄碱治疗，有时有效。由于等离子电切时靶组织表面温度大大降低，前列腺尖部两侧神经血管束受到热损伤机会很小，术后阳痿可能与手术所造成的精神创伤有关，治疗除心理疏导外，辅之以口服磷酸二酯酶抑制药，阴茎海绵体内注射罂粟碱类药物或阴茎假体等方法。

7. 深静脉血栓形成与肺栓塞

PKVP 患者术中取截石位，双下肢在支架上卡压时间过长，下肢及盆腔易发生深静脉血栓，冲洗液外渗也可导致盆腔深静脉梗阻血栓形成，老年人血黏度高，术后长时间卧床，活动少也是深静脉血栓形成的主要原因，深静脉血栓形成好发于小腿或腘静脉等处，一旦发生表现为患肢肿胀疼痛，站立与行走时加重，小腿后方、腘窝、腹股沟韧带下方有压痛等。下肢彩色多普勒可以明确诊断。栓子脱落引起肺栓塞是深静脉血栓最严重的并发症，可引起患者猝死，往往来不及抢救。深静脉血栓形成重在预防和及时发现，包括术后多活动腿部、使用弹力袜子、腿部按摩、术后早日下地活动、避免常规使用止血药物等。

（陈小珂）

第三节　经尿道钬激光前列腺切开术

一、适应证与禁忌证

1. 适应证

经尿道钬激光前列腺切开术适用于对体积 < 30 mL 的前列腺进行手术。

2. 禁忌证

前列腺中叶增生明显突入膀胱者为相对禁忌证。术前需排除前列腺癌及神经源性膀胱功能障碍。

二、手术步骤

（1）麻醉后，患者取截石位，扩张尿道至直径为 27 F。

（2）置入 27 F 可连续灌洗前列腺切除镜镜鞘，内镜为 12°，插入 550 μm 激光光纤（外套 6 F 输尿管导管），钬激光功率设定为 60 ~ 80 W（1.5 ~ 2.0 J/40 Hz），冲洗液为生理盐水。

（3）设距右输尿管开口约 10 mm 处为右侧始切点，经膀胱颈口 7 点钟处，至精阜近端，切开膀胱颈口及前列腺，深至切开前列腺包膜见到脂肪组织；同样，设距左输尿管开口约 10 mm 处为左侧始切点，经膀胱颈口 5 点钟处，至精阜近端，深至切开前列腺包膜见到脂肪组织。

（4）对于相对年轻、性生活仍较活跃的患者，则采用"浅"和"短"的方法。于膀胱颈口 7 点钟处下方数毫米开始纵行切开前列腺，至精阜近端，深至切开前列腺包膜；同样，于膀胱颈口 5 点钟处下方数毫米开始纵行切开前列腺，至精阜近端，深至切开前列腺包膜。

（5）术后留置 20 F 三腔导尿管，一般不须持续进行膀胱冲洗，1 ~ 2 d 后可拔除导尿管。

三、注意事项

术前应进行更详尽的检查，包括直肠指检、血 PSA 及经直肠前列腺 B 超检查，必要时行前列腺穿刺活检。

四、并发症及处理

（1）一般无严重的手术并发症，不会发生 TURS。常见的术后并发症为短暂的急迫性尿失禁，远期并发症主要是再次手术发生率高。

（2）对急迫性尿失禁的防治，术中尽量减少切开前列腺创面，术后使用 α 受体阻滞药及 M 受体阻滞药。

（陈小珂）

第四节　经尿道钬激光前列腺剜除术

虽然 TURP 被公认为是手术治疗良性前列腺增生症（BPH）的金标准，但 TURP 尚有许多不足之处，其中最重要的是术中出现 TURS，严重的 TURS 甚至可能导致患者死亡；其次，TURP 尚有术中、术后出血较多的缺点。由于钬激光波长为 2 100 nm，恰好位于水的吸收范围，不但可以切割、汽化软组织及凝固止血，还可用于碎石。20 世纪 90 年代初，经尿道钬激光前列腺剜除术（HoLEP）开始用于治疗 BPH。1992 年，Johnson 报道应用钬激光功率（在 60 W 以下）仅能施行经尿道钬激光前列腺切除术（HoLRP），且手术时间较长。近年来，由于大功率钬激光的开发及 Morcellator 的使用，使得经尿道钬激光前列腺剜除术（HoLEP）成为可能，手术时间也大大缩短。由于钬激光止血可靠，术中使用生理盐水，使得切除前列腺组织更加彻底，因而，HoLEP 较 TURP 具有更高的安全性和更好的疗效。

一、适应证与禁忌证

1. 适应证

HoLEP 术适用于各种大小体积的 BPH，尤其适合大体积的前列腺。

2. 禁忌证

绝对禁忌证：无法采取截石位，或由于非常严重的心肺疾病而无法耐受的各种麻醉者。出血性疾病者不是 HoLEP 术的绝对禁忌证。

二、术前准备

尽管手术的危险性不大，其术前准备与开放性前列腺手术类同。要充分了解患者的心、脑、肾、肺、肝、神经内分泌等方面的情况。如尿素氮超过 8 mmol/L 应查明原因，是否由前列腺梗阻引起的。应先引流尿液，待肾功能恢复之后再择期手术，若血清前列腺特异抗原（PSA）异常，应进一步检查，常规做直肠指检和 B 超检查，初步排除前列腺癌。还应了解是否合并膀胱结石。

术前应充分估计前列腺体积的大小，除进行直肠指检外，经直肠超声前列腺体积测定很有帮助。还应了解患者有无尿道狭窄、长期留置导尿引起的膀胱，以及尿道炎和膀胱容量过小等情况。

三、手术步骤

1. 麻醉与体位

（1）麻醉：一般多采用连续硬膜外或脑脊髓腔麻醉。

（2）体位：取截石位，两腿分开架起，适当固定。

2. 手术方法

（1）置入切除镜，观察膀胱、后尿道及相关解剖标志：可视闭孔器直视下置入 27 F 连续灌洗切除镜，观察尿道、前列腺中叶及两侧叶增生情况，前列腺与膀胱颈及双侧输尿管口的关系、精阜的位置、膀胱内有无肿瘤及结石。若合并结石或浅表膀胱肿瘤则先行处理结石和肿瘤，再行前列腺手术。等离子功率：电切 160 W，电凝 80 W。

（2）切除步骤如下。①寻找外科包膜平面：以精阜为标志，在 6 点钟处以点切法切开精阜上缘及前列腺两侧叶远端精阜旁尿道黏膜。以点切结合电切环逆推，钝性加锐性分离方式，找到增生腺体与外科包膜的间隙（外科包膜内平面）。②增生中叶剥离：用镜鞘将腺体组织沿外科包膜向膀胱颈方向逆推剥离（注意：用镜鞘逆推腺体时，好似杠杆原理，杠杆的支点应在左手手指上，而不是在外括约肌上。若支点在外括约肌上，有损伤外括约肌的可能，有可能造成术后尿失禁）。此时可见腺体向膀胱方向上翻，外科包膜光滑，有光泽，有纤维束带与增生腺体连接，并可见包膜内平行走行的血管及垂直走行的腺体供应血管断端，部分可见前列腺液溢出、前列腺结石等，用切割襻电凝剥离后的血管断端出血点，切断纤维粘连带。继续以该手法于 5 ～ 7 点钟处范围内沿外科包膜向膀胱颈方向剥离中叶，直至与膀胱相通。中叶增生不明显者可将中叶与侧叶一起剥离。对于中叶增生明显者，由于中叶的尿道和侧叶的牵拉，剥离所受阻力明显，可在 5 ～ 7 点钟处打 V 字形沟，分隔中叶，再继续沿中叶与外科包膜平面沟逆行剥离达膀胱颈，切除中叶。③两侧叶的剥离：于前列腺尖部精阜旁分别逆时针和顺时针方向沿外科包膜平面剥离左、右侧叶达前列腺前叶汇总处。将两侧叶在 12 点钟处的前联合切断，注意不要切除过深。前列腺 12 点钟处上半部剥离可以贯通到膀胱，仅留下 5 ～ 7 点钟处部分腺体与膀胱颈有部分相连，防止腺体完全脱入膀胱，造成后继切除困难。④被剜除腺体的切除：已被逆行剥离的腺体，仅有少许组织和膀胱颈部相连，血供基本已断，周围标志清晰，可连续、快速、由浅入深地切除，基本为"无血切割"。对于较大腺体，切除一侧叶后再剥离另一侧叶。在接近腺体蒂部时可采用推切手法，防止腺体晃动。⑤仔细检查外科包膜：如发现有残留的独立增生小结节，可继续以电切环将其剥离切除。⑥吸出切除组织碎块常用 Ellik 冲洗器反复冲洗，将组织碎块清除干净。⑦修整创面、彻底止血：创面修整主要是处理前列腺窝及腺体与膀胱颈相连处。在膀胱空虚时，部分关闭冲洗液的前提下，膀胱低压状态下，仔细电凝止血。⑧排尿试验：膀胱内灌入 300 mL 左右液体，直视下退出电切镜，压迫膀胱有尿流喷出，停止按压时尿流中断，提示外括约肌功能良好，若尿液不断地从尿道口流出，提示有外括约肌损伤的可能。⑨导尿：留置 F 20 三腔气囊尿管，气囊内注水 30 mL 左右后持续膀胱冲洗。

3. 注意事项

（1）HoLEP 术对组织标本的影响：前列腺组织经 Morcellator 粉碎后，成为直径在 1 ~ 2 mm 的小立方体，对送检的标本应做更细致的病理学检查。HoLEP 术的汽化及凝固对前列腺组织可造成一定的破坏，但不影响前列腺偶发癌及前列腺内皮样瘤的检出。

（2）HoLEP 术对性功能的影响：HoLEP 术与 TURP 术均可引起逆向射精，但两种手术之间并无显著差异；两种手术方式均能使术后的勃起功能有所提高，但并无统计学意义。

四、并发症及处理

1. 术中并发症及处理

（1）出血：HoLEP 出血很少，HoLEP 造成的大出血多由于前列腺体积过大或技术不熟练造成切除平面过浅，形成类似 TURP 的片状切割，造成了"切除 - 止血"的循环，视野模糊增加了手术的难度。遇到出血量较大时，可以加大冲洗压力，沿包膜快速切除或改在其他部位继续切除，随着组织块与包膜的脱离，出血将逐渐停止。初学者开始应选前列腺体积较小的病例，逐步过渡到大体积的前列腺，开始应用钬激光切除前列腺时应准备 TURP 器械。注意改 TURP 时不要忘记及时换膀胱冲洗液。钬激光止血技巧：①激光能量不变，远离出血点 2 ~ 3 mm 发射；②降低功率，即 0.5 ~ 1 J，5 ~ 15 Hz，2.5 ~ 15 W，这种功率可达到腔内"缝合"效应；③激光远离出血点 > 3 mm 发射，目的组织不被汽化或很少被汽化，照射时间长，目的是使其出血点处组织塌陷，达止血目的。

（2）冲洗液外渗：HoLEP 术中使用生理盐水作为冲洗液。术中冲洗液外渗主要是由于操作不当切穿包膜引起，特别是对于初学者若前列腺包膜形态辨认不清，切割层次不对或"迷路"造成切割过深，包膜穿孔，特别是膀胱颈部更易穿透。一旦发现先兆穿孔或部分穿孔，应尽量减少灌洗液压力保持在 5.9 kPa（60 cmH$_2$O）以下，保持通畅，膀胱不宜过度充盈，一般不会发生尿外渗等其他后果，但应尽量缩短手术时间，尽早终止手术。包膜完全穿孔时冲洗液大量外渗，进多出少，患者出现腹胀、腹痛、烦躁不安等临床表现，严重者可诱发心脑血管意外。预防的关键在于正确辨认包膜，把握好切除深度，特别是切除膀胱颈部腺体时宁浅勿深，避免盲目追求切割平面导致包膜穿透。如有包膜穿孔，在留置导尿前，可先用输尿管导管通过镜鞘插入膀胱，推镜后将剪去尖端的导尿管套入输尿管导管之上，以其为导引，插入导尿管，防止导尿管误入三角区后。

（3）膀胱穿孔：组织粉碎器的使用易损伤膀胱，甚至膀胱穿孔，引起冲洗液大量外渗，特别是在视野不清的情况下更易发生，要特别注意操作方法。在粉碎时，应尽量保持膀胱的充盈，吸住组织后拉至膀胱颈口，或将粉碎器头置于膀胱中央再进行粉碎切割。同时注意辨认前列腺组织块和膀胱壁组织，避免将膀胱壁吸入粉碎器造成穿孔。粉碎操作时误吸入膀胱黏膜组织，应立即放开足踏开关，解除吸引粉碎，拔除吸管，解除静态吸引力，或再拔除内置导管，即可解开被吸入的膀胱黏膜组织。如粉碎有困难可暂时将组织块留在膀胱内，后期情况许可时再行粉碎。一旦发生膀胱黏膜损伤或膀胱穿孔，术后只要保证导尿管引流通畅1~2周，一般不会有明显并发症。

（4）尿道损伤：一般多见于初学者，操作不熟练或者暴力置镜损伤尿道，表现为假道形成或者穿孔，常见损伤部位有尿道外括约肌的远端或近端。外括约肌远端损伤：多因操作不当造成，在置镜通过球部尿道进入膜部尿道前，遇阻后使用暴力或镜鞘方向不正确，镜鞘可穿破尿道球部，形成一进入会阴部的假道，此时应退出镜鞘，改由熟练医师操作，镜鞘沿着尿道走行缓慢推进，遇有阻力时，切勿使用暴力，可试着调整推进方向，或插入带有直视闭孔器的镜鞘在直视下导入内镜。外括约肌近端损伤：带有闭孔器的镜鞘通过膜部尿道后，镜鞘尖端可能会穿入前列腺侧叶或穿透向上隆起之中叶，形成一假道，如未穿破前列腺被膜一般并无严重后果。这种损伤多由于前列腺两侧叶不对称增生或者中叶增生过大，使尿道中线弯曲变形或狭窄所致。一旦发生后，可将切除镜鞘退出至假道远端，然后在直视下使镜鞘通过变形尿道送入膀胱。预防的关键在于避免暴力操作或者一旦发现可疑，及时改为直视下操作，正确辨别组织结构。膀胱三角区下方穿孔：置镜时遇到前列腺中叶增生或膀胱颈后唇显著抬高，镜鞘穿入中叶后未能及时发现，如继续过度使用暴力，镜鞘尖端穿透前列腺中叶及被膜，进入膀胱三角区下方，此时镜下看不到正常的膀胱黏膜与膀胱腔，可见蛛网状细纤维及黄色海绵泡沫样脂肪组织，此种穿孔后果严重，可导致膀胱三角区解剖结构受到破坏，如出血严重，最好是放弃手术并留置导尿，或做耻骨上膀胱穿刺造口，一周后待假道闭合，再择期手术。

2. 术后并发症及处理

（1）出血：术后出血可分为早期出血和晚期出血。术后数小时或当日的早期出血多由于术中切除不完全，残留组织块，以及术中止血不彻底引起，特别是隐藏在组织块远端深面的出血点往往不易发现。或者焦痂脱落小动脉重新开放，或者包膜切破后损伤静脉窦（丛）。静脉窦出血术后保持冲洗液速度一般可以自止，膀胱颈出血可增加气囊液量由 10 ~ 30 mL 牵拉压迫止血即可。若小动脉出血，冲洗液颜色常较鲜红、血色较深，流入引流瓶（袋）中的冲洗液可很快凝固成血块。有时出血十分凶猛，血块阻塞导尿管或膀胱血块填塞，下腹胀满，膀胱和前列腺窝的充盈可造成更为严重的出血。患者可出现脉搏细速、面色苍白、出冷汗、血压下降的失血性休克的表现，血红蛋白进行性下降，此时膀胱冲洗往往无效，应迅速输血，补充血容量，同时当机立断，迅速将患者送到手术室手术止血。因此术中正确辨认包膜并沿包膜切除，可以有效降低术后出血的发生率，甚至术后当时尿色即可变清，缩短导尿管留置时间。对于术后 4 ~ 5 d 的持续性出血，是否手术止血应慎重判断，若导尿管不通畅，膀胱内大量血块，血红蛋白进行性下降，等待观察往往浪费时间和导致大量失血，此时麻醉手术探查仍不失为好的选择，尽管术中不一定找到出血点，但清除膀胱前列腺窝内血块后大部分出血可自行停止，术后留置导尿持续冲洗。术后拔除导尿管后 3 ~ 5 d 患者排尿出现的中度血尿，若没有明显血块，不影响排尿，可嘱其多饮水血尿一般可自行停止。术后 2 ~ 4 周突发的大出血有时可引起膀胱填塞，排尿困难，这种出血常常与术后前列腺窝感染、大面积焦痂脱落，或者不适当的活动如骑自行车；或饮酒，进食刺激性食物；或大便秘结，排便用力过度有关，血块一旦形成排出困难，最终导致前列腺窝及膀胱不能很好收缩引起严重出血。急诊处理原则是留置 F 22 或 F 24 导尿管，膀胱冲洗血块，如有大血块无法冲洗出，可等待其溶解后慢慢分次冲出，期间可膀胱持续冲洗保持引流通畅，同时抗感染治疗。一般 2 ~ 4 d 后拔除导尿管。

（2）发热：发热是 HoLEP 术后常见症状之一，对症处理后大部分患者体温可在术后 1 ~ 2 d 恢复正常。术后 1 ~ 2 周发生高热要高度怀疑是否有肺部感染、附睾炎或者泌尿系统感染，一旦发生，需要抗感染处理。术后导尿管留置也是发热的因素之一。HoLEP 出现的发热大多与感染因素有关，因此，术前要充分评价肺功能，术中严格遵守无菌操作原则。术后要尽早拔除导尿管。

（3）性功能障碍：主要有逆向射精、不射精或性欲低下等改变。但同时钬激光剜除对部分患者性功能的恢复是有好处的，术前有 46% 的患者存在性功能障碍，术后 12 个月随访时有 8% 发生性功能障碍，同时有 20% 术后性功能得到了明显改善，但在性功能活跃患者中，逆行射精的比例较高（96%）。预防的关键在于术中膀胱颈不宜切除过多，勿损伤精阜。术前对有性生活的患者应交代清楚发生这些并发症的可能性，以解除患者术后思想上的顾虑。治疗上无生育问题者不必治疗，有生育要求者，可试用麻黄碱治疗，有时有效。治疗除心理疏导外，辅之以口服磷酸二酯酶抑制药，阴茎海绵体内注射罂粟碱类药物或阴茎假体等方法。

（4）尿失禁：尿失禁是该类手术后较严重的并发症之一，尿失禁发生率报道在 1% ~ 10%，其类型可分为短暂性或急迫性尿失禁及完全性尿失禁。HoLEP 钬激光的热作用可使前列腺外科包膜汽化凝固呈蛋壳状，术后未能及时收缩，短时间内影响膀胱颈口收缩功能出现暂时性尿失禁；急迫性尿失禁与逼尿肌反射亢进，或膀胱因长期尿潴留，致膀胱壁肥厚及肌小梁形成，使膀胱壁僵硬顺应性降低有关；部分患者术后前列腺窝局部炎性水肿或感染，刺激外括约肌关闭机制暂时性失灵。此类尿失禁一般无须特殊治疗，除抗感染治疗外，加强盆底肌训练、直肠电刺激疗法，尿频、尿急症状显著者，可口服黄酮哌酯类或托特罗定等以减轻膀胱刺激症状，一般可在数天至数周内症状逐渐缓解，恢复正常排尿。少数患者残余腺体过多或形成活瓣，膀胱颈挛缩，尿道狭窄导致排尿障碍，继发充盈性尿失禁，可给予尿道扩张或者二次手术切除瘢痕或者参与腺体可获得较好疗效。永久性尿失禁主要原因为切割过深损伤了外括约肌，表现为术后不能控制排尿，尤其站立位时，尿液不自主流出，钬激光的穿透深度为 0.4 mm，可以对泌尿系统软组织做精确切割，因此，损伤外括约肌的永久性尿失禁较少，预防关键在于仔细操作，保护精阜，即可有效避免尿道外括约肌的损伤，在切除尖部时应尽量缩短操作时间，避免在同一部位反复切割或切割过深。HoLEP 术后有 8.3% 患者出现压力性尿失禁，估计与手术时间较长、术中切割镜摆动幅度过大、术后长时间留置导尿管引起外括约肌功能障碍及膀胱过度活动有关，治疗上可给予托特罗定（舍尼亭）等药物配合盆底肌肉锻炼，症状一般在 1 个月内改善。

（5）排尿困难：HoLEP 后排尿困难常由以下因素引起：①前列腺残余组织过多或者部分组织块游离残留于膀胱内；②膀胱颈部瘢痕形成引起膀胱出口梗阻；③尿道损伤引起尿道狭窄。手术后出现排尿困难应及时施行膀胱镜检查，明确原因。根据不同的病因，选用尿道扩张、冷刀切开等。如发现局部瘢痕组织较多或组织残留时，可以择期电切。

（6）深静脉血栓形成与肺栓塞：术中患者保持截石位，双下肢在支架上卡压时间过长，下肢及盆腔易发生深静脉血栓，冲洗液外渗也可导致盆腔深静脉梗阻血栓形成，老年人血黏度高，术后长时间卧床，活动少也是深静脉血栓形成的主要原因，深静脉血栓形成好发于小腿或腘静脉等处，一旦发生表现为患肢肿胀疼痛，站立与行走时加重，小腿后方、腘窝、腹股沟韧带下方有压痛等。下肢彩色多普勒可以明确诊断。栓子脱落引起肺栓塞是深静脉血栓最严重的并发症，可引起患者猝死，往往来不及抢救。深静脉血栓形成重在预防和及时发现，包括术后多活动腿部，使用弹力袜子，腿部按摩，术后早日下地活动，避免常规使用止血药物等

（陈小珂）

第五节　经尿道钬激光前列腺汽化术

一、适应证及禁忌证

1. 适应证

钬激光治疗 BPH 的适应证与常规外科手术［如经尿道前列腺切除术（TURP）、经尿道前列腺切开术（TUIP）］，以及开放性前列腺摘除术的基本相同。钬激光治疗 BPH 适用于以下情况。

（1）BPH 导致反复尿潴留（至少在 1 次拔管后不能排尿或出现 2 次以上尿潴留）。

（2）BPH 导致反复血尿，5α 还原酶抑制药治疗无效。

（3）BPH 导致反复泌尿系统感染。

（4）BPH 导致膀胱结石。

（5）BPH 导致继发性上尿路积水（伴或不伴肾功能损害）。

（6）其他需要行 BPH 外科治疗的情况。

（7）对于 BPH 合并膀胱结石及前列腺体积 > 80 mL 的患者，经尿道钬激光治疗可以替代传统开放手术。

2. 禁忌证

钬激光治疗 BPH 与 TURP 的手术禁忌证基本相同，主要包括以下几方面。

（1）全身出血性疾病。

（2）合并严重的心、肺、肝、肾功能不全或电解质紊乱。

（3）未经控制的严重高血压、糖尿病。

（4）急性泌尿系统感染。

（5）尿道狭窄不能放置内镜。

二、手术步骤

（1）检查侧射光纤的功能状态，确认激光束发射出口的位置、标志和激光发射角度。

（2）将光纤锁定在激光操作手柄上，这使得激光发射方向能与冷光源保持在同一个垂直平面上。

（3）右手握住目镜，通过移动镜鞘始终使光纤紧贴前列腺组织表面，左手握住冷光源接口，控制激光操作手柄始终保持激光束与前列腺组织表面垂直，以便能量发挥最大效率。

（4）借助左、右手配合使光纤在组织表面如"刷油漆"样画弧移动，先汽化中叶，后汽化侧叶，直至汽化前列腺包膜。光纤在前列腺组织表面快速移动以光滑汽化面。

（5）保留导尿管 1 ~ 3 d，术后一般不需要进行膀胱冲洗。

三、注意事项

虽然钬激光汽化切除前列腺安全有效，但是应从小体积前列腺开始进行操作训练。注意用激光操作手柄锁住光纤，术者应操控手柄和镜鞘而不是操作光纤。操作时应避免手持光纤左右摆动汽化，因为这样会造成能量浪费和损坏内镜。

四、并发症及处理

1. 出血

因钬激光具有理想的切割、汽化组织和凝固止血效果，所以即使是在前列腺剜除术中据报道称围术期输血率也仅为 0 ~ 1.9%。经尿道钬激光前列腺汽化术一般很少发生大出血。出血情况最常见的是发生于术后 4 ~ 8 h，常为动脉出血，其原因多数是术中动脉止血不可靠，或由小动脉焦痂脱落造成。多数经适当牵引导尿管及使用止血药物能痊愈。

2. 腹膜外穿孔

其主要是前列腺包膜的游离穿孔或膀胱三角区下的穿孔，危险性在于可导致大量的灌洗液外渗或者大静脉损伤出血。一旦发现有大量液体外渗应尽早结束手术，必要时行下腹部切开引流术。导尿管应确保留置于膀胱内，以保证术后尿液的正确引流。

3. 尿道狭窄和膀胱颈颈口挛缩

其发生率与 TURP 的无明显差别，可经尿道扩张或狭窄内切开术治疗。

4. 泌尿系统感染

泌尿系统感染的发生率与 TURP 的无明显差别，可根据中段尿培养和药物敏感试验合理使用抗生素进行治疗。

（罗发维）

第六节　前列腺电汽化术

一、术前准备

经尿道前列腺电汽化术（TUVP）的术前检查与 TURP 术基本相同，包括一般检查如血尿常规、心肺、肝肾功能、直肠指检、血清 PSA 及一些特殊检查，如尿流率测定、尿动力学检查、前列腺 B 超、膀胱镜检等。TUVP 相对 TURP 手术安全性较高，前列腺体积较大者也多能安全渡过手术。因此，有人认为前列腺体积过大不是 TUVP 的禁忌证。严重心肺疾病无法耐受麻醉、急性泌尿系统感染、出血性疾病，严重糖尿病等患者属于手术禁忌人群，应予积极纠正后方可酌情实施手术。尿路感染者可用敏感抗生素控制感染后再行 TUVP。术前已保留导尿患者可以给予定期交替夹闭开放尿管使膀胱保持良好舒缩功能。

二、手术步骤

1. 进操作镜

麻醉起效后患者取膀胱截石位，常规消毒铺巾。尿道及电切镜外鞘充分润滑后连接闭孔器或者直视下缓慢将外鞘自尿道外口插入膀胱。进镜时感到困难或尿道稍感紧窄时宜先行尿道扩张术。

2. 观察评估

检查膀胱，识别输尿管口、输尿管间嵴、膀胱颈、精阜、外括约肌等解剖标志。了解前列腺增生形式（两侧叶或者三叶增生），以及膀胱内有无炎症、结石、憩室或者肿瘤等。

3. 主体手术

开始前列腺汽化，可采取区域节段性切除和逆行剜除两种操作策略。

（1）区域节段性切除：这是最常用的汽化电切方法，过程大体分为如下几步。①膀胱颈汽化一周；②汽化切除隆起的增生腺体直至包膜；③汽化修切精阜两侧组织。术者在操作过程中应将整个腺体按中叶、侧叶、联合部等区域，以及前列腺中部、尖部等节段进行顺序切除。

具体方法有经典 Nesbit 法、Silber 法，以及一些改良的方法。这些方法过程虽然稍有不同，但是基本原则相同：①膀胱颈部，前列腺中部及尖部增生组织都必须汽化平坦并深达包膜；②必须有顺序并分段切除增生各叶；③严密止血，严防切穿外科包膜；④汽化临近结束前，整个创面会有高低不平的残留或者焦化组织，可利用普通电切环进行细致的修切；⑤前列腺三叶汽化完毕后有时会有增生超过精阜近端的少许残留腺体，可给予点状汽化或者修切。修切时注意电切环应当沿尖部腔道自然弧度行走，切勿伤及外括约肌，也可以利用逆行推切的方法切除残留腺体，要注意电切襻推行方向避免推穿包膜。

（2）逆行剜除法：同前面不同，该法分为两个步骤。①先自精阜近端 6 点钟处开始以汽化切割环向前向下点切小心寻找出增生腺体同外科包膜之间的间隙，再用电切环沿该间隙继续向前及向两侧机械结合汽化方式将增生中叶及侧叶组织向膀胱颈逆行剥离。也可以利用镜鞘钝性剥离腺体，剥离面出血和纤维粘连利用电凝或者电切。②游离至膀胱颈纤维环处停止剥离改由浅入深切除同肌纤维"藕断丝连"的腺体。该方法前列腺尖部无须修整，只需将整个剥离面妥善止血即可。

4. 最后修整

汽化和修切后的组织碎块积聚在膀胱底部，必须用 Ellik 等工具吸出膀胱。

若液体颜色鲜红且浓度较高怀疑有较大血管出血时，应再次置入电切镜在直视下妥善止血。确认组织碎片基本吸尽并无明显出血后膀胱内存留少量液体，拔除镜鞘插入20～22 F三腔Foley尿管，气囊注入生理盐水50～60 mL适度牵拉固定在大腿内侧。观察尿液颜色无异常方可结束手术，若尿液颜色较深可给予持续膀胱冲洗。

三、术中并发症及处理

（一）尿道损伤

1. 并发原因及表现

尿道损伤多由于尿道外口狭窄、尿道口径小或存在炎症，插入电切镜用力不当或手法不正确造成。

（1）前尿道损伤：多因患者尿道较细，加之电切镜插入时较为粗暴所致。如阴茎水肿提示尿道全层裂伤。带有闭孔器的电切镜鞘可穿破尿道球部，形成一进入会阴部的假道，此时镜下一片血红，即使增加进水压力亦窥视不到尿道黏膜。

（2）后尿道损伤：常由于前列腺两侧叶不对称增大，致使前列腺部尿道弯曲、变形、狭窄，或者中叶增生过大，带有闭孔器的切除镜鞘通过膜部尿道后，穿入前列腺侧叶或中叶腺体内。镜下没有完整的黏膜可见，有时可见高低不平的黄白色组织。如电切镜穿越了前列腺组织而进入了膀胱则有尿液流出，但往外退镜看不到正常的膀胱颈形态及尿道黏膜。

（3）膀胱三角区下方损伤：放置电切镜过程中遇到前列腺中叶增生或膀胱颈后唇显著抬高，过度使用暴力致使电切镜鞘穿过中叶或抬高的膀胱颈后唇，进入膀胱三角区下方，镜下看不到正常的尿路黏膜与膀胱腔，只见蛛网状细纤维及黄色海绵泡沫样脂肪组织。这种穿孔性损伤使膀胱三角区解剖结构遭到破坏。

电切镜鞘进入尿道过程中，若发现镜下出血，窥视不到尿道黏膜或发现假道表明尿道损伤。当电切镜鞘进入后尿道部位，若镜下看不到正常的尿路黏膜与膀胱腔，只见蛛网状细纤维及黄色海绵泡沫样脂肪组织，表明膀胱三角区下方损伤。

2. 处理方法

尿道轻度损伤，若术中能在直视下将电切镜再次插入膀胱，则可继续完成手术，术后留置导尿时间应适当延长，术后密切随访，一旦发现尿道狭窄，早期处理多数可以治愈。如为前列腺部尿道的假道性损伤，只要能辨别清楚和正常尿道的解剖关系，在切除相应的前列腺组织后，即可恢复尿道正常解剖。如尿道进镜失败，只能留置尿管或做膀胱造口，至少2周后待假道闭合，再酌情处理尿道损伤或择期电切手术。

（二）出血

1. 并发原因及表现

虽然汽化电极在汽化同时可形成 1 ~ 3 mm 深的凝固层从而有效减少术中出血，但是对于严重高血压、血管硬化、腺体体积巨大或者严重充血水肿及血液系统疾病患者术中也可能发生较为严重的出血。导致视野不清的术中出血主要来自动脉、静脉窦切破后因冲洗液压力高于静脉压而多数不影响视野，往往发生水中毒或术毕冲洗前列腺碎片时才发现。

2. 处理方法

术中遇到严重出血时勿因急躁而在视野不清的情况下盲目电凝止血，应先仔细寻找并辨认出血血管为动脉或者静脉及出血点的位置。镜头贴近创面缓慢移动能使视野得到改善。小动、静脉出血经过电凝处理很容易止住，遇到较粗动脉的出血则可稍许延长电凝时间，使血管残端彻底凝固。若为包膜上的静脉窦破裂出血，电凝往往无法达到满意止血而需要迅速结束手术并行导尿管牵拉止血。

（三）穿孔

1. 并发原因及表现

TUVP 造成前列腺包膜穿孔主要原因是：①术者对前列腺包膜解剖标志辨认不清或者对电切襻切割深度控制不良导致组织切割过深；②组织焦化难以识别包膜；③反复汽化某一固定位置；④前列腺炎症或者局部癌变使得腺体和包膜间的正常间隙消失。穿孔部位多见于前列腺包膜和膀胱前列腺交界处。依穿孔程度可分为先兆、部分、完全和三角区下穿孔。先兆和部分穿孔往往面积较小，表面由包膜外层纤维网和脂肪覆盖，液体外渗不会很多。完全穿孔面积较大，覆盖脂肪组织张力较小导致短时间内液体大量外渗。三角区下穿孔多发生在前列腺包膜同膀胱颈交界处，穿孔面积多较大，孔内可见膀胱肌纤维和脂肪组织，穿孔后也会引起大量冲洗液外渗。

2. 处理方法

先兆或者部分穿孔面积较小时可以适度降低冲洗液灌注压力并尽可能快速完成手术。完全或者三角区下穿孔面积较大时液体外渗速度较快，应尽快结束手术后牵拉尿管压迫膀胱颈减少液体外渗，静脉推注呋塞米加速已吸收液体的排出。三角区下穿孔往往形成"门槛"导致尿管无法进入膀胱，可用电切镜鞘将斑马导丝置入膀胱后再引导尿管顺利进入，保留导尿时间可以适度延长。若术中液体外渗严重，患者会有耻骨上区的疼痛和胀满感，甚至下腹部明显隆起，这时应当机立断进行引流。在耻骨上区做小切口，切开腹直肌前鞘，钝性分开膀胱前间隙后放置多孔引流管。

（四）继发尿道电切综合征

1. 并发原因及表现

TURS 发生率在 TUVP 中大大降低，但是初学者或者操作粗暴仍然可能发生。冲洗液进入血液循环的途径同 TURP，主要是静脉窦、包膜或膀胱颈穿孔处及电切创面。冲洗液压力过高或者手术时间过长也会增加 TURS 发生的危险性。TURS 通常在手术切破前列腺包膜外静脉窦后迅速发生，亦有报道 TURS 最快发生在手术开始后 20 min，主要表现为全身血容量增加引起的相关症状，包括血压升高，颈静脉怒张，中心静脉压（CVP）升高，心率加快，多脏器如肺、脑水肿，以及少尿、无尿等。未得到及时纠正则病程后期会出现血压下降、心动过缓等循环衰竭表现，所以及时诊断 TURS 非常重要。术中加强监测，当患者出现上述症状时立即行血气分析了解电解质浓度及血浆渗透压是否明显降低。如血清钠水平显著降低则有助于诊断。当血清钠下降至 120 mmol/L 时，临床症状如烦躁、肌肉震颤、肢体运动不协调、神态恍惚等可能已很明显。当血清钠低于 110 mmol/L 时，可发生抽搐、知觉丧失、昏迷、休克，甚至心搏骤停而死亡。

2. 处理方法

早期发现 TURS 并采取积极有效的处理是治疗的关键。发现 TURS 应立即排出吸收液体并保护各脏器特别是循环系统的功能。合理实施利尿，保持水、电解质平衡，吸氧抗感染等措施后大多数患者会顺利恢复。对于病情较重者，立即结束手术后送外科重症监护病房进一步治疗。

四、术后并发症及处理

（一）拔管后尿潴留

患者拔除尿管数次小便后便无法自解，多见于：①精阜两侧残留较多腺体形成"关门"效应；②前列腺窝未修切光整，甚至存在未切断的组织形成活瓣堵塞尿道；③前列腺尿道创面炎症、水肿；④长期梗阻导致逼尿肌收缩乏力或膀胱逼尿肌、括约肌不协调。

上述诊断不明时可再行留置尿管数日，多数患者拔管后可自行排尿。仍无法排尿者行膀胱镜或者尿动力学检查进一步明确原因后给予相应治疗。

（二）尿路感染及附睾、睾丸炎

手术前、后保留导尿，前列腺窝内汽化凝固组织坏死导致局部抗菌能力下降，患者全身情况较差或者合并有糖尿病等都是术后尿路感染的诱因。感染还可以继发出血、急性附睾炎，甚至远期尿道狭窄。尿路或者附睾、睾丸炎症按常规治疗。

（三）术后出血

1. 术后当日出血

（1）临床表现及诊断：常发生在患者送回病房不久或数小时之内，主要的原因是术中止血不完善、搬运过程中牵拉固定的导尿管松动移位。表现为导尿管引流出较浓之血性液体，如血凝块堵塞导尿管使得膀胱膨胀，患者下腹胀痛，可触摸到膨隆的膀胱。出血量较多则出现心率加快、面色苍白、出冷汗、血压下降等失血性休克症状。术后导尿管引流较鲜红血性液体，提示存在活动性出血，若出现休克症状提示大量出血。

（2）治疗：彻底冲尽膀胱内血凝块，重新固定牵引导尿管并接膀胱持续冲洗。如仍存在引流液呈阵发性较浓的血性液体，可增加导尿管气囊容量并密切观察直到导尿管引出液淡红。经上述处理后尿管持续引流出较浓血尿应当机立断急诊手术，电切镜下吸尽血块，仔细寻找出血点逐一止血，重新留置导尿管持续冲洗。全身止血药物的使用应视患者具体情况而定。对于有脑梗死史、行动不便的患者应谨慎使用。

2. 术后继发性出血

（1）临床表现及诊断：一般在术后1～4周发生。出血原因可能是搬重物、便秘等增加腹压的动作使创面焦痂脱落，前列腺窝感染，凝血功能障碍等。出血量较多可形成血块使排尿困难，最终导致膀胱不能很好收缩，引起更严重的出血。

（2）治疗：用三腔导尿管或者金属导尿管反复冲净膀胱内血凝块，血块清除干净后三腔气囊管牵引持续冲洗膀胱。若止血效果差，宜于电切镜下清除膀胱内血块，电凝止血。若残留腺体过多，必要时可汽化切除残留腺体。

（四）尿失禁

1. 临床表现及诊断

TUVP术中出血一般较少，视野清晰。损伤外括约肌导致真性永久尿失禁的可能性较TURP低。但术后可发生暂时性尿失禁，原因可能有：①术后前列腺窝局部炎性水肿，刺激外括约肌麻痹，关闭机制失灵；②术前存在不稳定性膀胱或膀胱顺应性降低；③增生腺体长期压迫，使外括约肌处于过度伸长状态；④电切尖部组织时，高频电流对外括约肌造成轻度损伤。暂时性尿失禁表现为拔除导尿管后出现尿频、尿急及轻度尿失禁，站立时尿液不自主滴出，平卧没有漏尿发生，数天至数周内症状逐渐缓解，恢复正常排尿。

2. 处理方法

暂时性尿失禁通过积极盆底肌锻炼，应用麻黄碱或者丙米嗪等药物，3个月内多能痊愈。重度或永久性尿失禁随访1年无好转，尿动力分析证实外括约肌张力低下者可行外括约肌处高分子物质注射，球海绵体肌折叠或者人工括约肌植入等手术治疗。

（五）尿道狭窄

1. 并发原因

术后尿道狭窄的发生率为 2.5% ~ 4%，通常在术后 1 ~ 3 个月出现尿线变细及排尿困难，并且程度逐渐加重。术后尿道狭窄包括前尿道狭窄和后尿道狭窄，二者的病因不完全相同。

前尿道狭窄多发生在尿道外口，通常因患者的尿道外口较小、电切镜相对较粗所致。引起后尿道狭窄的原因较多，包括：①患者的自身特点，如后尿道管径较小，尿道黏膜破损后的修复状况，是否易形成瘢痕组织等；②术中电切镜对尿道的机械性损伤；③电切环与外鞘短路导致尿道黏膜的电损伤；④反复电凝及电凝电流强度过大，灼伤尿道；⑤术前术后尿路感染是否得到有效的控制；⑥导尿管的粗细及留置尿管的时间长短。后尿道狭窄部位以膜部尿道远程最为常见，通常系由于在电切前列腺尖部时，电切镜外鞘前端的网孔损伤膜部尿道所致。前列腺尖部狭窄多由于电凝过度或电流短路所致，造成局部瘢痕组织增生。

2. 处理方法

术中如遇尿道外口小，建议行尿道外口切开，电切镜外鞘涂足润滑剂，缓慢地插入尿道。如遇舟状窝近端较小者，先行尿道口扩张再插入电切镜，避免尿道黏膜大面积损伤，可以降低前尿道狭窄的发生率。术前检查电切环绝缘鞘是否完整，术中避免过度电凝。对于后尿道较细的患者，在切除精阜周围组织时，要提高切割效率，尽可能减少镜鞘移动等措施可以降低后尿道狭窄的发生率。一旦发生尿道狭窄，尽早处理非常关键。因为早期组织纤维化程度不严重，定期尿道扩张通常能使狭窄消除。但若发现较晚，已形成严重纤维瘢痕组织，导致管腔极小甚至闭锁，尿道扩张无法成功，可以行尿道内切开术，必要时可以在丝状探条引导下进行，以后再定期尿道扩张。因此，术后随访极其重要，若发现有患者尿线逐渐变细，尽早行尿道扩张术。

（六）膀胱颈部挛缩

术后颈部纤维增生所致，较易发生在小前列腺、慢性炎症伴纤维化的病例。表现为术后 1 ~ 3 个月出现渐进性排尿困难，尿道造影或尿道镜检查提示梗阻在膀胱颈部。对于膀胱颈部挛缩，尿道扩张不能解决根本问题。膀胱镜检查可以发现颈部质硬无弹性。单纯切除颈部瘢痕效果不佳，术后 2 ~ 3 个月会再次形成瘢痕。术中除切除瘢痕外，还需于膀胱颈部 5 点钟、7 点钟处完全切开前列腺包膜，使之不再形成一个完整的环状结构，即使再发生纤维化也不至于导致颈口缩小。建议对上述可能术后导致膀胱颈部挛缩的病例，术中同时行前列腺切开术。

（七）性功能障碍

1. 并发原因及表现

发生在 TURP 术后的性功能障碍主要包括逆向射精、勃起功能障碍、射精管梗阻或性欲低下等改变。TUVP 后由于尿道内括约肌及膀胱颈关闭不严，射精时精液逆流进入膀胱，不能正常射出体外，表现为性高潮后精液未从尿道外口射出。术中损伤精阜射精管可造成射精管梗阻而引起不射精。经直肠超声或精道造影有助于射精管梗阻导致的不射精诊断。手术造成部分患者精神创伤，术中过度电灼或切穿前列腺侧壁包膜导致尿外渗进一步损伤两侧血管神经束均可导致术后性欲低下、勃起功能障碍。

2. 处理方法

逆向射精治疗可以行经尿道精阜电切术，但疗效不确定，麻黄碱和丙米嗪也可以治愈部分患者。射精管梗阻可以行经尿道射精管切开术。术后性欲低下、勃起功能障碍的患者除了心理治疗，适当的药物应用将会有意想不到的效果。

（罗发维）

第十一章 肾移植

第一节 肾移植手术技术要点

肾移植的供肾植入术分为三个步骤：①移植部位的选择和准备，即切口和血管的显露；②移植肾血管的重建；③移植肾尿路的重建。因患者患尿毒症，大多已行透析治疗，全身情况差，机体的防御能力和组织愈合能力都很差。因此，手术操作要特别仔细，止血要彻底，防止一切手术并发症的发生尤其重要。手术各个环节都应注意严格无菌操作。患者术后早期置入隔离病房观察。

一、供肾植入术

供肾植入移植部位可分为原位和异位。原位肾移植因必须切除原肾，且手术和操作较难，很少采用。多囊肾受者病肾切除后，有人采用原位肾移植术式。但现在最常采用的是异位肾移植术式。一般异位肾移植首选是右髂窝，其次为左髂窝。成人供肾移植给小儿时，因髂窝容积有限，可在腹膜后下腰部位或者在下腹部腹腔内进行。常规是采用髂窝的异位肾移植，手术步骤介绍如下。

（一）麻醉

肾移植受者肾脏功能已丧失，依赖透析维持生命，多数继发其他器官功能损害，手术创伤较大，术中生理生化变化剧烈。因此，肾移植过程中选择的麻醉方法、麻醉用药、麻醉管理和监测，将直接影响手术成败，务必重视。国内以前多采用椎管内麻醉，现多主张采用静脉诱导合并气管内吸入复合全身麻醉。

（二）切口

髂窝部位移植时一般有三种切口。第一种是弧形切口，上端起自髂嵴内上方 3 cm，斜向右下腹，下达耻骨联合上缘 3 cm。第二种是"L"形切口，上端起自髂嵴内上方，向下再向内横切。第三种是采用直切口，即腹直肌旁切口，上端平脐，下至耻骨联合上 2 cm。

注意切开过程中避免损伤腹膜和腹腔内脏器。显露腹膜后区髂血管，充分游离子宫圆韧带（女性）或精索（男性），多数情况下不必切断，以防女性子宫下垂或男性术后睾丸缺血、鞘膜积液。

（三）受者血管游离

肾移植手术的血管重建主要是供肾的动静脉与受者髂窝动静脉的吻合。静脉吻合，一般选用供肾静脉与受者髂外静脉端侧吻合。而动脉吻合，一般选用受者的髂内动脉或髂外动脉，必要时也可以选用受者的髂总动脉或腹主动脉吻合。将受者髂外静脉有限游离后，阻断静脉血流。在心耳钳间的髂外静脉表面剪一口径与供肾静脉口径相同的侧孔，并用肝素盐水冲洗血管腔。在剪侧孔时应尽量避开静脉瓣。静脉切开的部位，宜选择在髂外静脉的前外侧。心耳钳可部分阻断血流，若髂外静脉较细，也可全部阻断血流。

个别过度肥胖受者，髂外静脉过深，估计吻合时难以显露，可以行供肾静脉成形延长，便于吻合。罕见髂外静脉炎症纤维化，无法吻合时，可考虑做肾静脉与肠系膜上静脉吻合。

（四）供肾血管重建

认真辨认供肾动、静脉排列位置和理想的吻合位置后，为了避免供肾在植入过程中二次复温，将供肾置入含碎冰的肾袋，肾袋下端剪一小口，引出肾动、静脉，注意肾脏上、下端切勿倒置。一般将肾静脉与髂外静脉（或髂总静脉）行端－侧吻合，按照肾静脉断端的口径，在髂外静脉选定的部位上，切除一小块大小相仿的椭圆形髂静脉壁，做肾静脉与髂外静脉的端－侧吻合。先在吻合口的两角用 5-0 或 6-0 的 Prolene 缝线各缝 1针，打结作牵引固定用，于静脉腔内做后壁连续缝合，前壁在血管腔外连续外翻缝合。静脉吻合完毕后，在供肾静脉近端夹一把心耳钳，而后撤去髂静脉上的 Satinsky 钳，以恢复来自下肢的静脉回流。肾动脉则与髂内动脉端－端吻合，受者的髂内动脉断端口径往往比供肾动脉大些，可将供肾动脉斜切，以与髂内动脉口径相仿，并可使吻合后的血管呈弧形弯曲而利于血流通畅，吻合时用 6-0 无损伤缝线做单纯连续缝合，或分成两半圈连续缝合。肾动脉需要时也可与髂外动脉端－侧吻合，用 Satinsky 钳阻断髂外动脉，纵向切开动脉壁。此时供肾动脉最好带有腹主动脉袖片，避免吻合口狭窄。闭合吻合口前用肝素生理盐水冲洗灌入腔内，排出血块和空气。肾移植术如遇双支肾动脉，或髂外动脉有硬化，管腔不够大，可将双支肾动脉与髂内动脉分支端－端吻合，或修整肾时双支肾动脉开口处带主动脉壁袖片，供肾双支动脉与腹主动脉端－侧吻合。开放血流可遵循先静脉、后动脉的顺序，先放开肾静脉阻断钳，以免肾内张力过高。再放开髂内动脉阻断钳，但夹在供肾动脉近肾门处的血管夹暂不除去，以彻底排出血管内残留的空气。若观察吻合口有明显漏血，可顺血管长轴方向缝合修补。确定无漏血后放开肾动脉夹，恢复血液灌流，肾脏可立即变为粉红色，触之有搏动感。之后可见输尿管开始蠕动，再过几分钟就有尿液排出。为帮助移植肾尽快复温，可以热生理盐水纱垫敷于肾脏表面；同时仔细检查肾门，若有活动性出血点，应予以结扎或缝扎。若肾脏的张力过高，可以行肾包膜环形切开减压，但容易导致较多出血，故目前各移植中心已基本弃用。若移植肾颜色欠佳，肾动脉或其分支搏动差，可能是移植肾动脉内膜撕裂分离所致，应马上阻断肾动、静脉血管，沿动脉吻合口切开，用灌注液灌注移植肾，重新修剪后再吻合。若肾静脉阻塞，肾动脉搏动良好，移植肾肿胀，应阻断肾动脉和肾静脉，用细针穿刺肾动脉，注入灌注液灌注肾脏，剪开静脉吻合口一小部分，灌注肝素生理盐水，扩大静脉吻合口，重新吻合。若血管吻合口开放后，立刻见移植肾严重供血不足，可能是受者血管动脉粥样硬化斑块脱落所致，往往因钳夹血管壁或缝线拉紧撕脱内膜动脉粥样硬化斑块所致，拆开动脉吻合口后，可见动脉粥样硬化斑块阻塞吻合口。清除动脉粥样硬化斑块或游离飘浮的内膜，重新做血管吻合，可获成功。

（五）输尿管重建

移植肾开放血流后，移植肾色泽红润、张力良好，输尿管内有尿液流出或暂时虽无尿，但移植肾和输尿管血供良好，此时才可行尿路重建。目前最常用的是移植肾的输尿管膀胱吻合术，但也有其他各种输尿管与膀胱吻合法。无论哪一种吻合法，重建尿路的要求是保证尿流通畅，避免吻合口狭窄、膀胱输尿管反流及吻合口漏。根据肾动脉和肾静脉的适当位置将移植肾安放好，将切口向下牵拉，显露出腹膜反折处。膀胱壁表面可见纵行的肌纤维和较多的静脉血管可供辨认。少数患者膀胱找寻困难，必要时可以经导尿管向膀胱注入生理盐水 100 ~ 200 mL 使之充盈。吻合手术种类很多，大体可以分为输尿管膀胱内吻合术、输尿管膀胱外吻合术和输尿管 – 输尿管吻合术三类。

1. 输尿管膀胱内吻合术

输尿管膀胱内吻合术常用的是 Politano-Leadbetter 法。用深拉钩暴露膀胱三角区，在输尿管开口处略上方处，用有齿镊提起膀胱黏膜，用尖刀片切一小口，切开黏膜后，黏膜下注入生理盐水，使黏膜下易于钝性分离以便做隧道，伸入弯血管钳，在膀胱黏膜下层向外上潜行游离 2 cm 左右，然后钝性斜行穿出膀胱肌层和浆膜层。移植肾输尿管用该弯血管钳拉入膀胱内，输尿管不要有张力，剪去多余的输尿管，用 4-0 无损伤肠线间断缝合膀胱与输尿管全层，应使输尿管开口呈外翻半乳头状，在膀胱外侧壁输尿管穿入处，用丝线将输尿管与膀胱浆肌层固定 3 ~ 4 针。然后分三层缝合膀胱前壁切口。一般不放输尿管支架管，经尿道留置气囊导尿管。这种输尿管吻合方式的优点是符合生理结构，不致发生尿液反流。其缺点如下：①手术方法比较复杂；②需切开膀胱前壁，切口部位可能有出血、尿漏及感染并发症；③输尿管末端可能发生缺血坏死；④在膀胱壁内潜行的一段输尿管偶有梗阻发生。

2. 输尿管膀胱外吻合术

此术式最常用，多采用改良 John 法。在膀胱前侧壁缝两针牵引线。在两线间纵向切开浆肌层 2 ~ 3 cm，用血管钳游离至黏膜，并将黏膜提起，再从提起的黏膜处向上分开肌肉和黏膜层。在膀胱黏膜上切开一个小口，用 5-0 PDS 线间断缝合输尿管与膀胱黏膜 3 ~ 8 针。确认吻合满意后，利用切开的膀胱浆肌层，做隧道包埋输尿管 2 ~ 3 cm。缝合时应防止过紧或过松。输尿管内一般留置支架管（双 J 形支架管），便于减轻输尿管膀胱吻合口的张力，预防尿漏和输尿管梗阻等并发症的发生。该术式的优点：①手术创伤较小、操作简便，耗时较少；②输尿管口及膀胱壁黏膜血供损害较少，发生输尿管残端坏死、尿漏并发症少；③输尿管进入膀胱处梗阻或反流的发生率低。输尿管长度应按需要确定，一般到膀胱吻合处再延长 2 ~ 3 cm 即可，太长不仅血供较差，而且会扭转、打折；太短则张力大，会造成输尿管漏。输尿管上的小血管应保护好，所以系膜不要剥离过多，输尿管断端应能看见有出血，出血点用细线仔细结扎。在做输尿管膀胱黏膜缝合时，多带一些黏膜肌层，以达到止血的目的。膀胱浆肌层切开时也应认真电凝止血，这样可以防止和减少术后血尿的发生。如供肾为双输尿管畸形，可做一隧道，两输尿管分别与膀胱吻合。

3. 输尿管 - 输尿管吻合术

若移植肾输尿管过短或远端缺血坏死，无条件做上述两种吻合术，则可采用移植肾输尿管与受者一侧输尿管做端 - 端缝合。做输尿管与输尿管对端吻合时，先将两端输尿管劈开扩大输尿管口径，对准两输尿管走向，防止扭转，做一固定线后，用 5-0 PDS 线做间断缝合。当供肾输尿管受损时也可用供肾的肾盂与受者的输尿管吻合，或者也可利用受者的膀胱瓣与供肾输尿管吻合。前两种术式操作简单，不会发生反流，但需要切除受者同侧的肾脏或结扎上段输尿管，给手术带来复杂性。此外，移植肾发生排斥反应时，易合并吻合口漏或狭窄。输尿管 - 输尿管吻合术常在发生尿漏或吻合口狭窄时采用，此时因局部粘连，不易做前两种吻合术。只要不过多剥离受者和供者输尿管周围的组织和系膜，保证两端输尿管血供良好，并留置支架管（如双 J 形支架管）作支架，可以大大减少上述并发症的发生。术毕，在移植肾旁放 1 ~ 2 根多孔引流管，膀胱内留置导尿管，分别接无菌引流袋，逐层关闭腹壁。

二、受者术中管理

肾移植术需数小时，为保持受者体温，手术台应配有加热毯，术中若输入较大量的液体，应备输液、输血液体加温恒温器。术中注意保护好受者上肢供血液透析用的动脉 - 静脉瘘，避免在该侧肢体测血压和穿刺输液，以防血栓形成，引起瘘管阻塞。尿毒症患者，因内源性毒素积蓄，中枢神经系统不稳定，呼吸道狭窄或水、电解质紊乱，容易发生阻塞性呼吸道疾病（中枢性窒息、周期性呼吸或潮式呼吸）、不安腿综合征和周期性臂摆动，发生率为43%～86%。因此，术中要保持呼吸道通畅，避免缺氧窒息。不安腿综合征和周期性臂摆动，影响手术操作，需要予以固定，肌内注射地西泮。上述情况在肾功能恢复正常后，逐渐减轻，直至恢复正常。

（一）术中输液

为了保证移植肾血管开放后，供血良好，发挥移植肾良好功能，术中应充分水化。常规插管测中心静脉压，疑有左心衰竭迹象者，可考虑置肺动脉漂浮导管和行外周动脉置管测压。肾移植术中输液60～90 mL/kg，中心静脉压维持在12 cmH$_2$O左右，应充分估计术中手术区白蛋白（1 g/kg）和电解质液的丢失情况。同时，血管吻合口开放移植肾恢复血供前后，肾动脉端-端吻合者动脉收缩压应控制在120 mmHg以上，端-侧吻合者应控制在150 mmHg以上，以保证移植肾充足的血供，发挥良好功能。受者采用硬脊膜外麻醉时，术中血压往往达不到上述要求，有些受者需应用小剂量升压药如间羟胺，才能维持好血压，等待麻醉药反应消失、血压稳定后才逐渐撤除升压药。术中受者中心静脉压偏高（＞15 cmH$_2$O提示心功能不全，＞18 cmH$_2$O提示有充血性心力衰竭），应提防肺水肿出现，心脏听诊出现新的或响亮的第三心音，表示血容量过多，应控制输液量。移植肾恢复血供后，已有尿液排出，可静脉注射呋塞米。一旦出现肺水肿，而移植肾尚未发挥功能，可使用床边透析机（CRRT机）脱水。有研究者主张，血管吻合口开放后静脉滴注多巴胺2～3μg/（kg·min），有利于移植肾小动脉扩张，当有满意尿液时，逐渐减少剂量或停止。也可在动脉吻合口开放时，从近端髂血管处用皮试针穿刺注入卡托普利2.5 mg，使进入移植肾内血管扩张，有利于增加血供。血管吻合口开放后，立即静脉注射呋塞米100～200 mg。故术中理想液体以0.9% NaCl为佳，并监测电解质变化，当血钾浓度高于6 mmol/L，可滴注胰岛素和碳酸氢钠，静脉推注葡萄糖酸钙，严重者需血液透析。尿毒症患者术前均有不同程度的酸中毒，如出现明显酸中毒，术前应进行血液透析。呼吸机辅助过度通气可暂时代偿性纠正酸中毒，但过度通气使氧合血红蛋白解离曲线左移，血红蛋白释放氧气给组织的能力减弱，对严重贫血的患者不利。供肾动脉与髂外动脉做端-侧吻合者，血管开放前15 min，常规静脉滴注5% NaHCO$_3$ 250 mL，因为髂外动脉阻断后下肢缺氧，其酸性代谢产物在血管开放后流入循环，可能损伤移植肾的肾小管。

（二）术中使用免疫抑制剂

肾移植术开始时静脉滴注甲泼尼龙6～8 mg/kg。无论组织配型满意与否，术前常规诱导治疗。相反则应考虑诱导治疗，包括多克隆抗体 ALG/ATG 及抗 CD25 单抗。抗 CD25 单抗首剂应在术中血液复流前推注。诱导治疗期间排斥反应少见，可延迟使用钙调磷酸酶抑制剂（CNI），但可能出现药物急性不良反应，并增加感染发生的风险。

（三）其他

受者体内无潜伏感染灶则该肾移植术属于无菌操作手术，硬脊膜外麻醉者术后可用青霉素，气管内麻醉者可用其他广谱抗生素。术后尽量避免持续镇痛和使用其他镇痛剂，因为尿毒症患者对镇痛剂非常敏感，容易发生意外，必要时可用芬太尼，应密切观察患者血压和呼吸的变化。

（刘岩峰）

第二节 儿童肾移植

儿童肾移植，通常是指受者年龄在 18 岁以下的肾移植。目前，我国约有 200 万儿童患有慢性肾病，其中 5% ~ 10% 会发展为慢性肾衰竭。近 5 年，随着公民逝世后器官捐献的大力推进，我国儿童肾移植迎来了良好的发展机遇。据中国肾移植科学登记系统数据显示，2010 年全国儿童肾移植仅完成 58 例，而 2016 年则达到了 193 例，这给尿毒症患儿带来了新生的希望。但与发达国家不同的是，我国儿童肾移植的器官来源主要为小儿逝世后供肾，在手术方式、术后管理和并发症等方面较成人亲属供肾独具特点，也更具挑战。为提高儿童肾移植的存活和效果，需要移植医师、儿童肾脏病医师和多学科团队的全程参与及精细管理。

一、移植前评估和准备

1. 完善各项检查

完整的病史采集和体格检查、实验室和血清学检查、组织配型、药物代谢酶 CYP3A5 基因型测定和常规术前检查（心电图、X 线胸片、心脏彩超、双侧髂血管彩超或 CTA、钡餐或胃镜）等，重点是对原发病和不明原因肾小球肾炎的明确诊断及移植后复发风险的评估。因儿童尿毒症的原发疾病谱与成人的疾病谱不同，故术后复发的风险也不一样。据报道，在儿童肾移植术后原发病复发的潜在风险可高达 24.5%，如 FSGS、膜增生性肾小球肾炎、IgA 肾病、溶血性尿毒症综合征、高草酸尿症等。儿童肾脏病医师对原肾的穿刺病检和辅助基因检测对鉴别儿童原发肾病具有重要意义。

2. 适应证和禁忌证

一般而言，任何需要维持性肾脏替代治疗的患儿都有肾移植适应证。禁忌证包括活动性感染，活动性胃、十二指肠溃疡，需先期手术矫正的尿路畸形，神经源性膀胱等。如患儿的依从性差或家属与医师配合较困难，也视为儿童肾移植的相对禁忌证，因依从性低下会显著影响手术后的移植效果。需要注意的是，在等待肾源期间，应避免对血液透析患儿在右侧股静脉留置较长时间（超过 1 个月）的插管，以防止静脉血栓形成后殃及髂外静脉，对肾移植手术中的静脉吻合造成困难。对原发病确诊为高草酸尿症的患儿，应先行肝移植 3 ~ 6 个月后再行肾移植，或者行同期肝肾联合移植，以解决因先天性肝脏过氧化丙氨酸 – 乙醛酸盐氨基转移酶缺乏而导致草酸产生过多的问题，否则过量的草酸盐将很快又在移植新肾内沉积而造成移植肾功能的早期丢失。

3. 移植手术时机

与接受腹膜透析和血液透析相比，肾移植对改善尿毒症患儿的成长发育和长期存活具有显著优势。并且低龄儿童与大龄儿童相比，移植肾的 5 年存活率和 10 年存活率也均更高，因此普遍提倡一旦儿童的肾脏病进展到终末期，宜尽早登记和等待合适的供者以实施肾移植。

二、移植手术方式

儿童肾移植的手术方式由供肾大小、受者体重和供受者的血管条件综合决定。

1. 腹腔内移植

成人供肾给小儿受者，尤其是体重不足 15 kg、年龄不足 3 岁的幼儿受者，因髂窝容积有限、移植肾体积相对较大，故只能放置在腹腔内，将供肾的动、静脉分别与受者的腹主动脉和下腔静脉进行吻合。对于年龄更小的婴儿受者，即使接受儿童供肾，也首选将移植物置于腹腔内，否则受者的髂外血管过细将造成吻合难度剧增，且容易形成血栓而致使移植失败。

2. 髂窝内移植

当患儿的髂窝大小足以容纳移植物，且髂血管粗细吻合时，首选将移植肾置于髂窝内。根据供者的年龄、体重、供肾大小与受者的年龄、体重的匹配程度，选择单供肾移植或双供肾移植两种方式。单供肾的移植手术操作基本同成人肾移植，双供肾则可采用整块移植或分开移植。

（1）双肾整块移植：指不将双肾分开，利用供者的腹主动脉干（或瓣）与受者的髂内或髂外动脉吻合，或利用供者的腹主动脉在肾动脉的上下两端分别与髂外动脉吻合而建立"桥干"，即还原双肾在自然解剖位置下的动脉血流走向，以减少动脉血栓形成风险；再利用下腔静脉干（或瓣）与髂外静脉吻合。

（2）双肾分开移植：指将两个肾脏完全分开，修整时保留左、右肾动脉带有完整的腹主动脉瓣，左、右肾静脉带有下腔静脉瓣或利用下腔静脉适当延长，然后分别与髂外动脉和髂外静脉吻合，即依次完成总共 4 个吻合口。分开移植的优点在于两个肾脏的位置易于摆放，血管间互相干扰较少；缺点则在于因吻合口更细小，对显微技术要求更高，且吻合口多而相对费时费力，尤其在供肾静脉又短又薄时较为困难。

整块移植和分开移植可相互结合，灵活运用，比如动脉吻合采用整块移植的方法，静脉吻合采用分开移植的方法等，这需由主刀医师在术中根据供肾的血管条件和受者的血管条件适时选择。

无论上述哪种方式，供肾输尿管一般均不带膀胱瓣，与受者的膀胱黏膜吻合、肌层隧道包埋，内置口径合适的双 J 管。双 J 管通常在术后 1 ~ 3 个月由膀胱镜协助拔出。

三、移植后管理

1. 免疫抑制方案

（1）诱导治疗：因儿童肾移植术后的急性排斥反应发生率显著高于成人受者肾移植，诱导治疗十分必要。可根据患儿的免疫风险（年龄、致敏史、术前 PRA、HLA 错配位点数等）高低选用抗胸腺细胞免疫球蛋白（ATG）、抗 T 淋巴细胞免疫球蛋白（ATG-F）、IL-2 受体阻滞剂（IL-2-RA）等。据美国器官共享联合网络（UNOS）的 2015 年数据，儿童肾移植受者中约 61.6% 接受了 ATG 诱导治疗，另 33.3% 接受了 IL-2-RA 诱导治疗，仅 9.1% 未接受任何诱导治疗。

（2）维持性免疫抑制治疗：以钙调磷酸酶抑制剂（CNI）联合 MMF 为一线用药，CNI 中选择他克莫司（TAC）还是环孢素 A（CsA）由患儿的耐受状况和疾病状况个体化决定。通常首选 TAC，起始剂量根据 CYP3A5 酶的基因型和受者体重预估 [0.15 ~ 0.2 mg/（kg·d）]，儿童年龄越小，对药物的单位需求量（按千克体重分配）可能越大。对于低龄儿童受者，如术后早期口服给药困难（如呕吐），可采用静脉持续泵入的方式维持 3 ~ 5 d 后序贯口服。静脉给药的剂量较口服给药的剂量需大幅下调 [0.02 ~ 0.05 mg/（kg·d）]，给药 24 h 即可首次抽血检测血药浓度，以便及时调整泵入速度。一般术后 1 个月内的 TAC 目标谷浓度为 8 ~ 12 ng/mL。对少数耐受 TAC 不佳的患儿（如继发可逆性后部脑白质综合征、血糖显著升高、顽固性腹泻），可考虑转换为 CsA 口服。因儿童受者对药物代谢快，达峰时间短而衰减快，故可采用每日 3 次的 CsA 给药方式，控制术后 1 个月内谷值在 180 ~ 220 ng/mL，峰值在 900 ~ 1 100 ng/mL。由于 CsA 会显著改变患儿面容，出现多毛（面部、背部、四肢）和肤色变黑，且高血压及高脂血症的不良反应亦较 TAC 更明显，故不适合在儿童肾移植受者中长期应用。

抗代谢类药物在儿童肾移植受者中通常选用麦考酚钠肠溶片、吗替麦考酚酯胶囊或吗替麦考酚酯分散片。首先由患儿的体表面积计算起始剂量，之后根据 AUC 浓度监测（简化公式）和患儿胃肠道及骨髓造血功能对药物的耐受状态来调整剂量。当患儿的单次服药剂量不足 1 颗或 1 片时，可利用分散片的优点将药物切开服用。

围术期的大剂量糖皮质激素冲击治疗（一般 10 ～ 15 mg/kg，术中开放前和术后第 1 天、术后第 2 天共 3 剂）完成后，糖皮质激素通过静脉给药或口服给药的剂量快速递减。后续是否采用不含糖皮质激素的方案，需根据患儿的体格生长发育水平和原发病复发风险综合而定，同时需兼顾急性排斥反应的风险和糖皮质激素对儿童的不良反应（满月脸、肥胖、痤疮等）。若患儿在移植时存在明显的生长发育迟缓，可考虑无糖皮质激素方案；若患儿原发病为快速进展的肾病综合征（如 FSGS、IgA 肾病），建议持续给予小剂量糖皮质激素预防肾病在移植肾复发；若患儿因完全无法耐受抗代谢类药物而单用 CNI，也建议增加使用小剂量糖皮质激素，以辅助抗排斥治疗。

2. 围术期管理

围术期管理包括抗凝、控制血压、利尿、预防感染、抑酸，调节水、电解质和酸碱平衡，营养支持等。当供受者血管细小或患儿处于高凝状态，预计血栓形成风险较大时，可考虑在术中及术后给予小剂量抗凝治疗。根据医师的用药习惯和血栓风险分层选择普通肝素泵入［5 ～ 10 U/（kg·h）］、低分子量肝素皮下注射、前列地尔静脉注射、阿司匹林口服等。抗凝期间必须每天 1 ～ 2 次监测凝血功能［凝血常规或（和）血栓弹力图］，以防止抗凝过度导致出血。儿童肾移植的围术期血压控制也十分重要，良好的血压应既能保证移植新肾的灌注，又能防止移植新肾遭受高灌注损伤。如为小婴儿供肾，将受者收缩压调节在 110 ～ 120 mmHg 为宜；如为成人供肾，则将受者的收缩压调节在 140 mmHg 左右为宜。儿童受者的抗感染策略可选用头孢三代或碳青霉烯类，联合棘白菌素预防真菌感染，并注意根据移植肾功能的恢复情况调整抗生素剂量和给药间隔时间。对于移植肾功能恢复延迟而接受间歇性血液透析的患儿，某些抗生素（大部分 β - 内酰胺酶抑制剂、利奈唑胺、磷霉素等）可通过血液透析清除，建议在血液透析后给药和适当额外补充剂量，而不受血液透析影响或影响甚微的抗生素（如头孢曲松）则不需调整。并积极送检供者组织，供肾灌洗液和术后切口引流液培养一旦阳性，应尽早依照微生物的药敏谱更换用药。

3. 移植后随访

相比成人受者，儿童受者在移植后的随访和检查应适当增加频率，因为儿童受者较易出现腹泻，或饮食、服药不规律等情况，使 CNI 浓度时常波动。且儿童受者在免疫建立的过程中较成人受者更容易发生急性排斥反应，尤其是低龄儿童受者。因此移植后 1 年内，定期严密的随访对儿童受者十分重要。

（刘岩峰）

第三节 高致敏患者肾移植

在肾脏替代治疗中，与慢性透析相比，肾移植患者具有更高的生活质量和明显的生存优势。但肾移植等待名单中，大约有 35% 患者因既往有输血、多次妊娠或移植史，体内预存有一定数量的抗人类白细胞抗原（HLA）的抗体而使机体处于预致敏状态。一般情况下，根据术前的群体反应性抗体（PRA）检测结果，将 PRA > 10% 定义为致敏状态，而 PRA > 50% 为高致敏状态。与非致敏患者相比，预致敏患者，尤其是高致敏患者因面临着较高的抗体介导的排斥（包括超急性排斥反应、加速性排斥反应和急性体液性排斥反应）风险，更难以获得移植的机会。20 多年前，临床上几乎从未尝试过跨越 HLA 障碍的器官移植。然而，面对器官短缺和高致敏人群（特别是寻求再次肾移植的患者）的需求增加，制定针对 HLA 不相容问题的解决策略成为大势所趋。尤其是进入 21 世纪以来，随着免疫和移植领域对于抗体介导性排斥反应（AMR）的认识不断加深，以及抗体检测技术的进步、新型免疫抑制剂及免疫抑制方案的临床应用，对预致敏患者采取更理想的配型，以及适当的脱敏治疗，可以获得更多的移植机会，并有望取得较好的长期结果。通过适当匹配的供肾，受者可以避开供者 HLA 而完成移植；而脱敏治疗则通过消除或降低受者抗HLA 抗体水平以完成移植。理想配型和脱敏治疗已经独立地用在具有较低 HLA 致敏的受者中，并且还可以在高致敏受者中联合使用。

一、致敏状态的检测

自 20 世纪 90 年代以来的研究显示，机体血液循环中预存抗体既有 IgG 抗体，又有 IgM 抗体，以及 IgA 抗体，也存在自身抗体。而真正对移植物存活和排斥反应有影响的抗体目前只有 IgG 抗体，并且主要是抗 HLA– Ⅰ类、Ⅱ类 IgG 抗体。我们在器官移植临床工作中也主要是需要对预存的抗 HLA– Ⅰ类、Ⅱ类 IgG 抗体进行检测。

目前常用的致敏状态的检测方法主要有以下三种。

1. 微量补体依赖的细胞毒性（CDC）法与抗人球蛋白（AHG–CDC）法

CDC 法已应用于临床 40 余年，但它的最大不足在于该方法也能检测到非抗 HLA 自身抗体，且结果受抗淋巴细胞治疗的影响。此外，常规的 CDC 法并不能检测出非补体结合的抗 HLA 抗体。近年来发现，通过加入抗人球蛋白（AHG）以增强补体 C1q 结合的效率，可使非补体结合的抗 HLA 抗体也被检测出，从而提高了 CDC 法的敏感性，即 AHG–CDC 法。

2. 酶联免疫吸附测定（ELISA）法

1998 年，美国 One Lambda 公司研发出利用微量 ELISA 法筛选抗 HLA– Ⅰ类和Ⅱ类抗体的 Lambda 混合抗原板（LATM）和 Lambda 抗原板（LAT）。LATM 可以检测是否存在抗

HLA 抗体，但不能确定其特异性。而 LAT 不但可以同时检测抗 HLA– I 类和 II 类 IgG 抗体，还可测定抗体水平，自动分析抗体的特异性。该方法既可测定补体结合的抗 HLA 抗体，也可测定非补体结合的抗 HLA 抗体，且不受 IgM 的干扰，是目前最常用的抗体检测方法。

3. 流式细胞检测法

流式细胞检测法包括普通流式细胞检测法和免疫磁珠流式细胞检测法，可同时检测抗 HLA– I 类和 II 类的 IgG 抗体，并去除 IgM 抗体的影响。这种方法的优点在于重复性好，特异性和敏感性均显著提升。此外，流式细胞交叉配型试验是一种临床应用日渐普及的检测 T、B 淋巴细胞特异性抗体的方法，敏感性较高。2004 年，Luminex 技术被引入 PRA 研究领域，实现对抗 HLA 抗体的定性和定量。它进一步提高了检测的灵敏度，工作原理与流式细胞仪类似，但使用的是单个的 HLA 抗原珠，所以敏感性更高。

二、临床常用脱敏治疗措施

（一）血浆置换（PP）或免疫吸附（IA）以清除抗体

PP 和 IA 技术已被常规应用于清除受者循环中预存的同种异体抗 HLA 抗体。单纯的 PP 不能够特异性地清除免疫球蛋白，并且可能导致包括凝血因子在内的各种血浆蛋白成分的丢失，需要在治疗的同时补充新鲜冰冻血浆和白蛋白。IA 采用一个对 IgG 具有高亲和力的琼脂糖结合葡萄球菌蛋白 A 柱以清除 IgG 抗体。IA 优于 PP 之处包括抗体清除的特异性，抗体清除的数量更多，以及避免了对大量替换血浆的依赖。1 次 3 ~ 4 h 的 IA 治疗疗程可以使血浆 IgG 水平降低 15% ~ 20%，3 ~ 6 次治疗可使血浆 IgG 水平降低 90% 以上。然而，若未能及时接受移植，则抗 HLA 抗体滴度可以在完成 PP 或 IA 后几周内迅速反弹并回到基线水平以上。鉴于供肾来源的不确定性，上述措施的有效性受到了很大的限制。

（二）抑制抗体的产生

1. 利妥昔单抗（抗 CD20 单抗）

利妥昔单抗是一种人鼠嵌合单克隆抗体，可以特异性地结合处于分化各阶段的 B 淋巴细胞（浆细胞除外）表面的跨膜抗原 CD20 I 型抗原表位，抑制 B 淋巴细胞增生并诱导其凋亡，以达到减少抗体生成的目的。利妥昔单抗已用于不相容（包括 ABO 血型不相容或交叉配型阳性）肾移植的脱敏治疗，或用于治疗 AMR。浆细胞和前 B 淋巴细胞表面不表达 CD20 抗原，因此这降低了利妥昔单抗对于抑制同种异体抗体产生的有效性。

2. 硼替佐米（蛋白酶体抑制剂）

硼替佐米是一种蛋白酶体抑制剂，目前被 FDA 批准用于治疗多发性骨髓瘤。它可以引起正常浆细胞的凋亡，从而可能降低预致敏患者体内同种异体抗体的产生。硼替佐米的常规剂量为 1.3 mg/m²，一般在第 4、8 和 11 天静脉应用。给药后 30 min 达到峰值浓度，继而在 1 h 后被迅速清除。需要注意的是，在输注硼替佐米之前，患者需要预先使用甲基泼尼松龙。现有研究表明，硼替佐米用于脱敏治疗可以有效降低致敏受者血清抗体水平，提高移植率，并降低移植术后新生 DSA 生成率和排斥反应发生率。Mayo 诊所报告了对高致敏活体肾移植等待者进行单用硼替佐米脱敏治疗的一组病例，抗体中位平均荧光强度明显降低，但 PRA 水平的变化无统计学差异。此外，硼替佐米的不良反应发生率需要引起人们的重视，需要进一步开展大型随机对照研究以检验其安全性和有效性。

（三）补体抑制剂

依库珠单抗：是一种针对补体蛋白 C5 的人源化单克隆抗体，可以高亲和力地与 C5 蛋白结合，抑制其裂解成 C5a 和 C5b，防止 C5b-9 膜攻复合物的生成，从而阻断了补体介导的细胞破坏。有研究采用依库珠单抗联合血浆置换对一组交叉配型阳性的肾移植受者进行脱敏治疗（移植术前 1 200 mg，移植术后第 1 天 600 mg，此后每周 600 mg，持续 4 周）。与仅接受血浆置换脱敏者相比，依库珠单抗联合血浆置换组受者急性 AMR 的发病率显著降低，但术后 2 年移植物存活率方面两组无统计学差异。这些研究提示，尽管依库珠单抗在预防肾移植术后早期排斥反应方面表现出色，但它似乎并不能改善受者的长期预后，尤其是对于 DSA 水平持续较高的受者。另外，依库珠单抗可能引起受者术后感染发生率升高，尤其是脑膜炎球菌性脑膜炎。

（四）静脉注射入免疫球蛋白（IVIG）

IVIG 的作用机制多种多样，目前认为可能涉及对免疫应答多种途径的抑制。直接的机制被认为是通过抗独特型抗体中和循环中的抗 HLA 抗体活性。但也有研究认为，IVIG 的主要机制是抑制补体活化，而并不是抗独特型抗体活性。IVIG 可与 C3b 和 C4b 结合，减少它们在细胞膜上的沉积；还可以中和 C3a 和 C5a，由此阻止 C5b-9 膜攻复合物的产生。IVIG 来源的 Ig 聚合物、单体和二聚体可以竞争活化的 FcγR，从而阻断免疫活化并增强抗 HLA 抗体的清除。IVIG 还能诱导免疫细胞上的负性调节受体 FcγRⅡB 的表达，从而抑制活化 B 淋巴细胞上 CD19 的表达并诱导 B 淋巴细胞的凋亡。此外，IVIG 对免疫系统的抑制作用还包括抑制细胞免疫应答，通过与巨噬细胞、中性粒细胞、血小板、肥大细胞和 NK 细胞上的 FcγR 非特异性结合而发挥免疫抑制作用，以及抑制细胞因子、趋化因子、黏附分子和内皮细胞的活性。

IVIG 已被用于高致敏的肾移植等待者以降低 PRA 水平，也用于 ABO 血型不相容和交叉配型阳性患者的脱敏方案，以及肾移植术后 AMR 的治疗。IVIG 的应用剂量在不同方案中有所不同，从 100 mg/kg 至 200 mg/kg 不等，通常选用在血液透析中联合给药或在非透析患者中缓慢静脉输注。有研究表明，与安慰剂组相比，IVIG 可显著降低患者的抗 HLA

抗体水平，提高移植率。但需注意的是，单独应用 IVIG 进行脱敏治疗，可能会很快发生抗 HLA 抗体水平反弹。目前 IVIG 在脱敏治疗中的应用多为与血浆置换或免疫吸附的联合使用。

（五）脾切除术

脾切除术已用于 ABO 血型不合的肾移植受者的脱敏方案，以及难治性 AMR 的治疗。脾切除术去除了淋巴细胞的主要来源，包括分泌抗体相关的 B 淋巴细胞、B 淋巴细胞前体细胞和浆细胞。但脾切除对免疫系统的影响是永久性的，这有可能使患者处于发生危及生命的脓毒症危险中，因此并未作为常规治疗手段。

三、脱敏治疗方案

血浆置换和 IVIG 是目前应用最广泛的基础脱敏方案。针对不同病例，不同的中心也常见有增加其他脱敏治疗措施联合使用，其临床效果也存在一定的差异。

（一）大剂量 IVIG

大剂量 IVIG 脱敏处理的优点是操作简单、方便，价格相对便宜，缺点是效果相对较差。这种处理措施多用于初始抗体滴度相对较低（≤ 1 ：4）的患者。但是，大剂量 IVIG 也有一些临床应用中的不良反应，如发热、头痛、肌肉痛、胸部不适和气促等，这多是由血液渗透浓度升高所造成的，也与不同生产厂家的生产工艺不同有关。洛杉矶 Cedars-Sinai 医学中心率先开展了 IVIG 用于肾移植的研究，并证实 IVIG 可抑制高 HLA 致敏患者血清的体外淋巴细胞毒性，并在体内降低抗 HLA 抗体水平。该中心对交叉配型阳性受者，在体外混合淋巴细胞培养体系中加入 IVIG，若受者抗体针对供者细胞的细胞毒作用被显著抑制或减轻，则对受者施行不含血浆置换的大剂量 IVIG 治疗方案，大剂量 IVIG 选在血液透析的 4 h 内应用以尽可能减少其不良反应。经此治疗后再重复 CDC 检测，若仍阴性则在 IVIG 处理后 24 ~ 72 h 接受肾移植。这种方法的优点是它适用于尸体来源供肾移植等待者，因为 PP + 小剂量 IVIG 方案只能在活体供肾移植中进行。该中心报道的 42 例受者中，35 例交叉配型阳性被完全消除，7 例虽然流式细胞术交叉配型阳性，但 CDC 阴性。所有受者接受两剂达利珠单抗诱导治疗，并在移植后 1 个月时应用一剂 IVIG（2 g/kg）。最终，13 例受者（31%）出现 AMR，3 例（7%）因排斥而造成移植肾丢失，受者的 2 年生存率和移植肾的 2 年存活率分别为 98% 和 89%。随后，该中心将诱导治疗从使用达利珠单抗转变为抗胸腺细胞球蛋白，比较两组不同诱导方案联合大剂量 IVIG 方案。达利珠单抗组的 2 年移植物存活率为 84%，抗胸腺细胞球蛋白组为 90%，而急性排斥率分别为 36%（其中 22% 为 AMR）和 31%（其中 21% 为 AMR）。这些结果表明，两种药物都不能完全有效地降低急性 AMR 的发生率。

（二）血浆置换联合小剂量 IVIG

血浆置换处理虽然可以去除循环中预存的抗体，但这种方法并不能够抑制抗体的重新产生。若仅做血浆置换，还有可能刺激机体，从而生成更多的抗体。因此，血浆置换的同时还需要联合其他药物来抑制抗体的产生，这也是血浆置换联合小剂量 IVIG 方案的理论依据，目前绝大多数方案均采取联用 IVIG 来预防抗体水平的反弹。通常采用每天或者隔天进行 1 次血浆置换，而在每次血浆置换的当天予以小剂量（100 mg/kg）IVIG 静脉输注，直至 CDC 转为阴性。至于肾移植术之前需要进行几个疗程的处理，则取决于患者起始预存抗体的滴度水平。这种处理措施的缺点是操作烦琐、耗时较长，且费用比较高。而且血浆置换不但去除了循环中的抗 HLA 抗体，同时也去除了机体正常的凝血因子成分。因此，行血浆置换的患者需要密切监测凝血酶原时间（PT）、活化部分凝血活酶时间（APTT）和国际标准化比值（INR）等凝血指标，并根据凝血指标检测结果，针对性地输注新鲜冰冻血浆、冷沉淀等以预防出血倾向。此外，也有移植中心在围术期联合使用利妥昔单抗，以进一步降低肾移植术后 AMR 的发生率。

血浆置换联合小剂量 IVIG（CMV-Ig）方案最早于 1998 年被约翰霍普金斯医院用于交叉配型不相合的活体供肾肾移植受者。在移植前 2 ~ 3 周开始，患者在每次血浆置换后接受 CMV-Ig 100 mg/kg，以及他克莫司和霉酚酸酯治疗以进行脱敏处理。治疗开始的时机取决于 DSA 的滴度，低滴度（< 1 : 8）的患者需要 2 ~ 3 个血浆置换周期，而滴度高（> 1 : 128）的患者需要 6 ~ 10 个血浆置换周期。若交叉配型结果转阴，则在使用达利珠单抗诱导基础上行肾移植，并且在移植后根据 DSA 滴度继续进行 2 ~ 5 个血浆置换周期。这一方案应用于 4 名患者，所有患者术后均发生了 AMR，但他们对抗排斥治疗反应良好，术后 1 年移植肾存活率达到 100%。使用类似的方案，随后，Schweitzer 等人又对 11 名类似患者进行了相似的脱敏处理，唯一不同的是诱导治疗选用的是 OKT3 诱导而不是达利珠单抗。同样，急性排斥反应发生率高达 36%，但患者 1 年移植肾存活率为 100%。

Mayo 诊所通过使用抗胸腺细胞球蛋白诱导并将利妥昔单抗和脾切除术加入方案，以试图降低较高的急性排斥反应发生率。尽管方案进行了调整，但在总共 14 名患者中仍有 43% 的急性 AMR 发生率。术后 15 个月时，患者的生存率和移植肾的存活率分别为 86% 和 78%。布里格姆妇女医院移植中心应用血浆置换和小剂量 IVIG 联合抗胸腺细胞球蛋白（2004 年以前）或巴利昔单抗（2004 年以后）和利妥昔单抗治疗 28 例交叉配型阳性患者，急性排斥反应发生率高达 71%，其中 39% 有急性 AMR。伊利诺伊大学的 57 名患者使用了类似的脱敏方案，其中 6 名患者未能成功脱敏，51 例接受移植的受者急性排斥反应发生率为 33%，术后 2 年移植肾存活率为 93%。

（三）血浆置换联合 IVIG 与单独大剂量 IVIG 的比较

血浆置换联合 IVIG 与单独大剂量 IVIG 在清除预存抗体方面哪种更佳，目前尚无定论。Mayo 诊所 Stegall 等在 CDC T 淋巴细胞交叉配型阳性受者中比较了这两种方法的优劣。13 名患者接受大剂量 IVIG（Ⅰ组），32 名患者接受血浆置换联合小剂量 IVIG 和利妥昔单抗（Ⅱ组），16 名患者接受血浆置换联合小剂量 IVIG + 利妥昔单抗和移植前抗胸腺细胞球蛋白联合移植后 DSA 监测（Ⅲ组）。13 名大剂量 IVIG 治疗的患者中只有 5 名（38%）达到 CDCT 淋巴细胞交叉配型阴性，而Ⅱ组和Ⅲ组患者中交叉配型阴性分别达到 84% 和 88%。急性 AMR 发生率在三组中分别为 80%、37% 和 29%。因此认为，血浆置换联合小剂量 IVIG + 利妥昔单抗在消除交叉配型阳性和降低急性排斥反应发生率方面表现较好，但是也必须看到，没有一种方案在预防 AMR 方面是完全有效的。

纽约爱因斯坦 / 蒙蒂菲奥里医疗中心制订了一套高致敏患者的处理流程，值得借鉴。具体如下：

（1）CDC T 淋巴细胞交叉配型阴性，但 CDC B 淋巴细胞交叉配型或（和）流式细胞检测 T 或（和）B 淋巴细胞交叉配型阳性患者，当总 T 淋巴细胞和 B 淋巴细胞流式细胞检测 MCS 值 > 300 且 DSA MFI 值 > 5 000 时，无须接受血浆置换，而仅采取抗胸腺细胞球蛋白联合大剂量 IVIG（2.0 g/kg）处理后进行肾移植。

（2）CDC T 淋巴细胞交叉配型阴性，但 CDC B 淋巴细胞交叉配型或（和）流式细胞检测 T 或（和）B 淋巴细胞交叉配型阳性患者，当总 T 淋巴细胞和 B 淋巴细胞流式细胞检测 MCS 值 > 300 或（和）DSA MFI 值 > 5 000 时，患者接受移植前脱敏处理，具体措施包括血浆置换、IVIG 和应用利妥昔单抗。首先患者开始应用他克莫司 + 霉酚酸酯 + 泼尼松，以及一剂利妥昔单抗（375 mg/m^2）进行免疫抑制治疗。在利妥昔单抗治疗后 1 周，开始每隔一天接受 1 次血浆置换治疗，共四次。在第四次血浆置换治疗后给予一剂 IVIG（2.0 g/kg）。若 MFI 值和流式细胞检测 MCS 值分别降至 5 000 以下和 300 以下，则患者接受肾移植。

（3）若 CDC T 和 B 淋巴细胞交叉配型阳性患者只有不超过三个 DSA 阳性，并且仅有一个 DSA 的 MFI 值 > 5 000，则考虑为其按照前述方案进行脱敏治疗。

（4）肾移植术后，对于脱敏患者应严密监测 DSA 水平和 BKV PCR 滴度，术后前 6 个月每月进行检测，术后 9 个月和 12 个月仍需重复检测。若患者肌酐水平或 DSA 的 MFI 值增加，或者患者出现新生 DSA，则对其进行移植肾活检。

四、预后

对于高致敏受者进行肾移植目前仍是移植领域面临的一项巨大挑战，尽管各种脱敏治疗手段不断更新、完善，但总体效果仍不佳，远期移植肾失功的比例依然较高，而术前预致敏与移植肾失功具有显著相关性。在目前情况下，在交叉配型阴性的前提下寻找 HLA 相容或同一交叉反应组的供肾，才是保证移植成功和移植肾长期存活的最有效措施。

（刘岩峰）

第四节　尸体肾移植

一、尸体供者的选择

我国肾移植的供肾大部分来源于无心跳的尸体供者。现今器官紧缺，捐赠肾脏已成为肾移植供肾主要来源。捐出器官的脑死亡者或无呼吸、心跳者称尸体供者。尸体器官捐献可以分为有心跳死亡（脑死亡）器官捐献和无心跳死亡器官捐献。有心跳死亡（脑死亡）器官捐献起源于欧美，为器官移植发展史上主要器官移植来源；无心跳死亡器官捐献作为次要器官来源，主要是欧美国家中的不接受脑死亡概念，但又愿意捐献器官的个例，或脑死亡器官捐献法定程序还未完成就心脏停搏的少数案例，初步报道移植后效果不错。

在欧美国家，脑死亡供者为每年 43.7 ~ 55.2/ 百万人口，可利用率为 37% ~ 59%，无心跳尸体供者为每年 123/ 百万人口。在排除高血压、糖尿病及供体年龄大于 60 岁时，采用脑死亡供者的肾移植，术后 5 年人 / 肾存活率为 77%/55%，DGF 发生率为 35%；采用无心跳供者的肾移植，术后 5 年人 / 肾存活率为 75%/54%，DGF 发生率为 60%。由于器官供应短缺，老年（65 岁以上）尸体供肾现占 9%，比过去增加 5 倍。高龄供者的最大危险性为慢性移植肾衰竭，而且老年器官对缺血再灌注损伤敏感，冷缺血每增加 6 h，DGF 发生率增加 3%，急性和慢性排斥率也增加。

世界卫生组织明文规定禁止器官买卖。到目前为止，除伊朗允许国家有组织管理下的器官交易外（称为"伊朗模式"），其他所有国家器官买卖均为非法。

2005 年 7 月在美国召开的第 11 届国际肝移植会议上，我国官方代表发言人首次公开阐述从死刑者获取尸体器官移植的立场，并强调供者以这种形式"回报社会"的文化背景及实施细则中的"知情同意""自愿无偿"和"非交易"等国际化原则。此种做法已被称为除"欧美模式""伊朗模式"之外的第三模式，即"中国模式"。

目前，中国已成为位居美国之后的第二移植大国，每年器官移植超过 10 000 例。然而，在器官捐献模式上却基本停留在原始起步阶段，这种落后的器官捐献模式与目前大规模的移植医疗活动极不相称，这种状态必须尽快彻底改变。2000 年以来，部分移植中心已逐渐开展或扩大亲属活体肾移植项目。

2000 年 7 月，上海第二军医大学长征医院利用脑死亡供体器官成功地进行了 2 例肾移植。2003 年第三期《中华医学杂志》正式刊出《我国脑死亡判定标准（成人）征求意见稿》如下。2003 年 11 月，我国首例儿童脑死亡无偿、自愿、公开器官捐献成功实施。

二、尸体供体的评估

（一）医学评估

一旦有心跳尸体供者不可逆脑死亡的诊断确立，应立即进行常规临床评估，以确定有无潜在器官摘取禁忌的医学状况（表 11-1），特别是有无败血症和恶性肿瘤。对尸体供者的评估包括既往史、体格检查、实验室检查。对供者评估的主要目的是：①排除供者有严重疾病而可能传播到受者；②排除供肾有严重解剖异常或功能损害者。供者若有动脉硬化性病变，会导致手术吻合血管时间延长，高血压或酸中毒都是影响肾功能的危险因素，决定是否使用这类肾脏需要有丰富的实践经验。获取尸肾后即刻行肾活检非常重要，其检测结果有助于判断供肾情况，应作为常规。

表 11-1   器官摘取的绝对禁忌证和相对禁忌证

绝对禁忌证	相对禁忌证
系统性红斑性狼疮和血管病变涉及肾脏者	较长低血压
先天性获得性代谢性疾病	早期糖尿病和 IgA 肾病
	年龄 > 70 岁或 < 3 岁
镰状细胞性贫血和相关血红蛋白病	肾病史
中枢神经系统外恶性肿瘤	难治性或未治疗高血压（高血压史 > 5 年）
全身性病毒、细菌、真菌感染	严重蛋白尿
	临终前血 Cr（ > 2.3 mg/dL），CCr $\leq$ 60 mL/min
HIV 携带者	临终前尿量 > 0.5 mL/（kg·h）
糖尿病伴蛋白尿（ > 250 mg/24 h）	临终前使用过大剂量血管收缩药
播散性血管内凝血	
乙型和丙型肝炎	
肝肾综合征的肾脏	
先天性马蹄肾或肾血管畸形	

（二）肿瘤

供者体内恶性肿瘤除了原发无转移脑瘤外禁忌使用，脑肿瘤中宜选用低、中危险性肿瘤供者。脑肿瘤分类见表 11-2。曾报道脑瘤因脑积水做脑室心房引流或广泛开颅术可引起转移，绒毛膜上皮癌也可转移至受者，故对分娩时死于脑出血供者应常规测血绒毛膜促性腺激素，阳性者禁用。小肾癌肾脏植入受者体内，可转移扩散致死亡。术前供者未查出恶性肿瘤的供肾，术后肿瘤扩散，肾癌转移占63%，黑色素瘤占77%，绒毛膜上皮癌占93%，肺癌占41%，结肠癌占19%，前列腺癌占29%。

表 11-2 脑肿瘤分类

低度危险性	中度危险性	高度危险性
良性脑膜瘤	星形细胞瘤二级	退行性星形细胞瘤三级
垂体瘤	脑神经胶质瘤	多形性成胶质细胞瘤
听神经瘤		成神经管细胞瘤
颅咽管瘤		退行性少突神经胶质瘤
星形细胞瘤一级		松果体胚细胞瘤
表皮样囊肿		脊索瘤
低度少突神经胶质瘤		恶性室管膜细胞瘤
松果体瘤		颅内肉瘤
室管膜细胞瘤		原发淋巴瘤
分化良好畸胎瘤		
乳头状瘤		
成血管细胞瘤		

为减少癌肿传播的风险，应注意以下几点：①详细询问病史，特别要注意任何可疑的新生物，肝和肾脏超声、胸片及人类绒毛膜促性腺激素的测定；②供肾摘取后，任何可疑的小肿瘤，剔除并进行病理检查；③在摘取尸肾时发现其他位置恶性肿瘤，禁止使用。

（三）感染

人免疫缺陷病毒（HIV）感染供者禁用。儿童供者有水痘病毒感染者也禁用，因可能发展成脑炎。CMV 和 EB 病毒阳性供者，术后须采取预防措施。携带 HBV 或 HCV 的供者，可将病毒传播至受者，接受 HBV 阳性供者肾脏，10 年后将威胁受者生命，曾注射过 HBV 疫苗的受者，感染概率减少，但不排除新基因型病毒感染的可能。供 - 受者 HCV 均为阳性者，术后 5 年人 / 肾存活率与阴性者一样，传播率为 2.4%，新感染率为 0.5%。现主张 HBV 和 HCV 供、受者均阳性可行肾移植术；供者 HBV 阳性、受者阴性则禁用。

从供者来源感染的细菌或真菌，在血管吻合口处可形成动脉瘤破裂大出血。供者梅毒、细菌性脑膜炎或细菌性心内膜炎的供者可见肾移植成功报道。

最近，有人建议，若供者仅显示较轻的菌血症，例如肠杆菌属菌血症（除沙门菌和绿色链球菌外），或提示用抗生素有高治愈率，可被接受为供者。金黄色葡萄球菌、铜绿假单胞菌或者耐青霉素的链球菌的菌血症至少治疗2周，停用抗生素1周血培养阴性，确保痊愈才作供者。相反，若难根治的败血症应被排除为供者。

（四）中毒

因中毒而死者并不一定是捐献的绝对禁忌证。CO、氰化物、甲醇或者抗凝的灭鼠剂中毒者的供肾已被成功移植到受者。

（五）肾疾病

糖尿病史和少量蛋白尿经常各自被考虑为捐肾的禁忌证。然而，肝肾综合征、早期糖尿病性肾病或IgA肾病的供肾移植已经获得成功。

（六）供体年龄

儿童供肾给成人，术后可出现高灌注损伤，术后3年血CCr和蛋白尿与成年供肾一样。5岁以下儿童供肾给成人，肾存活率低，易发生肾血管栓塞、肾功能不足。若供肾长度小于6 cm、供肾儿童体重小于15 kg，建议行双肾同时移植。老年供肾者年龄 < 55岁更合适，60岁以上多有肾小球硬化、肾小管退化、间质纤维化及CCr减少（1/3无变化），可通过眼底血管硬化程度评估肾脏质量，间接了解肾实质硬化程度。供肾偏小者，可在手术室内决定是否可用，若肉眼观察肾表面无瘢痕，无其他异常，灌注肾脏通畅无阻力，估计肾小球硬化少于20%者可用，如无法肯定者则应通过肾活检评估。边缘（临界）供肾，建议双侧肾同时移植（供者CCr 40 ~ 90 mL/min），若肌酐清除依赖于双侧肾脏，术后应用钙调神经蛋白抑制剂如CsA和FK506时，毒性将减少，部分肾单位的功能性损伤可恢复，数年内CCr提高，肾功能稳定。若双肾肾单位的减少是肾原发病造成的，双肾移植不可避免地将逐渐发展成慢性移植肾肾病。

（七）女性供肾

过去认为女性肾脏比男性细小，肾单位较少，作为供肾术后肾功能不一定有满意的效果。但最近文献报道，女性肾单位和男性一样，但是，男、女间免疫力存在一定差异，术后对移植肾功能有一定影响，但总的效果仍满意。

（八）肾单位和质量

供肾肾单位和质量欠佳时，相关危险因素如下（表11-3），若把这类供肾分配给老年或体重轻受者或双供肾同时移植给受者，可取得满意效果。

表 11-3 供肾危险因素

供者	性别 / 大小不一致（肾单位质量数目）	受者	保存大于 24 h
	年龄（ > 60 岁）		血管疾病
	原有疾病		吻合时间
	血管收缩剂的应用		高血压
			酸中毒

最近，对将两个边缘供肾移植到一个受者的随访调查指出，由于麻醉时间延长和扩大切口，外科手术并发症的发生率升高 2 倍。Alfrey 等（1997 年）报道 52 例被其他中心拒绝接受的尸体"边缘肾"进行肾移植的结果，其中 15 例接受双肾移植，37 例接受单肾移植。当供者 CCr > 90 mL/min，单肾移植 DGF 占 45%，而双肾移植占 9%。供肾年龄超过 59 岁，术后 12 周单肾比双肾移植呈明显更高的血清肌酐水平。然而，单肾和双肾受者 1 年人 / 肾存活率分别为 96%/81% 和 93%/87%。目前，多数学者认为 CCr 40 ~ 90 mL/min 时边缘肾供者的双肾移植效果更佳。

三、尸体供肾的切取

（一）术前处理

脑死亡尸体（有心跳）供肾切取前，维持好收缩期血压 > 90 mmHg，尿量 > 1.5 mL/（kg·h），避免使用强血管收缩药物，多巴胺 < 15 μg/（kg·min），静脉输注甘露醇 1 g/kg 或呋塞米 1 mg/kg，维持好尿量。相反，脑死亡供者常出现尿崩症，须皮下注射神经垂体加压素（抗利尿激素）5 ~ 10 U，补液。静脉注射肝素 25 000 U，防止肾内血管床凝血。

（二）尸体供肾整块切取

尸体供肾采取整块切取，缩短供肾的热缺血时间，避免肾血管损伤是保证供肾质量和移植效果的重要环节。短时间内应使供肾由热缺血变为冷缺血状态。若心脏停搏后采用分侧取肾的方法，则手术时间较长，容易损伤肾血管，特别是当肾由多支血管供应时，严重肾血管损伤，且无法修复时，取出的肾脏无法使用。整块取肾法操作简便，在处理多支肾动脉时有明显的优势，而且容易寻找肾动脉，插管准确，灌洗及时，缩短修整肾时间。

肾动脉一般为单支血管，在第 1、2 腰椎之间，平肠系膜上动脉开口处下方发出。肾动脉常存在解剖学变异，且变异的发生较肾静脉普遍。

与动脉相比，肾静脉系统存在许多交通支，肾静脉无节段性。肾静脉可由 2 支肾内静脉合成者 53.8%，或由 3 支合成者 28.8%。双侧肾静脉汇入下腔静脉。左侧肾静脉比右侧长，左肾静脉在腹主动脉前经过，末端与肠系膜上动脉起始部相邻。右肾静脉无属支，相反，左肾静脉通常收集左肾上腺下静脉、左膈下静脉、左性腺静脉和左侧第2腰静脉。肾静脉的解剖变异比动脉少，若有，则多在右侧，左肾静脉几乎总是单支。

1. 两步尸肾整块切取术

此法先整块切取肾脏，再行灌注保存。

第一步：显露腹腔后区。

（1）采用腹部正中大"十"字切口进入腹腔（图11-1），将肠管拨向上方或提离腹腔，紧张升结肠、回盲部及小肠系膜；切开升结肠外侧腹膜，将切口延伸至回盲部，向内上至肠系膜根部，剪断肠系膜下动脉。向上做钝性、锐性分离，分离平面尽可能远离后方的肾血管。将十二指肠和胰腺拨向上方。

（2）用左手食指和中指在腹腔动脉和肠系膜上动脉的两侧做钝性分离，清楚显露这两条动脉，在距离腹主动脉前壁约2 cm处将其剪断。继续向上做钝性分离，直至膈下（图11-2）。

（3）用手保护右肾，剪断肝肾韧带，于肾周筋膜外整块游离右肾及肾周脂肪。

（4）当术者剪开升结肠外侧腹膜的同时，第一助手将乙状结肠提起以紧张其系膜，并将系膜剪开，上至结肠脾曲，下至直肠上方（图11-3），然后用左手保护左肾，剪断脾肾韧带，于肾周筋膜外将左肾游离。

此时，腹腔视野内仅有已游离并包裹在脂肪囊内的双肾，以及脊柱前方的大血管。

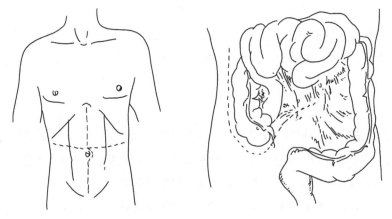

图11-1　腹部正中大十字切口示意图　　图11-2　显露腹腔动脉和肠系膜上动脉

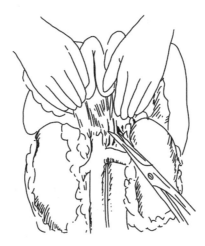

图 11-3　助手将乙状结肠提起以紧张其系膜，清楚显露双肾

第二步：分离大血管后方及腰大肌表面，整块切取（图 11-4）。

（1）术者于膈肌处切断腹主动脉，随即用大弯钳钳住并提起腹主动脉远端，第一助手将双肾托起。

（2）术者用刀将下腔静脉切断，紧贴脊柱向下锐性分离腹主动脉后壁，至髂血管分叉处。

（3）沿腰大肌处表面向下做钝性分离，至髂血管处，在该水平横断包裹在腹膜后疏松组织中的血管和输尿管，将整块切取的组织放入盛有无菌冰屑的无菌盆内。剪开腹主动脉后壁，两侧肾动脉开口多位于腹腔动脉和肠系膜上动脉开口的外下方。分别插入硅胶灌洗管，用 2 ~ 4 ℃器官保存液灌洗，灌注液高度不超过 1.2 m。通常，灌注液量为 200 ~ 500 mL，肾表面即转为苍白色，表示灌洗已充分，可放入盛有器官保存液的塑料袋中，封口后置于装有冰屑的容器内。

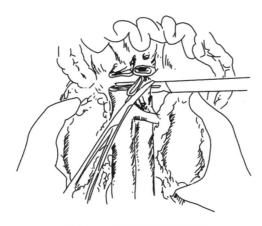

图 11-4　整块切取两侧肾脏

这种取肾方法的优点是：①术中无须寻找和游离输尿管，有效地保存了输尿管的血运和长度，有效地避免肾移植术后因输尿管血运受损而引起的尿漏；②手术时间短，平均4.5 min可完成尸肾整块切取；③操作方法较为简便实用，易于掌握；④肾血管损伤率低，供肾可利用率达98.6%。供肾于植入后的急性肾小管坏死发生率低。

2. 尸体供肾分侧摘取法

此法先后分别切下左、右肾，从肾动脉分别灌注肾脏。

打开腹腔后，将肠管推向右，于左结肠脾曲及降结肠外侧沟剪开后腹膜。游离左肾及输尿管。于髂血管平面离断输尿管，肾静脉靠近腔静脉切断，肾动脉带腹主动脉片离断，离体肾放置于2～4℃器官保存液内，助手可立即开始灌注。

再将肠管推向左，在结肠肝曲及升结肠外侧沟剪开后腹膜。游离右肾，切断输尿管，方法同左侧。右肾静脉切取要带一段下腔静脉，肾动脉带腹主动脉片段，离体肾立即灌注。

3. 原位灌注整块切取法

本法先在原位游离肾动、静脉，并立即插管进行冷灌注，而后再切取肾脏，主要步骤如下：

腹部十字切口，打开腹腔后，将小肠向上推开，将乙状结肠及其系膜向左推开，显露下段腹主动脉。

于髂总动脉分叉处上方2～3 cm的腹主动脉前壁切一小口，将预制的灌洗管经此口插入约11 cm（此处有标记），于切口上方套线结扎，防止灌洗液外溢。以20～30 mL生理盐水充盈气囊，以保证灌洗液进入腹主动脉后不致向上流失。剪开下腔静脉，逆行向上插入一直径约1 cm的多孔导管约5 cm深，以便灌洗液排出体外（图11-5）。

灌洗管示意图，18～20号气囊导尿管，将囊前端的孔洞封闭，气囊后方另开两口，在距此口尾端15 cm处以丝线结扎做标记，以便掌握插管深度。导尿管接灌洗液，后者应高于心脏平面1 m。

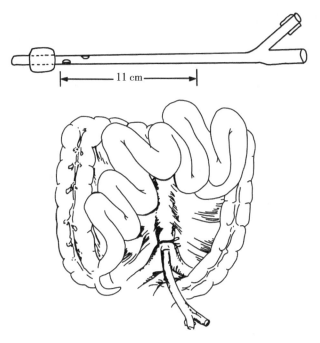

图 11-5 导尿管的侧孔剪切及腹主动脉插管示意

将升结肠向内牵引，沿升结肠旁沟自右向左切开后腹膜，右上方切断肝结肠韧带，左侧至小肠根部（图 11-6）。

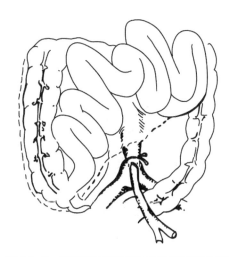

图 11-6 沿升结肠旁沟自右向左切开后腹膜

将升结肠、回盲部和小肠向上牵引，切断 Treitz 韧带。打开肾周脂肪囊的凸缘检查双肾灌洗情况，待双肾灌洗好后，将升结肠、横结肠、小肠、胃、胰向上掀起，距腹主动脉前壁约 2 cm 处将腹腔干及肠系膜上动脉离断，将所有肠管翻出腹腔外。此时位于腹膜后的双肾、输尿管即可完全显露。

从后腹壁游离双肾（包括肾周脂肪，其中可能含有肾脏的异位血管），于腹腔干动脉上方约 2 cm 处将腹主动脉及下腔静脉离断，紧贴脊柱向下锐性分离腹主动脉后壁，至髂血管分叉处。腰大肌处表面向下做钝性分离，至髂血管处，在该水平横断包裹在腹膜后疏松组织中的血管和输尿管。将双肾装入有灌洗液的塑料袋内，再放入有碎冰的保存器内保存。

4. 尸体供肾的肝肾联合切取法

（1）建立供体原位低温灌注：手术开始先做腹部大"十"字切口进入腹腔，切口上至剑突，下至耻骨联合，左右达双侧腋后线。推开肠管，在骶骨前切开后腹膜，分离、显露腹主动脉下段并结扎远心端，在结扎线上方剪开腹主动脉，插入改装并剪有 3 ~ 4 个侧孔的 22 号 Foley's 导尿管，插入深度为气囊至腹腔动脉开口平面以上（约为 20 cm），气囊内迅速注入 30 mL 盐水以阻断胸主动脉，结扎固定导尿管开始灌注器官保存液，灌注压力约为 100 cmH$_2$O。要求灌注液必须成线快速灌注。切开下腔静脉起始部后置入大号硅胶管引流灌洗液。

将横结肠提起，距肠系膜根部 2 cm 左右分离出肠系膜上静脉，结扎肠系膜上静脉远端后，切开近端并插入带有防脱圈的 18 号硅胶管，插入深度 3 cm，注意不要插入过深，以丝线结扎固定。随即将硅胶管连接 HCA 灌注液，进行重力灌注。腹主动脉及肠系膜上静脉共灌注器官保存液 3 000 mL（图 11-7）。

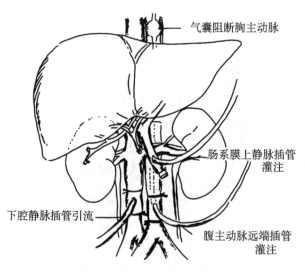

气囊阻断胸主动脉

肠系膜上静脉插管灌注

下腔静脉插管引流

腹主动脉远端插管灌注

图 11-7　腹主动脉及下腔静脉插管灌注图（虚线）

进行低温灌洗的同时，剪开肝镰状韧带迅速探查肝脏。供肝如无肝硬化、损伤、脂肪肝或其他异常，且适用于移植时，则向肝表面铺上碎冰屑。打开双侧肾周脂肪囊，于双侧肾周铺碎冰屑，检查确认双肾灌注良好。如肾的一极灌注不良，须注意是否存在由腹主动脉插管结扎线的远端发出的副肾动脉。

分别于腹主动脉远端及肠系膜上静脉插管灌注，下腔静脉远端插管引流出灌注液。放置纱布以保护胆囊周围，剪开胆囊底部，挤尽胆囊内的胆汁，插管后以 0 ~ 4 ℃器官保存液约 500 mL 持续冲洗胆道。肠系膜静脉和腹主动脉插管灌注器官保存液完成后再分别灌注 UW 液 1 000 mL。

（2）整块切取供肝及双侧肾脏：切断肝圆韧带、镰状韧带、冠状韧带、左右三角韧带，向左右剪开膈肌至膈肌脚。用手指触摸肝胃韧带，检查有无肝左动脉或副肝左动脉，如出现应保留，不存在则切断肝胃韧带。紧贴十二指肠上缘分离，打开十二指肠外侧腹膜，将十二指肠及胰头翻起，贴近十二指肠将十二指肠与胰头用剪刀断开。于肠系膜上静脉结扎线的远端离断肠系膜上静脉和肠系膜上动脉。提起升结肠、回盲部及小肠系膜，切开升结肠外侧腹膜，将切口延伸至回盲部，向内上至肠系膜根部，剪断肠系膜下动脉、胃结肠韧带、降结肠系膜及乙状结肠系膜，将所有肠管翻出腹腔外。至此，腹腔内只剩下已灌注好的肝、双肾、腹主动脉及下腔静脉。

于脂肪囊外侧游离双侧肾及输尿管。近心房处离断肝脏上下方腔静脉及胸主动脉，提起胸主动脉断口远端，于主动脉后方用剪刀贴近脊柱将胸、腹主动脉、下腔静脉、髂总及髂内外动静脉、肝及双肾输尿管整块切取下来。将肝及双肾置于 0 ~ 4 ℃ UW 保存液内，并自胆囊插管再次用 UW 液 100 mL 冲洗胆道。

（3）分离肝肾：沿腹主动脉后壁纵向剖开，确认腹腔干、肠系膜上动脉及双侧肾动脉开口后，在肠系膜上动脉开口下缘横断腹主动脉，在肾静脉开口上缘横断下腔静脉，分离肝及双肾。将原腹主动脉及下腔静脉插管远端的腹主动 – 髂总动脉 – 髂内外动脉及下腔静脉 – 髂总静脉 – 髂内外静脉切取备肝移植使用。

随着肝移植的发展，目前该方法已为国内大多数移植中心所采用。其优点是：①操作简便，易于掌握。供体器官原位灌注，灌注充分，热缺血时间短。移植后 DGF 的发生率低。②肝肾整块切取，供体器官的血管损伤概率低。③由于切取过程中不分离输尿管，保护了输尿管的血运，移植后尿漏的发生率低。

肝肾整块联合切取时做好以下几点有利于保证供肝供肾质量。①腹主动脉的灌注必须快，改装后的气囊尿管的气囊阻断胸主动脉要确实。②采用在下腔静脉近髂血管处插管引流，避免下腔静脉、肾、肝静脉压力过高，保证灌注液顺利进行灌注，有利于器官迅速降温及防止器官灌注不良的出现，同时手术野非常干净。但下腔静脉插管不能超过肾动脉平面以上，以免压迫右肾动脉及影响双肾静脉的回流。③整块切取完供肝供肾后，采用切开腹主动脉后壁，于肠系膜上动脉开口与双肾动脉开口之间离断腹主动脉，不易损伤供体肝肾血管。④在完成插管并对腹主动脉及门静脉的灌注后，应及时在肝及双肾的周围铺上碎冰，有利于保证器官快速降温，迅速缩短器官的热缺血时间。

四、肾移植术

（一）适应证

由于医学科学和手术技术的进步，现在大多数终末期肾病患者都能接受肾移植手术，绝对禁忌证非常少见。

（二）禁忌证

绝对禁忌证：未治疗的恶性肿瘤、进行性代谢性疾病（草酸盐沉积症）、活动性结核、未控制的持续感染、滥用药品（止痛药、毒品等）、预期寿命<5年、近期心肌梗死、持久性凝血功能障碍性疾病、其他器官终末病（心、肺、肝）。如无联合器官移植条件时，如顽固性心力衰竭、慢性呼吸功能衰竭、进展性肝脏疾病。

相对禁忌证：活动性肝炎、镰状细胞病、艾滋病、周围血管病、难控性糖尿病、癌前期病变、严重淀粉样变、原肾病术后高复发率者、华氏巨球蛋白血症、年龄偏大或偏小、精神心理状态不稳定、精神发育迟缓、酗酒、药瘾。

（三）操作方法及程序

1. 麻醉

全麻或连续硬膜外麻醉。

2. 体位

平卧位。

3. 操作

目前一般采用髂窝部位移植。根据肾脏的动脉、静脉、肾盂的排列位置不同，以往人们认为左供肾置于右髂窝，右供肾置于左髂窝，这种交换放置供肾可以使血管吻合较为满意。

随着手术技术的改进和熟练，目前移植医生大多趋向于一致意见，即无论是左供肾还是右供肾，首次移植时均选择右髂窝，左侧作为备选。

按上述切口逐层切开。遇到腹壁下血管时，钳夹切断并分别结扎两断端。向内上侧推开腹膜。此时，会遇到精索或子宫圆韧带，可能影响手术操作，对于女性子宫圆韧带，可切断并两断端结扎；对于男性精索，不主张常规切断结扎，将其充分游离后一般不影响手术操作。

若精索严重妨碍手术及可能压迫输尿管引起梗阻，可切断并结扎之，然后显露并游离髂血管。

对于血管表面的结缔组织，要分束结扎，以免术后形成淋巴囊肿，肾移植手术的血管重建主要是供肾的动静脉与受者髂窝动静脉的吻合。

静脉吻合，一般选用供肾静脉与受者髂外静脉端侧吻合。而动脉吻合，一般选用受者的髂内动脉或髂外动脉，必要时也可以选用受者的髂总动脉或腹主动脉吻合。

将受者髂外静脉有限游离后（能置入心耳钳即可），阻断静脉血流。在心耳钳间的髂外静脉表面剪一口径与供肾静脉口径相同的侧孔，并用肝素盐水冲洗血管腔，在剪侧孔时应尽量避开静脉瓣。

静脉切开的部位，宜选择在髂外静脉的前外侧，心耳钳可部分阻断血流，若髂外静脉较细，也可全部阻断血流。

将供肾置于肾袋内，并在肾袋内放入适量冰屑降温（注意冰屑与肾组织之间应隔有纱布，以免冰屑冻伤供肾）。将供肾静脉与受者髂外静脉进行吻合。

一般应用 6-0 无损伤血管连续缝合，必要时也可采用间断缝合。收紧最后一针时，在静脉腔内注入肝素生理盐水，使之充盈，然后缝线打结。

对于过短的肾静脉（如右供肾静脉），可利用下腔静脉延长后再进行吻合。静脉吻合完毕后进行动脉吻合，可采用受者的髂内动脉端端吻合或髂外动脉进行端侧吻合，其吻合方法同静脉吻合法。若髂内及髂外动脉较细，不能满足供肾血流时也可选用髂总动脉或腹主动脉进行吻合，尤其是体形较小人群或儿童接受肾移植时。

开放血管前，尽量调整动脉收缩压在 120 mmHg 以上。此时，视情况静推速尿100 ~ 200 mg。于肾血管根部阻断血管，分别缓慢开放肾动脉及静脉进行试通血。漏血处补针或压迫止血。然后去除肾周冰屑，开放肾血流。

在血管重建完毕通血后，进行尿路重建，根据供肾及受者情况可选用各种重建方法：

（1）供肾输尿管与受者膀胱吻合，常规采用。

（2）供者输尿管与受者输尿管直接吻合，输尿管较短，无法采用常规方式吻合时选择。

（3）回肠替代输尿管再吻合：若供者输尿管短缺严重，受者输尿管有病变不能重建尿路时，可截取一段带蒂的游离回肠段，近心端与供者输尿管吻合，远心端与受者输尿管或膀胱吻合。

（四）注意事项

（1）输尿管表面的小血管尽量不要结扎，以免影响输尿管血供。

（2）输尿管的长度适当，过长会造成迂曲引起输尿管梗阻，过短会造成输尿管张力过大引起尿漏。

（3）在缝合输尿管膀胱黏膜时，可吸收线不能拉得过紧，以免造成吻合口狭窄而致梗阻。

（4）若不放置支架管，重建尿路后发现输尿管增粗、张力大，说明吻合口狭小，要重新吻合。

（5）若输尿管本身就较短，吻合后有一定张力，以放置支架管较为安全，并且支架管应多放置一段时间。

（刘岩峰）

第五节　移植免疫生物学基础

移植排斥反应是移植抗原诱导的免疫应答，移植免疫反应的生物学基础与普通免疫反应是相同的。免疫系统是机体防御外界病原体及其毒素的侵害、清除体内损伤衰老的细胞、防止及清除恶变的细胞，从而保护自身功能正常的重要系统。免疫系统的功能可归纳为免疫防御、免疫稳定和免疫监视。植入受体内的异体器官或组织，由于带有不同于受体本身的异体抗原，可以被受体的免疫系统识别，在不采用免疫抑制措施的情况下，将会引发宿主体内一系列的免疫反应，最终导致移植物被排斥。免疫排斥反应是一个十分复杂的过程，但它的本质是表达供体抗原的组织和细胞与受体免疫系统相互作用的结果。

一、免疫系统的组成和功能

免疫系统主要由淋巴器官、散在于其他器官和系统内的淋巴组织、游离的免疫细胞和免疫分子等组成。淋巴器官包括中枢淋巴器官和外周淋巴器官，或称为初级淋巴器官和次级淋巴器官。中枢淋巴器官是干细胞分化、增生和发育成熟，成为执行免疫功能的效应细胞的场所，主要包括骨髓和胸腺。

（一）骨髓

骨髓位于骨髓腔中，占体重的 4% ~ 6%，是人体最大的造血器官及免疫器官。骨髓分为红骨髓和黄骨髓。造血组织主要由网状结缔组织和造血细胞组成。网状细胞和网状纤维构成造血组织的网架，网孔中充满不同发育阶段的各种血细胞，以及少量造血干细胞、巨噬细胞、脂肪细胞和间充质细胞等。血窦壁周围和血窦腔内的单核细胞和巨噬细胞，有吞噬清除血流中的异物、细菌和衰老死亡血细胞的功能。血液的所有细胞成分都来源于造血干细胞，其中髓系细胞（红细胞系、粒系胞系、单核细胞系与巨核细胞 – 血小板系）是完全在骨髓内分化生成的；淋巴系细胞（T 细胞与 B 细胞）的发育前期是在骨髓内完成的；另外，B 细胞分化为浆细胞后，也回到骨髓，并在这里大量产生抗体。

（二）胸腺

胸腺是 T 细胞分化发育的场所，并能分泌胸腺素等多种细胞因子，具有重要的免疫调节功能。胸腺是免疫耐受形成的重要场所。上皮网状细胞表面具有大量的 MHC 分子。处于发育阶段、未成熟的自身反应性的 T 和 B 反应细胞克隆因接触抗原而被清除，从而造成免疫耐受。实验证明，大量未成熟自身反应性 T 细胞在胸腺内因接触相应的自身抗原后，发生程序性死亡而被清除，这是维持自身耐受最有效的机制。在胸腺内，这一中枢淋巴器官发生的克隆删除也是移植免疫耐受最重要的机制之一。通常认为供体的抗原提呈细胞，即树突状细胞，可以迁徙到受体的胸腺，从而引发克隆删除。近年的研究表明，供体的 T 细胞也参与克隆删除引起的免疫机制。另外，也有应用表达有供体 MHC 的受体 T 细胞诱导移植耐受的报道，进一步证明了 T 细胞在中枢免疫耐受机制中的作用。

（三）脾脏

脾脏是人体最大的一个淋巴器官，由红髓和白髓两部分组成，主要结构是脾索与脾窦。脾索是由富含血细胞的索状淋巴组织构成，其细胞成分主要是 B 细胞，还有大量浆细胞、巨噬细胞和血细胞。白髓由动脉周围淋巴鞘、淋巴小结和边缘区构成，新鲜时呈白色，是对血液内抗原进行免疫识别与免疫应答的主要场所。边缘区位于白髓与红髓交界处，是血液进入脾内淋巴组织的通道，淋巴细胞较白髓稀疏，较红髓密集。边缘区以 T 细胞和 B 细胞为主，并有较多的巨噬细胞。边缘区是脾内淋巴细胞和巨噬细胞首先接触抗原和引起免疫应答的重要部位。

（四）淋巴系统

淋巴系统由淋巴管和淋巴结组成。淋巴管遍布全身，它的功能主要包括三方面：引流细胞外组织液回流至血液循环，从肠道运输非水溶性的营养物质至血液循环；将外周组织当中的可溶性抗原和抗原提呈细胞运送至淋巴结。淋巴结的功能主要是滤过淋巴液和进行免疫应答。

（五）黏膜相关淋巴组织

在人体各种腔道黏膜，主要是肠道和呼吸道黏膜上皮细胞下，存在无包膜的淋巴组织，被称为黏膜相关淋巴组织（MALT）。其中胃肠道黏膜相关淋巴组织（GALT）包括阑尾、肠集合淋巴结和大量的弥散淋巴组织，支气管黏膜相关淋巴组织（BALT）包括咽部的扁桃体和弥散的淋巴组织。这些淋巴组织内有 B 细胞、T 细胞、巨噬细胞等。这些免疫细胞在接受外来抗原刺激后，能迅速地进行非特异性和特异性免疫应答，B 细胞活化并分化为浆细胞，产生 IgA 型抗体。散在的 T 细胞，主要是 CD4 阳性 T 细胞，也可以被活化，分化成为 Th1 或 Th2 淋巴细胞。

这些淋巴组织构成呼吸道和消化道入口处环状的免疫防御结构，被称为 ldyer 环。

MALT 淋巴细胞可以参与淋巴细胞再循环，某一部位黏膜下淋巴细胞受抗原刺激而活化以后，很快就会在全身其他黏膜淋巴组织发现具有针对相关特定抗淋巴母细胞，黏膜的这种共同免疫防御机制被称为"黏膜共同免疫机制"。在乳腺、泪腺、涎腺，以及泌尿生殖道等黏膜处也存在弥散的黏膜相关淋巴组织。

二、免疫细胞的分类及功能

免疫细胞是由淋巴细胞、抗原提呈细胞和吞噬细胞等构成执行免疫功能的细胞群。淋巴细胞分为 T、B 淋巴细胞和自然杀伤细胞，是构成免疫系统的核心成分。抗原提呈细胞是一类捕捉、加工、处理抗原并将抗原提呈给特异性淋巴细胞的免疫细胞，包括树突状细胞、巨噬细胞、B 细胞、内皮细胞等。吞噬细胞是一类具有吞噬杀伤功能的细胞，主要由中性粒细胞和单核巨噬细胞组成。引发排斥反应的供体抗原也称为移植抗原或组织兼容性抗原。表达于供体细胞表面的移植抗原，被供体的 T 细胞和 B 细胞表面的受体识别，从而活化 T、B 淋巴细胞，通过释放各种炎症因子和抗体，或直接作用于供体细胞，而使移植物被破坏，是移植排斥反应的基本过程。

（一）淋巴细胞的分类

通常根据其表面标志和功能分为不同的细胞类和亚群。

众所周知，移植排斥反应主要由 Th1 细胞介导，CD4 阳性 T 细胞当中有一类具有免疫调节与抑制功能的亚群，被定义为调节（抑制）性 T 细胞。当前，外周免疫调节机制被认为是除免疫删除之外最重要的免疫耐受机制之一。在正常人体，这类细胞起着维持自身耐受和避免免疫反应过度损伤机体的重要作用，在移植受体则具有调节和抑制移植排斥反应的功能。有学者认为，对于移植患者，最终移植物的转归和命运取决于调节性 T 细胞和效应性 T 细胞之间的平衡。若调节性 T 细胞占优势，则进入耐受状态；反之，发生排斥反应。这类细胞主要是 CD25 阳性 Foxp3 阳性的 CD4T 细胞。目前有研究者试图分离 CD4 Treg 并进行体外扩增，然后回输给移植患者用于预防和治疗移植排斥反应。CD25 + Foxp3 + 的 CD4 调节性 T 细胞的分化受 TGF-β 的控制，但若在分化过程当中同时受到 TGF-β 和 IL-6 的影响，则不能分化成 Treg，而是向 Th17 的方向分化。另一类重要的淋巴细胞是 CD 细胞毒性 T 细胞（CTL）。这类细胞可以特异性地识别、结合和杀伤靶细胞。CTL 杀伤靶细胞具有 MHC-Ⅰ限制性，即只能杀伤表达相同 MHC-Ⅰ类分子的靶细胞，因而，主要用来消灭自身受到感染的细胞。其杀伤靶细胞的机制主要依赖穿孔素、颗粒酶系统和 Fas/FasL 介导的细胞凋亡等机制。近来也有报道发现，CDT 细胞也有类似于 CD2T 细胞的调节性 T 细胞，也具有细胞因子分泌功能。有研究者发现，PD1 阳性的 CD8 细胞具有免疫抑制作用。在 T-bet 缺陷老鼠，CDT 细胞在发生移植排斥反应时分泌大量的 IL-17，而且这类细胞导致移植受体对阻断 T 细胞活化通路的治疗无效，无法进入耐受状态。T 淋巴细胞在遇到以前曾经通过感染或疫苗接种所接触到的外来抗原，如细菌或病毒时，会在很短的时间内发生强烈的免疫反应。介导这种增强的二次免疫应答的是记忆性 T 细胞。记忆性淋巴细胞又被分成两个亚类，即中枢记忆细胞（TCM）和效应性记忆细胞（TEM）。前者被认为是具有记忆功能的干细胞，转录因子 STAT5 磷酸化程度高，能够自我更新，表达 L-selectin 和趋化因子受体 CCR7，分泌 IL-2、IFN-γ 和 IL-4；而后者表达与 CD3T 细胞毒作用相关的分子，不表达 L-selectin 和趋化因子受体 CCR7，但分泌细胞因子 IFN-γ 和 IL-4。

1. T 淋巴细胞

T 细胞是胸腺依赖性淋巴细胞，在胸腺内经过有序的分化过程，才能发育为成熟的 T 细胞。

T 淋巴细胞受体（TCR）受抗体刺激后，在磷脂依赖性蛋白激酶和钙调素依赖性蛋白激酶的协同作用下，将刺激信号传递至细胞内，使 T 细胞活化、增生。其过程分为黏附、识别和共刺激三阶段。近年的研究表明：对 T 细胞活化双信号模式更进一步修正和完善，对共刺激过程更为重视。TCR 与抗原的识别决定了免疫反应的特异性，而共刺激信号可决定免疫反应的程度和转归。目前器官移植术后广泛应用的主要免疫抑制剂如 CsA、FK506 等均属于钙调磷酸酶抑制剂，故它们能有效地阻断信号的传递使 T 细胞不能活化，能有效地预防治疗排斥反应。

（1）T 细胞第一激活信号：主要来自 TCR 与 MHC 分子。此外，CD4 和 CD8 分子作为共受体，可分别与 MHC- Ⅰ类、Ⅱ类分子结合，增强 T 细胞和 APC 的黏附作用，参与第一激活信号的启动和转录。TCR 与抗原肽 -MHC 分子复合物特异性结合，引起 TCR 交联并启动抗原识别信号，导致 CD3 和共受体（CD4 或 CD8）分子胞质段尾部相聚，激活与胞质段尾部相连的酪氨酸激酶，促使含酪氨酸激酶的蛋白激酶磷酸化，启动激酶活化的级联反应，最终通过激活转录因子而启动细胞因子及其受体等基因转录和产物合成。近年来的研究表明，这种通过 TCR 提供的信号途径并不能有效地促进细胞进入分裂周期、增生和产生细胞因子。T 细胞的活化还需要提供共刺激信号。

（2）T 细胞第二激活信号：又称为协同刺激信号，是由 APC 和 T 细胞表面黏附分子的相互作用提供的。其中最重要的是 T 细胞表面 CD28 分子与 APC 表面相应配体 B7-1（CD80）和 B7-2（CD86）结合。由 CD28-B7 分子启动的第二信号可增强细胞因子基因的表达，如 IL-2 和 IL-2R 及其他细胞因子的表达，若 TCR 特异性识别结合抗原肽的过程中缺乏协同刺激信号，则 T 细胞处于不应答无能状态。

（3）T 细胞第三激活信号：当 T 细胞受到第二信号刺激后表达了 IL-2 和 IL-2R 及其

他细胞因子，这些细胞因子与受体结合后提供进一步的信号，即信号 3。T 细胞受到信号 3 的刺激后，可致活化的 T 细胞进一步分裂，从而导致克隆扩增。

2. B 淋巴细胞

B 细胞是体内唯一可产生抗体的细胞，其功能是作为特异性抗原受体，来识别不同的抗原分子，B 细胞激活，分化为浆细胞产生抗体发挥体液免疫功能。针对异体抗原的抗体是引起超急性排斥反应的主要因素。抗体可以通过其细胞毒性作用，或通过补体的结合裂解靶细胞，从而导致靶器官的损伤。抗体在慢性排斥反应中的确切作用尚不十分明晰，但在发生慢性反应的移植物组织内检出补体分解产物 C4d 间接证实抗体参与了慢性排斥反应的过程。

3. 抗原提呈细胞（APC）

抗原提呈细胞主要包括单核 – 巨噬细胞、树突状细胞、内皮细胞和 B 细胞这类具有抗原处理和提呈功能的细胞。这类细胞具有很强的吞噬功能和抗原处理能力，并表达较高水平的 MHC– Ⅰ 和 Ⅱ类分子，T 细胞共刺激分子和细胞黏附分子，能有效地将抗原提呈给 T 细胞，引起 T 细胞的增生和活化并引发移植排斥反应。抗原提呈细胞对外源性和内源性抗原加工、处理和提呈的方式有所不同。外来抗原经吞噬或吞饮作用，被抗原提呈细胞摄入细胞内形成吞噬体，再与溶酶体融合形成吞噬溶酶体。抗原在吞噬溶酶体被蛋白水解酶降解为小分子多肽，其中一些短肽具有免疫原性，称为抗原肽。MHC– Ⅱ类分子在内质网中合成，然后进入高尔基体，由分泌小泡携带与吞噬溶酶体融合，抗原肽即与小泡内 MHC– Ⅱ类分子结合形成 MHC– Ⅰ类分子 – 抗原肽复合物。该复合物再被转运并表达于抗原提呈细胞表面，进而被相应 CD4T 细胞所识别。内源性抗原则是指细胞自身合成的抗原，如肿瘤抗原等。内源性抗原在细胞内生成后，被胞质中的蛋白酶体降解成小分子多肽。这些小分子多肽再与热休克蛋白结合，由抗原肽转运体（TAP）转运到内质网中，通过加工修饰成为具有免疫原性的抗原肽。抗原肽与 MHC– Ⅰ类分子结合，形成 MHC– 抗原肽复合物，由高尔基体及分泌小泡将其运送到 APC 表面，被 CD8T 细胞所识别。

4. 树突状细胞（DC）

树突状细胞被认为是抗原提呈功能最强，也是近年来研究最多的抗原提呈细胞。树突状细胞因其形状而得名，分布十分广泛，在皮肤中被称为 Langer–hans 细胞，树突状细胞最初来源于骨髓的造血干细胞，经过不同的阶段分化成为成熟的树突状细胞。toll 样受体（TLRs）在树突状细胞成熟过程中发挥重要作用，TLRs 可以识别很多病原体所拥有的结构或其裂解产物。不成熟的树突状细胞一旦遭遇可以提呈的抗原，便通过吞噬和消化功能将其蛋白质变成肽段，同时合成和表达 MHC 分子，并上调具有共刺激分子如 CD80（B7–1）、CD86（B7–2）、CD40，以及趋化因子受体 CCR7 的表达，从而转变成为成熟的树突状细胞并迁徙至淋巴结、脾脏等部位，与 T 细胞接触并活化。另外，树突状细胞也能分泌很多的细胞因子，比如 INF-γ 和 IL-12 等，可促进 T 细胞的分化。成熟的树突状细胞可能来源于血液中的单核细胞，而这些单核细胞来源于骨髓的造血干细胞。人们利用成熟树突状细胞的强大抗原提呈功能，制成肿瘤疫苗来治疗各种恶性肿瘤，而不成熟的树突状细胞因其缺乏共刺激分子，具有诱导免疫耐受的特性，被认为具有应用于临床诱导移植耐受的前景。

（二）免疫细胞的效应功能

如上所述，同种器官移植后的排斥反应是直接针对移植器官外来抗原以细胞免疫为主体液免疫为辅的免疫应答反应。受者的免疫系统经过识别、活化、增生分化发挥免疫效应的结果是导致移植物被排斥。对特定抗原产生反应的 T 细胞数量极少，且初始 T 细胞本身没有产生细胞因子和杀伤细胞的功能。机体的免疫应答需要大量反应性 T 细胞的克隆增生及分化，这一过程主要通过细胞因子的作用来实现。细胞因子是一类由活化的免疫细胞（单核/巨噬细胞、T 细胞、B 细胞、NK 细胞等）或间质细胞（血管内皮细胞、表皮细胞、成纤维细胞等）所合成、分泌，具有调节细胞生长、分化成熟、调节免疫应答、参与炎症反应、促进创伤愈合和参与肿瘤消长等功能的小分子多肽类活性分子。研究发现，一些细胞因子不仅可以促进 T 细胞的分化增生，同时在 T 细胞发挥免疫效应功能上起着关键的作用。表 11-4 列举了一些主要的细胞因子及它们的来源和主要效应。

活化 T 细胞所释放的细胞因子具以下三种重要的功能。

1. CTL 的分化及功能

除了极少数的情况外，CTL 均为 MHC-Ⅰ 分子限制性 CDT 细胞，CDT 细胞极少产生细胞因子，其增生与存活主要依赖 CD T 细胞所产生的细胞因子。IL-2 可能是 CTL 最重要的生长因子。

活化的 CTL 以细胞-细胞接触的方式与靶细胞接触，并通过两种不同的机制促进靶细胞的凋亡。第一种机制是通过穿孔素和颗粒酶的作用，穿孔素和补体成分相似，诱导靶细胞膜的穿孔，促进靶细胞溶解。起初认为穿孔素和颗粒酶是导致靶细胞凋亡的唯一方式，目前认为 FasL 的表达对 CTL 诱导靶细胞凋亡至关重要。Fas（CD95）为肿瘤坏死因子（TNF）受体家族成员，当其活化后，可介导细胞发生程序性细胞死亡。很多细胞表面均有 Fas 表达，活化的 CTL 表达 Fas 配体。

2. 辅助 B 细胞的活化

B 细胞的活化需要 T 细胞的辅助，辅助性 T 细胞所释放的细胞因子在 B 细胞活化和成熟及增生中起着重要的作用。

表 11-4　与移植排斥有关的细胞因子

细胞因子	生物学作用
IL-1αβ	增强 B 细胞和 T 细胞的活性，诱导发热，诱导急性期反应物，诱导成纤维细胞增殖
IL-2	诱导 T 细胞、B 细胞和 NK 细胞生长和分化
IL-4	T 细胞和 B 细胞的生长因子
IL-5	嗜曙红细胞的生长和分化，B 细胞的增殖
IL-6	B 细胞的分化
IL-8	中性粒细胞的趋化
IL-9	T 细胞的刺激
IL-10	抑制抗原递呈和 γ-干扰素的产生
IL-12	促进 γ-干扰素的产生
IL-13	抑制 IL-1、TNF、IL-6、IL-8 的产生，促进 γ-干扰素生成
TNF-αβ（肿瘤坏死因子）	刺激成纤维细胞、巨噬细胞、中性粒细胞
IFN-γ	活化巨噬细胞，诱导 HLA-Ⅰ类和Ⅱ类分子
TGF-β	抑制 B 细胞和 T 细胞的增殖，抑制巨噬细胞的活化，刺激成纤维生长因子的生成
RANTES（上调活化，正常 T 细胞表达和分泌）	单核细胞和 T 淋巴细胞的活化诱导物和激活剂
MIP-1αβ（巨噬细胞炎性蛋白）	单核细胞和 T 淋巴细胞的活化诱导物和激活剂

3. 巨噬细胞的活化

巨噬细胞的活化是多种免疫应答的重要过程之一，尤其是在迟发型超敏反应及相关的细胞免疫应答中。静息的巨噬细胞必须经过活化才能发挥它们的致炎症和细胞毒效应，T 细胞分泌的 IFN-γ 在其中起到重要的作用，其可增强巨噬细胞的吞噬作用，并可刺激巨噬细胞分泌致炎症因子 TNF 和 IL-1，促进组织蛋白酶和活性氧自由基的产生及分泌，从而介导巨噬细胞发挥细胞毒效应，IFN-γ 还可上调巨噬细胞 MHC 的表达。

（刘岩峰）

第六节　同种异体移植物的免疫应答反应

当器官（或组织）从一个个体移植到另一个个体，由于同种的不同个体间遗传学上的不相同，会发生一系列的细胞和分子反应，可导致移植物的排斥反应。

这种"同种基因"间涉及许多种相互影响的机制的免疫应答，主要是针对移植物中的外来抗原，最终演化为区别自我与非自我。这些抗原中最重要的外来抗原是 HLA 抗原。

在器官移植中，对非自身的 HLA 的识别形式可能有很多种，尽管这些识别形式上不同，但是移植排斥级联反应的本质上是相同的，即对抗外来抗原的侵入。

同种器官移植后的排斥反应是直接针对移植器官外来抗原，以细胞免疫为主体液免疫为辅的免疫应答。受者的免疫系统经过识别、活化、增生分化发挥免疫效应的结果是导致移植物被排斥。

一、细胞免疫应答

在同种异体移植术后发生的急性排斥反应中，有大量的 T 淋巴细胞浸润。也有研究证实，清除受者的 T 细胞，或是抑制其功能，移植物可长期存活，这更加清楚地表明 T 细胞在此反应中起主要作用。

器官移植术后，通过对移植物抗原特异性识别，受者 CDT 细胞被激活。活化的 Th 细胞，即分泌释放多种细胞因子如 IL-2、IFN-γ 等，可直接引起迟发型超敏反应，同时可活化 CDT 直接发挥细胞毒效应。

二、体液免疫应答

由于输血、妊娠、移植等病史的不同，可产生抗 HLA 抗体、ABO 血型抗体、抗 MICA 抗体等。根据受者抗体是否针对供者的抗原，将其分为两大类，即供者特异性抗体（DSA）和非供者特异性抗体（NDSA）。

DSA 依据抗原的不同可分为 HLA 和非 HLA 抗体，非 HLA 抗体主要有抗 MICA 抗体、抗内皮细胞抗体、抗波形蛋白抗体等，它们在供者体内可以和供者抗原进行特异性结合形成抗原抗体复合物。DSA 主要包括 IgG 和 IgM 两类，其中 IgG 抗体是引起体液排斥的关键分子，参与了器官排斥的整个过程，包括超急性体液排斥反应、急性体液排斥反应、慢性体液排斥反应和无临床症状适应状态。

随着 PRA 检测的广泛应用和 CD4 检测得到临床的广泛重视，抗体介导体液排斥的作用逐渐明确，对其机制的阐述也更明了。抗体尤其是供者特异性抗体参与了移植排斥的各个阶段，并且是发生难治性排斥反应的主要原因。如何降低抗体的水平，抑制甚至阻断抗体的产生，阻断补体的活化是预防和治疗体液性排斥反应的主要原则，也是未来抗体液排斥药物开发的主要方向。

术前通过 DSA 的检测可以避免超急性排斥反应的发生，术后通过监测患者体内 DSA 的变化可以了解机体的致敏状态，判断预后，也是临床调整免疫抑制方案的重要依据。

三、细胞凋亡在排斥反应中的作用

细胞凋亡是生物界的一种普遍现象。研究证明：细胞凋亡既是一正常生理过程，参与生物体的各个阶段，包括生长、发育、衰老等，同时它也在很多疾病发生机制中起重要作用。细胞凋亡是主动、程序化与耗能过程，是机体对衰老、病变或过时细胞的主动清除，它涉及一系列"自杀性"酶的序贯活化和参与，最终由吞噬细胞将其吞噬并毫无痕迹地清除。

凋亡细胞形态学上最显著特征是磷脂酰丝氨酸（PS）外翻、细胞膜皱缩，以及核固缩、断片化等。凋亡细胞碎片不直接释放到周围组织间隙，而是形成带有完整胞膜的凋亡小体，并且很快被吞噬和消化以免其内容物被释放到周围环境而造成损害。细胞凋亡后由健康细胞补充，无须启动以纤维增生和瘢痕形成为主的修复反应。

相反，细胞坏死是生命过程的偶然事件，一般发生在组织器官血供突然中断（栓塞）、感染或外伤等情况下。坏死是一非程序化被动过程，表现为细胞能量代谢突然终止、细胞肿胀、胞膜破裂、内容物释放到周围环境，其结果往往导致局部炎症反应，进而激活特异性免疫反应。坏死细胞缺损区域往往由体内修复系统修复，但是这种修复的性质是"抢救性"的，主要表现为成纤维细胞增生和纤维瘢痕形成，目的是尽快填补坏死区域，以保护周围健存的组织细胞。细胞凋亡的生理性、主动性和程序性揭示了对其过程的可控性。

人们希望通过系统揭示细胞凋亡分子机制，找到一些干预措施控制细胞凋亡或拯救凋亡细胞，达到治疗疾病的目的，这已成为近几年细胞凋亡研究领域的主要热点。

四、器官移植术后受者免疫低反应现象

近年来，随着器官移植水平的整体提高，移植物长期存活的患者逐年增多，在长期随访工作中发现少部分肾移植患者服用极小剂量免疫抑制剂就可维持正常肾功能。针对这一现象，有学者提出"almosttolerance"（几乎耐受），或"allograft acceptance"（同种移植适应）的概念，这个概念接近但又不等同于免疫耐受。

这些患者的免疫系统接触移植抗原后，随着时间的延长，免疫反应强度慢慢减弱，受者免疫系统和移植物抗原逐步相互适应不产生免疫应答反应，故可表现为服用极少量的免疫抑制剂，仍可维持正常的移植物功能，无排斥反应发生。对产生这一特殊的临床现象的

确切机制尚不明确，这是一个极具有希望和挑战性的研究课题，有望在移植领域内取得新的突破。

（刘岩峰）

第七节　移植抗原

人类白细胞抗原（HLA）作为人体组织细胞的遗传学标志在移植免疫应答过程中发挥重要作用，是导致移植物排斥的主要移植抗原。人类白细胞抗原复合体是目前已知的人类最复杂的基因复合体系统，该复合体不仅具有多个基因座位，而且每个基因座位都有众多的等位基因，每种等位基因编码相应表型的 HLA 分子。

HLA 等位基因在单个染色体上的组合称为单型或单体型，如这种组合从 Ⅰ、Ⅱ类基因扩展到 Ⅱ类基因时，常称之为扩展单体型。由两个单体型组成某一个体的 HLA 基因型，即该个体内两条染色体上的 HLA 基因组合格局，单体型和基因型只有通过分析家系内各成员的等位基因或表型才能确定。了解个体的单体型和基因型对同种器官移植和法医上的亲子鉴定具有重要意义。

移植抗原包括主要组织相容性抗原（MHC 抗原）、次要组织相容性抗原、血型抗原及其他内皮细胞抗原，其中，MHC 抗原是引起移植排斥反应最主要的抗原。

一、主要组织相容性抗原（MHC 抗原）

MHC 抗原在人类也被称为人类白细胞抗原（HLA）。HLA 基因定位在 6 号染色体的短臂，6P21，31 和 6P21，33，目前有两类 MHC 分子被确认，即 MHC–Ⅰ类抗原与 MHC–Ⅱ类抗原。MHC 抗原分子是由一个具有高度多态性的重链（α 链）和一个被称为 β_2 微球蛋白的轻链组成，β_2 微球蛋白编码基因位于 15 号染色体。HLA 基因结构在多样性、多态性和转录调节等方面显示高度异质性。

（一）HLA 特异性及其命名

20 世纪 60 年代初，HLA 分型研究取得了突破性进展，继 Dausset 发现 Mac 抗原之后，1962 年 VanRood 发现了 4a4b 系统，1963 年 Payne 和 Bodmer 报告了 LA 系统，检出 LA2（HLA–A2）、LA3（HLA–A3）抗原。

与此同时，Terasaki 和 Dausset 等开始研究 HLA 与移植肾存活的关系，并在 Amos 等人的倡导下，于 1964 年在美国召开了第 1 次国际性的组织相容性试验专题讨论会，讨论会主要负责国际间 HLA 研究领域的学术交流、国际间的 HLA 抗血清交换、HLA 分型技术示范，以及 HLA 配型与各种器官或组织移植的相关性研究等。

1. HLA 抗原遗传规律特征

（1）HLA 单倍型遗传：HLA 复合基因是一组紧密连锁的基因群，同一条染色体上不同位点的等位基因在遗传过程中，组合成单倍型由亲代传给子代。

人类是二倍体动物，每一细胞均有两条同源单倍型，分别来自亲代，故子女的单倍型一条来自父亲，另一条来自母亲。在同胞兄妹之间单倍型遗传可出现以下三种情况：①两条单倍型相同的概率为 25%；②两条完全不同的概率为 25%；③一条单倍型相同的概率为 50%。

若父亲的两个单倍型为 a、b，而母亲的单倍型为 c、d，按分离律自由组合律遗传给子代的单倍型必然是一条来自父亲，另一条来自母亲。如是便有 ac、ad、bc、bd 四种组合方式，若出现第五种组合方式则必然与前四种组合方式中的某一种完全相同，即子代各同胞兄妹中有 1/4（25%）的机会其单倍型完全相同（如 ac 与 ad 两个子代中有 a 相同）。每一子女自父母各接受一个单倍型，形成四种可能的基因型。双生子的单倍型则是完全一致的。他们之间相互做组织器官移植是会完全成功的。

（2）高度多态性：多态性是指随机婚配的群体中 HLA 分子的表现型多异、复杂。HLA 基因是共显性、复等位基因，其共显性即每个基因的编码产物表达在细胞膜上，而且每个位点都是多态性位点。

多态性位点是指该位点存在两个或两个以上的等位基因，加之 HLA 复合体的位点很多，由这些位点的等位基因组合成单倍体更多，而由单倍体构成基因型和表现型的数目远远超过世界总人口数，故不难理解，在无亲属关系的随机人群中，几乎找不到一个单倍型完全相同的个体，除同卵双生子外。

HLA 遗传多态性的生物学意义在于维持种群的优势发展，保证高质量的人口素质，同时也提示在临床上必须寻求其他办法来克服找不到合适供体的困难。

（3）连锁不平衡：在一个随机婚配的群体中，HLA 各等位基因均有各自的基因频率，即各基因在群体中出现的频率不同故两个等位基因连锁组成单倍型的频率可以由各基因频率按照遗传规律计算取得预期值。当实际检测的单倍型频率与预期频率不符时（无论高于或低于预期频率）称为连锁不平衡。

连锁不平衡表示连锁的基因不是随机组合的，而是某些基因总较经常地在一起出现，连锁不平衡常常用于观察 HLA 与疾病易感性的关系。

如已有报道，在白种人中，自身免疫性慢性活动性肝炎（AI-CAH）患者的 A1-B8-DR3 单倍型达 100% 连锁不平衡，即所有患者具有同样连锁分子，即 A1-B8-DR3 阳性。

关于造成 HLA 基因连锁不平衡的原因目前尚不清楚，推测可能与自然选择有关。提示某些单倍型对某些疾病具有易感性，而另一些等位基因的联合，则有利于人类生存。

2. HLA 抗原及等位基因命名

由于 HLA 系统的高度多态性，为了便于统一 HLA 系统的国际命名，于 1968 年第三届国际组织相容性试验专题研讨会后，在 WHO 和国际免疫学联合会的指导下，成立了由遗传学、免疫学和组织配型专家组成的命名委员会，对 HLA 特异性进行统一命名。该委员会的具体职责是：①命名新的 HLA 区域基因；②命名新的等位基因；③命名表达水平有变化的等位基因；④命名血清学特异性；⑤资助出版命名报告及管理等位基因核苷酸序列数据库。

HLA 抗原命名必须遵循以下命名原则：① HLA 代表染色体上一段区域或一个系统；②基因座位的符号以英文大写字母 A、B、C、D 等表示；③每一个座位上的抗原特异性符号以阿拉伯数字 1、2、3 等表示，HLA–A 和 B 座位上的特异性编号不重叠，如 HLA–A 座位上有 1、2、3、9、10 等，而 HLA–B 座位上则只有 5、7、8、12、13 等，其他座位上的特异性编号均从 1 开始；④国际组织相容性试验专题研讨会承认的特异性，在特异性编号后面加小写字母 w 给予临时命名，并向 WHO 命名委员会申请，得到正式认可后去掉 w；⑤ HLA–C 座位上的 Cw1 ~ Cw10 抗原特异性已得到公认，但为了与补体分子区别，仍保留字母 w，因此以 Cw 命名 HLA–C 座位的抗原特异性。截至 2006 年 7 月，HLA 区域发现的等位基因数总和已达到 2 524 个，能用血清学或细胞学检出的 HLA 特异性总数已达到 164 个。HLA 抗原的交叉反应，HLA 系统的交叉反应是造成 HLA 血清学分型错综复杂的主要原因，严重影响分型结果的准确性，同时也是交叉反应组配型的理论基础。所谓交叉反应是指某一针对公共抗原决定簇的抗体可以与许多其他 HLA 分子发生反应，HLA 交叉反应主要发生在同一座位上的不同抗原之间。免疫学家将能够与同一种抗体发生免疫学反应，共享一个或多个抗原决定簇的一组抗原称为交叉反应组抗原（CREGs）。

随着 HLA 分子氨基酸序列的阐明，发现 CREGs 内各个抗原分子不仅具有独特的私有表位，还存在结构相同或相似的公共表位。同一 CREGs 内的 HLA 不同分子之间，存在强弱程度不同的交叉反应，其原因是这些分子的公共表位氨基酸序列（残基）存在差异。抗 CREGs 抗体的实质就是抗公共表位的抗体，即一个致敏受者的 HLA 特异性抗体的表位是针对某个或几个具体的氨基酸残基。

在含有交叉反应抗体的血清中，往往有一个效价高、针对免疫抗原的主要抗体，同时存在效价较弱、针对 HLA 公共表位的交叉反应抗体，这类抗体在血清被稀释后可以消除其交叉反应。

而对一些效价较弱的抗体血清被浓缩后，本来无法检出的交叉反应抗体则可以被检测出来。

（二）HLA 生物学功能

HLA 的生物学功能与其分子结构密切相关。已知 HLA 分子具有高度多态性，其多态性是由其抗原肽结合凹槽中的氨基酸残基所决定的，HLA 分子的抗原肽结合凹槽中存在一些大小不等的穴区，能够结合抗原肽中的某些氨基酸，HLA 分子根据其抗原肽结合凹槽中穴区的大小、形状和电荷等决定所结合的氨基酸序列。

由于每个 HLA 分子可能存在多个抗原肽结合凹槽及穴区，每个穴区可特异性识别和结合特定的多肽链上关键位置的氨基酸，因此，一个 HLA 分子可与多种不同的抗原肽氨基酸残基结合。

HLA 作为代表个体特异性的主要组织相容性抗原，在器官移植排斥反应中起关键作用，多年来一直受到免疫学家和移植医师的广泛关注。

HLA 的生物学功能主要是参与抗原的识别、加工和提呈，其他作用均由其抗原提呈功能衍生而来，如对免疫应答的遗传控制、免疫细胞间相互作用的限制性、免疫调节、免疫细胞分化及中枢性自身耐受的建立等。HLA– Ⅰ类和Ⅱ类分子都是跨膜糖蛋白，具有抗原提呈功能，与 T 细胞的激活和分化增生密切相关，参与和调控特异性免疫应答，是参与抗原加工、处理和提呈的关键分子。T 细胞通常只识别 APC 提呈的抗原肽 –HLA 分子复合物，这一识别是通过 T 细胞和 APC 之间的"TCR– 肽 –HLA"三分子复合结构而完成。抗原的加工和提呈严格受控于 HLA 系统，主要表现在：① HLA 分子及 HLA 相关蛋白参与抗原的酶解和抗原多肽的转运；② HLA 分子与抗原肽结合并转运至细胞膜表面；③ HLA 分子对抗原肽结合和提呈具有明显的选择性；④ HLA 限定 T 细胞受体对抗原的识别。而 HLA– Ⅰ类基因，以及新近确认的多种免疫功能相关基因（如血清补体成分相关基因、抗原加工提呈相关基因、非经典 HLA– Ⅰ类基因和炎症相关基因等），则不具备提呈特异性抗原肽、激活 T 细胞的功能。

T 细胞通过 TCRα – β 链分别以各自的 CDR1 和 CDR2 结构识别 HLA 分子，主要以其 CD3 识别位于 HLA 分子抗原肽结合凹槽中的抗原多肽。TCR 的 CDR 通常位于高变区，代表 TCR 和配体（抗原肽 –HLA 分子）合的关键部位。同时，辅助性 T 淋巴细胞（Th）表面的 CD4 分子作为共受体与 HLA– Ⅱ类分子非多态性的 α_2/β_2 结构域结合，细胞毒 T 淋巴细胞（CTL）表面的 CD8 分子作为共受体则与 HLA– Ⅰ类分子的 α_3 结构域结合。因此，HLA– Ⅱ类分子参与 CDTh 细胞的抗原识别，而 HLA– Ⅰ类分子参与 CDTCL 细胞识别抗原。

与 HLA 分子结合的抗原多肽主要有两种来源：外源性抗原和内源性抗原。外源性抗原由 APC 以胞吞方式摄入胞质中的内体和溶酶体，抗原在内体和溶酶体酸性环境中被蛋白酶分解成多肽片段。其中大部分抗原被降解后丧失了免疫原性，只有小部分抗原肽保留免疫原性。

与此同时，HLA 分子在内质网腔中合成，其中 HLA–Ⅱ类分子形成了一个抗原结合凹槽，使经过加工处理后具有免疫原性的外源性抗原肽能够与 HLA–Ⅱ类分子结合形成复合物。最后，抗原肽 –HLA–Ⅱ类分子复合物从溶酶体移至 APC 表面，供 CDTh 细胞的 TCR 识别。

内源性抗原大多为细胞内产生的非已蛋白质成分，可以是细胞 DNA 被病毒整合后出现的病毒蛋白，也可以是基因突变后新产生的肿瘤抗原或衰老凋亡和修饰变性了的自身组织抗原结构。

内质网腔内 HLA–Ⅰ类分子重链（α 链）合成后，和 β_2 微球蛋白结合并靠向 TAP 分子，接纳进入内质网腔的抗原肽，并形成抗原肽 –HLA–Ⅰ类分子复合物，经高尔基体转运至细胞表面，供 CDT 细胞上的 TCR 识别。

二、次要组织相容性抗原

不具备 MHC 抗原分子结构，但可以引起细胞介导的移植排斥反应的移植抗原为次要组织相容性抗原，通常这些抗原具有较弱的刺激移植排斥反应的作用，但在有些情况下，多个次要组织兼容性抗原不同也可以引起快速和强烈的排斥反应。

不同个体之间具有氨基酸序列差异的蛋白质有数百种至数千种，但两个 MHC 相同个体间次要组织兼容性抗原的数量大概只有数十种。究其原因可能是由于单纯氨基酸序列的差异不足以形成次要组织兼容性抗原。这种差异必须足以产生可以被 MHC 分子提呈的短肽，而这一 MHC– 肽复合物必须对 T 细胞具有免疫原性，才能起到次要组织兼容性抗原的作用。

三、血型抗原

血型抗原是一组表达在细胞及一些其他细胞表面的糖蛋白的糖基。被普遍认识的三种主要血型抗原分别为 A、B 和 O 抗原。每一种抗原都是构成于同一个糖类的骨架之上。O 型个体只表达一个未经修饰的骨架，A 型则多表达一个外在的糖基，B 型多表达了另外一种糖基。控制不同血型抗原类型的基因，编码了对底物起到不同修饰作用的糖化酶。血型抗原不会发生 T 细胞免疫反应，只存在 B 细胞介导的抗原抗体反应，同血型器官移植是移植免疫的普遍原则。有时，这一原则也有例外。不是所有的器官移植都受血型抗体介导的排斥反应所影响，特别是肝脏移植，有时就跨越血型屏障来实施；其次，A 型抗原有两个亚型 A1 和 A2，O 型或 B 型的个体可能不会形成对 A2 决定基的抗体，有时可能跨越这一血型屏障进行移植；另外，在移植前通过血浆置换去除受体体内血型抗体的方法偶尔被采用来进行跨血型间的移植。

（刘岩峰）

第八节　免疫排斥反应

器官移植术后的排斥反应是导致移植物失功能的主要原因，根据排斥反应的发病机制、病理变化，以及临床表现各异，大致可分为两大类四种型，但这四型有一定的相互联系和重叠的可能。第一类常见于实体器官移植，即俗称宿主抗移植物反应（HVGR），第二类见于骨髓移植和细胞移植，称移植物抗宿主反应（GVHR）。

（刘岩峰）

第九节　免疫耐受

自 19 世纪 70 年代以来，移植物的长期存活率并没有显著提高，现在的免疫抑制方案对临床的急性排斥和慢性排斥反应的作用也是有限的。而且，抗移植排斥的免疫抑制药物具有广泛的免疫抑制作用，增加感染、恶性肿瘤和代谢失调甚至威胁到受体生命的不良反应发生等。因此，在不使用广谱免疫抑制药物的情况下获得稳定持久并且特异的免疫无反应状态一直是移植免疫研究的终极目标，也是临床移植的实际需要。

一、耐受的发现与定义

1945 年，美国动物学家 Owen 发现异卵双生的胎盘血管融合，血液交流而呈自然的联体共生。这两头小牛在出生和成年后，如互相进行皮肤移植，不发生排斥。这一发现为 Medawar 研究人工诱导免疫耐受的诱导提供了线索，他在 A 系小鼠的胚胎或新生期，注射大量的 CBA 系小鼠的脾淋巴细胞，经过这类方式处理的 A 系小鼠，可以不排斥移植的 CBA 系小鼠皮肤，而未处理的 A 系小鼠，则会正常排斥 CBA 系小鼠皮肤。这一实验证实免疫耐受可以后天获得，并指出这种获得性耐受可能是免疫系统成熟过程中因接触抗原而导致的特异性的免疫细胞克隆清除。Meciawar 与 Burnet 于 1957 年提出免疫细胞的克隆选择学说，确立了近代免疫学"自我–非自我识别"的经典理论基础。

免疫耐受传统上的定义是一种抗原特异性的无反应状态，也就是说终止免疫抑制治疗情况下供体特异性的持续无反应状态，但这种无反应状态并不影响受者对相关抗原的免疫应答效应。

因此，耐受是指对供体移植物耐受，而对来自第三者的移植物仍然保持排斥能力。虽然移植耐受的精确机制并没有被彻底阐明，但是现在已经知道移植耐受是一个多因素的过程，多种细胞参与其中，这些细胞参与耐受状态的诱导和维持。免疫耐受通常分为 B 细胞耐受和 T 细胞耐受。

二、中枢耐受

不成熟 T 细胞在胸腺发育过程中被清除所导致的耐受称作中枢耐受，而成熟 T 淋巴细胞在外周遇到自身抗原或外来抗原刺激后所形成的耐受称作外周免疫耐受。中枢耐受是指在淋巴细胞的发育过程中，通过在胸腺中克隆清除的方式而建立的一种耐受状态，是清除自身反应性细胞和建立自身耐受的主要机制。

中枢耐受的建立需要清除大量在胸腺中尚未发育成熟、具有潜在自身反应性的 T 细胞，这个清除过程被称为阴性选择。T 细胞受体（TCR）对自身抗原的亲和力在阳性选择中起主导作用，具有对自身 MHC 分子低亲和力 TCR 的 T 细胞允许发育成熟，这些 T 细胞对自身抗原表现为耐受，这一过程被称为阳性选择。经过胸腺内阳性和阴性选择，建立了自身 MHC 限制性、自身耐受的 T 细胞库。由于 TCR 基因的大量无意义重排，绝大部分（> 90%）的胸腺细胞在胸腺皮质区死亡，只有表达功能性 TCR 的胸腺细胞存活，并进入发育的下一阶段，进而表达 CD4 和 CD8 等辅助分子。然后胸腺细胞（胸腺内的双阳性胸腺细胞）获得与表达自身 MHC 分子并结合了自身抗原肽的抗原提呈细胞（APC）相互作用的能力，这种 MHC- 肽复合体被 TCR 识别。TCR 传导的信号是胸腺细胞发育选择的重要组分。

双阳性胸腺细胞对强 TCR 信号高度敏感，强烈的 TCR 刺激信号能够引起胸腺细胞凋亡。因此，具有潜在自身反应性的双阳性胸腺细胞，由于表达对自身 MHC- 抗原肽复合物具有高亲和力的 TCR，通过程序性细胞死亡或者凋亡被清除（即阴性选择），只有那些表达与 MHC- 自身抗原肽复合物具有低亲和力或者中等亲和力 TCR 的双阳性胸腺细胞免于程序性细胞死亡，进入进一步的分化与成熟过程（阳性选择），这些细胞占双阳性胸腺细胞 1% ~ 2% 的比例。胸腺内骨髓来源的 APC（如树突状细胞和巨噬细胞）和胸腺上皮细胞对胸腺内的选择过程非常重要。有人提出，骨髓来源的 APC 是介导阴性选择的主要细胞类型，而胸腺上皮细胞对阳性选择至关重要。然而，这种区分有时候是矛盾的。

经过阳性选择后，双阳性胸腺细胞进一步分化为 CD4 或 CD8 单阳性细胞；随后，CD4 或 CD8 单阳性细胞迁移到胸腺的髓质区，然后作为成熟的 T 细胞迁移到外周淋巴组织。表达在胸腺 APC 上的 MHC- Ⅰ类和Ⅱ类分子对 CD 和 CDT 细胞的成熟具有不同影响。CD1T 细胞的成熟需要胸腺 APC 上表达 MHC- Ⅱ类分子，而 CDT 细胞的成熟需要胸腺 APC 上表达 MHC- Ⅰ类分子。这种对 MHC- Ⅰ类分子和 MHC- Ⅱ类分子的严格要求，在 MHC- Ⅰ类或Ⅱ类分子基因敲除小鼠模型中得到证明。MHC- Ⅰ类或Ⅱ类分子缺陷的小鼠分别表现为 CD 和 CD4T 细胞在胸腺内发育受损。参与双阳性胸腺细胞阴性选择和阳性选择的确切生物化学信号仍然是一个谜。

泌尿外科手术精要与病例解析

目前只知道在凋亡之前双阳性胸腺细胞 CD4 和 CD8 分子的表达明显下调，而 CD5、CD69 和 IL-2R 的表达上调。体外条件下，强烈的 TCR 刺激信号能够启动双阳性胸腺细胞内一系列变化，包括蛋白酪氨酸激酶的活化、磷脂酰肌醇的水解、细胞内钙离子浓度的持续升高、蛋白激酶 C 的活化和各种转录因子的诱导。

很明显，胸腺细胞的凋亡需要转录活化和新蛋白的合成。虽然已知细胞内凋亡和抗凋亡蛋白的表达与 T 细胞的凋亡直接相关，如 Bcl-2、Bcl-x1、P53、nur77 和 caspase 等，但是这些分子的活化和调节及相关的下游事件仍然不清楚。有关中枢耐受的几个关键问题仍有待进一步研究。

尽管具有潜在自身反应性的 T 细胞克隆在胸腺发育过程中被大量清除，但并不是所有的自身反应性 T 细胞都被清除，通常会有一些自身反应性的 T 细胞逃逸到外周。通过免疫清除和骨髓重建策略建立的移植耐受动物中，其外周 T 细胞在体外实验中也具有抗供体的 CTL 反应。因此，这就需要一些外周机制来控制这些逃逸的具有细胞破坏潜能的 T 细胞克隆。

三、外周耐受

外周耐受是指不在胸腺选择条件下建立的一种耐受状态。外周耐受的建立常常涉及诱导成熟外周 T 细胞在抗原反应过程中质的变化。与外周耐受的诱导和维持有关的机制很难简单地分类。尽管最近在 T 细胞活化的分子和生化机制方面取得了长足进展，但是有关外周移植耐受的精确机制仍然不清楚。实际上，外周耐受并不是一个单一的过程，可能存在多种机制，这些机制的协同作用在外周耐受中至关重要。也有人认为，外周耐受的诱导和维持需要一系列不同但相互关联的机制。虽然在一个特定的模型中某一特殊机制可能起主要作用，但是，根据采用的实验体系和治疗方案的不同，不同的机制在耐受的整个诱导过程中可能发挥不同的作用。在许多情况下，成熟 T 细胞过度免疫活化后而凋亡，可导致或至少有利于抗原特异性耐受状态的形成。由凋亡引起的 T 细胞耐受是耐受形成的一个重要阶段，这已经在 MHC-Ⅰ类分子 Kb 转基因小鼠与 Kb 特异性 TCR 转基因小鼠杂交小鼠中得到证实。这种双转基因的小鼠肝脏表达非常低的 Kb 抗原，T 细胞特异性地对 Kb 抗原产生耐受，能够永久地接受 Kb 阳性的皮肤移植。在这种情况下，对 Kb 抗原耐受的 T 细胞 TCR 显著下调，但没有明显的 T 细胞清除；然而，那些对 Kb 抗原耐受的 T 细胞在体外实验中仍然对 Kb 抗原的刺激表现为明显的增生反应。若诱导这些转基因小鼠肝脏中高表达 Kb 抗原，将导致抗原特异性 T 细胞的彻底清除和完全耐受（包括体内和体外）。因此，对初次抗原攻击无反应性的 T 细胞在受到后续的高剂量抗原攻击或者更强的抗原刺激时，仍保持对清除信号的易感性。一般认为，若治疗

294

手段中不涉及系统的清除外周 T 淋巴细胞，T 细胞的 AICD 对于建立外周移植物耐受是必需的。有证据证实，在特定的环境下，活化的同种异基因反应 T 细胞的凋亡对诱导、维持和调节外周围种异基因移植耐受起重要作用。某些组织和器官，如角膜、睾丸、胰腺，某种程度上还包括肝脏，保持一种免疫豁免状态（即它们不被 MHC 不匹配的受体排斥）。有人认为，FasL 的表达能够激发侵入该组织的淋巴细胞凋亡，从而赋予这种免疫豁免状态。在小鼠眼角膜移植模型中也有类似的发现，浸润的宿主来源淋巴细胞的凋亡是移植物长期存活的主要机制。基因修饰表达 FasL 的同源成肌细胞与胰岛细胞共同移植时能够保护同种异基因的胰岛细胞免于排斥；与表达 FasL 的 Sertoli 细胞共移植，同种异基因的胰岛细胞也可以免于排斥。而且，在供体骨髓诱导的皮肤移植耐受模型中，骨髓细胞上表达功能性的 FasL 是细胞凋亡所必需的，通过凋亡清除自身反应性 T 细胞，建立移植耐受。

四、克隆无能

T 细胞克隆无能指的是一种非清除的状态，通常是可逆转的 T 细胞不反应状态。在缺失 CD28 共刺激信号的条件下，通过 TCR 交联或者用其他的 TCR 配体很容易在体外诱导克隆无能。以这种方式诱导产生的无能 T 细胞，在适宜的刺激条件下，受到抗原的再次刺激时产生 IL-2 的能力受到明显抑制。因此，不能产生和利用 IL-2 体外增生的细胞，包括 Th1、Tho 和 CD8 克隆，不能进入细胞周期，并成为增生无能细胞。这种无能状态可以通过在培养系统中提供外源性的 IL-2 得到逆转，尽管这种逆转不是即刻的，而且需要多个细胞分裂周期才能完全恢复功能。在体内，正常的 CDT 细胞也能够被诱导成为抗原特异性的无能 T 细胞。已经证实，体内注射耐受剂量的细菌超抗原、Mls-1a 和抗原肽，在不引起 T 细胞清除的情况下，能够诱导出持续的无能 T 细胞。在许多情况下，体内的无能 CDT 细胞对外源性的 IL-2 刺激具有抵抗性，这与无能 T 细胞克隆在体外实验中的行为明显不同。这种不同可能与这些 T 细胞克隆组成性表达高亲和力的 IL-2 受体有关。在体内被诱导无能的 CDT 细胞对其他细胞因子的增生反应也被阻断，包括 IL-12 依赖的反应。在体内无能化的 CDT 细胞和在体外无能化的 Th1 克隆，其 CD40L（CD154）的表达也明显缺陷。CD40L 表达在活化的 CDT 细胞上，能够为 T 细胞的活化传导关键的共刺激信号。CD40L 在无能 T 细胞上的表达缺陷可能有助于体内抗原特异性耐受的发展。在某些模型中，T 细胞无能已经被证明是同种异基因移植耐受的必需成分；然而，其可逆转的本质（至少在 T 细胞无能的某些形式）提示，T 细胞无能不可能是维持同种异基因移植外周耐受的强有力机制。

五、免疫偏离

抗原活化的 CD2T 细胞至少能够分化为数种不同的表型：Th1、Th2、Th17 和 Tregs 等表型。Th1 细胞产生 IL-2、IFN-γ 和 TNF-β，参与移植排斥反应；Th2 细胞分泌 IL-4、IL-5、IL-6 和 IL-10，参与 B 细胞产生抗体的过程；Th17 细胞产生大量 IL-17，进而诱导广泛的组织炎症反应。Th1 表型的分化需要由活化的单核巨噬细胞和树突状细胞产生的 IL-12 参与，而 Th2 表型的分化主要是 IL-4 依赖的，Th17 的分化需要 TGF-β 和 IL-6 的参与。除了分泌的细胞因子谱和效应功能不同，Th1、Th2 和 Th17 细胞表达的趋化因子和归巢受体也不同。其中，Th1 细胞表达 CXCR3，而 Th2 细胞选择性表达 CCR3 和 CCR4 趋化因子受体，因此，它们对不同的趋化因子产生反应。而且，Th1 细胞表达选择素 P 和 E 的功能性配体，主要在 Th1 型反应主导的炎症部位聚集，如被致敏的皮肤和炎症关节部位。Th2 细胞不表达选择素 P 和 E 的配体，主要在 Th2 型反应主导的过敏性炎症部位聚集。根据 Th1 和 Th2 分化模式及相互调节的特征，可以推测由 Th1 向 Th2 型免疫状态的漂移，对于某些由 Th1 型介导的免疫病理过程可能是有益的。在 T 细胞依赖的自身免疫模型中，由 Th1 向 Th2 型反应的漂移对改善免疫病理是明显有益的。在没有任何抗排斥治疗的情况下，移植排斥反应通常是与 Th1 型模式有关，在使用免疫抑制疗法的情况下，IL-4 缺陷的宿主能够永久地接受移植物移入。Th1 和 Th2 型免疫偏离对同种异基因免疫和自身免疫的不同影响可以由以下事实来解释，同种异基因移植免疫和自身免疫反应至少在以下两个方面表现截然不同。其一，宿主对 MHC 不匹配同种异基因移植物的免疫反应是由直接识别外来供体的 MHC 抗原（即直接抗原递呈）所诱导，而自身免疫以自身抗原与自身 MHC 分子组成复合体的间接递呈为特征。其二，MHC 不相容的同种异基因移植排斥反应比典型的自身免疫反应活化更多的 T 细胞克隆。也就是说，能够识别移植抗原的 T 细胞库容量相当大。这些因素有可能解释为什么 Th1 向 Th2 型免疫漂移可以减轻 T 细胞依赖的自身免疫，而不能减弱对 MHC 不匹配同种移植物的排斥反应，因为 T 细胞依赖的自身免疫主要是由少数的 T 细胞克隆引起的，而对 MHC 不匹配同种移植物的反应是多克隆 T 细胞依赖的反应。实际上，只有供体和受体的次要组织相容性抗原不匹配或者排斥反应依赖于抗原的间接递呈条件下，Th1 向 Th2 型免疫漂移才能够诱导移植免疫耐受。这表明在某些特定条件下，Th2 型细胞在调节同种异基因移植耐受过程中具有明确作用。

在同种异基因移植的外周耐受模型中，通过被动转输抑制性 T 细胞等手段能够诱导供体特异性的移植物耐受。在耐受模型中，发挥免疫抑制作用的 T 细胞常常出现在抗原刺激部位。最近，在许多移植模型中相继报道了同种异基因移植物耐受的"可传递性"和"连锁免疫抑制"。例如，采用非清除性的抗 CD4 和抗 CD8 单克隆抗体作为治疗手段，该方法很容易诱导小鼠对多个次要组织相容性抗原不匹配的皮肤移植物耐受，这种耐受状态能够通过细胞转输的方式传递给其他正常未经处理过的受体，使这些受体在不进行耐受性治疗的情况下也能够对供体皮肤移植物受。这种可传递的耐受主要依赖于 CDT 细胞，而且大部分表达 Foxp3，耐受 T 细胞的一个重要特征是它们能够将抗原特异性的效应 T 细胞募集到调节性 T 细胞库。这说明免疫系统具有产生调节性 T 细胞的潜力，这一点在 MHC 完全不匹配的同种异基因心脏移植模型中得到证实。在同种异基因心脏移植模型中，抗 CD4 和抗 CD8 单克隆抗体诱导的耐受状态能够转输到其他受体，而且耐受状态在此受体中相当稳定。显然，这种类型的耐受是一个具有自身延续性的过程。有趣的是，这些调节性的 CDT 细胞也能够将耐受状态传递给来自和耐受动物的杂交 F1 代动物的移植物，这种现象叫做"连锁免疫抑制"。显然，同种异基因移植物耐受传递性很强，能够自我维持，而且能够通过 CDT 细胞传递、抑制 CD 和 CDT 效应细胞的产生。还有，天然 CD1T 效应细胞识别同种异基因抗原后也变为耐受，获得了抑制进一步产生效应 T 细胞的能力。

最近，已经获得能够分泌不同于 Th1、Th2、Th3 细胞因子模式的 CDT 细胞克隆。这些 CDT 细胞克隆能够产生 TGF-β 和不同浓度的 IL-10，但不产生 IL-4，因此被命名为调节性 T 细胞。

六、获得临床耐受的策略

虽然对于如何获得真正的移植耐受还缺乏清晰的思路，但大多数移植学者认为建立经典的同种异基因免疫耐受是一个主动的、逐步的和高度调节的过程。排斥和耐受是一个动态平衡的概念，大多数耐受策略是寻找依靠其他来源的抗原，如造血干细胞；或者通过促进克隆清除、克隆无能的治疗方法来诱导耐受，如共刺激分子阻断。

通过多个阶段，获得稳定的外周移植免疫耐受，不同的阶段有不同的机制参与其中。在获得供体特异性耐受的移植物受体中，最终获得耐受的过程可分为以下三个相关的时期。

（一）耐受的诱导阶段

在这个阶段需要使用免疫抑制药物处理宿主，有多种方案可以诱导移植物长期存活，包括：

（1）注射靶向细胞表面分子的单克隆抗体，如抗 CD4、CD8、CD25、LFA-1 或 TCR 的单克隆抗体。

（2）阻断 T 细胞活化的共刺激分子通路。

（3）使用免疫抑制药物，如甾体激素、西罗莫司、环孢素等。

尽管单独或联合应用免疫抑制剂能够明显延长移植物的存活，但不同药物对获得真正的移植物耐受的影响明显不同。为了达到耐受状态，诱导效应细胞凋亡以减少反应 T 细胞的库容；某些效应性 Th1 细胞克隆的减少，使同种免疫反应通过调节方式得到控制，这似乎是诱导耐受的前提。因此，在耐受诱导阶段，细胞的清除过程有助于后续获得真正的移植耐受。通过注射细胞清除制剂或者促进 AICD 使 T 细胞凋亡，可能是诱导耐受治疗方案中一个关键成分；保持 T 细胞活化过程中 CTLAs-4 给予的抑制性信号，在诱导治疗耐受中也是必需的。诱导治疗也会促进免疫调节细胞的发育或者 T 细胞再活化过程中质的变化（如向 Th2 方向的免疫偏离）。免疫活化过程中，调节性 T 细胞的产生是一个主动过程，虽然持续的免疫抑制能够延长移植物的存活，但是广谱的持续性免疫抑制有可能会妨碍同种移植耐受的发生发展，因为这些方式通常阻断调节性 T 细胞的形成。

（二）免疫忽视阶段

随着治疗的终止，同种移植排斥被暂时抑制，宿主对移植物的反应进入免疫忽视阶段。耐受诱导的这个阶段通常不稳定，虽然抗供体的细胞病变反应被控制，但是强有力的耐受状态并没有稳固地建立；此时应用大剂量的外源性 T 细胞生长因子（如 IL-2）、用第二个供体特异性的移植物或者供体来源的 APC 再次刺激宿主，均能够引发出排斥反应。例如，在胰岛同种移植耐受模型中，在耐受诱导的早期阶段全身注射 IL-2 能够完全消除通过阻断共刺激诱导的耐受状态；但是，当耐受状态完全建立后，IL-2 对胰岛的同种移植耐受则没有影响。这种免疫忽视阶段的可逆性表明，T 细胞无能可能参与其中。因此，稳定无能状态、阻止旁路免疫活化或者组织来源的 T 细胞生长因子的活化（如 IL-7 和 IL-15），对于确保调节过程的发展是重要的，这也是最终走向稳定耐受的重要环节。

（三）耐受状态的维持阶段

这一阶段通常认为是达到真正的同种移植耐受，此时宿主虽然很容易排斥来自第三者供体的移植物，但是供体组织的刺激不再能够引发移植物排斥反应。维持稳定的同种移植耐受状态常常需要主动的免疫调节过程。某些模型中，在这一阶段将耐受宿主来源的 T 细胞过继转输给其他受者，可以使未经处理过的受体获得对同种移植物的耐受。因此，在外周围种移植耐受的维持阶段，免疫调节发挥重要的作用；同种抗原在移植受体中的持续存在是维持外周围种移植耐受的前提条件。若将初始同种移植物从耐受性宿主移出，受体对该移植物的耐受状态常常会消失，受体会重新获得排斥供体同种移植物的能力。与此类似，建立稳定的混合造血嵌合体，能够导致永久性的供体特异性同种移植物耐受；当供体骨髓来源的细胞被清除时，受体的耐受状态消失。因此，维持耐受状态的调节性 T 细胞可能需要同种移植抗原的持续存在。

（四）临床诱导免疫耐受的一般方案

1. 造血细胞诱导免疫耐受

有多种利用造血细胞作为诱导耐受抗原的方法，这些方法的区别在于抗原的作用不同，这些抗原或者促进活化的 T 细胞凋亡，或者影响胸腺或中枢淋巴库的发育（嵌合体）。这些方法均涉及造血细胞的输注，它们经常被混淆，但辅助治疗的作用和概念显著不同。通常，在缺乏足够的黏附分子、细胞因子或共刺激信号时，T 细胞活化会导致 T 细胞凋亡。理论上，这可用来选择性清除同种异体反应性 T 细胞而不影响其他特异性 T 细胞；这也与将移植物作为致耐受抗原的观点有关。这是一种外周（非胸腺依赖）的机制。这样，利用造血细胞，可以通过刺激、清除特异性效应细胞反应，使移植物免受免疫攻击。用造血细胞作为一种替代抗原来诱导免疫耐受与骨髓移植不同。目的是使植入细胞永久性地成为宿主中枢淋巴器官的一部分，进而形成稳定的嵌合体来诱导对移植物的耐受。造血细胞移植和建立嵌合体主要是通过中枢耐受来诱导耐受。理想地看，完全的嵌合体提供了同种异体移植物耐受的最佳条件，来自肾脏供体骨髓的成功替换，确保了受体对植入肾脏的耐受，这种耐受一般来说非常稳定持久。然而，利用骨髓移植的手段来诱导耐受也有其局限性，超过了标准免疫抑制方案，使得这一理想只能在少数案例中获得成功。为了取得与骨髓移植相同的效果，降低发病率，研究人员发展了混合嵌合体。在混合嵌合体中，受体骨髓被大量保留，但通过修饰达到受体和供体的造血成分共存。通过避免供体骨髓排斥，转输的造血细胞最终定居在受体胸腺和骨髓，以利于中枢机制清除供体反应性 T、B 淋巴细胞。这种方法的优势在于毒性低，保留了受体免疫力，降低了移植物抗宿主病的风险。但是，该方法依赖于早期严格的处理，包括 T 淋巴细胞清除、瞬时维持免疫抑制、胸腺或全淋巴组织照射，以防止骨髓排斥。但混合嵌合体一旦形成，将对 T 淋巴细胞库的发育产生持续影响，似乎比外周通过诱导 T 细胞凋亡而形成的耐受要稳定持久得多。目前，对混合嵌合体已进行了广泛研究，在实验动物中证明这是取得持久耐受的一种手段。应用混合嵌合体技术最初获得临床肾脏移植成功的案例由 Strober 报道，他采用了全淋巴组织照射法；该方法最近在已成功进行骨髓替换的多发性骨髓瘤患者中进行肾脏移植也取得成功。需要指出的是，后类病例中骨髓供体与受体的 HLA 配型是完全一致的。在供受体 HLA 配型部分匹配的患者中的临床前期研究正在进行当中，并取得了乐观的初步结果。混合嵌合体看来是获得耐受的一种有希望的方法，但操作却相当复杂。小动物模型的耐受依赖于大嵌合体持续存在，与之不同，在 HLA 不匹配的灵长目动物中，短暂的嵌合体已足够诱导某些患者产生耐受。因此，临床耐受机制在某些方面不同于实验动物。

利用造血细胞成分预防排斥最直接的方法包括使用随机或供体特异性血液转输。业已清楚，受体血液转输在某种程度上能提高同种移植物的存活。与之相似，供体骨髓转输也能造成混合淋巴细胞无反应性，提高同种异体移植物的存活，伴有持续进行的免疫抑制。尽管这些方法还没有产生临床耐受，但在试验动物研究中，其优异的作用已得到确认。

有意思的是，在环孢素时代，供体血液转输（DST）的临床效果重复性差。这可能是由于钙通道抑制剂的效果掩盖了 DST 的作用，但也可能反映了环孢素对 AICD 的抑制作用。人们在没有钙通道抑制剂的治疗方案中，重新对利用非供体抗原的方法感兴趣。

供体抗原转输和来自移植器官本身的抗原与微嵌合体 – 居住于造血岛外的痕迹量供体细胞（小于 1% 循环细胞）相关。严格地说，每个移植受体都是一个嵌合体，但微嵌合体被认为是许多试验研究中的特定环境。从临床角度来看，目前只有一项研究表明微嵌合体与耐受有关。总的来说，微嵌合体似乎是移植受体的一个特征，而不是能预示免疫耐受的一个机制。

2. 淋巴细胞清除

所有的耐受策略都有一个共同目的，就是控制同种异体特异性 T 细胞前体的频率或者说库容量。1% ~ 10% 的外周 T 细胞能识别同种异体抗原，远远高于识别任何已知微量抗原的 T 细胞的频率。用单克隆和多克隆抗体清除淋巴细胞，是减少同种异体反应 T 细胞前体频率的策略，是为了通过外周机制减轻移植组织损伤的风险；这些抗体已被用于急性排斥反应的预防性和拯救性治疗。除了非特异性外，多克隆抗体清除是非均一性的，例如，效应记忆性细胞相对具有抵抗清除抗体的能力。另外，清除后剩余的 T 细胞经历稳态增生，这已被视作诱导耐受发展的障碍。因此，单独使用强有力的清除策略不是诱导耐受的可靠手段，而常被认为是其他综合方法的一个组成部分。然而，在许多患者中，外周淋巴细胞的清除的确有助于维持免疫抑制，达到"趋于"或"几乎"耐受状态。

3. 共刺激通路的阻断

大量的实验证据表明，共刺激阻断有利于耐受的诱导。共刺激阻断基于以下原理：特异性免疫反应需要双信号以获得最佳的活化，在缺乏适当的共刺激信号时，抗原刺激将诱导活化 T 细胞的凋亡或无能。这样，用抗原刺激同时阻断共刺激分子，能清除抗原特异性的 T 细胞。在临床前期模型中，在与外周抗原接触（移植物自身抗原或转输造血细胞）的过程中，共刺激阻断有利于促耐受机制的形成。此外，共刺激通路的阻断也常被用作促使嵌合体形成的手段。

尽管已鉴定并测试了许多共刺激分子，但目前临床上仅 CD28 分子被作为治疗靶点。

CD28 是研究得最广泛的共刺激分子受体，抑制 CD28 能介导经典的共刺激阻断效应。有两种阻断 CD28 的融合蛋白阿巴西普和白纳西普，它们能结合到 CD28 的配体 B7 分子（CD80 和 CD86）上。尽管这两种药物的前景很好，但都还没有在临床耐受方案中测试，只是作为免疫抑制方案中的成员。最近公布的一项随机临床研究中，Belatacept 作为一种免疫抑制药物用于肾脏移植并获得了良好效果。尽管该研究的目的是比较 Belatacept 和环孢素预防排斥的效果，而非诱导耐受，但这项早期研究提示，共刺激通路的阻断可能在未来的耐受策略中起重要作用。

4. 胸腺操纵

胸腺通过阳性和阴性选择在塑造 T 细胞库方面起重要作用。胸腺移植已在 DiGeorge 综合征患儿中实施，并成功恢复了免疫力，塑造了 T 细胞库。在大鼠中，T 细胞在含有同种异体抗原（供体胰岛细胞、骨髓细胞）的胸腺微环境中发育成熟后可获得选择性免疫无反应性。其他研究表明，在胸腺中注射供体抗原后也发现同样现象。在实验动物中有多种不同的方法进行胸腺移植来诱导耐受，例如，非血管化的同种异基因组织、复合型器官（胸腺肾脏）或作为血管化的胸腺叶移植。甚至在实验动物中，成年胸腺也能诱导移植耐受。这些依赖胸腺来诱导耐受的策略仍然处在临床前阶段，但 DiGeorge 综合征患儿的临床实践展现了希望的曙光。

七、移植耐受展望

器官移植已取得令人瞩目的巨大成就，除了外科技术的日臻提高外，免疫学技术的突破和更为安全有效的免疫抑制剂的不断推出、应用发挥了重要作用。进入 21 世纪后，免疫抑制剂将从单一的免疫抑制逐步朝"免疫修饰""免疫调节""免疫移植耐受"的方向发展，既高效，又安全；既能防治急性排斥反应，又能防治慢性排斥反应，以及减轻缺血再灌注损伤；并可减少免疫抑制剂的长期不良反应，促进移植器官的长期存活。当越来越多的药物加入到免疫抑制剂行列的时候，对它们的疗效配伍性进行仔细分析无疑有助于设计更好的免疫抑制方案，进而促进建立真正的同种移植物耐受状态。目前已有许多免疫学检测方法用于临床监测移植后的免疫反应，如抗体效价测定、细胞因子谱分析、混合淋巴细胞反应、蛋白质组、流式技术等。检测抗原特异性 T 细胞反应（混合淋巴细胞反应、有限稀释）、同种异体反应、T 细胞前体频率的实验等，这些方法尽管可以检测免疫抑制过程，但不能预测耐受的进展，对指导停服免疫抑制药物也无帮助。特异性免疫耐受有关的方法仍限于实验研究。所以借助现代免疫理论的进步、免疫学和分子生物学等高端技术的突破，诱导供体抗原特异性的免疫耐受，减少甚至脱离术后终身非特异性免疫抑制治疗，达到移植物长期存活，是移植免疫研究的终极目的。此外，从供体器官的角度上，移植免疫也是可以有所作为的，比如通过改变供体的抗原性，如嵌合体、细胞清除、共刺激阻断等方法使排斥反应减少或消除，甚至用于异种移植，解决同种供体匮缺的难题。随着上述基础免疫、基础生物学、信息科学和技术的突飞猛进，我们期待，在可以预见的将来解决移植耐受、慢排防治、异体供器官等难题。

（刘岩峰）

第十二章 病例解析

病例 1 肾上腺腺瘤

一、病历摘要

姓名：魏×× 性别：女 年龄：38 岁

主诉：发现左侧肾上腺占位 3 周。

现病史：患者 3 周前因行腰椎手术查 CT 发现左肾上腺低密度结节（大小 27 mm×25 mm），遂于我院内分泌科就诊，查肾上腺 CT 增强、电解质、高血压五项等，发现钾（K）3.24 mmol/L，高血压五项（立位）：醛固酮/肾素活性比值（ARR）55.87 Ratio↑，肾素活性（PRA）1.21 ng/（mL·hr）↓，醛固酮（ALD）675.97 pg/mL↑。

2021-10-07 高血压五项（卧位）：醛固酮（ALD）946.93 pg/mL↑，醛固酮/肾素活性比值（ARR）101.82 Ratio↑。CT 见左侧肾上腺见大小约为 30 mm×26 mm 类圆形结节。治疗上予补钾、降压治疗后，转我科，以"①左侧肾上腺腺瘤：醛固酮瘤？②醛固酮增多症；③继发性高血压"收入我科。自发病以来，患者精神、睡眠、食欲可，大便正常，夜尿 1～2 次/晚。

既往史：患者 5 年前曾于外院行宫外孕手术，1 月前行腰椎手术。有高血压病史 1 年余，规律服用降压药物，目前服用盐酸拉贝洛尔片（基）100 mg，po，qd，血压控制可。否认肝炎、结核等传染病史，否认外伤、输血史，否认食物、药物过敏史。预防接种史不详。

月经史：患者女性，15 岁初潮，4～6 d/28～30 d，末次月经 2021-09-27。月经周期规律，平素无痛经，经量适中，无血块、无白带、无异味。无阴道异常流血、流液。

婚育史：已婚，已育 1 女，体健，配偶体健，家庭关系和睦。

家族史：父母健在，否认有家族遗传性、免疫性、精神性疾病。

二、查体

专科检查：双肾区无叩击痛，双侧肾脏均未触及。双侧输尿管无明显压痛，未触及肿块。耻骨上膀胱区无充盈，无压痛。

辅助检查：

肾上腺CT增强+三维重建：左侧肾上腺见类圆形结节，增强后动脉期CT值约为21 HU，门脉期CT值约为43 HU，延迟期CT值约为20 HU，边界清楚，大小约为30 mm×26 mm。双侧肾上腺与周围结构分界清楚。腹膜后淋巴结未见肿大。未见腹水征，请结合临床。

24 h尿钾79.956 mmol/24 h，尿钾44.42 mmol/L。

高血压五项（立位）：醛固酮/肾素活性比值（ARR）55.87 Ratio↑，肾素活性（PRA）1.21 ng/（mL·h）↓，醛固酮（ALD）675.97 pg/mL↑。

高血压五项（卧位）：醛固酮（ALD）946.93 pg/mL↑，醛固酮/肾素活性比值（ARR）101.82 Ratio↑。

术前CT见图12-1。

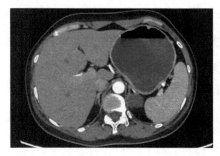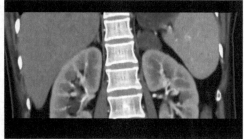

图12-1　术前CT

三、诊断

左侧肾上腺醛固酮瘤；原发性醛固酮增多症；继发性高血压。

四、诊疗经过

完善检查、积极备术，行经腹腹腔镜下左侧肾上腺切除术。

手术经过：

1．麻醉及体位

麻醉成功后，患者取左侧卧位，妥善固定。常规术野消毒、铺巾。

2．套管置入、腹腔操作间隙的建立

在左侧腹直肌外侧缘平脐水平做一 10 mm 切口，使用可视 Trocar 经切口置入 10 mm 套管，置入腹腔镜；在左侧腹直肌外侧缘旁开 1 cm 肋缘下 2 cm 处做一 12 mm 切口，直视下置入 12 mm 套管；于左腋前线上脐水平 3 cm 处做一 12 mm 切口，直视下入 12 mm 套管，见左侧网膜及部分肠管与腹壁粘连，用超声刀小心分离粘连部分。

3．显露肾上腺

沿结肠外侧结肠旁沟切开后腹膜，上至横结肠上方结肠脾区，下至乙状结肠，将结肠向中线推移。继续向上打开腹膜，至脾外侧，游离脾肾之间组织，超声刀锐性分离 Gerota 筋膜与胰腺间的间隙，显露左侧肾上腺，暴露并游离左肾静脉，沿左肾静脉上缘寻找并充分游离左肾上腺中央静脉。

4．切除肾上腺

在左肾上腺中央静脉处用 3 个 Hem-o-lock 夹闭，靠近肾上腺处将血管剪断，近心端保留 2 个 Hem-o-lock 夹，用超声刀进行游离肾上腺的内侧缘，游离内侧缘后将覆盖在肾上腺表面的肾周脂肪提起，使用超声刀锐性分离左肾上腺与腰大肌之间连接部，游离后即将整个肾上腺切除。创面确切止血。

5．标本的取出

在腹腔镜下将切除的肾上腺置入标本袋中。降低气腹压力至 5 mmHg，再次确认创面无渗血。退出套管，并从左侧腹直肌外侧缘旁开 1 cm 肋缘下 2 cm 处切口将装有肾上腺的标本袋取出。最后缝合各切口。

手术后病检见图 12-2。

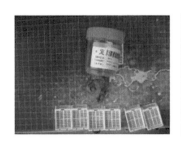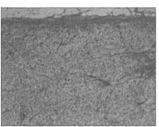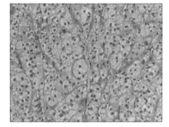

图 12-2　术后病检

五、出院情况

患者未诉特殊不适，切口愈合佳。术后半年复查 CT 结果见图 12-3。

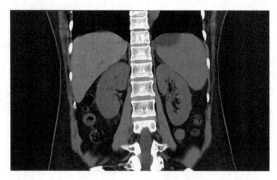

图12-3　术后半年复查

六、讨论

肾上腺位置较深，周围毗邻肝、脾、胰、十二指肠、腔静脉等脏器，解剖关系非常复杂，好在周围有一些层面可以较好地分离这些重要脏器，传统的开放手术切口很大，需要离断较多的肌肉和神经，对劳动力影响比较大，而腹腔镜手术对这种深部脏器的处理有先天的优势，目前腹腔镜已经成为肾上腺手术的标准术式。

腹腔镜肾上腺手术有经腹腔和经腹膜后两种入路。经腹膜后入路优点是对腹腔脏器的骚扰少，术后恢复更快；缺点是解剖标志不明显，分离的时候容易挤压腺体引起血压变化。经腹入路的优点是解剖标志明显，速度快，可以优先控制中央静脉，减少术中激素水平波动，对肾上腺髓质肿瘤尤为适用；缺点是对腹腔有一定干扰。

该例患者采用经腹途径，术后次日即下床活动，术后恢复好，效果满意。

（王　锐）

病例2　肾上腺嗜铬细胞瘤

一、病历摘要

姓名：雷××　性别：女　年龄：27岁

主诉：体检发现右肝肾交界区占位5月余。

现病史：患者约于2015年11月于××体检中心体检，超声提示右肝肾交界区域占位、右肾占位肾上腺占位待查，大小约为57 mm×42 mm，无明显腰腹部疼痛，无发热，无明显尿频、尿急，偶有尿痛，未见明显肉眼血尿，为进一步治疗，门诊拟"右肝肾交界占位"收入我科。

发病以来，无腹痛、腹泻，无胸痛心悸，精神可，食欲睡眠可，小便症状如前述，大便正常，近期体重无明显减轻。既往史：既往体健。否认高血压、心脏病、糖尿病病史，否认传染病史，否认输血史，否认外伤及其他手术史，否认已知食物、已知药物过敏史。2016-04-21 本院泌尿系统超声提示：右肾上极、右肾上腺占位，性质待查。

二、查体

辅助检查：4 月 27 日增强 CT 提示右侧肾上腺区占位，肾上腺嗜铬细胞瘤？大小约为 44 mm × 56 mm × 58 mm，边界清，其内密度不均并可见细小点状钙化灶，增强扫描呈明显不均强化，延迟扫描可见对比剂向内填充；左侧肾上腺、双肾形态、大小及密度未见明显异常，增强扫描未见明显异常强化。

三、诊断

右肝肾交界占位：性质待定。

诊断依据：体检影像学检查发现。

诊断分析：目前患者右肾占位还是右侧肾上腺占位仍无法明确，建议行腹部增强 CT 检查以便进一步定位。

四、诊疗经过

请内分泌科会诊后转入内分泌科定性检查。转入后查血皮质醇节律：8 时皮质醇 465.32 nmol/L，16 时皮质醇 198.25 nmol/L，0 时皮质醇 63.71 nmol/L。PTH、同步血钙、性激素、甲功、空腹胰岛素、大便常规未见明显异常。小剂量地塞米松抑制试验提示皮质醇可被抑制。甲状腺 B 超：甲状腺未见异常声像，两侧颈部大血管旁未见肿大淋巴结。尿香草杏仁酸正常，高血压相关因素、降钙素正常，血甲氧基肾上腺素结果为 MN 441 pg/mL（正常范围为 14 ~ 90 pg/mL）、甲氧基去甲肾上腺素水平 NMN 610 pg/mL（正常范围为 19 ~ 121 pg/mL），高于正常值上限 6 倍；考虑静止型嗜铬细胞瘤可能性大，予加用 α 受体阻滞剂、扩容进行术前准备后转入我泌尿外科。

转入后继续做 α 受体阻滞剂封闭受体＋充分术前扩容等准备，达到扩容充分标准后（①体重增加；②红细胞比容大于 40%；③轻微鼻塞等），于 2016-05-26 行腹腔镜下右肾上腺肿瘤切除术。术程顺利，术中出血约 100 mL，术中患者收缩血压波动在 130 ~ 180 mmHg，术后收缩压为 80 ~ 90 mmHg，未输血，术后患者转入 ICU 病房。监测 1 d 后转回我泌尿外科。

五、出院情况

转入后予以对症支持治疗，监测生命体征平稳，病情恢复良好后出院。病理回报：肾上腺髓质细胞肿瘤，符合嗜铬细胞瘤诊断。

六、讨论

嗜铬细胞瘤是指起源于肾上腺髓质嗜铬细胞产生儿茶酚胺的肿瘤。嗜铬细胞瘤在临床上常引起高血压，若不及时诊断，贻误治疗，可造成严重的心、脑、肾血管损害，甚至死亡，故应引起临床高度重视。嗜铬细胞瘤的诊断首先依赖临床表现。其临床表现主要取决于儿茶酚胺的分泌类型、释放模式，以及个体对儿茶酚胺的敏感性。但由于受各种难以控制的个体敏感性下调及肾素血管紧张素系统受抑制导致血容量不足素影响，嗜铬细胞瘤的诊断符合率仅为70%。部分患者甚至表现为直立性低血压，而不伴有高血压。目前国际上推荐使用血、尿肾上腺素类似物（MNs）主要包括甲氧基肾上腺素（MN）和甲氧基去甲肾上腺素（NMN）作为嗜铬细胞瘤诊断。敏感性为97%～99%，特异性为93%～98%。

该病例属于症状不典型的静止型嗜铬细胞瘤，从未出现过头痛、心悸、大汗等症状，血尿儿茶酚胺水平均正常。最终通过血甲氧基肾上腺素（MN）和甲氧基去甲肾上腺素（NMN）水平测定得以明确诊断。手术切除是治疗嗜铬细胞瘤的首选治疗方法。而本病例成功的关键不仅取决于手术医师的技术，更关键的是取决于临床相关科室的协作，包括内分泌科、麻醉科、ICU等。

（刘岩峰）

病例 3　肾细胞癌

一、病历摘要

姓名：于×× 性别：男 年龄：43岁

主诉：发现血压升高4年余，泡沫尿半年。

现病史：患者4年余前因"上感"后查血压升高，最高达180/110 mmHg，无头晕、头痛，于我院心内科住院治疗，诊断"高血压病3级（高危组）"，出院后予"硝苯地平控释片、培哚普利吲达帕胺、美托洛尔缓释片"，其后自行停药。目前口服"硝苯地平缓释片Ⅱ，1片，qd"，未规律监测血压。半年前患者发现泡沫尿，无尿频、尿急、尿痛及肉眼血尿，无颜面部及双下肢浮肿，未予处理。1月前体检查尿常规示尿蛋白3+、尿隐血2+。现为进一步诊治门诊拟"蛋白尿查因"收入我院肾内科。

既往史：既往3年前我院心内科住院诊断"①高血压病3级（高危组）；②高尿酸血症；③高三酰甘油血症；④中度脂肪肝"。

二、查体

2018-05-14 × × 医院体检报告：尿常规：尿蛋白 3+、尿隐血 2+。肾功能：肌酐 109 μmol/L。胸片：心肺膈未见明显异常。泌尿系统彩超示：左肾实质稍低回声团，考虑占位性病变，大小约为 21 mm×18 mm。

三、诊断

慢性肾炎综合征（高血压肾病）；高血压 3 级（很高危组）；轻度脂肪肝；左肾占位性质待定。

诊断依据：发现血压升高 4 年余，泡沫尿半年，尿常规提示尿蛋白 +++；高血压病史 4 年，最高达 180/110 mmHg；本院超声提示左肾实质稍低回声团，考虑占位性病变，大小约为 21 mm×18 mm。

四、诊疗经过

入院后完善相关辅助检查（2018-06-13）。血常规：白细胞计数 $6.57×10^9$/L，血红蛋白浓度 178.00 g/L ↑，糖化血红蛋白 5.6%。尿常规：比重 1.01，蛋白质 1.00 g/L ↑，红细胞 3 ~ 5/HP。肾小球、肾小管蛋白：尿微量白蛋白 819 mg/L ↑，尿微量白蛋白 / 尿肌酐 1 281.10 mg/g ↑。血生化：钾 3.55 mmol/L，血肌酐 94 μmol/L，总胆固醇 6.07 mmol/L，低密度脂蛋白 4.20 mmol/L ↑。甲功三项、甲胎蛋白、癌胚抗原未见明显异常。

完善泌尿系统增强 CT 提示：左肾下极后侧突出肾轮廓外可见一枚类圆形稍低密度影，大小约为 17 mm×16 mm，边界清楚，未见明显脂肪密度影，CT 值平扫约为 26 HU，增强扫描动脉期中度强化，CT 值约为 51 HU，考虑左肾肾细胞癌待排。请我泌尿外科会诊建议进一步转科治疗。于 2018-06-26 送手术室在插管全身麻醉下行腹腔镜下"零缺血"左肾部分切除术，术程顺利；病理回报透明细胞性肾细胞癌，Fuhrman 分级：Ⅱ级。

五、出院情况

术后无并发症发生，5 d 左右出院。嘱定期肾内科及泌尿外科复诊。第 1 次复诊时间为术后 3 个月左右。

六、讨论

随着泌尿系统影像学检查的普遍应用，肾脏小肿瘤的检出率逐年增加。小肾癌肿瘤直径一般 ≤ 4 cm（T_{1a}），其中大多数为肾细胞癌，其治疗方法及原则与 ≥ 4 cm 的肿瘤有所不同，现有的治疗方法差异很大，有积极观察、肾部分切除、消融治疗、超声高能聚焦、微波热疗及根治性肾切除等。肾部分切除治疗局限性小肾癌疗效确切，手术效果与根治性肾癌根治术相当，同时能最大限度地保留患肾功能，降低肾功能不良的风险。肾部分切除关键在于肿瘤的切除、肾脏的热缺血时间控制和切除后创面的止血及集合系统关闭三大技术。因此，如何缩短缺血时间、减少肾脏热缺血损伤是目前临床医师所关注的问题之一。肾部分切除减少术中出血方法主要指肾蒂血管阻断术，包括肾蒂血管全阻断及肾段动脉阻断等。肾蒂血管全阻断是目前使用较为广泛的技术，优点是完全阻断肾脏血供，术中出血少，视野较为清晰；不足之处是肾实质完全缺血，存在肾缺血及再灌注损伤，同时要求术者在较短的时间内完成肿瘤的切除及创面止血及缝合工作，手术难度较高。国内外学者也在此基础上进行术式的改进，如早期选择性夹闭或不夹闭肾动脉、肾段动脉阻断技术、肿瘤血管选栓塞技术及术中低血压麻醉等。国外学者于2011年首次报道"零缺血"技术即为阻断肾脏肿瘤相关肾动脉分支行腹腔镜下肾部分切除术，取得良好结果。我科近2年也在逐渐尝试该手术，有限病例里也取得了良好的效果。

本肾癌病例有严重的肾病病史，在解决肾癌病变的前提下，最大程度保护了肾功能，达到了"零缺血"，术后无并发症，深感欣慰。有限的经验是：手术视野虽不及肾动脉阻断清晰，但对于完整切除肿瘤、避免损伤集合系统等完全够用。总之，腹腔镜下"零缺血"肾部分切除术在适应证范围内具有创伤小、恢复快，且具有开放手术相同的效果。随着技术及经验的不断增加，手术的适应证也在不断地拓展，但远期效果需要更多的循证医学来支持。

（刘岩峰）

病例 4　肾癌根治术

一、病历摘要

姓名：×××　性别：女　年龄：53 岁

过敏史：无。

主诉：体检发现右肾占位 7 d。

现病史：7 d 前于当地医院体检时发现右肾占位，无血尿、脓尿、发热、头晕、腹痛等症状。4 d 前于当地医院查 CT 示：①右肾肿瘤侵犯右侧肾盂；②右侧肾盂轻度积水扩张。

1 d 前于 ×× 医院查彩超示：右肾实质性包块。今为求进一步诊治，来我院就诊，门诊检查后以"肾占位性病变"为诊断收入我科。入院以来，患者神志清，精神可，饮食睡眠可，大小便正常，体重无明显变化。

二、查体

体格检查：心肺及全身查体无特殊。

专科查体：无特殊。

辅助检查：血管内皮生长因子检测 327.1 pg/mL，余生化等各检查未见异常。

影像检查：

US 检查报告提示：双肾大小形态正常，包膜光滑，实质回声欠均匀，右肾下极可见不均质稍高回声团，范围 69 mm×58 mm×43 mm，边界尚清，CDFI 可见环状血流信号。右肾肾盏局限性分离，范围 16 mm×13 mm。左肾集合系统无分离，血流灌注正常。双侧输尿管无明显扩张。膀胱充盈可，内为液性暗区，壁毛糙。影像诊断：右肾下极实性占位，右肾肾盏局限性积液。

超声检查：右肾下级实性占位，右肾肾盏局限性积液。

CT 检查报告提示：胸廓对称，右肺上叶（Im16）见微小较淡小结节，直径约为 4 mm。左肺上叶及右肺中叶见淡片状密度增高影，透亮度不均。两肺内无明显异常强化影。气管、支气管通畅，心影不大，纵隔内未见明显肿大淋巴结影 . 双侧胸腔无明显积液，胸膜不厚。右肾体积增大，右肾中下极见较大团块状不均质软组织影，动脉期明显不均匀强化，静脉期及延迟期呼量化程度降低，可见包膜，大小约为 5.8 cm×6.8 cm×5.6 cm（上下径 × 左右径 × 前后径）。左侧肾上腺外侧肢结节样增相，大小约为 1.32 cm×1.3 cm，增强后呈强化，边界尚清。左肾及右侧肾上腺无明显异常改变。肝脏、胆囊、胰腺及脾脏大小形态可，其内无明显异常改变。膀胱充盈可，壁不厚。子宫形态不整，子宫前壁见结节状等密度影，增强后呈中度强化，直径约为 2.6 cm，盆腔内见少量液性低密度影。腹膜后及盆腔无明显肿大淋巴结影。右肾动脉为双支供血，其中一支纤细，双肾动脉起源正常，管壁光滑，无明显斑块形成，管腔无明显狭窄。右肾动脉主要供血动脉分支为肿块供血，血供丰富。诊断结果：①右肾占位性病变，考虑透明细胞 Ca，并侵犯右侧肾盂，请结合临床；②右肾动脉为双支供血，其中一支纤细，肿块供血血管为较粗大肾动脉分支血管，肿块内血供丰富，左肾动脉无明显异常改变；③左侧肾上腺实性结节，请结合临床；④子宫肌瘤，盆腔少量积液；⑤右肺上叶微小结节，建议动态观察；⑥左肺上叶及右肺中叶轻度炎性改变，两肺肺气肿可能。

64 层 CT 右肾占位性病变，考虑透明细胞癌，并侵犯右侧肾盂，右肾动脉为双支血供，肿块内血供丰富；左侧肾上腺实性结节。相关检查见图 12-4。

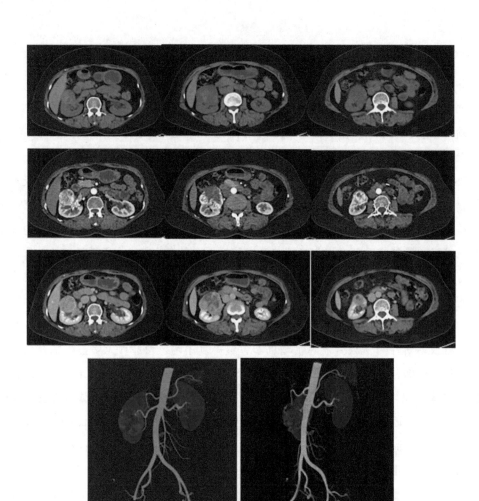

图 12-4　相关检查

三、诊断

初步诊断：右肾实性占位（$T_{2b}N_xM_x$ 肿瘤）。

鉴别诊断：

1. 肾盂肿瘤

可有腹痛、血尿，尿中可见血条或血块。CT、MRI 等影像检查可见肿物起源、发生于肾盂或肾盏内，静脉期或排泄期可见轻度强化。

2. 肾囊肿

彩超可见液性暗区，多无血尿症状。

3. 重复肾

多合并有上位肾积水，可合并有肾脏畸形，多无血尿症状。

该患者无上述症状体征，超声、SCT 等相关影像检查亦不支持上述鉴别诊断。

最终诊断：右肾透明细胞癌（$T_{2b}N_0M_0$）。

四、诊疗经过

1. 完善术前检查

左侧肾上腺占位性质待定，可暂时保守观察，右肾考虑恶性肿瘤，保守治疗无效，术前检查无明显手术禁忌证，与家属充分沟通后，于 2021-05-26 于全身麻醉下行"腹腔镜下肾病损切除术"，术中情况详见手术记录单。

2. 手术记录

手术前诊断：①肾占位性病变；②高血压；③肾上腺肿物。

拟施手术：腹腔镜下肾根治性切除术（右侧）。

手术后诊断：①肾占位性病变；②高血压；③肾上腺肿物。

已施手术：腹腔镜下肾根治性切除术（右侧）。

送检标本：右肾占位。

手术经过：患者麻醉成功后，取左侧卧位，垫高腰部，腋下垫枕，术区常规消毒铺巾。取右肋缘下腋后线切口 2 cm，钝性分开腹膜后间隙，置入自制气囊注气 500 mL，建立腹膜后操作间隙。在手指引导下分别于右肋缘下腋前线和腋中线髂嵴上 2 cm 处行 1 cm 皮肤切口，分别置入 12 mm 和 10 mm Trocar，接气腹机，气压 12 mmHg。腹腔镜探查未见腹膜及脏器损伤。腹腔镜直视下清除第 12 肋尖平面以下的腹膜外脂肪。沿腰肌外缘应用超声刀纵行切开腰肌筋膜进入腰肌前间隙，向上分离至膈肌。松解肾脂肪囊外粘连暴露右肾，隐约可见右肾外侧有一大小约为 6 cm×7 cm 肿物凸起于肾脏表面，分离肾门，可见两根肾动脉，前侧游离出肾静脉。充分游离后分别用 Hem-o-lock 夹闭并离断肾动、静脉。术中右肾静脉根部回流支静脉撕裂、渗血，予以 4-0 血管缝线缝合。超声刀继续钝性 + 锐性游离肾周，输尿管向下游离至髂窝处，上极保留右侧肾上腺，Hem-o-lock 夹闭并离断输尿管，完整切除术标本。创面彻底止血，肾窝放置引流管一根，退镜，逐层缝合切口，术毕。术中图片见图 12-5。

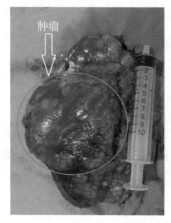
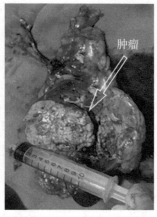

图 12-5　术中图

手术顺利，麻醉满意，术中出血少，未输血。病理组织交家属查看后送常规病理，患者麻醉清醒后安返病房。相关病理结果见图 12-6、图 12-7。

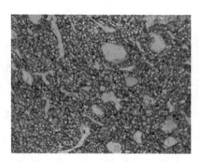
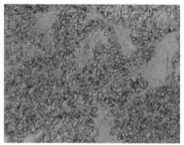

图 12-6　病理结果

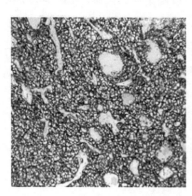
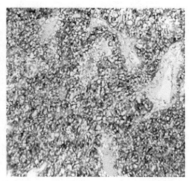

图 12-7　免疫组化检查结果

病理结果显示：肾组织一具大小 11 cm×7 cm×5 cm，切开见一卵圆形肿块直径 5.5 cm，切面灰黄色，挤压肾盂，上附输尿管一段长 12 cm，管径 0.3 cm，上附脂肪囊。另见脂肪组织一块 11 cm×7 cm。

五、出院情况

病情稳定，切口愈合良好，未诉特殊不适，术后病理报告：（右肾）透明细胞癌，Barman 核分级 Ⅱ 级，侵犯肾被膜未穿透，为侵犯肾盂及脂肪囊，输尿管起始部及断端、血管未见癌细胞累及。准许出院。

六、讨论

肾细胞癌（renal cell carcinoma，RCC）常称为肾癌，是泌尿系统最常见的恶性肿瘤之一，约占全部恶性肿瘤的 3%，占肾脏恶性肿瘤的 85% 以上。近年来，肾细胞癌的发病率在全球范围呈现上升趋势。肾细胞癌发病往往十分隐匿，有 30% 以上的患者一经诊断即已发生转移，且肾细胞癌对放化疗不够敏感，根治性手术切除是长期以来标准的治疗黄金方案（金标准），但是存在较高的术后复发和转移的概率。转移性肾细胞癌的预后较差，相关文献报道，转移性肾细胞癌患者的五年生存率仅为 9% 左右。近 10 年，随着靶向药物的应用，转移性肾细胞癌的治疗进入了靶向治疗时代。

肾细胞癌的诊断，由于肾癌一般没有明显症状，通常经健康体检或因其他原因进行影像学检查而被发现。少部分患者具有某些临床表现，如腰痛、血尿、高血压、贫血、消瘦等。有些转移性肾癌患者可因转移部位和程度的不同，而出现骨骼疼痛、骨折、严重贫血、咳嗽和咯血等相应症状。目前临床常用的检查包括超声、SCT、MRI、PET-CT 等相关检查，少数情况可采用肿瘤标记检查与基因检查物辅助诊断，以及预后判断和精准治疗。CT 是肾细胞癌诊断中最重要的检查项目，其准确率可达 99%，并且能够很好地显示与周围组织的关系。王雪松等研究显示，CT 与术后病理对肾细胞癌分期诊断结果的一致性在 80% 以上，说明 CT 在肾细胞癌的分期上有着很高的诊断价值，在肾细胞癌分期的鉴别诊断上也具有极强的说服性。近些年的多层螺旋式 CT 可以更快更准确地发现微小肾细胞癌，而且可以对肾细胞癌的病理组织学亚型进行定性。PET-CT 技术在肾细胞癌诊断中的应用越来越多，Fuccio 等研究显示，PET-CT 对肾细胞癌诊断的敏感度、特异度、准确度、阳性预测值和阴性预测值分别为 90%、92%、91%、95% 和 85%。在肾细胞癌的诊断过程中，为了更好地判断肿瘤实质与周围组织及血管的浸润关系，常常需要行磁共振检查。当肾静脉或下腔静脉内存有癌栓时，磁共振显像中血管由流空的低信号变成了等信号，因此磁共振检查在诊断肾静脉与下腔静脉有无瘤栓存在时的准确率更高，在判断癌栓方面具有优势。相较于 CT 及 MRI 检查，超声检查的绝对优势在于廉价，对肾细胞癌的初诊及筛查有着重要 意义。相关文献报道，彩色多普勒血流显像技术 有助于小肾细胞癌的诊断与鉴别诊断。

肾细胞癌的治疗，尤其是早期局限性肾癌，仍是以外科手术切除为主；在晚期转移性肾癌的综合治疗中，外科手术对于降低肿瘤负荷仍然存在至关重要的地位。手术方式由于近 20 年来泌尿外科微创技术的发展进步，由传统的开放手术切除逐步向腹腔镜和机器人辅助腹腔镜手术过渡与替代。手术方案也有过去根治性切除向有选择性保留肾单位的肾部分切除术，甚至是特殊情况如孤立肾的肾肿瘤剜除术，而其多中心长达 20 年随访发现与根治切除术对比，肿瘤控制无明显差异。在技术成熟、外科经验丰富的中心，目前都在尝试主动选择瘤体较大、结构位置复杂的肾癌，选择肾部分切除或肿瘤剜除术，且随访效果良好。本中心选择根治手术的病例亦是瘤体直径 > 5 cm 中央型肾癌、突破集合系统、局部晚期肾癌，以及合并腔静脉癌栓、部分晚期转移性肾癌。

本中心目前 98% 以上的根治切除的肾癌均选择腹腔镜手术切除，包括合并下腔静脉 2 级以下的癌栓肾细胞癌。笔者建议：除外局部晚期肾癌，瘤体 ≤ 8 cm 的病例均可选择后腹腔镜肾癌根治术，瘤体 ≥ 8 cm、局部晚期肿瘤、合并腔静脉癌栓的病例选择镜腹腔入路为宜，同时术中根据情况行肾门和腹膜后淋巴结清扫。关于同侧肾上腺切除的问题，肾上腺术前检查或术中评估如无明确肿瘤侵犯，与瘤体距离 ≥ 2 cm，建议保留同侧肾上腺。肾蒂处理后腹腔镜遵循"腰大肌膈肌融合线标记"原则，快速游离暴露肾动脉，予以结扎、离断；经腹腔入路，选择"生殖静脉标记法"，寻找肾动静脉，左侧肾静脉注意合理处理肾静脉复合体，避免意外出血，肾静脉游离后稍晚结扎离断，一方面注意判断有无异位肾动脉存在，提前预处理，防止意外出血；另一方面，尽可能减少肾脏"淤血"，减少患者隐形失血。

（邢东亮）

病例 5　肾细胞癌（肾部分切除术）

一、病历摘要

姓名：×××　性别：男　年龄：44 岁

过敏史：无。

主诉：发现左肾占位 1 d。

现病史：1 d 前（2020-09-24）在 × × 医院体检彩超发现左肾占位。进一步查 CT 示：左肾上极占位，考虑肾癌可能。无尿频、尿急、尿痛及肉眼血尿、腰痛、全身发热等不适，未做特殊治疗。今为求进一步治疗来我院就诊，门诊检查后以"左肾占位"为诊断收入院。发病以来，患者神志清，精神可，饮食睡眠可，大小便正常，体重无明显进行性下降。

二、查体

体格检查：一般情况良好，心肺查体未见明显异常。

专科检查：腹部无膨隆，未触及包块，双肾区无压痛叩击痛。

辅助检查：

超声心动图检查（××医院，2020-09-25）：EDV为102 mL，ESV为30 mL，FS为39%，EF为70%，SV为71 mL；尖瓣少量反流左室舒张功能下降。

影像检查：

1. SCT平扫+动态增强+CTA

左肾上极可见一结节状软组织密度影，密度不均强化并见假包膜征象，病灶部分外突、大小约为3.0 cm×3.3 cm，边界清晰。①左肾双支动脉供血，上支管腔偏细，肾动脉远段部分分支血管参与左肾上极病灶供血。②左肾上极占位，考虑肾Ca可能性大。见图12-8～图12-10。

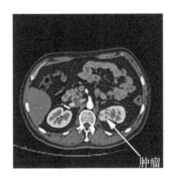

图12-8 腹部增强CT

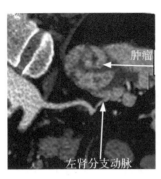 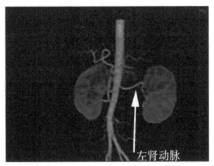

图12-9 左肾动脉CT成像1 **图12-10 左肾动脉CT成像2**

2. 检验检查

血尿常规、生化、肿瘤标志物等未见明显异常。

三、诊断

初步诊断：左肾实性占位（肿瘤？）。

鉴别诊断：

1. 肾盂肿瘤

可有腹痛、血尿，尿中可见血条或血块。

2. 肾囊肿

彩超可见液性暗区，多无血尿症状。

3. 重复肾

多合并有上位肾积水，可合并有肾脏畸形，多无血尿症状。

该患者无上述症状体征，超声、SCT 等相关影像检查亦不支持上述鉴别诊断。

最终诊断：左肾透明细胞癌（$T_{1a}N_0M_0$）。

四、诊疗经过

完善术前检查，术前左肾肿瘤诊断明确，无明显手术禁忌证，与患者及家属详尽沟通告知后，于 2020-09-29 在全身麻醉下行"经腹腹腔镜左肾肿瘤肾部分切除术"。术中情况详见手术记录。

手术记录：

手术前诊断：肾占位性病变（左侧）。

拟施手术：腹腔镜下左肾部分切除术。

手术后诊断：左肾肿瘤。

已施手术：（经腹）腹腔镜下肾部分切除术。

送检标本：左肾肿物。

手术经过：患者麻醉成功后取右侧卧位，取左腹直肌外缘平脐切口约为 1 cm、左侧锁骨中线肋缘下 5 mm 切口及腋前线髂嵴上长约 12 mm 常规穿刺通道，建立人工气腹，气腹压为 12 mmHg。置入腹腔镜观察腹腔脏器无损伤。左侧结肠与腹壁存在粘连，松解粘连肠管后沿降结肠外侧打开后腹膜，切断脾结肠韧带，内推降结肠。分离胰尾及左侧肾上腺分离层面。沿内侧打开肾周筋膜，肾周脂肪皂化粘连较重。于左肾上极内侧可见一大小约 3 cm 肿块，与术前检查相符。松解粘连的肾周，充分暴露肾上极占位及肾门部。可见 1 根肾动脉主干及 1 支供应肾上极的分支动脉，充分游离后用血管夹阻断左肾分支肾动脉，用组织剪沿肾肿瘤周围 0.5 cm 环形切除肿瘤。创面轻度渗血，用 2-0 V-LOCK 缝线缝合肾实质创面。开放肾动脉，扩大切口取出肿瘤组织，创面彻底止血，再次检查术区无活动出血及其他异常后，肾周放置 F 20 引流管 1 根，退镜，逐一缝合切口，术毕。

术中麻醉满意，手术顺利，肾脏热缺血阻断时间 18 min，出血量 20 mL 左右，无输血。切除标本交家属查看后常规送病理，患者安返病房。

术中图片见图 12-11 ~ 图 12-16。

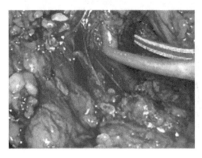
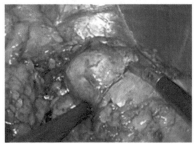

图 12-11　阻断左肾动脉　　图 12-12　距瘤体 0.5 ~ 1 cm 完整切除肿瘤

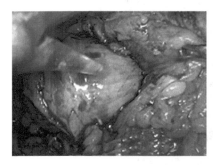
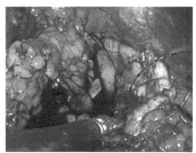

图 12-13　肿瘤大体观，肿瘤包膜完整　　图 12-14　连续缝合肾实质创面

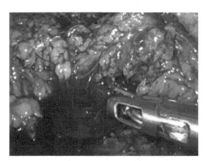
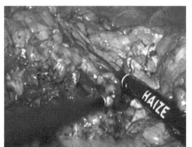

图 12-15　开放阻断的左肾动脉　　图 12-16　创面缝合良好，无活动出血

五、出院情况

病情稳定，切口愈合良好，未诉特殊不适，术后病理报告：（左肾）透明细胞癌，Borman 核分级Ⅱ级，切缘阴性，准许出院。

术后半年复查：

（1）术后左肾形态良好，大小正常，未见左肾萎缩，胸腹部及局部无肿瘤复发，腹膜后未见肿大淋巴结（图 12-17 ~ 图 12-19）。

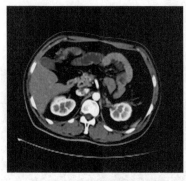 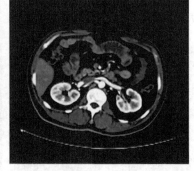

图 12-17　术区未见肿瘤复发　　图 12-18　左肾形态、大小、显影正常

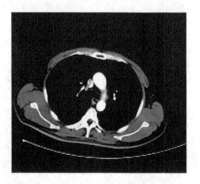

图 12-19　胸部扫描未见明显异常

（2）彩超检查提示：双肾体积大小正常，左肾上极可见手术改变，双肾血流未见明显异常。

（3）肾功能检查：总肾功能正常；分肾功能：左肾 GFR 38.4%，与术前 42% 无明显变化。

六、讨论

肾肿瘤（tumor of kidney）是泌尿系统较常见的肿瘤之一，多为恶性，发病率仅次于膀胱癌。临床上较常见的肾肿瘤包括源自肾实质的肾癌肾母细胞瘤，以及发生于肾盂肾盏的移行细胞乳头状肿瘤。成人恶性肿瘤中，肾肿瘤仅占 20% ~ 30%。成人恶性肿瘤其中绝大部分是肾癌，肾盂癌较少见。婴幼儿中最常见的恶性实体肿瘤是肾母细胞瘤，发病率占 20% 以上。肾癌（renal carcinoma）又称肾细胞癌、肾腺癌等，占原发性肾恶性肿瘤的 85% 左右。引起肾癌的病因至今尚未明确，其发病可能与吸烟、肥胖、职业接触、遗传因素等有关。

局限性肾癌一般没有明显症状，通常经健康体检或因其他原因进行影像学检查而被发现。少部分患者具有某些临床表现，如腰痛、血尿、高血压、贫血、消瘦等。有些转移性肾癌患者可因转移部位和程度的不同，而出现骨骼疼痛、骨折、严重贫血、咳嗽和咯血等相应症状。

实验室检查可作为对患者一般状况、肝肾功能，以及预后判定评价的参考。主要实验室检查项目除了血常规、肝肾功能、凝血等常规项目，还应包括肾小球滤过率、血钙、碱性磷酸酶和乳酸脱氢酶。此外，肾癌患者术前需行核素肾图或肾动态显像进行肾功能评估。

（1）临床上影像检查诊断为肾癌，且适合手术治疗的患者。

（2）临床上影像检查诊断为肾癌，且适合手术（包括根治性肾切除术和保留肾单位手术）治疗的患者，不建议肾肿瘤穿刺活检。对不能手术治疗的晚期肾癌患者，全身治疗前行肾肿瘤或转移灶穿刺活检，有助于病理诊断分型和提供后续进一步检测的组织来源，为制订个体化治疗方案提供依据。选择消融治疗前，应先行肾肿瘤穿刺活检病理检查。

（3）肾肿瘤穿刺活检应尽量考虑用粗针穿刺，不建议细针穿刺[1]~[3]。

（4）局限性肾癌是指肿瘤局限于肾脏被膜内，包括临床分期为 T_1 和 T_2 的肿瘤。

（5）术前胸部常规影像学检查，优先考虑行胸部 CT 检查。

（6）应使用静脉注射和口服对比增强剂。如有 CT 静脉造影的禁忌证，胸部可以平扫，腹盆腔检查考虑腹 / 盆腔增强 MRI 辅助诊断[4]~[14]。

（7）有头痛或相应神经系统症状患者[15]、[16]。

（8）核素骨显像检查指征：①有相应骨症状；②碱性磷酸酶增高；③临床分期≥Ⅲ期的患者[17]、[18]。

（9）MRI 有助于复杂性肾囊性病变的鉴别诊断，分析局部晚期肿瘤侵及范围，和周围血管、脏器的联系，以及有无静脉瘤栓。

（10）肾超声造影检查有助于鉴别肾肿瘤良恶性，特别是用于复杂性肾囊肿患者的鉴别诊断。

本中心经验：

对于 $T_{1b}N_0M_0$ 分期以下的早期肾肿瘤，予以保留肾单位的肾肿瘤肾部分切除术（NSS），根据肿瘤的部位及动脉血供等情况，分别采取经腹腔或后腹腔入路术式，视血管情况采取分支动脉或肾动脉主干阻断。

术中阻断前 5 min 常规予以普通肝素静脉注射抗凝，100 U/kg，同时予以甘露醇120 ~ 150 mL 快速静脉滴注，利尿，开放肾动脉阻断后，予以鱼精蛋白 1 ：1 对抗，最大程度减少肾动脉阻断期间肾脏微血栓形成，引起术后分肾功能过度受损，肾萎缩。

精确控制肾脏热缺血时间：根据肿瘤的复杂程度，热缺血时间控制在 12 ~ 25 min，动物实验证实肾脏热缺血时间小于 30 min，对分肾功能影响在可控与可接受范围；对术前评估，肿瘤异常复杂或功能性孤立肾预计热缺血时间 > 30 min，术前预置输尿管导管，逆行灌注无菌冰盐水，必要时术前介入留置肾动脉导管，予以灌注冰盐水降温，减少肾脏热缺血损伤。

肾实质创面的牢固缝合与肾脏解剖复位是降低术后继发出血的关键：本中心多采用 2-0 V-LOCK 自封缝线"单层双面捆绑全层缝合"法，缝合肾脏创面，牢固而且大量节约缝合时间；缝合关闭肾周筋膜层，肾脏解剖复位，更有利术后患者早期下床活动而且最大程度降低术后继发出血风险。

保留肾单位手术（nephron-sparing surgery，NSS）治疗局限性小肾癌，已经被国外多个肾癌诊治指南推荐[17]、[18]。NSS 已成为临床 T_{1a} 期肾脏肿瘤的标准治疗，近来也有不少关于对侧肾功能正常的临床 T_{1b} 期和 T_2 期的肾脏肿瘤 NSS 的报道[19]、[20]。与根治性肾切除相比，NSS 能保留有功能的肾实质，术后慢性肾病发生率明显降低[21]，且控瘤效果与根治术相当[22]。

关于 NSS 手术指征，美国泌尿外科协会肾癌诊治指南将 NSS 列为临床 T_{1a} 肾癌的标准治疗、T_{1b} 肾癌可选择的治疗[18]。欧洲泌尿外科协会的肾癌指南将 NSS 列为临床 T_{1a} 肾癌的首选治疗（A 类推荐）；而对于临床 T_{1b} 肾癌，如果在技术允许的情况下，也推荐使用 NSS（B 类推荐）。这是针对对侧肾功能正常的患者而言，且仅考虑了肿瘤的大小。虽然肿瘤的大小在一定程度上反映了 NSS 的难度，但是目前国外许多医疗中心采用 R.E.N.A.L. 评分系统[23]对肾脏肿瘤的复杂程度进行量化评分，其中 4 ~ 6 分为低度复杂组，7 ~ 9 分为中度复杂组，10 ~ 12 分为高度复杂组。该评分系统的使用使得肾脏肿瘤手术难度的评估变得更加客观和具可比性。但并非所有满足上述条件的肾脏肿瘤都应首选 NSS 治疗，我们不能盲目夸大 NSS 的作用而扩大其适应证。比如说，对于对侧肾功能正常，高龄，且肿瘤靠近肾门的患者，根治术可能是更好的选择；再如，对于见不到假包膜、肿瘤边界不清楚或不规则的患者，因手术难度大和术后复发风险高，选择 NSS 需慎重。相反，肿瘤体积较大（超过 7 cm），但主要是外生性的、肿瘤边界清楚，或位于肾上极或肾下极，仍适合行 NSS。对于孤立肾肾癌或双肾肾癌，无论肿瘤大小，只要有可能尽量行 NSS。对于已有肾功能减退或障碍的肾癌患者，也尽量行 NSS，术中尽可能多地保留正常肾组织和尽量缩短肾缺血时间，因为这对维持术后肾功能至关重要。

NSS 术中要不要阻断肾血管？是阻断肾动脉还是动静脉一起阻断？用什么方法阻断（血管带、血管夹、无损伤血管钳）？这些问题在指南中并无明确表述或根本没有提及，特别是当众多专家各执观点时，让没有经验的泌尿外科医师很难做出正确判断。我们试用过阻断与不阻断、不同方法阻断、动脉阻断和动静脉一起阻断的方法，认为一般情况应做肾动脉阻断，不必动静脉一起阻断；只有当肿瘤体积小、外向型生长、同时应用微波或射频消融等处理、切除肿瘤后肾创面不出血也不必缝合时，不阻断肾血流是安全的；内生性肿瘤体积较大、与肾窦内的集合系统和血管关系非常密切、切除肿瘤后需要做集合系统和血管修补或重建时，需要动静脉一起阻断以保证视野清晰，这种情况下需要比较长时间阻断肾血管，应该局部降温（如局部持续敷冰泥）。选择阻断供应肿瘤的血管进行 NSS（即零缺血 NSS）是很自然的想法，但这样的阻断方式是使手术更容易做还是更难做，肾功能保护是更好还是更差，目前没有证据也没有长期随访的资料。多数情况下术前并不清楚是哪支动脉分支供应了肿瘤（尽管术前 CTA 可供大致参考），因此术中需将肾动脉主干和好几个分支都分离出来，分离过程中我们常常见到因肾血管痉挛而出现的肾灌注不足，表现为肾脏变软，这个过程，以及它对肾功能有何影响尚无更多资料记载。

肿瘤切除和切缘的问题。肾癌没有真正的包膜，但小肾癌大部分有明显而完整的假包膜，沿假包膜外一般很容易分离并能完整切除肿瘤，少部分肾肿瘤没有明显假包膜或边界不规则，应在距肿瘤边界外正常肾组织中分离和切除肿瘤，在这种情况下如分离平面不当或仅做剜除有可能误入肿瘤而致切缘阳性或肿瘤破裂。有文献报道，NSS 术中切缘阳性对预后的影响有限[17]。值得注意的是，该文献判断是否存在切缘阳性是通过术中冷冻切片的病理报告做出的结论，且仅有 17 例病例。其中 5 例患者立即采取了根治术，4 例患者在肾床创面继续深切一层，4 例患者二次手术切除患肾，4 例随访。最终的病理结果显示，9 例立即手术处理的病例中仅 2 例存在切缘阳性的情况，4 例二次手术切除患肾的患者切缘均为阴性，随访过程中无患者因肾癌死亡。分析出现上述情况的原因可能为：①术中冷冻病理结果的准确性欠佳；②残留于创面的少量癌组织可能由于再次切除过程中的热损伤坏死或重建过程中局部缝合而坏死。毋庸置疑的是，切除肿瘤的过程中仍然要按照无瘤原则，避免将肿瘤切破。对切缘厚度的问题一直存有争议。我们认为只要能够在假包膜外完整将肿瘤切除或切除的肿瘤创面有一层完整的正常肾组织覆盖，就能达肿瘤外科的根治性原则，没有必要对肾切面取活检。

术中肾功能的保护。既完整切除肿瘤又保留足够肾功能是 NSS 手术之目的，而肾功能的保留又与保留正常肾组织多少和肾缺血时间（尤其是热缺血时间）有关。热缺血时间在 25 min 内一般不会对肾脏和肾功能造成永久的损害[17]，我们认为只要肾脏没有基础疾病，热缺血时间 30 min 内是安全的，如用冰泥持续局部降温，缺血时间可以延长至 60 min。阻断前静脉用肌苷或其他保护肾功能的药物可能有益，但远不及缺血时间重要。在控制缺血时间这个因素后，切除正常肾组织的量对肾功能影响很大，过宽过密过紧的缝合对切缘部位肾组织也有不良影响。术中处理不当的大出血可致严重休克，也会对肾功能产生严重而永久的损害。

并发症的预防和处理。NSS 近期并发症主要为出血和尿漏，远期并发症可有肾内动静脉漏或血管瘤形成、肾萎缩或肾功能减退。术中仔细缝合开放的血管和集合系统是预防出血和漏尿的关键，也是预防动静脉漏或血管瘤形成的关键。患者术后出现继发性出血，轻者表现为血尿或肾周血肿，重者出现失血性休克。部分轻度出血的患者通过卧床休息可以自愈，对于出血量大或反复出血者选择性栓塞出血的血管是首选处理方案。术后尿漏主要表现为发热和肾周积液，多数能够通过持续肾周引流或（和）置入双 J 管治愈。少数患者术后远期出现肾萎缩，是术中阻断血流肾实质缺血损伤造成的还是阻断造成肾血管损伤的结果尚不清楚，目前只能尽量缩短肾血流阻断时间和在阻断时尽量避免损害肾血管壁或内膜来预防这种情况的发生。

NSS 成功的标准。NSS 要兼顾肿瘤控制和肾功能保留两个方面。完整整块切除肿瘤是控制肿瘤的基本要求，只要在假包膜外完整切除肾肿瘤或肿瘤切缘有完整的一层正常肾组织覆盖即可达到；术中术后没有严重并发症；术后肾功能降低或减退不超 10%，这三条是衡量 NSS 成功的标准。

七、参考文献

［1］CATE F，KAPP M E，ARNOLD S A，et al．Core needle biopsy and fine needle aspiration alone or in combination：diagnostic accuracy and impact on management of renal masses［J］．J Urol，2017，197（6）：1396-1402．

［2］YANG C S，CHOI E，IDREES M T，et al．Percutaneous biopsy of the renal mass：FNA or core needle biopsy?［J］．Cancer Cytopathol，2017，125（6）：407-415．

［3］MARCONI L，DABESTANI S，LAM T B，et al．Systematic review and meta-analysis of diagnostic accuracy of percutaneous renal tumour biopsy［J］．Eur Urol，2016，69（4）：660-673．

［4］PATEL U，MOK W Y，SOKHI H K．Stage T_{3a} Renal cell carcinoma：staging accuracy of CT for sinus fat，perinephric fat or renal vein invasion［J］．Br J Radiol，2015，88：20140504．

［5］GONG I H，HWANG J，CHOI D K，et al．Relationship among total kidney volume，renal function and age［J］．J Urol，2012，187（1）：344-349．

［6］JANUS C L，MENDELSON D S．Comparison of mri and CT for study of renal and perirenal masses［J］．Crit Rev Diagn Imaging，1991，32（2）：69-118．

［7］MUELLER-LISSE U G，MUELLER-LISSE U L．Imaging of advanced renal cell carcinoma［J］．World J Urol，2010，28（3）：253-261．

［8］KABALA J E，GILLATT D A，PERSAD R A，et al．Magnetic resonance imaging in the staging of renal cell carcinoma［J］．Br J Radiol，1991，64（764）：683-689．

［9］PARK J W，JO M K，LEE H M．Significance of ^{18}F-Fluorodeoxyglucose positron-emission tomography/computed tomography for the postoperative surveillance of advanced renal cell carcinoma［J］．

Bju Int，2009，103（5）：615-619．

［10］BECHTOLD R E，ZAGORIA R J．Imaging approach to staging of renal cell carcinoma［J］．Urol Clin North Am，1997，24（3）：507-522．

［11］MILES K A，LONDON N J，LAVELLE J M，et al．Ct staging of renal carcinoma：a prospective comparison of three dynamic computed tomography techniques［J］．Eur J Radiol，1991，13（1）：37-42．

［12］LIM D J，CARTER M F．Computerized tomography in the preoperative staging for pulmonary metastases in patients with renal cell carcinoma［J］．J Urol，1993，150（4）：1112-1114．

［13］HERDENREICH A，RAVERY V．European society of oncological urology．preoperative imaging in renal cell cancer［J］．World J Urol，2004，22（5）：307-315．

［14］SHETH S，SCATARIGE J C，HORTON K M，et al．Current concepts in the diagnosis and management of renal cell carcinoma：role of multidetector CT and three-dimensional CT［J］．Radiographics，2001，21 Spec No：S237-254．

［15］MARSHALL M E，PEARSON T，SIMPSON W，et al．Low incidence of asymptomatic brain metasta-ses in patients with renal cell carcinoma［J］．Urology，1990，36（4）：300-302．

［16］KOGA S，TSUDA S，NISHIKIDO M，et al．The diagnostic value of bone scan in patients with renal cell carcinoma［J］．J Urol，2001，166（6）：2126-2128．

［17］LJUNGBERG B，BENSALAH K，CANFIELD S，et al．Eau guidelines on renal cell carcinoma：2014 update［J］．Eur Urol，2015，67（5）：913-924．

［18］CAMPBEL S C，NOVICK A C，BELLDEGRUN A，et al．Guideline for management of the clinical Tl renal mass［J］．J Urol，2009，182（4）：1271-1279．

［19］LONG C J，CANTER D J，KUTIKOV A，et al．Partial nephreetomy for renal masses ≥ 7 cm：technical，Oncological and function-Al outcomes［J］．Bjuint，2012，109（10）：1450-1456．

［20］THOMPSON R H，SIDDIQUI S，LOHSE C M，et al．Partial versusradieal nephreetomy for 4 to 7 Em renal cortical tumors［J］．J Urol，2009，182（6）：2601-2606．

［21］KIM S P，THOMPSON R H，POORJIAN S A，et al．Comparative effectiveness for survival and remal function of partial and radical nephroetomy for localized renal tumors；a systematic review and meta-raralysis［J］．J Urol，2012，188（1）：51-57．

［22］VAN POPPEL H，DA POZZO L，ALBRECHT W，et al．A prospective randomized eortc intergroup phase 3 study comparing the complications of elective nephron-sparing surgery and radical nephrectomy for low-stage renal cell carcinoma［J］．Eur Urol，2011，59（4）：543-552．

［23］KUTIKOV A，UZZO R G．THE R.E.N.A.L. Nephrometry score：A comprehensive standardized system for quantitating renal tumor size，location and depth［J］. Jurd，2009，182（3）：844-853.

（邢东亮）

病例6　肾肿瘤

一、病历摘要

姓名：肾×　性别：男　年龄：47岁

主诉：体检发现左肾占位1周。

现病史：患者1周前于外院行B超检查时发现左肾占位，大小约为3 cm×2 cm，不伴腹痛腰痛，无肉眼血尿，未予特殊治疗。现为求进一步诊治来我院就诊，门诊行MR检查提示左肾中部实质异常信号，性质待定，我科门诊拟"左肾占位"收入我院。起病以来，患者无畏寒发热，无头晕头痛，无恶心呕吐，无尿频尿急，无排尿困难，无肉眼血尿。精神睡眠可，胃纳佳，大便正常，近期体重无明显变化。

既往史：否认高血压、糖尿病史，否认冠心病史，否认肝炎、结核等传染病病史，否认外伤、手术史，否认输血史，否认药物、食物过敏史，预防接种史不详。

二、查体

专科检查：双肾区无叩击痛，双侧肾脏均未触及。双侧输尿管无明显压痛，未触及肿块。耻骨上膀胱区无充盈，无压痛。

辅助检查：

胸腹部CT：①主动脉硬化；②左侧胸膜略增厚，双肺未见明显病变；③左肾下极病变，肾Ca待排，请结合临床；④脂肪肝。

术前CT见图12-20。

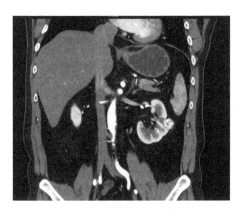

图 12-20 术前 CT

三、诊断

左肾透明细胞癌（$T_{1a}N_0M_0$）。

四、诊疗经过

完善检查、积极备术，行腹腔镜下左肾部分切除术。

手术经过：

麻醉成功后，取左侧卧位，常规消毒铺巾。首先在左侧腋后线、十二肋缘下（A 点）做一 20 mm 切口，用长弯钳钝性分离进入腹膜后间隙，从此切口伸入食指确认层面无误。从切口置入自制气囊导管于腹膜后间隙，注入 600 ~ 1 000 mL 气体以扩张腹膜后间隙，退出气囊。在食指引导下，于腋前线、肋弓下（B 点）做一 10 mm 切口，置入 10 mm 套管；于腋中线、髂嵴上方 2 cm 处（C 点）做一 10 mm 切口，置入 10 mm 套管。退出食指，从 A 点切口置入 12 mm 套管。从 A 点套管充入 CO_2 气体，从 C 点套管置入腹腔镜，在腹腔镜下调整各套管深度，缝针予以妥善固定。腹腔镜下清除腹膜外脂肪后，显露腰大肌及 Gerota 筋膜，用超声刀纵行切开 Gerota 筋膜，可见肾周脂肪囊，于左肾下极下方沿腰大肌向上及内侧剥离，将肾脏向前牵引，游离肾脏的外侧及背面。在肾中部肾门处向内侧仔细分离，首先观察到肾动脉搏动，用超声刀、直角钳充分游离出 1 ~ 2 cm 肾动脉。用超声刀分离肾周脂肪至肾包膜表面，游离并清除肿瘤表面及周围的肾周脂肪，充分显露肾肿瘤，可见肿瘤位于肾脏中下极外侧缘，大小约为 2 cm。用血管阻断夹夹闭肾动脉并计时，用剪刀沿肿瘤边缘 0.5 cm 处锐性切除肿瘤，注意勿切破肿瘤包膜。用带倒刺可吸收缝线缝合肾脏创面。首先 3-0 倒刺线缝合创面内面，再经创面周围肾包膜进针缝闭创面，Hem-o-lock 夹固定线头及线尾。松开肾动脉血管夹，肾动脉阻断时间约为 15 min，观察创面无出血。将腹膜后腔内压力降至 5 mmHg 检查有无活动性出血并妥善止血。置入标本袋，腔镜下将切除肾脏肿瘤置入标本袋。直视下由 B 点放置引流管 1 条于肾创面处，皮肤缝针固定引流管。经 A 点套管用钳夹住标本袋，拔出套管，将切除肾肿瘤标本由 A 点扩大切口取出。拔除各套管，缝合各切口，术毕。

手术后病检：

大体所见：（左肾肿物）不整形灰黄组织 1 块，临床已切开，大小为 3 cm×2 cm×1.5 cm，切开可见 1 灰黄色肿物，直径 1.5 cm，周围似有较厚包膜，质脆。镜下所见：（左肾肿物）肿瘤细胞由胞质丰富透亮、核居中的多角形细胞构成，高倍镜下核圆形，大小一致，核仁不清楚。肿瘤呈巢团状排列，间质薄壁血管丰富，少量炎细胞浸润，周边可见厚的纤维包膜，癌组织局部穿透包膜呈浸润性生长，未见脉管内癌栓及神经侵犯，未突破肾被膜。见图 12-21。

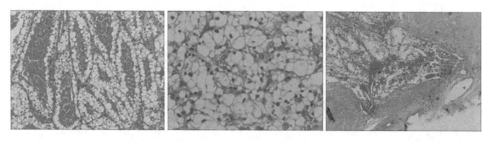

图 12-21　病理结果

五、出院情况

患者未诉特殊不适，切口愈合佳。术后三个月复查 CT 结果见图 12-22。

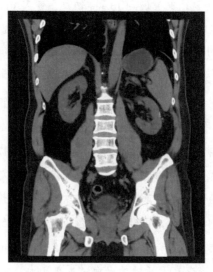

图 12-22　术后三个月复查 CT

六、讨论

肾部分切除术（保留肾单位手术）适用于 T_{1a} 期的肾肿瘤，尤其适用于外生性生长的肿瘤，本例患者符合手术标准。肾部分切除术的技术难点：首先是要完整地切除肿瘤，临床上多见的透明细胞癌因为有明显的包膜，所以切除起来比较容易；其次是要快速熟练地缝合，缝合的时间决定了肾脏热缺血的时间，倒刺线的使用减少了缝线的松动回缩，对缩短手术时间有明显帮助，Hem-o-lock 夹适当固定缝线有利于进一步减少缝线的松动回缩。因为肾部分切除术后比较容易出现出血、漏尿等并发症，所以采用经腹膜后入路能把术后渗血、渗液局限于腹膜后，减少血液或尿液对肠管的严重刺激，有利于肠道功能恢复，是肾部分切除术的最佳入路选择。该例患者采用经腹膜后途径，术后次日即下床活动，术后恢复好，效果满意。

（王　锐）

病例 7　肾囊肿

一、病历摘要

姓名：杨 × ×　　性别：女　年龄：33 岁

主诉：体检发现右肾盂旁囊肿 5 年。

现病史：患者 5 年前于外院行 B 超检查发现"右肾盂旁囊肿，大小不详"（未见单），不伴腹痛腰痛，无肉眼血尿，未予特殊治疗，后每年定期复查，发现囊肿逐渐增大，2019-07-19 来我院就诊，查 B 超示：右肾盂旁囊性包块，大小约为 55 mm × 40 mm，考虑肾盂旁囊肿，其余未见明显异常。现为求进一步诊治来我院就诊，门诊拟"右肾盂旁囊肿"收入我院。起病以来，患者无畏寒发热，无头晕头痛，无恶心呕吐，无尿频尿急，无排尿困难，无肉眼血尿。精神可，睡眠一般，胃纳佳，大便正常，近期体重无明显变化。

既往史：否认高血压、糖尿病史，否认冠心病史，否认肝炎、结核等传染病病史，否认外伤、手术史，否认输血史，否认药物、食物过敏史，预防接种史不详。

二、查体

专科检查：双肾区无叩击痛，双侧肾脏均未触及。双侧输尿管无明显压痛，未触及肿块。耻骨上膀胱区无充盈，无压痛。

辅助检查：

泌尿系统 CT 示（图 12-23）：右肾肾盂旁可见一囊性低密度影，大小约为

50 mm × 40 mm × 60 mm，边缘清晰，临近肾盂肾盏略受压，增强后未见强化，余双肾未见异常强化灶及占位病变。

尿常规：正常。

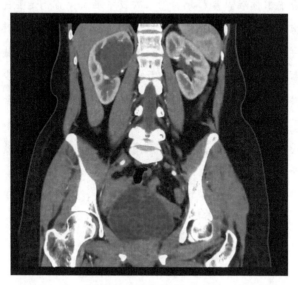

图 12-23　泌尿系统 CT

三、诊断

右侧肾盂旁囊肿。

四、诊疗经过

完善检查、积极备术，行经尿道右侧输尿管软镜钬激光肾盂旁囊肿切开引流术。

手术经过：

1. 麻醉与体位

麻醉成功后，取膀胱截石位，常规消毒铺巾。

2. 输尿管硬镜检查

润滑输尿管镜后直视下经尿道置入膀胱，镜下尿道黏膜未见异常，膀胱三角区黏膜未见异常，膀胱腔内未见结石，双侧输尿管口清晰。在斑马导丝引导下输尿管镜可顺利通过壁段进入右侧输尿管，直视下继续上行，见输尿管全程通畅，无结石、息肉及新生物，尿液稍混浊，可见絮状物。

3. 输尿管软镜镜检

再次置入斑马导丝，退出输尿管硬镜，经导丝置入输尿管软镜鞘和输尿管软镜，依次观察肾上、中、下盏，见肾上盏内局部黏膜菲薄，呈淡蓝色，使用 B 超于手术台下定位输尿管软镜及右肾囊肿的相对位置。

4．钬激光切开引流

在 B 超实时定位下，避开肾实质黏膜，使用钬激光将囊肿壁充分切开，范围 3 ～ 4 cm。将斑马导丝置入肾囊肿内，退出输尿管软镜，保留导丝，再次进输尿管硬镜入膀胱，在输尿管硬镜监视下沿导丝置入 F 6 双 J 管一条，约为 25 cm，末端位于膀胱，拔出导丝，退出输尿管镜，留置 F 18 导尿管，术毕。

手术后三天复查情况见图 12–24。

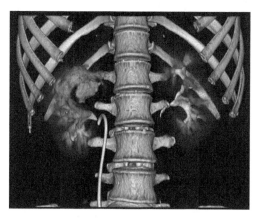

图 12–24　术后三天复查

手术后两年复查情况见图 12–25。

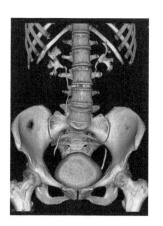

图 12–25　术后两年复查

五、出院情况

术后 2 周返院拔除双 J 管，未诉腰痛等不适。

六、讨论

肾盂旁囊肿是肾囊肿中的特殊情况，其囊肿主要以内向生长为主，所以在囊肿不太大的时候就会对周围肾组织有明显的压迫，应及早处理。

主要的手术方式经腹腔镜切除囊肿和经输尿管软镜腔内切开囊肿两种，经腹腔镜切除囊肿更适合外向生长为主的肾囊肿；腔内切开更适合内向生长为主的肾囊肿，腔内损伤少，但技术要求高，有些还需要B超引导定位，如果切开面积太小，还容易复发，以上情况限制了内切开技术的推广。

本例患者内切开术后两年复查，积水基本消失，肾脏形态恢复正常，取得了良好的治疗效果。

（王　锐）

病例8　肾下盏结石

一、病历摘要

姓名：蔡××　性别：男　年龄：37岁

主诉：体检发现肾结石1月余。

现病史：患者1月余前体检时行胸部CT检查发现双肾结石，左肾为主，呈铸型，伴尿频、尿急，无腰痛不适，无畏寒发热，无肉眼血尿等不适。现为进一步治疗，来我院门诊就诊，门诊拟"双肾结石"收入我科。起病以来，患者精神睡眠可，胃纳可，大便正常，小便如上所述，近期体重无明显变化。

既往史：既往幼时有可疑"脑炎"病史，目前智力等同于8岁左右，有脊柱左侧弯曲；近1月余前有肺部感染已愈，否认高血压、糖尿病、冠心病，否认肝炎、结核等传染病史，否认外伤、手术、输血史，否认食物、药物过敏史，预防接种史不详。

二、查体

专科检查：双肾区无叩击痛；输尿管移行区无压痛及叩击痛；膀胱区无隆起，未触及包块，叩诊呈鼓音。尿道外口无狭窄。

辅助检查：

我院CT示（图12-26）：胸廓畸形，胸椎左偏并后突畸形，肝多发低密度灶，双肾多发结石。

尿常规：白细胞49/μL，红细胞112/μL。

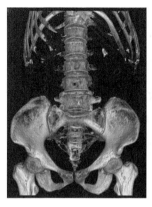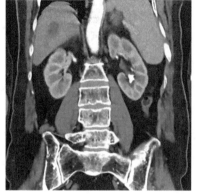

图 12-26　CT

三、诊断

双肾多发结石。

四、诊疗经过

完善检查、积极备术，行经尿道左侧输尿管软镜钬激光碎石取石术＋针式肾镜经皮肾镜碎石取石术。

五、出院情况

术后 3 周来院，查 CT 发现结石完全排尽（图 12-27），双 J 管脱落至膀胱，遂拔除双 J 管。

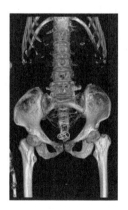

图 12-27　术后 3 周复查

六、讨论

对于合并有脊柱畸形的患者，输尿管软镜是常用的取石方式，但遇到 IPA 角小、盏颈细长的下盏结石，软镜可能会出现"看得到却打不到"的问题，这个时候只能改用经皮肾镜或体外冲击波碎石解决。但体外冲击波碎石效果有限，对质地较硬的结石往往无能为力，而经皮肾镜又存在技术要求高、出血风险大等缺点。针式可视肾镜完美地解决了经皮肾镜上述缺点，通过可视化的超微创通道，能够安全到达结石所在肾盏，同时引入激光击碎结石，无论结石硬度如何，都能够达到粉末化。针式可视肾镜也存在一定的缺点，主要是只能碎石却无法取出结石，只能让结石通过自然腔道排出，所以只适用于结石负荷较小的病例。本例患者 3 周后复诊结石已排尽，而且无任何并发症，显示了针式肾镜良好的应用前景。

（王　锐）

病例 9　铸形结石

一、病历摘要

姓名：陈 × ×　性别：男　年龄：65 岁

主诉：发现双肾结石 30 余年，血尿伴腰痛不适 1 月。

现病史：患者 30 余年前体检时行泌尿系统彩超检查发现双侧肾结石，具体大小不详，无伴腰痛不适，无畏寒发热，无尿频尿急，无肉眼血尿等不适，曾行 2 次体外冲击波碎石处理，自行排出结石一枚。1 个月前，患者无明显诱因出现血尿伴腰痛，曾于外院就诊查泌尿系统彩超及 CT 提示双肾铸型结石，未进一步治疗；现患者再次出现血尿伴腰痛不适，为进一步治疗，来我院急诊就诊，急诊拟"双肾铸型结石"收入我科。起病以来，患者精神睡眠可，胃纳可，大便正常，小便如上所述，夜尿 3 ~ 4 次 / 晚，近期体重无明显变化。

既往史：既往有高血压病史 20 余年，收缩压最高 200 mmHg，既往口服卡托普利 1 片控制血压，现改用苯磺酸氨氯地平（亚尼安），血压控制在 135/80 mmHg；2005 年有脑出血病史，现遗留有右侧肢体肌力下降伴言语欠清，现口服铝镁匹林片及阿托伐他汀预防。否认肝炎、结核等传染病史，否认食物、药物过敏史，预防接种史不详。

二、查体

专科检查：双肾区无叩击痛，双侧肾脏均未触及。双侧输尿管无明显压痛，未触及肿块。耻骨上膀胱区无充盈，无压痛。阴茎发育正常，无包茎，尿道口无红肿。阴囊正常，双侧睾丸在阴囊内，无肿大，质地适中，无触痛。直肠指诊未做。

辅助检查：

泌尿系统 CT 提示（图 12-28）：双肾铸型结石，双肾部分肾盏积水，双肾体积缩小，左肾钙乳症。

尿常规：白细胞 63/μL，红细胞 1 153/μL。

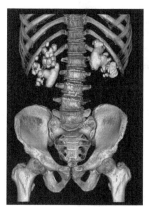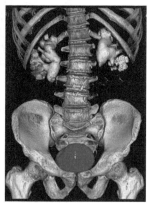

图 12-28　泌尿系统 CT

三、诊断

双肾结石；高血压 3 级；前列腺增生；左肾萎缩；双肾囊肿；慢性肾脏病 3 期。

四、诊疗经过

完善检查、积极备术，行经皮肾镜左肾结石碎石取石术。

手术在上组肾的背侧盏和中组肾的背侧盏各建立一个通道，使用超声负压清石，积水盏的继发结石均清除，但下盏由于之前患者做过多次体外冲击波碎石，破坏了结石周围的黏膜，结石已长入黏膜内，无法剥离，只能残留。

手术后复查情况见图 12-29。

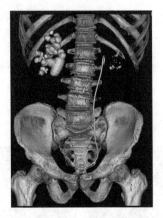

图 12-29　术后复查情况

　　该患者 5 个月后，再次来院处理右侧结石，经术前充分准备，再次行经皮肾镜右肾结石碎石取石术。

　　术前 CT 造影情况见图 12-30。

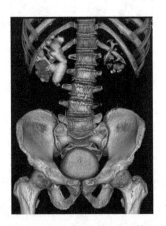

图 12-30　术前 CT 造影情况

　　手术在右肾的背侧盏建立了 4 个通道，使用超声负压清石，结石基本清除，术中发现肾盂输尿管交界处较狭窄，遂同时留置了 2 根双 J 管进行扩张。

　　术后复查见图 12-31。

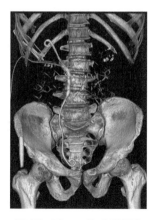

图 12-31　二次术后复查

五、出院情况

术后1月拔除双J管，未诉腰痛等不适。

六、讨论

本例患者有结石病史多年，且多次行体外冲击波碎石处理，左肾下盏由于之前的体外冲击波碎石，破坏了结石周围的黏膜，一部分碎结石已长入黏膜内，无法剥离，只能残留，而且被破坏的盏颈还出现了狭窄，产生了继发的小结石。左侧通过2个通道，清除了未嵌顿的结石，右肾的分枝盏较多，建立4个通道，才清除结石。

本例患者经CT复查结石基本清除，无感染等并发症，疗效满意。

（王　锐）

病例 10　首次失败二次成功 PCN

一、病历摘要

姓名：湛××　性别：男　年龄：18岁

过敏史：无。

主诉：发现双侧肾输尿管结石并留置输尿管支架2周。

现病史：患者于2周前因"右侧腰腹部疼痛"在我科住院治疗，期间行泌尿系统CT提示"①右侧输尿管上段结石并近端输尿管、肾盂积水并周围渗出；②左侧肾盂输尿管移行部铸型结石并重度肾积水，左肾多发结石；③右肾多发小结石；④脐尿管憩室或囊肿可能；⑤脂肪肝"，入院后排除手术禁忌证，急诊在腰硬麻下行"经尿道输尿管镜右输尿管

结石气压弹道碎石 + 双侧输尿管支架置入术",术后恢复顺利出院。今为二期输尿管软镜或经皮肾镜处理双侧泌尿系统结石求治我院,门诊拟"肾输尿管结石并感染"收入我科。本次起病以来,患者精神、胃纳、睡眠尚可,二便正常,近来体重无明显变化。

二、查体

专科检查:双肾区无隆起,双肾区叩击痛(+-),右侧输尿管行径区上段压痛(+),左侧输尿管行径区全程无明显压痛,膀胱区无明显压痛。外生殖器及肛门未检。

辅助检查:

CT 结果:①右侧输尿管上段结石并近端输尿管、肾盂积水并周围渗出;②左侧肾盂输尿管移行部铸型结石并重度肾积水,左肾多发结石;③右肾多发小结石;④脐尿管憩室或囊肿可能;⑤脂肪肝。

三、诊断

初步诊断:左肾盂输尿管移行部结石并左肾重度积水;右输尿管上段结石并右肾积水;双肾多发结石;泌尿道感染;双侧输尿管支架留置术后;膀胱脐尿管憩室;脂肪肝。

鉴别诊断:诊断明确,无须鉴别。

最终诊断:左肾盂输尿管移行部结石并左肾重度积水;右输尿管上段结石并右肾积水;双肾多发结石;泌尿道感染;双侧输尿管支架留置术后;膀胱脐尿管憩室;脂肪肝;局限性黑变病。

四、诊疗经过

患者入院(10 月 26 日)后完善相关检查,降钙素原(PCT)0.06 ng/mL;尿常规:红细胞(RBCUF)55.80 个 /μL,白细胞(WBCUF)55.40 个 /μL,白细胞(LEO)2+,隐血(BLD)3+;血常规、肝肾功、凝血、电解质等未见明显异常;心电图及胸片未见异常。KUB 提示:左肾多发结石,双侧泌尿系统 D-J 管留置术后改变。双肾 CT 提示:双肾、右输尿管上段结石术后复查,双肾积液较前减轻;结石较前相仿,D-J 管上部位置正常。入院后排除手术禁忌证,于 2020-10-28 在全身麻醉下行"经尿道输尿管镜左输尿管支架取出 + 输尿管导管置入 + 左侧经皮肾穿刺造瘘术",术中因分支状肾盂反复寻找结石未果,故予留置左肾造瘘管后结束手术,术后经抗感染、止血、制酸护胃及补液等治疗处理后患者恢复顺利。考虑患者术后病情稳定,与患者及其家属沟通结石病情,建议其再次行经皮肾镜处理左肾多发结石及输尿管软镜处理右输尿管结石,并联系广州专家协助并指导手术,患者及其家属商量后同意该手术方案,故于 11 月 4 日在全身麻醉下行"经皮肾镜左肾结石钬激光碎石取石 + 经尿道输尿管软镜右输尿管结石钬激光碎石取石 + 双侧输尿管支架置入术"，术后患者恢复顺利，按时拔除尿管，复查 KUB 提示双侧输尿管支架位置良好，未见明显结石残留，现患者诉症状明显缓解，要求出院，请示上级医师同意后予办理出院。手术前后见图 12-32。

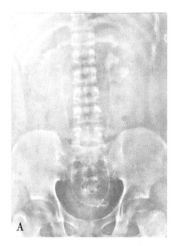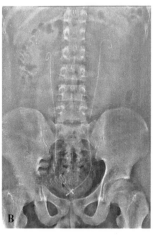

图 12-32 手术前后

A. PCN 术前；B. 第二次 PCN 术后

五、出院情况

患者诉无腰腹部疼痛，无头晕、乏力，无发热、呕吐，无血尿等，一般情况可，二便正常。查体：神清，心肺腹（－）。双肾区无叩击痛，双侧输尿管行程无压痛，膀胱区无压痛。

六、讨论

第 1 次 PCN 手术失败原因：术者手术经验不足，穿刺成功后，通道丢失后反复在肾周找，但没有意识到通道丢失；没有注射对比剂行 C 臂检查排查；没有请上级医师指导。

患者年轻长结石原因：①少喝水，只喝可乐或其他饮料；②少运动，每天大部分时间玩游戏。

（罗发维）

病例11　1次输尿管软镜手术完成肾较大结石

一、病历摘要

姓名：罗××　性别：男　年龄：26岁

过敏史：无。

主诉：发现右输尿管上段、右肾结石2月余。

现病史：患者于2月前住院期间发现右输尿管上段及右肾结石；期间偶出现右侧腰腹部隐痛不适，疼痛无向其他处放射，无恶心、呕吐，无排血尿，无尿频、尿急、尿痛，无发热、寒战，当时未予进一步治疗；后因疼痛反复发作，半月前在我科住院治疗，行"右侧输尿管支架置入术"，现来院拟行二期输尿管软镜碎石处理右输尿管上段结石、右肾盂结石；故门诊拟"右肾输尿管连接处结石"收入我科。本次起病以来，患者精神、胃纳、睡眠差，小便、大便正常，近来体重无明显变化。

二、查体

体格检查：T 36.4 ℃，P 92次/分，R 20次/分，BP 101/73 mmHg。神志清，表情自然，全身皮肤黏膜无黄染、苍白，浅表淋巴结未触及肿大，心肺腹体查未见异常。

专科检查：双肾区无隆起，右肾区叩击痛（+−），右侧输尿管行径区上段压痛（+−），左肾区无叩痛，左侧输尿管行径区全程无明显压痛。膀胱区无明显压痛。阴毛分布正常，阴茎发育正常，双侧阴囊对称，无肿大，阴囊皮肤无红肿、溃疡、结节、皮疹，阴囊内未触及肿物，睾丸及附睾发育正常，无触痛。前列腺未检。

辅助检查：泌尿系统CT示：①右肾多发结石（最大者大小约为16 mm×19 mm×26 mm），CT密度1 300；②前列腺钙化。

三、诊断

初步诊断：右肾盂输尿管连接处结石；泌尿道感染；右输尿管支架置入术后。

鉴别诊断：诊断明确，无须鉴别。

最终诊断：右输尿管上段结石；右肾多发结石；泌尿道感染；右输尿管支架置入术后。

四、诊疗经过

患者入院后完善相关检查。血常规示：白细胞计数（WBC）11.49×10⁹/L，超敏C−

反应蛋白（hs-CRP）4.62 mg/L；尿素（UREA）（干）7.57 mmol/L，肌酐（Cr）（干）67.1 μmol/L；降钙素原（PCT）0.02 ng/mL；肌酸激酶（CK）80 U/L，肌酸激酶同工酶［CK-MB］11 U/L。ABO 血型（微柱凝胶法）AB 型，Rh（D）血型（微柱凝胶法）阳性。亚硝酸盐（NIT）阴性，白细胞（LEO）1+，隐血（BLD）3+。余血常规、凝血、肝肾功、电解质及 IDT 等均未见明显异常。心电图及胸片未见异常。

完善术前准备，排除手术禁忌证于 2021-11-29 送手术室在气管插管全身麻醉下行"经尿道输尿管软镜下右输尿管上段结石、右肾结石钬激光碎石术 + 右侧 D-J 管留置术 + 右侧 D-J 管取出术"，手术顺利，术后予以抗感染、止血、止痛，维持水电解质平衡，排石等对症治疗；现患者诉无不适，予办理出院。手术前后见图 12-33。

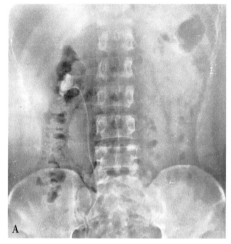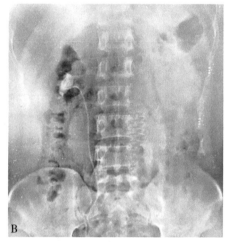

图 12-33　手术前后

A. 术前；B. 利用负压吸引，输尿管软镜 1 次清完结石

五、出院情况

患者诉无明显尿频、排尿困难等，无头晕、乏力，无发热、呕吐，无血尿等，一般情况可，二便正常。查体：神清，心肺腹（-）。双肾区无叩击痛，双侧输尿管行程无压痛，膀胱区无压痛。

六、讨论

逆行肾内输尿管软镜碎石术治疗肾结石，创伤小、恢复快，近年来在我国得到广泛应用。随着末段可弯硬性输尿管肾镜、可拆卸式输尿管软镜等国产设备的研发和使用，该术式得到了进一步推广和普及。

肾结石 2.5 cm，首选 PCN。但 PCN 术有创伤和大出血风险，经与患者沟通，患者接受输尿管软镜手术，并知情有多次手术的可能。本次软镜手术＋负压吸引，边碎石，边吸引，效果好，1次解决。

不一定完全照搬指南，随着设备的发展，并与患者取得沟通，与患者站在同一战壕，对付疾病。

（罗发维）

病例 12　孕期左肾结石合并积脓、尿脓毒血症

一、病历摘要

姓名：曾××　性别：女　年龄：31岁

过敏史：无。

主诉：左侧腰腹痛 7 h。

现病史：患者于 7 h 前无明显诱因下开始出现左侧腰腹部疼痛，呈阵发性绞痛，无向他处放射，无转移性疼痛，伴恶心、呕吐，呕吐物为胃内容物，无头晕、乏力，胸闷，偶有血尿，无尿频、尿痛，无畏寒、发热等不适，于我院急诊就诊，查泌尿系统彩超提示左肾结石；宫内中孕，单活胎。予保守治疗后症状无明显改善，现为进一步治疗，门诊拟"左肾结石；孕 14$^+$ 周"收入院。患者自此次起病以来，精神、饮食、睡眠稍差，大便正常，小便同前所述，近期体重无明显改变。

二、查体

体格检查：T 36.2 ℃，P 83 次/分，R 20 次/分，BP 110/65 mmHg，神智清，表情痛苦，自主体位，全身皮肤黏膜无黄染、苍白，浅表淋巴结未触及肿大，心肺体查未见异常。腹稍隆起，腹肌稍紧，未及明显包块。肠鸣音 4 次/分，移动性浊音（−）。

专科检查：双肾区无隆起，左肾区叩击痛（＋），右肾区无叩痛，左侧输尿管行程上段压痛（＋/−），右侧输尿管行径区全程无明显压痛。膀胱区无明显压痛，肛门及外生殖器未检。

辅助检查：

我院彩超示：①双肾结石（左肾多发）；②左侧输尿管上段结石并肾盂、输尿管扩张积液；③左肾轻度积水；④宫内中孕，单活胎。

三、诊断

初步诊断：双肾结石；左输尿管上段结石；左肾积水；孕 14$^+$ 周。

鉴别诊断：

1．腰肌劳损

支持点：腰区疼痛。不支持点：B 超发现结石。结论：基本排除。

2．肾癌

支持点：腰区疼痛。不支持点：B 超发现结石。结论：基本排除。

最终诊断：尿源性脓毒血症；感染性休克；左肾结石并积脓；右肾结石；中孕单活胎 16$^+$ 周。

四、诊疗经过

入院后完善检查，血常规：血红蛋白（HGB）98 g/L，白细胞计数（WBC）9.74×10^9/L；凝血酶原时间测定 14.10 s，钾（K）（干）3.15 mmol/L。尿常规：红细胞（RBCUF）6 个/μL，白细胞（WBCUF）1 895 个/μL，酮体（KET）2+，白细胞（LEO）2+，降钙素原（PCT）0.14 ng/mL。心电图提示窦性心律不齐，T 波异常（V$_1$，V$_2$）。

完善检查后，于 2022-03-03 在手术室全身麻醉下行"经尿道输尿管镜左侧输尿管支架置入术"，术后安返病房，予哌拉西林舒巴坦 4.5 g，q 8 h，抗感染、补液、解痉等对症处理，术后 2 h 左右出现畏寒、发热，最高体温 39 ℃，心率波动在 110～120 次/分，呼吸波动在 18～20 次/分，血压波动在 85～95/50～58 mmHg，考虑出现感染性休克、尿源性脓毒血症，遂请 ICU 会诊，建议转 ICU 进一步治疗，转入后予泰能抗感染治疗、告病重、多巴胺升压、补液等对症支持治疗；好转后于 2022-03-05 转回普通病房，转入后继续予抗感染治疗，请妇科会诊，与患者及家属详细交代病情，其表示放弃该胎儿，已嘱需签署告知书。现患者症状明显缓解，恢复顺利，予办理出院，出院后继续口服药抗感染治疗 2 周。

五、出院情况

患者精神好，偶有左侧腰部轻度不适，无尿频、尿急、尿痛、血尿，无恶心、呕吐，无畏寒、发热等不适，饮食、睡眠可，大便 1 次/天，小便正常。查体：左肾区轻叩痛，右肾区无明显叩痛，双侧输尿管行程无明显压痛，膀胱区无明显压痛，余查体未见明显异常。

六、讨论

上尿路结石梗阻伴感染及梗阻性无尿是泌尿外科常见的急症之一，感染严重者甚至会发生脓毒败血症而危及生命，应立即解除梗阻、控制感染，最大限度地避免肾功能进一步损害。目前最常用的解除梗阻方式主要是输尿管内放置支架和经皮肾穿刺造瘘，同时应行血和尿的细菌培养及药敏试验，并立即行抗感染治疗，后期根据药敏试验结果重新选择敏感抗生素治疗，待感染控制后再择期处理结石。

输尿管结石引起梗阻，近端积水且尿常规有白细胞（LEO）2+。要判断积水是否积脓，一般要做 CT 检查，依密度可以判断，但患者为孕妇，不宜做 CT。

术前尿常规有白细胞的，术中一般输尿管镜尽量不进入输尿管，即使进入输尿管也要尽量不冲水或低水压冲水。本次手术是低水压下输尿管镜进入输尿管置管。

术后 2 ~ 6 h 内严密观察生命征，掌握感染性休克抢救的黄金时间。

泌尿外科医师切记：外科处理泌尿结石时，时时刻刻严防死守并警惕尿源性感染休克。

（罗发维）

病例 13　二次 PCN+1 次输尿管软镜处理右肾铸型结石

一、病历摘要

姓名：李 ××　性别：男　年龄：57 岁

过敏史：无。

主诉：尿频、尿痛 13 d，左腰痛伴发热 3 d。

现病史：患者于 13 d 前无明显诱因下开始出现尿频、尿急、尿痛，当时曾在当地医院就诊，诊为"肾盂肾炎"予抗感染等治疗，症状无明显好转，3 d 前开始出现左侧腰痛，伴有发热，具体体温不详。曾因症状不能缓解到 ×× 医院住院治疗，入院后行腹部 CT 提示"右肾多发结石并右肾积水、左肾重度积水、左侧输尿管上段结石可能"，考虑病情复杂，建议转我院进一步诊治，急诊拟"左输尿管结石并左肾重度积水、肾功能不全、泌尿道感染"收入我科进一步治疗。起病来，患者饮食、精神稍差，大便正常，近期体重无明显变化。

二、查体

体格检查：T 36.6 ℃，P 122 次 / 分，R 20 次 / 分，BP 145/91 mmHg，神智清，表情痛苦，被动体位，搀扶入院，全身皮肤黏膜无黄染、苍白，浅表淋巴结未触及肿大，心肺体查未见异常。腹稍胀，腹肌软，未及明显实性包块。肠鸣音 4 次 / 分，移动性浊音（−）。

专科检查：左肾区叩击痛（＋），输尿管行径区压痛检查欠满意，右肾区无明显叩痛，膀胱区轻压痛。

辅助检查：我院急诊查尿常规提示：白细胞（+++），隐血（＋＋）。血常规提示：

白细胞 $11.99 \times 10^9/1$，N% 81.6%。外院腹部 CT 提示：①右肾多发结石并右肾中度积水；②左肾重度积水；③第四腰椎左前方密度增高影，不排除左输尿管上段结石可能，请结合临床；肾功能提示：肌酐 193.0 μ mol/L；超敏 C- 反应蛋白 180.89 mg/L。

三、诊断

初步诊断：左侧输尿管上段结石并左肾重度积液；右肾多发结石并右肾中度积水；肾功能不全，梗阻性肾病；泌尿道感染。

鉴别诊断：消化性溃疡。

支持点：左侧腹部疼痛不适，查体：左下腹深压痛。

不支持点：患者既往无溃疡病史，查体主要以左肾区叩击痛为主，腹肌软，无明显反跳痛。腹部 CT 提示：左侧输尿管上段结石伴左肾重度积水；右肾多发结石并右肾中度积水。

结论：暂不考虑。

最终诊断：右肾多发结石并右肾中度积水；左侧重度积液并脓肾；左侧输尿管结石；肾功能不全梗阻性肾病；泌尿道感染；右侧经皮肾镜碎石术后；左侧经皮肾穿刺造瘘术后。

四、诊疗经过

于 2019-01-13 因 "尿频、尿痛 13 d，左腰痛伴发热 3 d" 在我科住院治疗，入院后查肾功提示肌酐明显升高，完善 KUB 提示 "左侧腹部密度增高，腰大肌界限消失，右肾多发结石"，考虑 "左输尿管上段结石、右肾多发结石、慢性梗阻性肾病"，不排除 "左肾积脓"，故于次日行 "双侧经皮肾穿刺造瘘术"，进一步完善泌尿系统 CT 提示 "右肾多发结石，左侧输尿管上段结石，双肾周感染可能"，经规律抗感染治疗后病情趋于稳定。后于 2019-01-28、2019-02-14 及 2019-02-27 先后 3 次行 "经皮肾镜下右肾结石钬激光碎石取石术" "右侧二期经皮肾镜钬激光碎石取石 + D-J 管置入术" 及 "经尿道输尿管软镜 + 三期经皮肾镜右肾结石钬激光碎石取石 + D-J 管留置术"，患者术后恢复顺利带左肾造瘘管出院。出院后患者未诉特殊不适，偶有左肾区不适，左肾造瘘管每日约有 100 mL 脓性引流液引出。并于 2019-04-08 行右输尿管软镜清除右肾残余结石，于 2019-04-11 行左肾切除术。手术治疗见图 12-34。

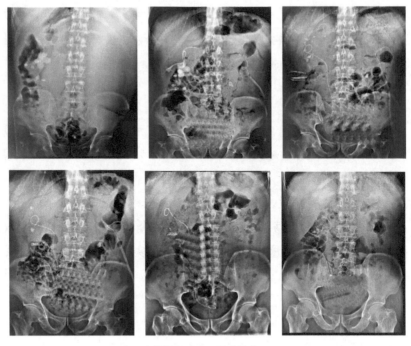

图 12-34　手术治疗

五、出院情况

患者诉无腰腹部疼痛，无头晕、乏力，无发热、呕吐，无血尿等，一般情况可，二便正常。查体：神清，心肺腹（-）。双肾区无叩击痛，双侧输尿管行程无压痛，膀胱区无压痛。

六、讨论

本例为双侧泌尿系统梗阻（一侧输尿管结石梗阻，另一侧肾铸型结石）并感染、肾功能不全患者的典型成功处理病例。首先处理双侧梗阻，行双肾经皮造瘘术，引流并抗感染。再分 2 次 PCN 处理右肾铸型结石，每次间隔 15 d 左右。第四次用输尿管软镜处理右肾残余结石。评估左肾无功能，行左肾切除。

（罗发维）

病例 14　肾盂输尿管连接处狭窄

一、病历摘要

姓名：胡××　性别：女　年龄：24 岁
主诉：间断右侧腰部胀痛 3 月。

现病史：患者3月前无明显诱因出现右侧腰部胀痛，呈阵发性，无畏寒发热，无尿频尿急，无肉眼血尿，外院泌尿系统CT增强示：①右肾中度积水，考虑右侧肾盂输尿管移行段狭窄，先天性肌纤维发育不良可能；②左肾微小结石。现为求进一步诊治，遂来我院门诊就诊，门诊拟"右侧输尿管连接处狭窄"收入我科。起病以来，精神睡眠食欲正常，大便正常，小便见上述，近期体重无明显变化。

既往史：发现左肾小结石2年，未特殊诊治。否认高血压、糖尿病、冠心病，否认肝炎、结核等传染病史，否认外伤、手术、输血史，否认食物、药物过敏史，预防接种史不详。

月经史：患者女性，12岁初潮，4 ~ 6 d/28 ~ 30 d，末次月经2021-11-08，月经周期规律，平素无痛经，经量适中，无血块，无白带，无异味，无阴道异常流血、流液。

二、查体

专科检查：双肾区无叩击痛，双侧肾脏均未触及。双侧输尿管无明显压痛，未触及肿块。耻骨上膀胱区无充盈，无压痛。

辅助检查：

泌尿系统CT提示：①右肾中度积水，考虑右侧肾盂输尿管移行段狭窄，先天性肌纤维发育不良可能；②左肾微小结石。尿常规：正常。辅助检查见图12-35。

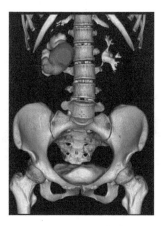

图12-35 辅助检查

三、诊断

右侧肾盂输尿管连接处狭窄；左侧肾结石。

四、诊疗经过

完善检查、积极备术，行经腹腔镜右侧肾盂输尿管连接处成形术。

手术经过：

麻醉成功后，患者取右侧卧位，对好腰桥，妥善固定，常规术野消毒、铺巾。套管置入、腹膜后操作间隙的建立：首先在右侧腋后线髂嵴上方 2 cm 处（A 点）做一 2 cm 切口，用长弯钳钝性分离进入腹膜后间隙，从此切口伸入食指确认层面无误。从切口置入自制气囊导管于腹膜后间隙，注入约 600 mL 气体以扩张腹膜后间隙，退出气囊。在食指引导下，十二肋缘下（B 点）做一 5 mm 切口，置入 5 mm 套管，于腋前线、肋弓下（C 点）做一 12 mm 切口，置入 12 mm 套管；退出食指，从 A 点切口置入 10 mm 套管。从 B 点套管充入 CO_2 气体，从 A 点套管置入腹腔镜，在腹腔镜下调整各套管深度，缝针予以妥善固定。腹腔镜下清除腹膜外脂肪后，显露腰大肌及 Gerota 筋膜，用超声刀纵行切开 Gerota 筋膜，可见肾周脂肪囊，于右肾下极下方沿腰大肌向上及内侧剥离，将肾脏向前牵引，游离肾脏的外侧及背侧。见膨大的肾盂，输尿管肾盂连接处见明显狭窄，狭窄处前方可见异位血管横行阻挡，剪刀剪开肾盂输尿管连接处，将开口处向下延伸约 3 cm，纵行劈开输尿管。将离断的输尿管牵拉至横行血管外侧，4-0 可吸收线将输尿管吻合于肾盂开口，放置 6 F 双J管，3-0 可吸收倒刺线闭合剩余肾盂开口，由 C 点放置引流管 1 条于肾残窝处，缝针固定，降低气腹压，查无活动性出血，拔除各套管，缝合各切口。术毕。

手术后半年复查情况见图 12-36。超声所见：双肾大小形态未见异常，包膜光滑，实质回声均匀，右肾盂分离，较宽处约 12 mm，左肾中下盏可见一大小约 5 mm×4 mm 的强回声团，后伴声影。

双侧输尿管未见明显扩张。右侧输尿管至膀胱内可见一管样强回声。膀胱充盈良好，壁光滑，内透声良好，内未见明显异常回声，双肾实质血流灌注良好。

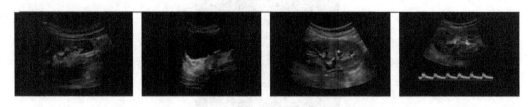

图 12-36　泌尿系统及双肾动脉彩超检查

五、出院情况

术后 2 月返院拔除双J管，未诉腰痛等不适。

六、讨论

肾盂输尿管连接处梗阻一般是先天性病变，本例患者术中发现存在异位血管压迫，术前的 CT 造影可以看出右肾存在中度积水，有少量的对比剂可以连输尿管往下流。

肾盂输尿管连接处梗阻主要的治疗手段是腔内切开和肾盂输尿管成形术,腔内切开或者是扩开操作比较简单,损伤少,但容易复发,疗效没有肾盂输尿管成形术确切。

初次的肾盂输尿管成形术很少通过开放手术做,大多在腹腔镜下完成,本例手术是经后腹腔入路。其优点是可以防止术后吻合口漏出的尿液刺激肠管;缺点是操作空间小,解剖标志没有经腹腔入路那么清晰。另外,腹腔镜下肾盂输尿管成形术手术的难点是对腹腔镜下缝合和打结技术的要求比较高,处理不当可能增加术后发生再狭窄的机会。本例患者术后复查彩超恢复满意。

(王 锐)

病例 15 右侧输尿管狭窄

一、病历摘要

姓名:彭×× 性别:男 年龄:40 岁

主诉:体检发现右肾重度积水 1 月余。

现病史:患者约 4 周前于外院诊断为"右侧输尿管下段结石合并右肾重度积水",于深圳市中海医院行输尿管镜探查+支架置入+右肾穿刺造瘘术,术后诊断为"右肾积脓,右肾功能重度受损,右侧输尿管下段结石并狭窄"。并于 2017-08-20 返回该医院行右侧输尿管镜探查+支架管取出+碎石+置管术,据该院出院记录描述为右侧输尿管下段狭窄严重,无法安全取出结石,勉强放置 F 5 双 J 管 1 条。请我院会诊后,建议行输尿管下段狭窄切除+输尿管膀胱再植术,现患者无发热,无明显腰腹部疼痛,为进一步治疗今来我院就诊,门诊拟"右侧输尿管狭窄;右侧输尿管结石;右肾重度积水"收入我科。

二、查体

影像学检查:2017-08-21 ×× 医院腹部平片提示右侧输尿管下段结石,右侧输尿管支架留置。

三、诊断

右侧输尿管狭窄,右侧输尿管结石,右肾重度积水。

诊断依据:①外院手术记录描述;②影像学检查提示右侧输尿管下段结石,右侧输尿管支架留置。

四、诊疗经过

入院完善相关检查，无明显手术禁忌，并于 2017-08-30 经尿道右侧输尿管下段激光狭窄内切开＋输尿管结石碎石取石＋置管术，术后 3 日出院。复查 KUB 示右肾结石术后，未见旧片，当前：①右肾多发小结石，肾轮廓增大；②右侧输尿管引流支架放置，右侧盆腔段输尿管多发小结石。

术后 2 个月拔除输尿管支架后出现右侧腰腹部疼痛，再次于 ×× 医院就诊，CT 提示右肾重度积水，右侧输尿管下段狭窄可能，为进一步治疗，再次到我院就诊。入院后完善相关检查，无明显禁忌，于 2017-11-08 行腹腔镜下右侧输尿管狭窄段切除＋输尿管膀胱再置术＋右侧输尿管支架置入术，过程顺利。

五、出院情况

术后 2 个月左右拔除输尿管支架。定期随访，目前右肾积水明显缓解，无再次加重迹象。

六、讨论

形成输尿管狭窄的病因复杂，常见病因包括先天性因素、结石、感染、外伤、异位血管、医源性损伤等。结石嵌顿可引起输尿管狭窄，据文献报道，即使结石清除后仍有 0.46% 的风险继发狭窄。在诊治过程中，需明确诱因与病因，制定合适的治疗方案。输尿管成形术可以同时治疗输尿管狭窄，可以切除狭窄段，了解狭窄段管内、管壁及管外情况，重塑输尿管狭窄两端形态，且能够对狭窄段行病理检查。若输尿管狭窄合并结石，输尿管成形术可以一期取净结石，同时去除狭窄的诱因。经输尿管腔内微创治疗输尿管狭窄时，输尿管硬镜镜体可直接扩张输尿管，撑开狭窄段。钬激光、球囊扩张器可作为治疗的辅助设备，切开或扩开狭窄输尿管，围术期并发症较少。但有效率似乎较低，远期复发率高，本中心经验与国内部分文献资料结论相似。

该病例先行输尿管镜腔内狭窄切开扩张后效果不理想，而后行腹腔镜下输尿管狭窄段切除加再吻合术，近期取得了良好的效果。对于一期采用输尿管成形术还是输尿管腔内微创治疗，国内外目前仍有争议。同时输尿管成形术也有再狭窄的风险，需定期随访。有研究推荐术后应至少随访 3 年。

（刘岩峰）

病例 16　多次钬激光手术致输尿管狭窄

一、病历摘要

姓名：李×× 　性别：男 　年龄 38 岁

过敏史：无。

主诉：留置右侧输尿管支架 2 月余。

现病史：患者于 2 月余前因"右腰部胀痛伴纳差"在我院住院治疗，完善肾功能提示"肌酐 370.5 μmol/L"，泌尿系统 CT 提示"右侧 D-J 管留置，右输尿管上段结石，右肾多发结石，右肾重度积水；左肾小结石"，排除手术禁忌证后于 2020-11-03 在腰硬麻下行"经尿道输尿管镜右输尿管支架取出术 + 输尿管镜探查术 + 输尿管狭窄扩张术 + 输尿管支架置入术"，术中留置右侧输尿管支架 2 根，术后复查肾功：肌酐 165.9 μmol/L，复查 KUB 提示右侧双输尿管支架位置良好，术后恢复顺利出院。2 周前在我科门诊复查尿常规：LEO 3+，BLD 3+。肾功：肌酐 112.4 μmol/L，尿酸 685.1 μmol/L，泌尿系统彩超提示"双肾多发性结石，右肾重度积水，左肾实质回声增强，右肾实质变薄"，遂至我院门诊就诊，行泌尿系统彩超提示"左侧肾结石并左肾轻度积水"。今为进一步治疗，门诊遂拟"输尿管狭窄、肾结石"收入我科。本次起病以来，患者精神、胃纳、睡眠尚可，二便正常，近来体重无明显变化。

既往史：患者曾多次在我院住院手术治疗，2018-04-16 行"右侧经皮肾镜碎石取石术"，2018 年 5 月至 2020 年 4 月先后 5 次行输尿管软镜手术处理右肾内结石，2020-04-15 术中诊断右输尿管上段狭窄；自述患"高血压病 1 级" 2 年，一直口服"苯磺酸氨氯地平"降压治疗；否认糖尿病，否认冠心病，否认传染病史，否认输血史。

二、查体

体格检查：T 36.5 ℃，P 102 次/分，R 20 次/分，BP 130/94 mmHg。心肺（-），腹部检查无异常。

专科检查：双肾区无隆起，右肾区轻度叩击痛，左肾区无叩痛，双侧输尿管行径区全程无明显压痛，膀胱区无明显压痛。外生殖器及肛门未检。

辅助检查：尿常规：LEO 3+，BLD 3+。肾功：肌酐 112.4 μmol/L，尿酸 685.1 μmol/L。泌尿系统彩超：双肾多发性结石，右肾重度积水，左肾实质回声增强，右肾实质变薄。

三、诊断

初步诊断：右输尿管上段狭窄并右肾重度积水；右输尿管支架置入术后；泌尿道感染；双肾多发结石；梗阻性肾病；慢性肾功能不全；左肾萎缩；高尿酸血症；高血压病 1 级（低危组）。

鉴别诊断：输尿管结石；输尿管肿瘤；输尿管结核。

最终诊断：右输尿管上段狭窄并右肾重度积水；右输尿管上段多发结石；右输尿管支架置入术后；泌尿道感染；双肾多发结石；梗阻性肾病；慢性肾功能不全；左肾萎缩；高尿酸血症；高血压病 1 级（低危组）。

四、诊疗经过

入院后完善相关检查，尿常规及分析：蛋白质（PRO）1+，白细胞（LEO）3+，隐血（BLD）3+；肾功能检查：肌酐（Cr）110.5 μ mol/L；血常规、凝血功能、肝功能、心肌酶降钙素原（PCT）、手术 / 输血前感染 9 项检查均未见明显异常。

KUB（腹部卧位）胸部正位：①右侧泌尿系统 D–J 管留置术后，右肾结石较前减少，部分排出至右侧输尿管上段；②心肺膈未见明确异常。泌尿系统 CT 平扫 + 三维重建示：①右输尿管双 J 管留置；②双肾多发结石，右输尿管上段结石，右肾盂肾盏扩张积液；③左肾多发结石并萎缩。尿培养 48 h 未见细菌生长。

于 2021–01–27 在手术室腰麻下行"经尿道右侧输尿管支架取出术 + 输尿管软镜右肾结石取石术 + 输尿管狭窄球囊扩张术 + 输尿管支架置入术"，术后予抗感染、止痛、止血、解痉、护肾等对症支持治疗，患者症状明显缓解，复查 KUB 提示右侧输尿管网状支架位置良好，患者症状缓解，恢复顺利，要求出院，可予办理出院。诊疗经过见图 12-37。

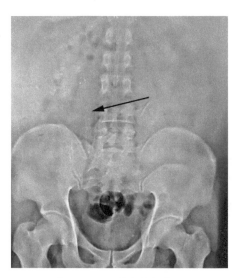

图 12-37　放内支架术后

五、出院情况

患者精神好，未诉特殊不适，无明显腰腹部疼痛，无尿频、尿急、尿痛、血尿，无恶心、呕吐，无畏寒、发热等不适，饮食、睡眠可，大便正常；查体：双侧肾区无明显叩击痛，双侧输尿管行程无明显压痛，膀胱区无明显压痛，余查体未见明显异常。

六、讨论

患者右输尿管狭窄的原因为：多次钬激光手术致输尿管热损伤，纤维化瘢痕改变。

预防输尿管狭窄：①输尿管结石尽量不用钬激光碎石，尽量用弹道碎石；②即使用钬激光碎石，要用低能量，且尽量不在同一平面工作时间太久，可以将结石往近端推送，或推至肾盂二次软镜处理。

（罗发维）

病例 17　膀胱副神经节瘤

一、病历摘要

姓名：罗 ×× 　性别：女　年龄：32 岁

过敏史：无。

主诉：体检发现膀胱肿物 1 d。

现病史：患者自述于 1 d 前在我院体检时发现膀胱肿物，无肉眼血尿，无尿频、尿急、尿痛等，无腰部不适，无畏寒、发热；今日来我院门诊就诊，建议住院进一步检查治疗，遂门诊拟"膀胱肿物"收入我科。患者精神、睡眠、食欲可，大、小便正常。近期体重无明显变化。

二、查体

专科检查：双肾区无隆起，双侧腰腹部未扪及包块，双肾区无叩击痛，双侧输尿管行程无明显压痛，膀胱区无明显压痛；会阴部未检。

辅助检查：

泌尿系统彩超提示：①膀胱实质性占位（膀胱左后壁可见大小约 20 mm×27 mm×20 mm 强回声），建议进一步检查；②左肾小结石。

三、诊断

初步诊断：膀胱肿物性质待查；左肾结石。

鉴别诊断：膀胱肿瘤。

支持点：患者体检泌尿系统彩超示膀胱实质性占位（膀胱左后壁可见大小约 20 mm×27 mm×20 mm 强回声），建议进一步检查。

不支持点：患者为年轻患者，近期体重无明显减轻等。

结论：需进一步完善检查以明确。

最终诊断：膀胱副神经节瘤；左肾结石；子宫底肌壁间平滑肌瘤；宫颈多发纳氏囊肿。

四、诊疗经过

患者入院后完善相关检查，尿常规：隐血（BLD）＋－，红细胞（RBCUF）19.90 个/μL，红细胞 H（RBC-M）3.60/HPF，酮体（KET）＋－。血常规：白细胞计数（WBC）10.29×10⁹/L，血小板容积（PCT）0.470%，血小板计数（PLT）451.00×10⁹/L；肝功能：总蛋白（TP）（干）49.6 g/L，白蛋白（ALB）（干）26.9 g/L。大便常规、肾功能、电解质、心电图等未见明显异常。

全腹＋盆腔增强＋三维示：①膀胱富血供占位，考虑副节瘤可能，不排除巨淋巴细胞增生症、肉瘤等其他肿瘤性病变可能，建议活检；②右肾囊肿。排除手术禁忌证后于 2018-04-03 下午送手术室在全身麻醉下行"经尿道膀胱镜检查＋腹腔镜下膀胱壁肿瘤切除术"，手术顺利；完整切除膀胱壁肿瘤送病检；术中出血约 10 mL，术中血压波动在 190～70/130～35 mmHg。术后送 ICU 进一步治疗，术后 2 d 转回普通病房；术后予以抗感染、止血、止痛、补液、监测血压，多巴胺维持血压，扩容等对症处理；病检示膀胱副神经节瘤，符合临床诊断。今患者术后第 10 天，病情稳定，患者要求出院，请示上级医师同意后予办理出院。

五、出院情况

患者未诉特殊不适，无尿频、尿痛等，一般情况可；查体：腹软，腹部切口已愈合，肾区无叩击疼，膀胱区无压痛。

六、讨论

膀胱副神经节瘤罕见，在嗜铬细胞瘤 / 副神经节瘤患者总数中的比例 < 1%，在所有膀胱肿瘤患者总数中的比例占 0.05% ~ 0.06%。1953 年 Zimmerman 首次报道膀胱副神经瘤，文献报道的绝大多数膀胱副神经瘤为良性，13% ~ 19% 为恶性。肿瘤多为单发，18% 左右为多发。

发病年龄可见于各年龄，高发年龄为 40 岁左右。女性发病率高于男性，男：女为 1：3。80% 以上膀胱副神经瘤有内分泌功能。典型临床表现是膀胱胀满时或排尿过程中出现阵发性高血压症状，如头痛、头晕、心悸、面色苍白、出汗等，甚至晕厥。排尿后症状逐渐缓解。其他临床表现还包括无痛性血尿，多为间歇性，肉眼全程血尿女性患者可伴月经续不净。部分患者可无任何症状，仅是在健康体检时超声检查发现。

对膀胱副神经节瘤患者的治疗以手术为主，多采用膀胱部分切除术。

问病史很重要。术后追问病史，患者平常小便时有头晕，这点很重要，证明小便时膀胱副神经节瘤在压力升高时释放儿茶酚胺。

术中触碰肿瘤血压明显升高，才怀疑膀胱副神经节瘤，造成手术被动。术者应该动作轻柔，并先结扎静脉，并加强麻醉管理。

（罗发维）

病例 18　膀胱肿瘤 1

一、病历摘要

姓名：赵 ×× 　性别：男　年龄：81 岁

主诉：膀胱肿瘤术后 10 年，体检发现膀胱占位 3 日。

现病史：患者约于 10 年前（2008 年 1 月）体检发现膀胱占位，于本院行膀胱部分切除术，病理提示膀胱尿路上皮癌，肌层可见肿瘤。诊断为膀胱癌（$T_2N_0M_0$）。术后予以吡柔比星定期膀胱灌注及膀胱镜检查，术后 10 个月发现膀胱肿瘤复发，再次行膀胱部分切除术。术后预期行表柔比星膀胱灌注及膀胱镜检查，病情恢复良好。近几年复查以泌尿超声为主，未行膀胱镜复查。3 d 前于我院体检，泌尿系统超声提示膀胱后壁占位（15 mm × 9 mm，17 mm × 11 mm），考虑膀胱肿瘤复发可能，无发热，无恶心、呕吐，无明显尿频、尿急、尿痛，未见明显肉眼血尿，夜尿 1 ～ 2 次。为进一步治疗，门诊拟"膀胱占位"收入本区。起病以来，精神食欲一般，睡眠可，小便症状如前述，大便正常，近期体重无明显减轻。

既往史：股骨头置换术史 3 年。高血压病史多年，长期服用络活喜治疗，血压控制良好。糖耐量异常，口服二甲双胍治疗，血糖控制尚可。否认心脏病病史；否认肺结核、肝炎等传染病史，无药物及食物过敏史。2018-03-28 本院泌尿系统超声提示膀胱后壁病变，考虑移行上皮复发可能性大。

二、诊断

膀胱占位：膀胱癌待查；高血压；糖耐量异常。

诊断依据：①症状，体检发现膀胱占位 3 日；②影像学检查，2018-03-28 本院泌尿系统超声提示膀胱后壁病变，考虑移行上皮肿瘤复发可能性大。

鉴别诊断：膀胱结石。

支持点：血尿症状。

不支持点：泌尿系统超声不支持。

结论：基本排除。

三、诊疗经过

诊疗计划：完善相关检查，如血尿常规、肝肾功能、凝血功能、胸片、心电图、泌尿系统增强 CT、IVP 等；择期行膀胱镜检查 + 活检；待病理结果回报后决定下一步治疗方案；对症支持治疗。

治疗结果：

入院后完善相关检查，尿常规提示红细胞 75 个 /UL，血常规提示白细胞水平 7.16×10^9/L 血红蛋白 130 g/L，前列腺特异性抗原 1.8 ng/mL，谷丙转氨酶 / 谷草转氨酶 20/23 U/L，肌酐 89 μmol/L。（2018-04-03）泌尿系统 CT 平扫 + 增强 + 重建提示：①膀胱顶部后壁增厚并软组织结节形成，考虑为膀胱癌可能；②前列腺增生；③左肾小囊肿。

行膀胱软镜检查，镜下见双侧输尿管口清晰可见，三角区充血水肿，膀胱后壁可见较大菜花样肿物 2 个，最大直径约为 1.5 cm，肿物周围黏膜可见多发散在小菜花样肿物，后壁接近顶壁可见直径约 0.5 cm 菜花样肿物，膀胱左侧壁可见手术瘢痕样改变，余膀胱内未见明确新生物。于 2018-04-10 行经尿道膀胱肿瘤铥激光切除术，过程顺利，术后 24 h 内予以吡柔比星膀胱灌注，病理回报膀胱低级别乳头状尿路上皮癌。术后1周于吡柔比星第2次膀胱灌注后出院。

四、出院情况

出院后按流程规律随访、膀胱灌注及膀胱镜检查，目前病情恢复良好。

五、讨论

膀胱癌是我国最常见的泌尿系统恶性肿瘤，男女发病比例约为3∶1。膀胱癌生物学行为多变，表浅癌容易复发、进展，有文献报道，在经尿道膀胱肿瘤切除术50%～70%的患者会复发。尽管目前使用卡介苗、吡柔比星等药物进行膀胱灌注治疗能降低表浅性膀胱癌的复发和进展，但还是有10%～20%的患者最终会进展成浸润性膀胱癌，导致生存率大大降低。膀胱癌根治术一直是治疗肌层浸润性膀胱癌的首选治疗，长期生存率可达40%～60%，在过去的20多年中，随着尿流改道技术的发展，原位新膀胱术的出现大大提高了膀胱癌根治术患者的生活质量，但术后一部分患者会出现各种并发症，而且该手术创伤较大，步骤较烦琐，某些有严重内科并发症的患者无法耐受该术式。目前，保留器官的治疗方法已在不少恶性肿瘤中成为一种标准的治疗方式。浸润性膀胱癌保留膀胱的治疗始于20世纪80年代初，经过一系列临床试验的论证，其治疗体系已逐步完善，效果亦逐渐得到认可。保留膀胱的治疗包括经尿道膀胱肿瘤电切、膀胱部分切除、放化疗等。保留膀胱的综合治疗已有了较大的发展，治疗效果满意，其在保留正常膀胱功能的同时，不会降低患者的生存率。

该病例病史跨度10年，为肌层浸润性膀胱癌保留膀胱的宝贵病例。虽然该患者也存在肿瘤复发，但在保存器官结构、维持正常生理功能的同时并未降低患者的生存率和生活质量。通过选择合适的患者，保留膀胱的治疗可以作为治疗浸润性膀胱癌除根治性手术外又一项可行而且合理的治疗方式。保留膀胱的综合治疗需要泌尿外科、放射治疗科、肿瘤内科等各学科的密切合作，深入交流，从而使治疗体系更加完善，治疗效果进一步提高。

（刘岩峰）

病例 19　膀胱肿瘤 2

一、病历摘要

姓名：彭××　性别：男　年龄74岁

主诉：反复肉眼血尿3个月，再发加重半天。

现病史：患者3个月前无明显诱因出现无痛性肉眼血尿，伴尿频、尿急、尿痛，夜尿增多至7～8次，无腰腹痛，无发热、咳嗽，无胸闷，于外院就诊，行CTU提示膀胱壁明显不均匀增厚，行膀胱肿瘤诊断性电切后，病检提示：尿路上皮增生伴不典型增生，经抗感染等对症支持治疗后好转出院。半天前，患者再次出现肉眼血尿，伴血块，伴有尿频、尿急、尿痛，遂来我院就诊，门诊拟"血尿查因"收入我科。起病以来，患者无畏寒发热，无头晕头痛，无恶心呕吐，无腹痛腰痛；精神睡眠差，胃纳一般，大便正常，近半年体重下降约25 kg。

既往史：既往健康情况，否认高血压、糖尿病、冠心病，否认肝炎、结核等传染病史，否认外伤、输血史，否认食物、药物过敏史。预防接种史不详。

婚育史：已婚，已育，体健，配偶体健，家庭关系和睦。

家族史：父母健在，否认有家族遗传性、免疫性、精神性疾病。

二、查体

专科检查：双肾区无叩击痛，双侧肾脏均未触及。双侧输尿管无明显压痛，未触及肿块。耻骨上膀胱区无充盈，无压痛。

辅助检查：

泌尿系统 CT 提示：膀胱前壁、顶壁及左侧壁不规则增厚，病灶累及左侧输尿管膀胱入口处致左侧输尿管全程扩张及左肾盂扩张、积液，见图12-38。

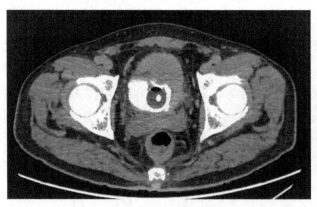

图12-38　泌尿系统 CT

三、诊断

膀胱恶性肿瘤 $T_4N_0M_0$；前列腺增生。

四、诊疗经过

完善检查，积极备术，先行经尿道膀胱肿瘤诊断性电切术，术中见左侧壁多发菜花样肿瘤。术后病检提示浸润性尿路上皮癌（巢状亚型），肿瘤浸润肌层。两周后在全身麻醉下行根治性膀胱切除术＋回肠通道术。

手术经过：

1. 麻醉与体位

全身麻醉下，患者取仰卧位，头低脚高约15°，妥善固定。常规消毒铺巾，停留 Foley 导尿管，吉西他滨 1 000 mg+ 注射用水 50 mL 膀胱灌注，夹闭尿管。

2. 操作通道的建立及套管的置入

脐旁切开皮肤约 2 cm（U 点），插入 Veress 气腹针至腹腔，注水试验确证后充入 CO_2 建立气腹，至腹压 15 mmHg 后经 U 点穿入 10 mm 套管，置入腹腔镜，在腹腔镜监视下建立其他 4 个操作通道：L1、R1 穿刺点在左右髂前上棘上内约 2 cm 处，置入 5 mm 套管；L2、R2 穿刺点分别在左右腹直肌旁、脐下 2 cm 处，置入 12 mm 套管。

3. 腹腔探查及盆腔淋巴结清扫

腹腔镜探查见腹腔内脏器无损伤，无明显腹腔内转移。松解乙状结肠与腹壁粘连。首先进行左侧盆腔淋巴结清扫，在左侧输尿管跨过髂总动脉处找到输尿管，沿输尿管行程向下剪开腹膜，用无创抓钳将输尿管提起并向下游离至膀胱壁外。从髂总动脉分叉处沿髂外动脉外上方剪开腹膜及髂血管鞘，远端至腹壁下动脉处，用超声刀在跨过髂外动脉处切断输精管。在髂外动脉的内下方找到髂外静脉，从远端向近端游离髂外动静脉前面及内下方的淋巴组织，显露闭孔神经，注意保护闭孔神经，沿髂外静脉内下缘小心游离找到骨盆内侧壁。沿髂内动脉向下游离，找到脐动脉，切断脐动脉。分离髂内血管内侧淋巴脂肪组织。将髂外静脉提起，分离髂外静脉分叉后方的淋巴结。将清扫的淋巴组织分组装入标本袋内。术中见双侧髂外淋巴结明显肿大。用与左侧相同的步骤及方法清扫右侧盆腔淋巴结，将清扫的淋巴组织分组装入标本袋内。开放 Foley 导尿管，排空膀胱。

4. 膀胱及前列腺后面的游离

将肠管推向头侧，显露膀胱直肠陷窝，用电凝钩或超声刀横行切开腹膜。游离输精管后切断，在输精管外下方分离找到精囊，再紧贴精囊游离至前列腺。将左右输精管、精囊向前方牵引，横行切开狄氏筋膜，在狄氏筋膜前方游离（筋膜内），分离前列腺后方至前列腺尖部。

5. 膀胱及前列腺前面的游离

视野移至前腹壁，判断膀胱轮廓及其前方的腹膜反折，切断脐正中韧带、旁正中韧带及腹膜反折，游离膀胱前间隙，清除膀胱前脂肪，显露耻骨前列腺韧带及盆内筋膜反折，切开两侧盆内筋膜反折和耻骨前列腺韧带。术中可见膀胱前壁与前列腺前壁粘连紧密，以超声刀仔细分离，暴露前列腺尖部两侧，用 2-0 可吸收缝线缝扎阴茎背深血管复合体。

6．膀胱及前列腺侧血管蒂的游离

将膀胱推向内侧，在输尿管后方用超声刀或 Ligasure 分离膀胱侧韧带。到达前列腺基底部时将精囊提起帮助定位，紧贴前列腺外侧分离前列腺侧血管蒂，采用筋膜内切除方法，在前列腺侧后方找到分离平面后，用 Hem-o-lock 钳夹并用剪刀剪断。

在缝扎线的近端切断阴茎背深血管复合体，向下分离至前列腺尖部。紧贴前列腺尖部剪开尿道前壁，可见其内导尿管，向头侧拉起，在近前列腺尖部用 Hem-o-lock 钳夹导尿管并剪断，导尿管向头侧牵引利用球囊压迫膀胱颈防止尿液外渗，剪断尿道后壁，将膀胱前列腺游离。

2-0 可吸收线 8 字缝合尿道残端，检查术野无活动性出血后，盆壁渗血处覆盖速即纱止血棉，左侧髂前上棘内侧 Troca 置入引流管于盆底。

7．标本的取出

在下腹部正中线上作 8 cm 切口，取出膀胱前列腺标本，在膀胱连接部离断左右输尿管，取出盆腔淋巴结标本。

8．取回肠段

将末段回肠经套管提出切口外，在距离回盲部 15 cm 的近端隔离约 15 cm 回肠段。将回肠两断端用酒精清洗后用 2 把 1 次性直线型肠切开吻合器作端-端吻合，并全层连续缝合+浆肌层内翻缝合方法，恢复肠道连续性，缝合肠系膜缺口后还纳腹腔。

9．输尿管回肠输出道吻合

将两侧输尿管开口纵行切开 0.5 cm，分别插入 5 F 输尿管支架管，于游离的回肠输出道近远端对系膜缘处作 2 个 0.5 cm 小开口，用蚊式钳扩张开口，并将 2 条输尿管分别引入回肠输出道内，用 4-0 可吸收线缝合输尿管浆膜与肠管浆膜层间断缝合 5 针，于肠管近侧开口用 4 号丝线将 2 条输尿管导管缝合到剪好侧孔的 22 F T 管末段；再将 T 管从回肠输出道远端引出，2-0 可吸收线全层缝合回肠输出道近端，4-0 可吸收线加固浆膜层，并在 2 角进行荷包缝合，向输出道内作注水试验约 30 mL，见输出道膨隆，各吻合口未见液体外溢。

10．回肠输出道皮肤造口

在右侧麦氏点内上方约 2 cm 作一长约 3 cm 的椭圆形皮肤切口，电刀切断浅筋膜及肌肉腱膜，中弯扩张开口，用无齿环钳钳夹回肠输出道远端，引出皮肤开口并高出 5 cm，2-0 可吸收线将输出道中段浆膜与腱膜间断缝合固定，3-0 可吸收线间断缝合皮肤与输出道浆膜，将输出道黏膜作外翻，向输出道内再插入一根剪好侧孔的透明输血管，凡士林纱布条环形固定于输出道周围。

11. 手术收尾

清洗各切口，并逐层关闭切口，无菌敷料覆盖，右侧回肠输出道安装造口底盘及造口袋连接引流袋。

手术后病检结果如图12-39所示。大体所见：全膀胱前列腺精囊：总体积13 cm×11 cm×5 cm，膀胱已沿后壁切开，膀胱前壁及左侧壁见一大小7 cm×5 cm灰黄微隆起肿物，部分被挖除，肿物切面灰黄实性质硬，似浸润全层，并累及前列腺，前列腺大个4.5 cm×3.5 cm×3 cm，左侧输精管已断裂，长6.5 cm，直径0.6 cm，表面光滑，左精囊体积4 cm×3 cm×1.5 cm，切面灰黄、多囊状；右输精管长6 cm，直径0.6 cm，表面光滑，右精囊腺体积4 cm×2.5 cm×1 cm，切面灰黄、多囊状，另见左右输尿管残端。

左侧髂外淋巴结：大小2 cm×2 cm×1 cm灰黄组织一堆，其内扪及疑似淋巴结6枚，部分质硬。

右侧髂外淋巴结：大小3 cm×2 cm×1 cm灰黄脂肪组织一堆，其内扪及疑似淋巴结8枚。

左侧闭孔淋巴结：大小2 cm×1.5 cm×1 cm灰黄脂肪组织一块，其内扪及疑似淋巴结3枚。右侧闭孔淋巴结：大小3 cm×2 cm×1 cm灰黄组织一块，其内扪及疑似淋巴结3枚。

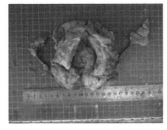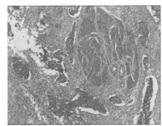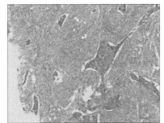

图12-39 病检结果

五、出院情况

患者现未诉特殊不适，一般情况可，已恢复正常饮食，大便正常，回肠造瘘口通畅，引流尿液量正常。查体：生命体征平稳，腹部平软，伤口已愈合拆线。回肠造瘘口色深，无破溃，引流通畅，底盘及引流袋固定良好，引流清亮尿液。

六、讨论

腹腔镜根治性膀胱切除术适用于$T_2 \sim T_{4a}$期的无远处转移的肌层浸润性膀胱尿路上皮癌，本例患者符合手术标准。术式的选择有根治性膀胱切除+原位膀胱及根治性膀胱切除+尿流改道等，手术方式的选择有开放手术、全腹腔镜手术及腹腔镜结合开放重建等，本例患者采用了腹腔镜根治性膀胱切除＋尿流改道的经典术式及小切口体外重建的方式，既减少了创伤又缩短了手术时间，达到了微创和效率的统一。

（王　锐）

病例 20　膀胱尿路上皮癌

一、病历摘要

姓名：张××　性别：男　年龄：49 岁

过敏史：无。

主诉：简短肉眼血尿 4 d。

现病史：4 d 前因间断无痛肉眼血尿至外院就诊，行 CT 检查示，①肝右叶钙化灶，肝内多发囊性灶；②右侧肾盂及输尿管扩张积液改变；③膀胱肿瘤性病变，右侧输尿管盆膀胱开口区受侵不除外，右侧盆壁稍大淋巴结。行膀胱镜活检病理示：浸润性高级别尿路上皮乳头状癌。后给予抗感染对症治疗（具体用药不详）。现患者为求进一步治疗来我院就诊，门诊检查后以"膀胱恶性肿瘤"为诊断收入院。发病以来患者神志清，精神可，大便正常，小便如上所述，体重无明显变化。

个人史：既往史无特殊，务农，抽烟 10 余年，每日约 20 支，无油漆、化工原料等接触史。

二、查体

体格检查：心肺及全身查体无特殊。

专科检查：右肾区压痛阴性，叩击痛弱阳性，余无特殊。

辅助检查：血常规、肝肾功能、凝血、感染五项，正常，血型 RH（＋）B 型。

影像检查：

1. 超声检查

膀胱实性占位，累及右侧输尿管下段可能，右肾轻度积水，右输尿管全程增宽并壁内段占位可能；前列腺体积增大。

2. 胸部、头颅 SCT 检查

双肺纹理增多，未见明确结节及占位性改变。头颅 SCT 平扫未见明确异常。

3. MRI 检查（图 12-40）

膀胱右前壁及后壁膀胱三角区多发占位，尿路内口及右侧输尿管下端受累，伴右侧输尿管扩张积水。

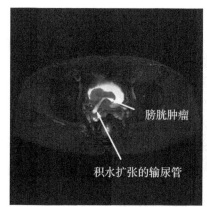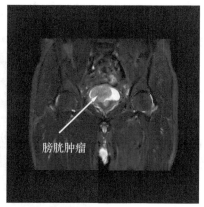

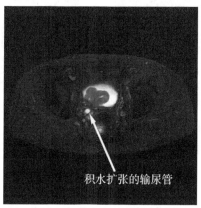

图 12-40　MRI 检查

4．IVP 检查

右肾轻度积水，右侧输尿管全程扩张，膀胱右侧壁、后壁充盈缺损，考虑实性占位。

5．泌尿系统 SCT 平扫 + 动态增强扫描（图 12-41）

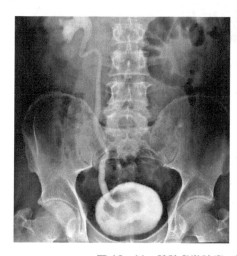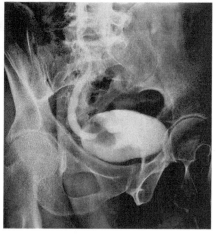

图 12-41　膀胱多发肿瘤，膀胱壁、右侧输尿管口受累

6．盆腔 SCT 平扫（图 12-42 ~ 图 12-44）

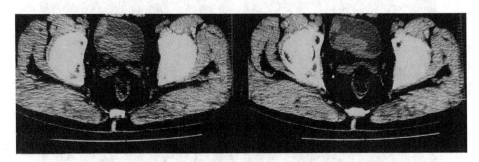

图 12-42　膀胱右侧壁及后壁多发实性占位，膀胱肌层及尿管口受累

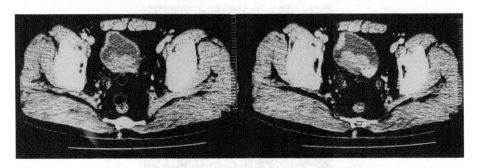

图 12-43　动脉期可见瘤体明显强化，膀胱壁多处受侵

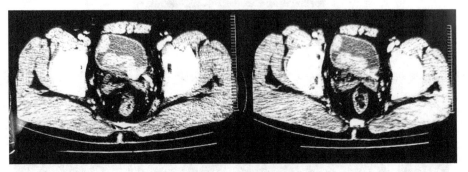

图 12-44　静脉期亦见瘤体持续强化，较前期更明显提示膀胱壁受侵

三、诊断

初步诊断：膀胱恶性肿瘤（$T_2N_xM_0$）。

鉴别诊断：泌尿及男性生殖系统疾病中，血尿是常见的临床症状之一。膀胱癌引起的血尿需要与泌尿系统结石、炎症、结核、畸形、外伤、前列腺增生、肾小球疾病等相鉴别，需要与其他肿瘤如脐尿管癌、前列腺癌及盆腔肿瘤、宫颈癌、结直肠癌侵犯膀胱、膀胱良性病变如腺性膀胱炎等疾病鉴别。

1．脐尿管癌

膀胱顶部区域的肿瘤需与脐尿管癌鉴别。脐尿管癌源自脐尿管残迹，肿瘤主体位于膀胱壁外或膀胱壁中，若肿瘤向内浸透膀胱壁至膀胱腔内，会分泌黏液，导致尿液中出现黏液样物质。通过膀胱镜检查及活检病理检查，以及盆腔影像学检查进行鉴别诊断。膀胱镜下可见膀胱顶部广基肿物，表面黏膜完整或破溃。影像学检查提示肿瘤的主体位于膀胱壁外侧。

2．前列腺癌侵犯膀胱或前列腺增生

患者多有排尿困难症状，超声检查、MRI 或 CT 扫描时可能误认为膀胱三角区肿瘤。血清前列腺特异抗原、直肠指诊、MRI 检查有助于鉴别诊断，膀胱镜检查能明确肿瘤来源。

3．盆腔其他脏器肿瘤侵犯膀胱

常见宫颈癌、结直肠癌侵犯膀胱。患者有原发疾病症状或体征。依靠病史、影像学检查或肠镜检查等鉴别。

4．腺性膀胱炎

患者多以尿频、尿急或无痛性血尿就诊，影像学检查显示膀胱近颈部可见大片肿物。膀胱镜：病变主要位于三角区及膀胱颈部，输尿管管口看不清。病变形态呈多样性多中心性，常呈滤泡样、乳头样、分叶状，肿物近透明状，内无血管；须活检明确病理。

5．内翻性乳头状瘤

多为三角区及其周边的单发肿瘤，多有细长蒂，表面黏膜光整。

最终诊断：膀胱恶性肿瘤（神经内分泌癌 $T_{2b}N_0M_0$）。

四、诊疗经过

完善术前检查，术前左肾肿瘤诊断明确，无明显手术禁忌证，与患者及家属详尽沟通告知后，于 2022-03-14 在全身麻醉下行"经腹腹腔镜根治性切除 + 全去带乙状结肠原位膀胱术"。术中情况详见手术记录。

手术记录：

手术前诊断：膀胱恶性肿瘤。

拟施手术名称：腹腔镜下膀胱根治切除术 + 全去带乙状结肠原位膀胱术。

手术后诊断：膀胱恶性肿瘤（$T_{2c}N_xM_0$）。

已施手术名称：腹腔镜下膀胱根治切除术 + 全去带乙状结肠原位膀胱术。

送检标本：膀胱及肿物、前列腺、精囊、阑尾、淋巴结、输尿管断端。

手术经过：麻醉成功后，患者取平卧截石位，常规术区消毒铺巾，留置三腔导尿管，取脐下缘切口置入气腹针，进入气体约 4.2 L，置入安全 Trocar，置入目镜，检查腹腔，未见肿瘤转移及其他异常，可视下建立左右两侧操作通道，打开侧腹膜，游离右侧输尿管，游离至髂血管分叉处；同样的方法游离左侧输尿管，游离至髂血管分叉处，于膀胱壁外离断双侧输尿管。断端送快速病理提示：切缘阴性。离断游离出左侧膀胱侧韧带、脐动脉、输精管、前列腺侧韧带，分别予以 Hem-o-lock 夹双重夹闭，于中间离断，游离耻骨前列腺韧带，游离出阴茎背深静脉，予以双机电凝止血，检查无活动性出血；同样的方法处理右侧膀胱侧韧带、脐动脉、输精管、前列腺侧韧带予以夹闭并离断，盆底侧腹膜，沿狄氏筋膜游离膀胱和直肠间隙，游离至前列腺尖部，游离出左右两侧精囊并完整切除，再次游离耻骨前列腺前方及侧方，完整游离出尿道，予以 Hem-o-lock 夹夹闭并离断。尿道残端送快速病理回示：切缘阴性。盆腔淋巴结清扫：左侧沿耻骨下髂外静脉处 - 至髂外动静脉分叉处，予以血管及闭孔神经骨骼化，完整切除淋巴结；右侧沿耻骨下髂外静脉处 - 至髂外动静脉分叉处，右侧淋巴结较大，粘连较重，闭孔神经周围淋巴结较大，部分与神经粘连紧密，予以锐性分离，完整切除右侧髂血管及闭孔神经周围淋巴；寻找回盲部，予以常规切除阑尾；延长切口，取出膀胱、前列腺、精囊、阑尾、髂血管周围淋巴结，常规送病理检查。延长切口，游离乙状结肠，游离长约 40 cm，取 25 cm 肠袢做原位新膀胱，恢复肠道连续性，新膀胱予以部分结肠袋去除（减轻新膀胱内压力），左右输尿管翻乳头吻合至新膀胱两侧，可吸收线缝合固定，拉出体外予以固定，放置新膀胱造瘘管，予以体外固定，留置尿管，并于新膀胱中端圆形切口，腹腔镜下"8 针"法，3-0 可吸收缝线，连续缝合，吻合新尿道。放置左右两侧盆腔引流管，加以缝合固定，逐层关闭切口，粘贴无菌敷料，手术结束，术中出血约 300 mL，未输血，患者手术时间较长，难度较大，术后转 ICU 进一步观察治疗。

手术相关见图 12-45 ～图 12-58。

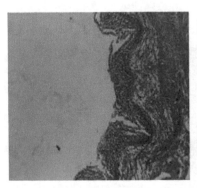
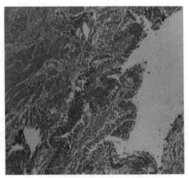

图 12-45　术中病理报告：双侧输尿管断端、尿道；断端均切缘阴性

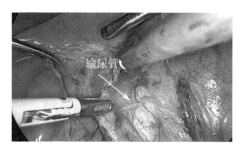

图 12-46 游离输尿管

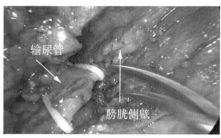

图 12-47 离断输尿管，断端送快速病理

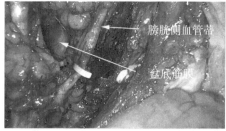

图 12-48 游离、结扎、离断膀胱侧血管蒂 1

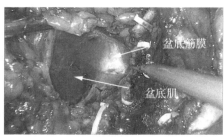

图 12-49 彻底暴露盆底肌，游离膀胱颈侧方

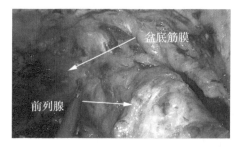

图 12-50 切开盆底筋膜、钝性推开肛提肌

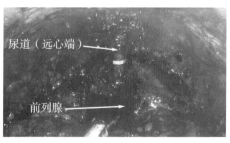

图 12-51 夹闭尿道远心端（防止膀胱肿瘤种植）

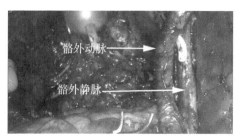

图 12-52 清扫髂血管、闭孔淋巴结（完全骨骼化）

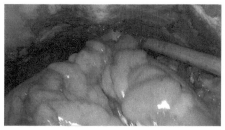

图 12-53 游离、寻找适合尿道吻合的结肠肠袢

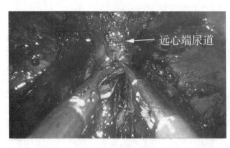

图 12-54　近远心端离断尿道，断端送快速病理

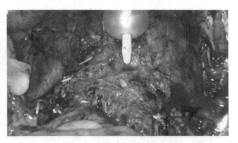

图 12-55　尿道断端尿管球囊暂时压迫止血

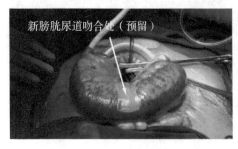

图 12-56　全去带乙状结肠膀胱体外观

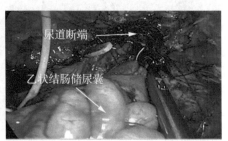

图 12-57　乙状结肠新膀胱与尿道吻合

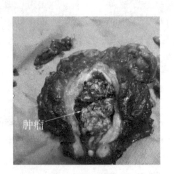

图 12-58　术后病理标本大体观

　　术后病理报告（图 12-59）：膀胱及前列腺，双侧精囊及双侧输精管标本：膀胱小细胞神经内分泌癌，伴局灶性低分化腺癌成分，癌肿两处，大小分别为 4 cm×4.5 cm×3 cm 及 3 cm×3.3 cm×1.5 cm；侵犯膀胱壁全层达外膜层，可见脉管及神经侵犯。前列腺、双侧精囊、双侧输精管、双侧输尿管及断端均未见癌组织累及。（阑尾）慢性阑尾炎。左侧、右侧盆腔淋巴结均未见癌转移（0/10、0/11）。

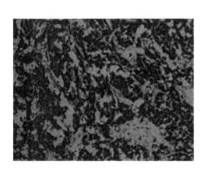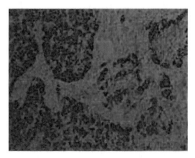

图 12-59 术后病理报告

五、出院情况

目前病情稳定，精神饮食、一般情况可，营养评估中等，切口愈合良好，输尿管支架管、新膀胱造瘘管、尿管固定良好，尿清。目前病情评估可以出院，准予出院观察。

出院注意事项：①注意休息，加强营养，避免劳累，定期换药及冲洗结肠膀胱造瘘管，防止管道脱落；②1月后来院复查，根据情况拔除尿管、膀胱造瘘管及输尿管支架管；③不适随诊。

术后45 d，复查乙状结肠新膀胱造影情况（图 12-60、图 12-61）："U"形乙状结肠新膀胱，形态良好，膀胱、尿道未见对比剂外溢，双侧输尿管未见对比剂反流。

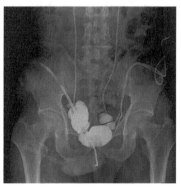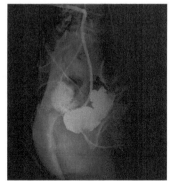

图 12-60 正位片 　　　　　图 12-61 45°斜位片

六、讨论

膀胱癌是泌尿系统最常见的恶性肿瘤之一。世界范围内，膀胱癌发病率位居恶性肿瘤的第9位，男性恶性肿瘤的第7位（9.5/100 000），女性为10位以后（2.410/100 000）；死亡率居恶性肿瘤的第13位，男性死亡率为3.2/100 000，女性为0.9/100 000。据2019年全国肿瘤登记中心发布的数据：2015年我国膀胱癌发病率为5.80/100 000，位居全身恶性肿瘤的

13 位，男性发病率为 8.83/100 000，位居第 7 位；女性发病率为 2.61/100 000，位居第 17 位。2015 年我国膀胱癌死亡率为 2.37/100 000，位居第 13 位，男性死亡率为 3.56/100 000，位居第 11 位；女性死亡率为 1.11/100 000，位居第 16 位[1]。

尿路上皮肿瘤具有时间和空间的多中心性，上尿路癌病史是膀胱尿路上皮癌的重要危险因素，血尿是膀胱癌患者最常见的临床表现，80% ~ 90% 的患者以间歇性、无痛性全程肉眼血尿为首发症状。癌患者一般无临床体征，对早期患者（如 T_a、T_1 期）的诊断价值有限。触及盆腔肿块提示为局部晚期肿瘤。

膀胱癌的诊断要结合病史、症状、体征，借助于超声、尿液细胞、基因检查及 CT、MRI 和内镜检查。膀胱镜检查和活检是诊断膀胱癌最可靠的方法，也是术后复发监测的主要手段之一。目前不建议对非肌层浸润性膀胱癌（non-muscle-invasive bladder cancer，NMIBC）的正常膀胱黏膜进行常规的随机活检或选择性活检（发现原位癌的可能性低于 2%）。诊断性经尿道膀胱肿瘤切除术（transurethral resection of bladder tumours，TURBt）：如果影像学检查发现膀胱内有肿瘤样病变，可以省略膀胱镜检查，直接进行诊断性 TURBt。目的：一是切除肿瘤；二是明确肿瘤的病理诊断和分级、分期，电切标本基底部应包括膀胱壁肌层[2 ~ 5]。

针对以下患者，根治性膀胱切除 + 盆腔淋巴结清扫，仍为首选的治疗方案[6]、[7]：①远处转移的 $T_{2 ~ 4a}N_{0 ~ x}M_0$ 期 MIBC；②高危 NMIBC 患者：BCG 治疗无效肿瘤，复发或多发 T_1G_3（高级别）肿瘤，伴发原位癌（T_{is}）的 T_1G_3（高级别），肿瘤 TURBt 和膀胱灌注治疗无法控制的广泛乳头状肿瘤；③术后反复复发的 NMIBC；④膀胱非尿路上皮癌如腺癌、鳞癌等病理类型；⑤尿路上皮癌伴不良组织学亚型。

淋巴结标准清扫范围：92% 的膀胱淋巴引流位于输尿管跨越髂血管平面以下。髂总血管分叉处（近端），生殖股神经（外侧），旋髂静脉和 Cloquet 淋巴结（远端），髂内血管（后侧），包括闭孔、髂内及髂外淋巴结及骶骨前淋巴结。如果术前或术中怀疑淋巴结转移者可选择扩大淋巴结清扫（范围：在标准淋巴结清扫的基础上向上扩展至腹主动脉分叉处，包括髂血管交叉输尿管内侧，髂总血管、腹主动脉远端及下腔静脉周围淋巴脂肪组织、骶前淋巴结等）[8]。

尿流改道：目前尚没有标准的方案，有多种方法可以选择，包括不可控尿流改道、可控尿流改道及肠代膀胱手术等。保护肾功能、提高患者生活质量是尿流改道术的最终治疗目标。需根据患者的具体情况如年龄、伴发疾病、预期寿命、既往盆腔及腹腔手术或放疗时，结合患者意愿及术者的技术水平，慎重选择尿流改道术式。术前需要与患者详细沟通，让患者充分了解不同改道术的优缺点，由患者选择具体改道方案。

本中心，借鉴 ×× 医院 ×× 教授的手术方法，采用全去带乙状结肠原位新膀胱术[9]，并在手术具体细节上予以改良。

（1）腹腔镜膀胱切除，处理双侧膀胱侧血管蒂：传统手术方法处理膀胱侧血管蒂是从膀胱外侧至直肠前外侧，脂肪血管组织，结束游离结扎，因组织较厚，结扎夹易脱落，导致出血，成为主要手术限速步骤，且患者受损伤较大。本中心层面解剖分离法处理血管蒂，沿内外两层面分离膀胱侧血管蒂：①外侧面，先沿髂外动脉、膀胱脐旁韧带外侧纵行切开侧腹膜，游离至盆底筋膜、盆底肌位置；②内侧面，以输尿管膀胱壁断端（Hem-o-lock夹为标记）、脐动脉内侧缘，底部以髂内动脉内侧缘为标记，锐性游离至盆底肌。两平面间即为"薄片状"的膀胱侧血管蒂（图12-62）。

（2）盆底肌、尿道外括约肌、神经血管束（NVB）的保护是术后尿控与性功能恢复的关键。本中心处理特点：①紧贴前列腺包膜切开盆底筋膜后，钝性推开肛提肌至前列腺尖部；②紧贴前列腺包膜，尽可能冷刀离断前列腺侧血管蒂，切除膀胱后NVB处，避免过多电凝止血，防止NVB损伤；③充分前列腺尖部，保留长度；④离断尿道采用剪刀"冷刀"离断，避免尿道括约肌热损伤（图12-63）。

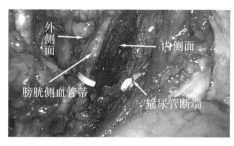
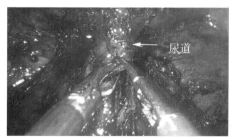

图12-62 游离、结扎、离断膀胱侧血管蒂2　　**图12-63** 远心端尿道夹闭，剪刀离断，保留较长尿道

（3）乙状结肠肠袢充分去带，是增加乙状结肠新膀胱顺应性，降低"膀胱"内压力，防止术后膀胱输尿管反流的手术关键，见前文图12-56。

（4）乙状结肠新膀胱与尿道无张力吻合是避免术后尿漏与输尿管-新膀胱吻合口狭窄的关键，腹腔镜下充分游离乙状结肠，必要时可游离至结肠脾曲，通过小切口体外全去带乙状结肠新膀胱制作、输尿管吻合，在送入腹腔内吻合尿道，可明显缩短手术时间，保证手术效果。腹腔镜下V-LOCK可吸收缝线做连续尿道吻合，效果更可靠，也更方便快捷，见前文图12-53、图12-57。

七、参考文献

［1］MATSUMOTO H，SHIRAISHI K，AZUMA H，et al．Clinical practice guidelines for bladder cancer 2019 edition by the Japanese urological association：revision working position paper［J］．Int J Urol，2020（27）：362-368．

［2］KAMAT A M，SYLVESTER R J，BOHLE A，et al．Definitions，end points，and clinicaltrial designs for non-muscle-invasive bladder cancer recommendations from the International Bladder Cancer Group［J］. J Clin Oncol，2016（34）：1935-1944.

［3］BURGER M，GROSSMAN H B，DROLLER M，et al. Photodynamic diagnosis of nonmuscle-invasive bladder cancer with hexaminolevulinate cystoscopy：a metaanalysis of detection and recurrence based on raw data［J］. Eur. Urol，2013（64）：846-854.

［4］NAITO S，ALGABA F，BABJUK M，et al. The clinical research office of the endourological society（CROES）multicentre randomised trial of narrow band imaging-assisted transurethral resection of bladder tumour（TURBT）versus conventional white light imaging-assisted TURBT in primary nonmuscle-invasive bladder cancer patients：trial protocol and 1-year results.Eur［J］. Urol，2016（70）：506-515.

［5］PANEBIANCO V，NARUMI Y，ALTUN E，et al. Multiparametric magnetic resonance imaging for bladder cancer development of VI-RADS（vesical imaging-reporting and data system）［J］. Eur Urol，2018（74）：294-306.

［6］PAREKH D J，REIS I M，CASTLE E P，et al. Robot-assisted radical cystectomy versus open radical cystectomy in patients with bladder cancer（RAZOR）：an open-label，randomised，phase 3，non-inferiority trial［J］. Cancet，2018（391）：2525-2536.

［7］BELLMUNT J，DE WIT R，VAUGHN D J，et al. Pembrolizumab as second-line therapy for advanced urothelial carcinoma［J］. N Engl J Med，2017（376）：1015-1026.

［8］NISHIYAMA H，YAMAMOTO Y，SASSA N，et al. Pembrolizumab versus chemotherapy in recurrent，advanced urothelial cancer in Japanese patients：a subgroup analysis of the phase 3 KEYNOTE-045 trial pembrolizumab as second-line therapy for advanced urothelial carcinoma［J］. Int J Clin Oncol，2020（25）：165-174.

［9］郑少波，刘春晓，徐亚文，等. 全膀胱切除、去带乙状结肠新膀胱术后近期并发症分析［J］. 实用医学杂志，2011，27（9）：1618-1620.

（邢东亮）

病例 21 前列腺增生

一、病历摘要

姓名：魏××　性别：男　年龄：66 岁

主诉：进行性排尿困难 10 年。

现病史：患者10年前无明显诱因出现排尿困难，夜尿增多，夜尿3～4次，口服保列治后稍有改善；近2年患者自觉排尿困难加重，夜尿5～6次，排尿等待，尿线变细，尿线分叉，尿后滴沥，无尿痛及肉眼血尿，会阴区及左下腹隐痛不适，无腹泻腹胀等其他不适。于我院就诊，查泌尿系统彩超：右肾结石，前列腺增大伴钙化，前列腺囊肿，左肾、膀胱未见明显异常声像，双侧输尿管未见明显扩张。现为求进一步治疗来我院就诊，门诊拟"前列腺增生"收入我院。起病以来，精神睡眠可，胃纳佳，大便正常，近期体重减轻4 kg。

既往史：患者有左下肢静脉曲张病史20余年，曾于外院行下肢静脉曲张手术治疗，有慢性浅表性胃炎；1年前行食道乳头状瘤钳除手术、胃体多发息肉钳除手术，有冠状动脉粥样硬化、低血压病史。否认肝炎、结核等传染病史，否认外伤、输血史，否认食物、药物过敏史。预防接种史不详。

婚育史：已婚，已育，体健，配偶体健，家庭关系和睦。

家族史：家族中父母糖尿病病史，父亲、弟弟有结肠癌病史。

二、查体

专科检查：双肾区无叩击痛，双侧肾脏均未触及。双侧输尿管无明显压痛，未触及肿块。耻骨上膀胱区无充盈，无压痛。肛门直肠指诊：前列腺大小约为5 cm×4 cm，中央沟变浅，表面光滑，未触及异常结节，无明显压痛。

辅助检查：

前列腺MRI平扫＋增强：①前列腺增生；②精囊炎。

胸腹部CT平扫＋增强：①气管内少量痰栓，左肺下叶外基底段钙化结节，左侧后壁胸膜局限性轻度肥厚；②左冠状动脉粥样硬化，心包少量积液；③前列腺增生伴钙化。

尿动力检查：膀胱容量偏小，膀胱出口梗阻。

PSA正常。

术前磁共振见图12-64。

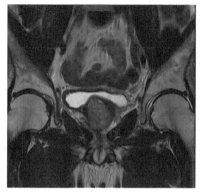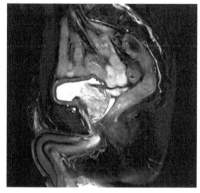

图12-64 术前磁共振

三、诊断

前列腺增生；左侧精囊炎；尿道狭窄；冠状动脉粥样硬化。

四、诊疗经过

完善检查、积极备术，行经尿道前列腺电切术＋尿道狭窄扩张术。

手术经过：

1．麻醉与体位

麻醉满意后，将患者置于膀胱截石位，常规会阴部术野消毒、铺巾。

2．电切镜检查

用液状石蜡充分润滑电切镜和尿道，直视下进前列腺电切镜，见前尿道大致无异常，尿道膜部狭窄，用 F 26 尿道扩张器扩张尿道后，电切镜顺利通过，可见前列腺增生肥大，突入膀胱。前列腺两侧叶中度增生，黏膜下血管增粗迂曲，尿道受压呈裂隙状，膀胱壁广泛小梁状改变，膀胱黏膜未见赘生物，双侧输尿管口大致无异常。

3．增生腺体的切除

直视下进双极电切镜入尿道，设置电切功率为 160 W，电凝功率为 80 W。从精阜上方前列腺尖部 5 ～ 7 点钟位置开始，用电切袢切开前列腺组织，仔细寻找到增生腺体与外科包膜的间隙，沿此间隙向膀胱颈方向及两侧包膜方向逐渐剥离，将中叶、两侧叶增生腺体与外科包膜的粘连组织电切开，遇出血点即刻电凝止血。当接近膀胱颈时，顺行将剥离的增生腺体逐渐电切除。首先切除中叶增生前列腺组织，再将前叶明显增生的腺体顺行切除；然后依次顺行切除右侧及左侧增生前列腺组织，切除过程中见前列腺多发结石；最后将切面修平，特别是精阜处的前列腺尖部。前列腺创面彻底电凝止血，用挤压式冲洗瓶将切除的前列腺组织冲洗出体外并收集。再次进镜，确认止血满意，包膜完整。

4．术毕

留置 F 22 三腔导尿管入膀胱，球囊充盈 40 mL，予以持续生理盐水冲洗，观察到引流液清亮。

手术后病检：镜下见前列腺腺体扩张，内含粉染物，间质纤维增生，慢性炎细胞浸润。符合良性的前列腺增生。

五、出院情况

患者未诉特殊不适，排尿顺畅，有尿频、尿急，无发热、尿痛等其他不适。

术后一个月复查前列腺磁共振结果见图 12-65。

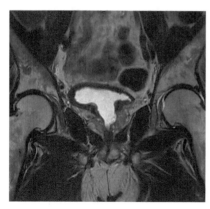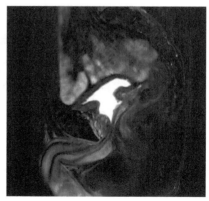

图 12-65 术后一个月复查磁共振

六、讨论

前列腺增生手术目前已经从传统的电切逐步过渡到激光或者是等离子剜除，剜除手术相较于传统电切手术切除的组织量较多，切除比较彻底；缺点是如果前列腺尖部处理不好，容易产生尿失禁等并发症。本例术后一个月复查前列腺磁共振可以看出，前列腺组织剜除彻底无残留，也无尿失禁等并发症，效果满意。

（王　锐）

病例 22　腹腔镜前列腺根治切除术

一、病历摘要

姓名：×××　性别：男　年龄：65 岁

过敏史：无。

主诉：会阴部坠胀不适 10 余天，发现 PSA 升高 1 周。

现病史：10 余天前患者无明显诱因出现会阴部坠胀不适感，伴尿不尽感，无肉眼血尿，无尿频、尿急、尿痛，未予治疗。1 周前患者来我院体检时发现 PSA 20.39 ng/mL，FPSA 1.27 ng/mL；泌尿系统彩超示：前列腺体积增大并钙化，膀胱残余尿 < 10 mL。今为求进一步治疗来我院就诊，门诊检查后以"PSA 升高"为诊断收入我科，发病来神志清，精神可，饮食睡眠可，大便正常，小便如上所述，体重未见明显减轻。

个人史、既往史无特殊。

二、查体

体格检查：心肺及全身查体未见特殊异常。

专科查体：双肾区无隆起，未触及包块，无压痛、叩击痛；双侧输尿管走行区无压痛，耻骨上无膨隆，叩诊浊音阴性；直肠指诊：前列腺体积Ⅱ度增大，中央沟变浅，两侧叶尚对称，质地偏硬，未触及明显结节及压痛，指套无染血，肛门无松弛。

辅助检查：

1．血型

Rh（+）AB 型，游离前列腺癌抗原 1.27 ng/mL，总前列腺特异性抗原 20.39 ng/mL。

2．磁共振检查

考虑前列腺左侧外周带 T_2 相低信号，占位可能；双侧精囊炎并右侧精囊出血可能；双侧髋关节腔积液。

3．彩超检查

前列腺体积增大并钙化，57 mm×40 mm×35 mm，双肾、双侧输尿管、膀胱未见明确占位变，排尿后残余尿量< 10 mL。

4．复查血清 PSA

仍较高，tPSA 19.8 ng/mL，fPSA 1.39 ng/mL，与患者及家属沟通后，予以局部麻醉下经直肠超声引导下前列腺穿刺活检。

病理报告：前列腺腺癌。组织条 1：腺癌，Gleason 评分 3+3=6，肿瘤组织占比 5%，预后分组为 1；组织条 12：腺癌，Gleason 评分 3+3=6，肿瘤组织占比 10%，预后分组为 1；组织条 1-4、6-11、13：前列腺增生，局灶性腺瘤样增生，小灶 PIN1 级，伴轻度炎。免疫组化结果：CK5/6（基底细胞+）、P63（基底细胞+）、Ki-67（-）、P504S（-）。

三、诊断

初步诊断：前列腺恶性肿瘤；冠状动脉粥样硬化性心脏病。

鉴别诊断：

1．前列腺增生症

前列腺增生症亦可出现与前列腺癌相似的症状。但前列腺呈弥漫性增大，表面光滑，有弹性、无硬结。

2．前列腺结石

因前列腺有质地坚硬的结节与前列腺癌相似。但直肠指检时，可见前列腺质韧，扪及结石质硬有捻发感。

3. 前列腺结核

有前列腺硬结，与前列腺癌相似。但患者的年龄较轻，有生殖系统其他器官如精囊、输精管、附睾的结核病变或有泌尿系统结核症状，如血尿、尿频、尿急、尿痛、尿道内分泌物、血精等。结核性结节为局部浸润，质地较硬。结合相关实验室检查可予以确诊鉴别。

4. 前列腺肉瘤

与前列腺癌症状相似。但前列腺肉瘤发病率青年人较高，其中小儿占 1/3。病情发展快，病程较短。直肠指诊检查前列腺肿大，但质地柔韧，软如囊性，多伴有肺、肝、骨骼等处转移的临床症状。CT、MRI 等相关影像检查可予以鉴别。

5. 非特异性肉芽肿性前列腺炎

直肠指诊时前列腺有结节，易与前列腺癌相混淆。但硬结的发展较快，呈山峰样突起。由上外向下内斜行，软硬不一，但有弹性。

最终诊断：前列腺腺癌（$T_{2b}N_0M_x$）；冠状动脉粥样硬化性心脏病。

四、诊疗经过

入院后完善术前相关检查，血常规、大便常规、生化全项、凝血功能、心电图、超声心动图未见明显异常。胸片正侧位片示：双肺纹理增多，胸主动脉硬化。患者诊断"前列腺癌"明确，经积极术前准备，确定无手术禁忌证后，于 2022-02-15 送手术室在气管插管全身麻醉下行经腹膜外入路腹腔镜下前列腺根治性切除术，术中于腹膜外完整切除前列腺及双侧精囊及部分输精管，将膀胱颈下拉于尿道断端予以尿道重建，术程顺利，术后无术中并发症，术中失血约 33 mL，未输血。术后予抗感染、抑酸、补液、对症支持治疗，恢复顺利，术后第 12 d，拔除尿管，能初步控尿，24 h 尿垫 2 片。术后病理示：前列腺腺癌，Gleason 评分 4+3=7，预后分级分组为 3 级，癌组织弥漫分布于前列腺各叶，未见前列腺包膜侵犯，可见神经侵犯，未见明确脉管浸润脉管内癌栓；前列腺膀胱切缘及尿道切缘均未见癌组织累及，双侧精囊、双侧输精管断端未见癌组织累及。AJCC pTNM 分期（2017 年第八版）：$pT_2N_0M_x$。免疫组化结果：P450S（－）、P63（－）、CK5/6（基底细胞+）、Ki-67（＋约 5%）。

手术记录：

手术前诊断：前列腺恶性肿瘤；泌尿道感染；病毒性心肌炎个人史；冠心病；肝功能不全。

拟施手术名称：腹腔镜下前列腺根治性切除术。

手术后诊断：前列腺恶性肿瘤。

已施手术名称：腹腔镜下前列腺根治性切除术。

送检标本：前列腺、精囊组织。

手术经过：患者麻醉成功后取头低脚高位，腹部消毒铺巾，取脐下纵切口长约 3 cm，依次切开皮肤、皮下，横行切开腹直肌前鞘 3 cm 切口，分开腹直肌至其后方，向上推开腹膜，置入气囊，注入气体见下腹明显膨隆，扩张局部间隙，并于食指引导下分别于脐下两横指、腹直肌外缘右侧放置 1 个 12 mm Trocar，左侧放置 1 个 5 mm Trocar。由脐下通道置入目镜，并关闭通道防止气体泄漏，见空间建立良好；于膀胱前壁游离至盆底筋膜处，并打开盆底筋膜，暴露耻骨后血管复合体，并双极电凝复合体防止出血；切开膀胱颈前壁，沿前列腺边缘扩大膀胱前壁切口至膀胱颈两侧，离断膀胱颈后壁，暴露双侧精囊及输精管，并充分游离；打开狄氏筋膜，分离前列腺、直肠间隙，分别结扎两侧前列腺血管束，并保留神经血管束，完整切除前列腺及精囊；膀胱颈口较宽大，予以局部缩窄成形，剩余尿道残端及膀胱颈口待吻合，使用 3-0 可吸收微乔线 2 根连续缝合尿道残端及膀胱颈口处，并置入尿管引导，保证通畅后打紧线结；沿尿管注水 100 mL 未见明显渗漏，创面填塞可吸收止血纱布压迫止血。沿脐下通道取出标本，由患者家属观看后送常规病理检查，留置盆腔引流管顺畅，关闭各个穿刺孔，无菌敷料包扎切口，术毕。

麻醉满意，手术顺利，术中出血约 330 mL，未输血。患者麻醉清醒后安返病房。

1．术前 MRI 检查（平扫 +DWI）

左侧外周带 T_2 异常低信号，DWI 未见明确弥散受限，扫描所见区域未见明确肿大淋巴结及异常骨质破坏、转移情况。见图 12-66。

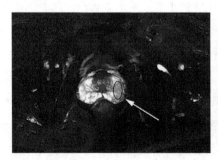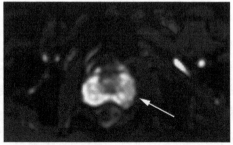

图12-66　术前MRI检查

2．术前泌尿系统彩超

超声所见：双肾大小形态正常，包膜尚光滑，实质回声尚均匀，双肾集合系统未见明显分离，血流灌注正常。双侧输尿管无明显扩张。膀胱充盈可，内为液性暗区，壁毛糙。前列腺大小约 57 mm×40 mm×35 mm，实质回声不均匀，其内可见强回声光斑，长径 6.8 mm。排尿后膀胱残余尿量：< 10 mL。

超声提示：前列腺体积增大并钙化；排尿后膀胱残余尿量 < 10 mL。

3．前列腺穿刺病理报告

病理所见：（1 号）灰白色线样组织 1 条，长约 0.7 cm，直径约 0.1 cm。（2 号）灰白色线样组织 1 条，长约 0.8 cm，直径约 0.1 cm。（3 号）灰白色线样组织 1 条，长约 0.8 cm，直径约 0.1 cm。（4 号）灰白色线样性组织 1 条，长约 0.9 cm，直径约 0.1 cm。（5 号）灰白色线样组织 1 条，长约 0.9 cm，直径约 0.1 cm。（6 号）灰白色线样组织 1 条，长约 0.8 cm，直径约 0.1 cm。（7 号）灰白色线样组织 1 条，长约 0.9 cm，直径约 0.1 cm。（8 号）灰白色线样组织 1 条，长约 0.8 cm，直径约 0.1 cm。（9 号）灰白色线样组织 1 条，长约 0.9 cm，直径约 0.1 cm。（10 号）灰白色线样组织 1 条，长约 0.9 cm，直径约 0.1 cm。（11 号）灰白色线样组织 1 条，长约 1.1 cm，直径约 0.1 cm。（12 号）灰白色线样组织 1 条，长约 1.2 cm，直径约 0.1 cm。（13 号）灰白色线样组织 1 条，长约 1 cm，直径约 0.1 cm。病理图像见图 12-67。

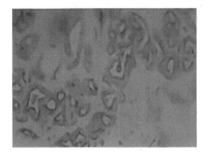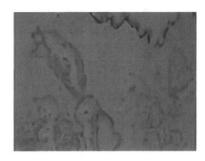

图 12-67　病理图像 1

4．术中图片（图 12-68）

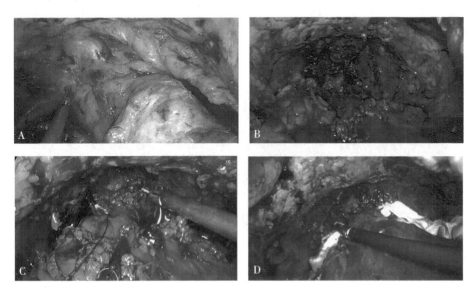

图 12-68　术中图片

A．切开盆底筋膜；B．前列腺精囊切除后外观；C．膀胱颈 - 尿道吻合；D．尿道重建后外观

5．术后病理标本大体观及术后切口愈合情况（图 12-69）

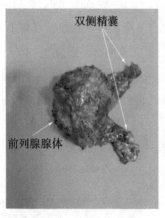
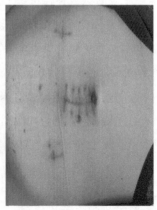

双侧精囊

前列腺腺体

图 12-69　术后

6．术后病理报告

肉眼所见：前列腺标本一具，大小约 6.0 cm×5.0 cm×2.0 cm，其上附一侧精囊，大小约 1.5 cm×1.0 cm×0.1 cm。另侧精囊大小约 1.5 cm×0.8 cm×0.3 cm。其左侧输精管长约 3.0 cm，管径约 0.5 cm；右侧输精管长约 2.0 cm，管径约为 0.6 cm。

病理图像见图 12-70。

病理诊断：前列腺腺瘤，Gleason 评分 4+3=7，预后分级分组为 3 级，瘤组织弥漫分布于前列腺各叶，未见前列腺包膜侵犯，可见神经侵犯，未见明确的脉管浸润及脉管内癌栓；前列腺膀胱切缘及尿道切缘均见癌组织累及；双侧精囊及双侧输精管断端未见癌累及，AJCC pTNM 分期（2017 年第八版）$pT_2N_0M_x$。

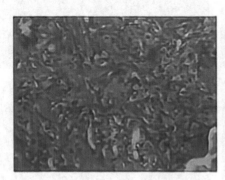
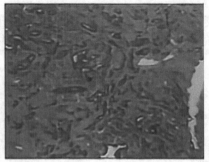

图 12-70　病理图像 2

五、出院情况

患者术后恢复顺利，无腰痛，无腹胀腹痛，无血尿，无尿频、尿急、尿痛，无胸闷气促，无畏寒发热等不适，腹腔引流管及导尿管均已拔除，伤口敷料干洁，术口无红肿，无渗血渗液。自行排尿畅，平卧位无漏尿，直立位较快行走、咳嗽等腹压增加时可见轻度漏尿，24 h 尿垫 1 ~ 2 片，能做到初步控尿。院外多做提肛锻炼，适当增加活动，3 个月后来院复诊。

术后 3 个月复诊：复查泌尿系统彩超（2022-05-27）双肾集合系统无分离，双侧输尿管、膀胱未见明显占位变，前列腺、精囊术后缺如，膀胱残余尿 0 mL。血清 PSA（2022-05-28）：tPSA 0.06 ng/mL，fPSA 0.04 ng/mL。患者能完全控尿，咳嗽等增加腹压动作可见少量漏尿。

术后 6 个月复诊：患者已经完全控尿，性功能部分恢复，1/3 时间恢复晨间勃起。血清 PSA（2022-08-23）：tPSA 0.04 ng/mL，fPSA 0.05 ng/mL。

六、讨论

前列腺癌是泌尿男性生殖系统最常见的恶性肿瘤之一。2021 年 2 月 WHO 国际癌症研究机构发表的全球癌症统计报告 2020 年版显示，2020 年全球新发前列腺癌 1 414 259 例，占全身恶性肿瘤的 7.3%，发病率仅次于乳腺癌和肺癌，位于第 3 位；前列腺癌死亡病例 375 304 例，占全身恶性肿瘤的 3.8%，死亡率位居第 8 位。2019 年 1 月国家癌症中心公布了 2015 年我国恶性肿瘤最新发病率和死亡率情况，其中前列腺癌新发病例 7.2 万，发病率为 10.23/100 000，位居男性恶性肿瘤的第 6 位；死亡 3.1 万，死亡率为 4.36/100 000，位居男性恶性肿瘤的第 10 位。

从世界范围看，前列腺癌发病率有明显的地理和种族差异，澳大利亚 / 新西兰、北美及欧洲地区发病率高，发病率在 85/100 000 以上；亚洲地区发病率最低，发病率在 4.5/100 000 至 10.5/100 000。我国前列腺癌的发病率虽远低于欧美国家，但近年来呈逐年上升趋势。我国前列腺癌发病率增加的主要原因可能是人口老龄化、人民生活方式改变，以及前列腺特异抗原（prostate-specific antigen，PSA）等前列腺癌筛查方式的普及应用。我国前列腺癌的另一特点是城市的发病率显著高于农村，2015 年我国城市前列腺癌的发病率为 13.44/100 000，而农村为 6.17/100 000。

前列腺癌的发病与年龄密切相关，其发病率随年龄增加而增长，年龄越大发病率越高，高发年龄为 65 ~ 80 岁。前列腺癌主要好发于前列腺外周带，约占 70%，15% ~ 25% 起源于移行带，其余 5% ~ 10% 起源于中央带；85% 前列腺癌呈多灶性生长特点。2016 年 WHO 出版的《泌尿系统及男性生殖器官肿瘤病理学和遗传学》中，前列腺癌病理类型包括腺癌（腺泡腺癌）、导管内癌、导管腺癌、尿路上皮癌、鳞状细胞癌、基底细胞癌，以及神经内分泌肿瘤等。其中前列腺腺癌占主要部分，因此通常我们所说的前列腺癌是指前列腺腺癌。

监测筛查与早期诊断，可以通过监测血清 PSA 水平及其动态变化来实现，前列腺癌的临床分期主要依据影像学检查，而病理分期则依据前列腺活组织检查或前列腺手术标本的病理学检查。肛门指诊（DRE）、血清 PSA 筛查是判断患者是否罹患前列腺癌的最有效的、首选的检查方法。它们的广泛应用使早期发现前列腺癌成为可能。DRE 及血清 PSA 检查目前前列腺癌的诊断过程大致如下：对患者进行血清 PSA 筛查或行 DRE，PSA 升高或肛门指诊可疑的患者，在 B 超引导下行前列腺系统穿刺活检，病理诊断明确后通过影像学检查明确临床分期，从而确定治疗原则及方法。需要指出的是，由于穿刺引起的水肿及出血等可影响 MRI 等检查对分期的准确性，故建议患者应在穿刺前行 MRI 检查。在利用各项检查手段之前先了解前列腺癌的临床症状当然是非常重要的。

前列腺癌的治疗必须因人而异，治疗方法需与患者的预期寿命、社会关系、家庭及经济状况相适应。目前仅手术和放疗有希望治愈前列腺癌，且只适于数量有限的患者，很多疗法仅仅是姑息性的，仅能缓解症状。但由于前列腺癌患者自然病程较长、肿瘤生长速度相对较慢、老年人预期寿命较短等，疾病的缓解对许多患者意味着治愈。对于预期寿命 10 年以上，肿瘤分期 cT_1 或 cT_2，PSA ≤ 10 ng/mL，活检格利森评分 ≤ 6，阳性针数 ≤ 2 个，每个穿刺标本中肿瘤所占比例 ≤ 50% 的这类患者，可以对其进行主动监测；对患者实施主动监测前，要与患者充分沟通根治性手术和根治性放疗的情况，告知患者在未来的某个阶段可能要接受根治性的手术或者放疗。

对于中低危风险的局限性前列腺癌，选择开放、腹腔镜或机器人辅助腹腔镜前列腺根治切除术可以让患者获得更多受益；对于部分高危的局部晚期前列腺癌或寡转移性前列腺癌，可以选择身体条件较好的对象，亦可以选择前列腺根治切除术联合新型内分泌辅助治疗，让这部分患者受益，但这类患者前列腺癌盆腔淋巴结阳性的可能性为 15% ~ 40%，对于所有这类患者，根治性手术同时应实行标准或扩大淋巴结清扫。

笔者发现，手术技巧及尿道重建方式对患者术后尿控恢复情况存在较大影响。本中心就改善尿控经验可归纳如下。

保留有尿控功能的解剖结构，如尿道括约肌及相关神经血管、足够长度的功能尿道、膀胱颈口、耻骨前列腺韧带、神经血管束（Neurovascular bundles，NVB）、前列腺侧筋膜等。保留耻骨前列腺韧带有利于最大限度保持前尿道的完整性，有益于术后的早期尿控恢复；膀胱颈由膀胱逼尿肌、尿道内括约肌和前列腺近端组织所构成。尿道内括约肌为不随意肌，在储尿期处于紧张状态，在尿控中的作用非常重要，同时在射精时，可关闭膀胱颈，防止逆行射精，保留膀胱颈技术，有利于患者术后 3 ~ 6 个月的短期尿控得到显著提高；NVB 在术后尿控中具有举足轻重的作用，根据患者的肿瘤局部情况，在无瘤原则的基础上，尽可能完整切除肿瘤并保留 NVB 与功能尿道长度，提高患者术后尿控质量。

盆腔尿道解剖性重建对近、远期尿控恢复及术中并发症发生极为有利，在全重建的同时，增加了保存膀胱颈、前方多层重建等技术。解剖性全重建不仅强调重建，还需要保留正常解剖结构，如耻骨前列腺韧带、功能尿道和 NVB 等。

为了取得术后良好的早期尿控效果，泌尿外科医师应不断改进手术技巧，术中操作的关键点主要集中于保护和重建两方面。依据患者的身体条件、肿瘤特点等情况制订个性化的手术方案，使广大前列腺癌患者尽可能最大受益。

七、参考文献

［1］SIEGEL R L，MILLER K D，JEMAL A．Cancer statistics，2019［J］．CA Cancer J Clin，2019，69（1）：7-34．

［2］ZHANG A Y，CHIAM K，HAUPT Y，et al．An analysis of a multiple biomarker panel to better predict prostate cancer metastasis after radical prostatectomy［J］．Int J Cancer，2019，144（5）：1151-1159．

［3］CURTO F，BENIJTS J，PANSADORO A，et al．Nerve sparing laparoscopic radical prosta-tectomy：our technique［J］．Eur Urol，2006，49（2）：344-352．

［4］BINDER J，KRAMER W．Robotically-assisted laparoscopic radical prostatectomy［J］．BJU Int，2001，87（4）：408-410．

［5］黄勇，罗俊航，莫承强，等．机器人辅助前列腺癌根治术和腹腔镜前列腺癌根治术的回顾性比较［J/CD］．中华腔镜泌尿外科杂志（电子版），2017，11（2）：4-8．

［6］GALFANO A，ASCIONE A，GRIMALDI S，et al．A new anatomic approach for robot-assisted laparoscopic prostatectomy：a feasibility study for completely intrafascial surgery［J］．Eur Urol，2010，58（3）：457-461．

［7］CHANG K D，RAHEEN A A，Santok G，et al．Anatomical retzius-space preservation is as-sociated with lower incidence of postoperative inguinal hernia development after robot-assisted radical prostatectomy［J］．Hernia，2017，21（4）：555-561．

［8］CHANG L W，HUNG S C，Huj C，et al．Retzius-sparing robotic-assisted radical prostatectomy associated with less bladder neck descent and better early continence outcome［J］．Anticancer Res，2018，38（1）：345-351．

［9］周晓晨，傅文晴，胡兵，等．保留 Retzius 间隙机器人辅助腹腔镜根治性前列腺切除术：经膀胱入路与后入路的技术比较和临床效果［J］．第二军医大学学报，2020，41（7）：751-756．

［10］SECCO S，GALFANO A，BARBIERI M，et al．Technical features and the demonstrated advantages of the retzius sparing robotic prostatectomy［J］．Arch Esp Urol，2019，72（3）：247-256．

［11］WANG T，WANG Q，WANG S．A Metaanalysis of robot assisted laparoscopic radical prosta tectomy versus laparoscopic radical prostatec tomy［J］．Open Med（Wars），2019，11（14）：485-490．

［12］王少刚，王志华．机器人辅助腹腔镜膀胱后入路前列腺癌根治术的优势及进展［J］．临床泌尿外科杂志，2017，32（12）：903-907．

［13］樊笑琪，刘志斌，王明帅，等．腹腔镜单纯尿道前壁加强法与尿道前后壁加强法（Sandwich法）改善前列腺癌根治术后早期尿控的对比分析［J］．首都医科大学学报，2020，41（4）：542-546．

［14］VIS A N，VAN DER POEL H G，RUITER AE C，et al．Posterior，anterior，and periurethral surgical reconstruction of urinary continence mechanisms in robot-assisted radical prostat-ectomy：a description and video compilation of commonly performed surgical techniques［J］．Eur Urol，2019，76（6）：814-822．

［15］BRATU O G，DIACONU C C，MISCHIANU Dl，et al．Therapeutic options in patients with biochemical recurrence after radical prostatectomy［J］．Exp Ther Med，2019，18（6）：5021-5025．

［16］王帅，祁小龙，刘锋，等．尿道周围结构解剖性复位技术在机器人辅助腹腔镜根治性前列腺切除术中的应用效果［J］．中华泌尿外科杂志，2019，3（3）：194-199．

［17］NYARANGI-DIX J N，RADTKE JP，HADASCHIK B，et al．Impact of complete bladder neck preservation on urinary continence，quality of life and surgical margins after radical prostatectomy：a randomized，controlled，single blind trial［J］．J Urol，2013，189（3）：891-898．

［18］张帆，马潞林，黄毅，等．腹腔镜前列腺癌根治术后控尿功能恢复与术前膜性尿道长度的相关性研究［J］．中华泌尿外科杂志，2013，34（1）：41-44．

［19］SCHLOMM T，HEINZER H，STEUBER T，et al．Full functional-length urethral sphincter preservation during radical prostatectomy［J］．Eur Urol，2011，60（2）：320-329．

［20］NAKANE A，KUBOTA H，NODA Y，et al．Improvement in early urinary continence recovery after roboticassisted radical prostatectomy based on postoperative pelvic anatomic features：a retrospective review［J］．BMC Urol，2019，19（1）：87-93．

［21］NYARANGI-DIX J N，GRTZ M，GRADIN-AROV G，et al．Retzius-sparing robotassisted laparoscopic radical prostatectomy：functional and early oncologic results in aggressive and locally advanced prostate cancer［J］．BMC Urol，2019，19（1）：113-119．

［22］DE CARVALHO P A，BARBOSA J A B A，GUGLIELMETTI G B，et al．Retrograde release of the neurovascular bundle with preservation of dorsal venous complex during robot-assisted radical prostatectomy: optimizing functional outcomes ［J］. Eur Urol，2020，77（5）：628-635.

（邢东亮）

病例 23　前列腺癌

一、病历摘要

姓名：赖 × ×　　性别：男　年龄：60 岁

主诉：咳嗽 2 月，体查发现 PSA 增高 1 周。

现病史：患者约于 2 个月前无明显诱因出现咳嗽，以感冒症状自行治疗，诉症状稍改善。为复查肺部情况来我院呼吸科就诊，胸部 CT 提示：①两肺慢支、肺气肿；②右肺中下叶及左下肺多发结节，部分伴钙化；③右肺中叶少许纤维灶；④双侧肋骨及多个胸椎致密结节，除外转移可能。

无发热，无明显尿频、尿急、尿痛，未见明显肉眼血尿，偶诉腰部钝痛不适。在本院查肿瘤标准物检查，其中前列腺特异性抗原检查为 64.870 μg/L，游离前列腺特异性抗原 fPSA 5.080 ng/mL，fPSA/PSA 0.078。今患者为进一步治疗来我泌尿外科就诊，门诊拟"前列腺癌待查"收入我科。

二、查体

辅助检查：尿常规正常，泌尿系统超声提示前列腺增生（23 mm×41 mm×30 mm），前列腺右侧叶结节。肛查：前列腺 Ⅰ 度增生，质中，表面光滑，中央沟变浅，右侧叶可扪及结节，左侧叶未扪及明显结节。

三、诊断

前列腺癌待查。

诊断依据：① PSA 升高，64.870 ng/mL；fPSA/PSA 0.078。②肛查：前列腺 Ⅰ 度增生，质中，表面光滑，中央沟变浅，右侧叶可扪及结节，左侧叶未扪及明显结节。③胸部 CT 提示双侧肋骨及多个胸椎致密结节，除外转移可能。

鉴别诊断：

1. 前列腺癌

支持点：① PSA 升高，64.870 ng/mL；游离前列腺特异性抗原 fPSA 5.080 ng/mL；fPSA/PSA 0.078。②肛查：前列腺 Ⅰ 度增生，质中，表面光滑，中央沟变浅，右侧叶可扪及结节，左侧叶未扪及明显结节。③胸部 CT 提示双侧肋骨及多个胸椎致密结节,除外转移可能。

不支持点:①症状:排尿情况正常;②查体:肛门指诊提示前列腺质地不硬。

结论:可能性大,完善相关检查,如无明显禁忌,择期行前列腺穿刺以便进一步鉴别诊断。

2. 前列腺炎

支持点:PSA 升高,64.870 ng/mL;游离前列腺特异性抗原 fPSA 5.080 ng/mL;fPSA/PSA 0.078。

不支持点:①症状:无明显下腹部、会阴部不适;②实验室检查:尿常规正常;③影像学检查:前列腺增生(23 mm×41 mm×30 mm),前列腺右侧叶结节。

结论:可能性不大。

四、诊疗经过

诊疗步骤:完善相关检查如前列腺核磁共振等;择期予以行前列腺穿刺;根据病理结果决定下一步治疗。

治疗结果:

行前列腺平扫+增强 MRI 检查,结果回报:①前列腺右侧外周带病灶,PI-RADS 5 分;②双侧髂骨异常强化灶,转移不除外。患者目前考虑前列腺癌可能性大,预防应用抗生素 3 日后于 6 月 1 日行超声定位下经直肠前列腺穿刺术。穿刺后无明显不适,病理回报前列腺(右底内、右底外、右中内、右中外、右外周结节)腺癌,Gleason 评分 4+4=8 分。进一步完善相关检查,行骨 ECT 检查提示全身多发骨转移(胸椎、肋骨、腰椎、骨盆)。目前诊断为前列腺癌($T_{2b}N_0M_1$),根据患者目前诊断,暂予以比卡鲁胺口服治疗 2 周,2 周后返院行内分泌治疗+化疗。内分泌治疗:戈舍瑞林 3.6 mg 皮下注射,每 28 天 1 次。化疗方案:以多西他赛为基础的方案,多西他赛 75 mg/m²,总量约 140 mg 静脉滴注,第 1 天;21 d 为 1 个周期,共 6 个周期。化疗预处理:患者在接受每个周期多西他赛治疗前 12 h、3 h、1 h,口服地塞米松 7.5 mg。其他预处理包括止吐药物等。目前患者已完成 5 个周期的化疗,除颜面等向心性肥胖(激素不良反应)外,胃肠道偶有不适。身体情况良好。血常规、肝肾功能正常;睾酮水平 0.87 ng/dL;前列腺特异性抗原 1.07 ng/mL,较治疗时明显下降。

五、讨论

近年来,我国前列腺癌的发病率和病死率均呈持续增长趋势。相关研究表明,前列腺癌的发病率和病死率已居中国 70 岁以上男性泌尿生殖系肿瘤首位。前列腺癌的治疗主要有抗雄治疗、内分泌治疗、根治性手术治疗、放疗、化疗等,由于我国 PSA 筛查存在地区差异,高危进展性及转移性前列腺癌患者所占比例较高,约 70% 的前列腺癌患者发现时已是晚期。而晚期患者基本无手术可能。化疗已是贯穿晚期前列腺癌整个治疗过程的基础治疗手段之一。本例患者为 mHSPC，为其选择了以多西他赛为基础的化疗联合内分泌治疗的治疗方案，目前取得较为满意的治疗效果。在前列腺癌综合治疗方面积累了一定的经验，但还有许多亟待解决的问题，包括前列腺癌分子分型与化疗疗效之间的关系、ADT 联合化疗最适合人群的选择及最适宜时间等。

（刘岩峰）

病例 24　局部进展期前列腺癌机器人根治手术

一、病历摘要

姓名：刘 ×× 　性别：男　年龄：52 岁

主诉：体查发现 PSA 增高 1 周。于 2019-12-04 于我科入院治疗。

现病史：患者 1 年前无明显诱因出现排尿不畅，尿痛，无尿频、尿急，无肉眼血尿等。近日于 ×× 医院就诊，tPSA 106 ng/mL；尿常规提示正常，超声提示前列腺增生伴钙化（46 mm×50 mm×38 mm）。患者为进一步治疗来我院就诊，门诊拟"PSA 升高查因"收入我科。

既往史：乙肝小三阳病史，未服药。

二、查体

专科检查：双肾区无隆起，肾区无叩痛，输尿管点无压痛。膀胱区不胀。肛查前列腺 Ⅱ 度增生，质硬，表面光滑，中央沟变浅。

辅助检查：

2019-11-28 ×× 医院前列腺特异抗原：PSA 106 ng/mL；B 超示前列腺长 46 mm，宽 50 mm，厚 38 mm，考虑前列腺增生表现。

三、诊断

初步诊断：

PSA 升高查因：前列腺癌待查。

四、诊疗经过

入院后完善常规检查，前列腺特异性抗原 101.100 μg/L，游离前列腺特异性抗原 fPSA 6.050 ng/mL；前列腺磁共振检查（2019-12-10）提示前列腺移形带病灶累及外周带、右侧精囊，膀胱可疑受累，PI-RADS 5分。行穿刺前准备后于2019-12-16在局部麻醉下行经直肠前列腺穿刺术，术程顺利。

术后病理回报：①（右底内、右中内，穿刺活检）前列腺腺泡腺癌，Gleason分级评分：4+4=8，WHO/ISUP分组：4，分别累及该条组织的20%、30%。②（左底内、右底外、右尖部1、右移行带结节，穿刺活检）前列腺腺泡腺癌，Gleason分级评分：4+3=7，WHO/ISUP分组：3，分别累及该条组织的40%、60%、5%、60%。③（左底外、左中内、左中外、右中外，穿刺活检）前列腺腺泡腺癌，Gleason分级评分3+3=6，WHO/ISUP分组1，分别累及该条组织的20%、20%、10%、10%。免疫组化：P63（-），34βE12（-）。④（左尖部1、左尖部2、右尖部2，穿刺活检）符合前列腺增生症。免疫组化：P63（+），34βE12（+）。

行骨ECT未见骨转移，诊断为$T_4N_0M_0$，予以行戈舍瑞林+比卡鲁胺新辅助内分泌治疗。新辅助内分泌治疗5个月左右，于2020-04-20再次入院复查。前列腺特异性抗原（2020-04-21）：前列腺特异性抗原 < 0.02μg/L，睾酮45.79 ng/dL；前列腺MR（2020-04-25）提示原前列腺移形带病灶较前缩小，膀胱右后壁不均匀增厚较前缓解，双侧精囊体积较前缩小，T_2WI信号较前降低。行科室讨论，鉴于患者目前经内分泌治疗病情明显改善，继续行新辅助治疗。新辅助内分泌治疗9个月后，于2020-09-16再次返院复查。2020-09-17总前列腺特异性抗原+睾丸酮（T）：前列腺特异性抗原 < 0.02μg/L，睾酮28.50 ng/dL；前列腺MR（2020-09-22）提示与2020-04-25片比较前列腺大小：前列腺体积=27 mm（最大前后径）×39 mm（最大横径）×40 mm（最大上下径）×0.52。双侧精囊体积较前缩小，T_2WI信号较前减低，弥散未见明确信号受限；膀胱右后壁不均匀增厚，ADC图呈低信号，直肠、肛提肌、盆壁未见异常信号。淋巴结：盆腔未见肿大淋巴结。骨骼：髋臼和骨盆未见异常信号。意见：前列腺癌复查，对比2020-04-25旧片：原前列腺体积较前进一步缩小，前列腺扩散未见明确受限，外周带未见早期强化；行科室讨论，于2020-09-29送手术室行机器人辅助下前列腺癌根治术，术程顺利，术后予以对症支持治疗，病理回报（前列腺及精囊）内分泌治疗后手术标本：前列腺全部取材制片，前列腺腺泡腺癌，瘤床内见极少量肿瘤细胞残留；癌细胞有退变，瘤床间质可见纤维化及泡沫细胞，符合内分泌治疗后反应分级：1级（前列腺腺癌伴有治疗反应，依据美国德州大学MD Anderson癌症中心评估标准），不宜行Gleason分级评分，被膜未见累犯，未见脉管内癌栓，未见神经累犯，尿道近端、远端切缘未见癌，双侧输精管及精囊未见癌。（左侧、右侧盆腔）淋巴结未见癌（0/6、0/5）。病情恢复平稳后出院，现定期随诊，控尿良好。最近复查PSA：前列腺特异性抗原 < 0.02μg/L。相关影像见图12-71。

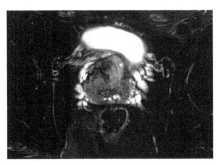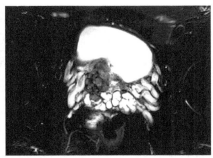

图 12-71 影像检查

五、讨论

局部进展期前列腺癌指的是肿瘤突破了前列腺包膜，侵犯精囊或邻近组织，合并有/无区域淋巴结转移，没有远处转移的前列腺癌。近年来部分回顾性研究显示，局部进展期前列腺癌接受以根治性手术为主为基础的综合治疗能获得良好的生存获益。因此，对部分局部进展期前列腺癌患者可以有选择地实施根治性手术及扩大淋巴结清扫。目前对于 $cT_{3b \sim 4}$ 期前列腺癌患者，回顾研究显示，此类患者的 RP 后 15 年的肿瘤特异性生存率和总生存率分别为 87% 和 65%。

对于局部进展期前列腺癌患者手术时机的选择目前仍无定论。本病例患者为 52 岁，较年轻，预期寿命大于 10 年，并采用了新辅助内分泌治疗。虽然多项研究表明，新辅助内分泌治疗不能改善患者疾病特异性生存率及总生存率且不作为常规治疗选项推荐。但是，$cT_{3b \sim 4}$ 前列腺癌患者手术期并发症发生率较高，为降低术后切缘阳性率、术后病理分期及淋巴结的阳性率并达到缩小前列腺体积的目的等，新辅助内分泌治疗依然可以根据患者具体情况进行个体化选择。新辅助内分泌治疗一般为 3 ~ 6 个月甚至更长时间，本例患者新辅助内分泌治疗为 9 个月。目前术后规律随访已 2 年左右，患者预后良好。所以，对于局部进展期前列腺癌患者，积极地局部治疗能够使预期寿命大于 10 年者临床明显获益！

（刘岩峰）

病例 25　肾移植术后发热

一、病历摘要

姓名：王 ×ｘ　　性别：女　　年龄：33 岁

主诉：同种异体肾移植术后 4 年余，发热伴少尿 5 日。

现病史：患者因尿毒症（原发病为 IgA 肾病）于 2013 年在 ×× 医院器官移植科行同

种异体肾移植术，手术过程顺利，术后予以普乐可复＋骁悉＋美卓乐抗排斥治疗。术后定期于门诊复查肝肾功能、药物浓度，病情恢复稳定，肌酐水平维持在 120 μmol/L 左右。10 d 前于外地返深途中诉下腹部胀痛不适，伴寒战，无发热，无明显尿频、尿急、尿痛，未见明显肉眼血尿，恶心、呕吐，无腹泻，未予以注意。5 d 前开始出现低热，自行服用头孢类抗生素，未见明显改善。2 d 前开始出现高热，自测体温为 39.1 ℃，伴头晕、头痛，诉"尿少"，无腹痛、腹泻，无胸闷、气促，无咳嗽、咳痰，于 ×× 医院就诊，移植肾超声报告提示移植肾血流 3～4 级，未见明显扩张积液；胸部 CT 未见明显异常；血常规提示白细胞计数 14.99×10⁹/L；中性粒细胞比值 83.9%；肌酐 203 μmol/L；尿常规提示白细胞＋；因华侨城医院无肾移植诊疗经验，患者为行进一步治疗转于我院就诊，门诊拟"肾移植术后发热查因"收住入院。

二、诊断

肾移植术后发热查因：①急性泌尿系统感染？②急性排斥反应？

诊断依据：①同种异体肾移植术后 4 年余，发热伴少尿 5 日；②查体：移植肾区触诊可扪及，质地不硬，无明显压痛；③实验室检查：2018-01-09×× 医院移植肾血流 3～4 级，未见明显扩张积液，2018-01-09×× 医院胸部 CT 未见明显异常。

鉴别诊断：

1. 急性排斥反应

支持点：肾移植术后 4 年，发热伴少尿 5 日，肌酐升高至 203 μmol/L。

不支持点：①查体：移植肾区触诊可扪及，质地不硬，无明显压痛；②发热特点：急性排斥反应多数为低热或中度热；③流行病学特点：肾移植急性排斥反应多发生在术后 1 年内，而该患者复诊较规律，近期未调整过免疫抑制药物。

结论：可能性不大，但暂不能排除。外院彩超移植肾血流 3～4 级，未见明显扩张积液，但未描述血流阻力指数（RI），RI 为急性排斥反应时的重要参考指标。

2. 急性泌尿系统感染

支持点：①症状：近期有下腹坠胀不适，发热病史；②实验室检查：外院尿常规提示白细胞＋，血常规提示白细胞计数 14.99×10⁹/L，中性粒细胞比值 83.9%。

不支持点：患者无明显尿频、尿急、尿痛，未见明显肉眼血尿。

结论：暂不能排除，该患者在高热状态时当地医院未行血尿培养等实验室检查，另外，近日内自行服用过抗生素，尿常规检查结果可能会有一定程度的干扰。

三、诊疗经过

诊疗步骤：完善相关检查，如血尿常规、肾功能、电解质、PCT、尿培养、移植肾彩超等；记录24 h出入量，密切监测肾功能情况，维持水、电解质平衡，抗感染等对症支持治疗，根据尿量、肾功能情况随时调整治疗方案；丙种球蛋白免疫调节处理。

治疗结果：治疗第2天，患者低热，最高温度37.8 ℃，较前有所缓解。无明显尿频、尿急、尿痛，未见明显肉眼血尿，24 h尿量600 mL左右；复查肌酐224 μmol/L；普乐可复血药浓度6.0 ng/mL。根据目前实验室检查急性排斥反应可能性小，考虑发热为感染引起，因哌拉新林他唑巴坦肾毒性相对较低、抗菌效果好，继续予抗感染治疗及丙种球蛋白调节免疫治疗，患者肌酐水平虽较前有所升高，但变化幅度不大，不符合急性排斥反应肌酐变化特点，考虑与发热代谢加快容量相对不足有关，根据目前情况患者急性排斥反应基本可以排除，鼓励患者多饮水，缓解容量相对不足等情况。治疗第6天，患者无明显不适，无发热，复查白细胞计数5.23×10^9/L，血红蛋白115 g/L；中性粒细胞比值62.10%；PCT < 0.05 ng/mL；肌酐160.3 μmol/L，药物浓度5.2 ng/mL；尿常规正常。

四、出院情况

鉴于患者病情恢复良好，肾功能无进一步上升且较前有所改善，实验室检查结果良好，故予以出院，门诊随诊。

五、讨论

肾移植术后发热常见的原因有急性排斥反应、细菌感染、真菌感染、病毒感染等。不同的病因直接影响不同的治疗方向和策略，故对肾移植术后发热的病因诊断格外重要。因深圳目前具备器官移植资质的医院和医师较少，治疗经验有限。因此对该类患者的诊断和治疗更需个体化分析，进一步降低误诊的风险。本人研究生专业为肾脏移植方向，对肾移植术后常见病的诊治有一定的临床经验。

（刘岩峰）

病例26　肾移植术后急性细胞性排斥反应合并IgA肾炎

一、病历摘要

姓名：李 ×× 　性别：男　年龄：40岁

主诉：肾移植术后2年余，肌酐升高2周。

现病史：患者于2年前因尿毒症于 ×× 医院器官移植科行同种异体肾移植术，手术恢复顺利，术后定期予以规律抗排斥药物治疗（他克莫司＋米芙＋泼尼松），病情恢复平稳，肌酐维持在100 μmol/L左右；无明显尿频、尿急、尿痛，未见明显肉眼血尿，无移植肾区肿胀，2周前返我院定期复查，查肌酐137μmol/L；尿常规提示尿蛋白1.0 g/L；行移植肾彩超未见明显异常，休息3 d后再次复查肌酐为134μmol/L；为进一步诊疗于××医院器官移植科就诊，行BK病毒检查提示阴性；PRA阴性，尿常规提示白细胞++，红细胞++，尿蛋白+，予以抗感染治疗，具体过程不详。此后再返我院复查尿常规正常，肌酐为145μmol/L，FK 506浓度7.2 ng/mL，目前泼尼松用量为5 mg/d，米芙蓉剂量为早560 mg、晚560 mg。为进一步诊治，门诊遂拟"移植肾功能异常"收入我科。

二、查体

辅助检查：肾穿活检病理检查。

大体描述：

A．中性甲醛固定，标记为"肾活检"组织一条，长约为0.9 cm，全取，用于光镜检查。

B．荧光保存液固定，标记为"肾活检"组织一条，长约为0.2 cm，全取，用于荧光检查。

C．中性戊二醛固定，标记为"肾活检"组织一条，长约为0.4 cm，全取，用于电镜检查。

光镜描述：光镜标本分别做HE、PAS、PASM、Masson染色，主要为肾皮质，可见约12个肾小球，其中可见1个肾小球球性硬化，未见肾小球节段性硬化及新月体形成，其余肾小球系膜细胞和基质轻度增生（mm0），毛细血管襻开放，个别管腔内有偶见1个炎症细胞但未见明显内皮细胞增生（g0），基底膜无增厚，系膜区可见少量嗜复红蛋白沉积，上皮下及内皮下无明显嗜复红蛋白沉积，未见系膜插入及双轨形成（cg0），壁层细胞无增生，未见新月体形成。肾小管上皮细胞空泡变性，大部分肾小管管腔扩张，刷毛缘消失，肾小管无明显萎缩（ct0），灶状肾小管有中度小管炎（t2），肾间质水肿，较多淋巴细胞浸润，无纤维化（ci0，i2），小动脉管壁内膜轻度纤维增厚（CV1），未见动脉内膜炎（v0），小动脉未见玻璃样变（ah0），少数肾小管周围毛细血管管腔轻度扩张，管腔内偶见1~3个炎症细胞（ptc0）。

免疫荧光：石蜡组织免疫荧光下可见IgA（2+）、IgM（2+）、C3（1+）沿系膜区逗点状沉积，IgG、C1q（－）。加做免疫组化：CD4（肾小球系膜区+，肾小管周围毛细血管阴性），CD3（肾间质及肾小管上皮细胞间部分细胞+），CD38（肾间质少量细胞+），CD20（肾间质少量细胞+），CMV（－），SV40（－）。

电镜描述：电镜标本经甲苯胺蓝染色，未见肾小球，超薄切片电镜下观察，可见肾小管细胞空泡变性，少数可见微绒毛脱落，肾间质少量淋巴细胞浸润，小动脉管壁无明显增厚，管周毛细血管管壁无增厚、分层改变。

病理诊断：（移植肾）①符合急性 T 细胞介导排斥反应（ⅠA 级）；②符合轻度系膜增生性 IgA 肾病，请结合临床明确复发或新发肾小球疾病。见图 12-72。

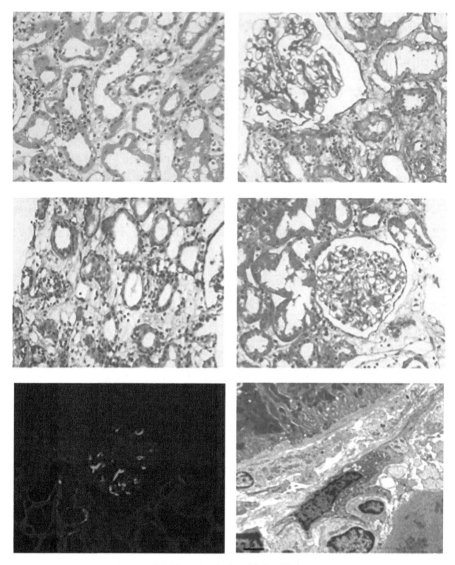

图 12-72　肾穿活检病理检查

三、诊断

移植肾功能异常。

四、诊疗经过

入院后完善术前常规检查，行移植肾彩超，超声未见明显移植肾异常，密切监测肾功能，肌酐最高升至 184 μmol/L。目前患者移植肾功能进行性下降，原因不明，为明确诊疗方向，行移植肾穿刺活检，活检过程顺利，病理送××检验中心，病理回报急性细胞学排斥反应（ⅠA型）合并 IgA 肾炎可能，予以兔抗人胸腺细胞免疫球蛋白（50 mg/d）+ 甲泼尼松激素（500 mg/d）冲击治疗 3 d，治疗过程中予以护胃治疗，并密切监测感染指标及肾功能指标，目前肌酐降至 135 μmol/L，无发热，无明显腰腹部不适，排尿及尿量情况正常。

五、出院情况

调整泼尼松用量为 10 mg/d，米芙蓉剂量为早 560 mg、晚 560 mg，予出院。出院后定期随访至今，肾功能稳定。

六、讨论

目前，活组织病理检查是诊断疾病的金标准，移植肾穿刺病理活检同样是诊断肾移植疾病定性的最重要依据。在移植肾出现问题的早期进行正确的病理诊断，选择合适的治疗，是使移植肾长期存活的关键。由于受者在不同病程发生了不同的病理生理反应，加上多种免疫抑制剂的使用及其对肾脏的影响等因素，使得移植肾病理表现错综复杂，各种不同类型的排斥反应和其他肾脏疾病可以同时出现，必须结合临床进行综合分析以进行鉴别诊断，尤其注意急性排斥反应、慢性排斥反应、慢性肾病、CNI 肾毒性损害及 BK 病毒肾病的鉴别。移植后定期行移植肾活检，移植前的原肾病理活检和供肾病理活检对肾移植术后移植肾的病理诊断、状态评估，以及远期存活率都有着重要影响。排斥反应是移植后肾功能异常的主要影响因素，可发生在肾移植术后任意时间段。术后 5 年内，在发生移植肾功能异常的受者中，急性排斥反应占据了很大的比例。发生急性排斥反应或慢性肾病的受者，其肌酐水平已有显著异常。急性排斥反应如果能及早发现和治疗，可以逆转，并取得良好的治疗效果。Banff 2017 移植肾病理诊断标准将可疑急性排斥反应（无动脉内膜炎，但有轻度局灶性肾小管炎和轻度间质浸润）定义为"交界性改变"。这种交界性改变是否预示着排斥反应，以及是否需要加强免疫抑制治疗尚无定论。有学者观察到某些药物也会引起这种交界性改变。肾移植术后肾炎是引起移植肾功能异常的常见原因。移植肾肾炎可以出现在术后 1 个月内，也可以出现在术后 10 年以上的受者中，术后 1 ~ 5 年较为多发。移植肾肾炎可以是移植肾的单发疾病，也可以与急性排斥反应、慢性排斥反应等同时出现，甚至还会因排斥反应而产生。由于多数受者无原肾的病理诊断，并且很少对供肾行病理检查，因而无法判断移植后肾炎是来自供肾，还是受者本身肾炎复发，抑或者是新发的肾炎。IgA 肾病和膜性肾病是移植肾肾炎最常见的两种类型。国外有学者提出，由于高效免疫抑制剂的使用，排斥反应的发生率降低，而移植肾肾炎的发生率则相对上升，值得临床医师关注。

（刘岩峰）

病例27　副神经节瘤合并异位ACTH综合征

一、病历摘要

姓名：贾×× 　性别：女 　年龄：50 岁

主诉：发现血压高15年，乏力3月余，头晕头痛1月。于2019-09-25到我院内分泌科入院。

现病史：患者15年前无明显诱因出现头晕，就诊当地医院测血压230/？ mmHg，考虑"高血压病"，先后使用"酒石酸美托洛尔缓释片、氨氯地平"等药物降压，监测血压波动在140～150/？ mmHg。3月前无明显诱因开始四肢乏力，左侧为著，无站立不能，就诊于××医院，查血钾下降（具体不详），予口服"氯化钾溶液1 g qd"后好转，未监测血钾。1月前无明显诱因出现头晕，伴头痛，出汗，再次就诊于××医院，测血压233/144 mmHg，完善血浆甲氧基去甲肾上腺素＞20.56 nmol/L，3-甲氧基酪胺0.32 nmol/L，24 h尿VMA 131.3 mg/24 h。

诊断考虑"副神经节瘤；皮质醇增多症；高血压急症；糖尿病"，先后予"硝普钠、厄贝沙坦、美托洛尔、硝苯地平、比索洛尔、多沙唑嗪"降压，"格列齐特、阿卡波糖"降糖，补钾等对症治疗，血压相对平稳后改为"酚卞明30 mg bid；硝苯地平30 mg bid；比索洛尔10 mg qd"，血压波动在130～180/90～120 mmHg，1 d前复查血钾3 mmol/L。现为进一步诊治收入我科。病程中有向心性肥胖、满月脸、皮肤潮红，有毛发增多，有皮肤瘀斑，有多汗，有情绪低落，有反酸、烧心。无皮肤紫纹，无腹痛、骨痛，无视物模糊、泡沫尿，无双下肢水肿等症状。近来，患者精神一般，胃纳可，睡眠可，长期便秘，4～5 d排便1次，体重2月前下降5 kg，近一月增加4 kg。

既往史：既往"心肌炎"病史。

二、查体

体格检查：T 37.1 ℃，P 93 次/分，R 19 次/分，BP 146/98 mmHg，BMI 20.44 kg/m²。

专科检查：神清语利，全身皮肤散在瘀斑，黏膜未见黄染、皮疹。有满月脸、向心性肥胖，眉毛浓密，唇周有胡须，无水牛背、皮肤紫纹、皮肤菲薄、痤疮。双肺呼吸音清，心率93次/分，心律齐，心尖部可闻2/6级收缩期杂音。腹软，无压痛、反跳痛。双下肢无水肿。

辅助检查：入院随机血糖7.3 mmol/L，血酮0.2 mmol/L。2019-09-10至2019-09-25××医院：皮质醇节律：0时皮质醇814.7 nmol/L，8时皮质醇981.8 noml/L，16时皮质

1 019.6 nmol/L。促肾上腺皮质激素：0 时 79.76 pg/mL，8 时 71.8 pg/mL，16 时 76.04 pg/mL。24 h 尿皮质醇 7 813.57 nmol/24 h。24 h 同步血尿电解质：尿钾 47.04 mmol/24 h，血钾 2.3 mmol/L；尿钠 96.6 mmol/24 h，血钠 129.9 mmol/L。立位醛固酮 333.67 pg/mL，肾素活性 24.53 ng/（mL·hr），醛固酮/肾素比值 1.36。甲状腺功能：TSH 0.3018 mIU/L，FT_3 2.36 pmol/L，FT_4 10.33 pmol/L。糖化血红蛋白 6.9%。血脂：三酰甘油 1.18 mmol/L，总胆固醇 6.61 mmol/L，低密度脂蛋白 4.47 mmol/L。2019-09-16 血 3-甲氧基酪氨 0.32 nmol/L（< 0.18 nmol/L），血甲氧基肾上腺素 0.34 nmol/L（≤ 0.5 nmol/L）；血甲氧基去甲肾上腺素 > 20.56 nmol/L（≤ 0.9 nmol/L）。2019-09-18 血 3-甲氧基酪氨 0.43 nmol/L（< 0.18 nmol/L），血甲氧基肾上腺素 0.31 nmol/L（≤ 0.5 nmol/L）；血甲氧基去甲肾上腺素 > 20.56 nmol/L（≤ 0.9 nmol/L）。降钙素、PTH 未见异常。

肾上腺 CT 平扫 + 肾动脉 CTA：①左侧肾上腺轻度增生；②腹主动脉旁（胰腺体部后方、左肾前方）包块，大小约为 4.6 cm × 3.2 cm × 7.9 cm，CT 值最高处约为 90 HU，考虑嗜铬细胞瘤。垂体 MRI+ 增强：垂体 MRI 未见异常。

头颅 MRI+MRA：①脑干及双侧大脑、小脑半球弥漫性脑白质病变，考虑脱髓鞘疾病，脑白质营养不良或不典型 MS 可能；②右侧基底核区、颞叶及脑干陈旧性腔梗灶可能；③右侧胚胎型大脑后动脉。眼底照相：双眼视盘边界清，动静脉比 1：3，散在出血及渗出。心脏彩超：左房增大，左室壁增厚，左室收缩功能测值低限。颈部血管彩超：左侧颈总动脉内中膜增厚，右侧颈总动脉及右侧颈内动脉起始段粥样硬化斑。双下肢动脉彩超：双下肢动脉未见明显异常。

入院后相关检查：

1．一般检查

血常规：白细胞计数 14.71 × 10⁹/L，中性粒细胞比值 95.0%，血红蛋白浓度 145 g/L，血小板计数 468 × 10⁹/L。11-18 复查血常规：白细胞计数 8.13 × 10⁹/L，中性粒细胞比值 79.3%，血红蛋白浓度 89 g/L，血小板计数 550 × 10⁹/L。

凝血功能：纤维蛋白原 1.52 g/L ↓。07-11 复查纤维蛋白原 2.98 g/L。

尿常规：葡萄糖 56 mmol/L ↑，余未见异常。

肝功能：乳酸脱氢酶 316 U/L ↑，α-羟丁酸脱氢酶 260 U/L ↑，肌酸磷酸激酶同工酶活性 37.5 U/L ↑，谷丙转氨酶 60 U/L ↑，γ 谷氨酰转肽酶 603 U/L ↑。08-11 复查：谷丙转氨酶 6 U/L，谷草转氨酶 10 U/L。

甲状腺功能：三碘甲状腺原氨酸 0.61 nmol/L ↓，甲状腺素 65.75 nmol/L ↓，促甲状腺激素 0.03 mIU/L ↓。11-13 复查甲功：促甲状腺激素 9.36 mIU/L，三碘甲状腺原氨酸 1.05 nmol/L，游离甲状腺素 14.97 pmol/L，游离三碘甲状腺原氨酸 4.530 pmol/L，甲状腺素 118.56 nmol/L。

肿瘤标志物：糖基抗原 19-9 31.23 U/mL ↑，癌胚抗原 6.530 μg/L ↑，细胞角蛋白

6.53 ng/mL↑，糖基抗原 724、糖基抗原 125、人附睾蛋白 4、糖基抗原 15-3 未见异常。

生殖激素：睾酮 138.83 ng/dL↑，硫酸脱氢表雄酮 790.90μg/dL↑，黄体酮 4.47 ng/mL，雌二醇 42.000 pg/mL，促卵泡激素 7.08 mIU/mL，促黄体生成激素 0.24 mIU/mL，垂体泌乳素 5.43 ng/mL。11-13 复查硫酸脱硫酸脱氢表雄酮 5.73μg/dL，睾酮 < 10 ng/dL。

糖代谢：空腹葡萄糖 8.43 mmol/L。11-13 复查空腹葡萄糖 4.85 mmol/L。

血脂：三酰甘油 1.69 mmol/L，总胆固醇 3.77 mmol/L，高密度脂蛋白 1.04 mmol/L，低密度脂蛋白 1.65 mmol/L↓。

血尿酸：98μmol/L。

大便常规及隐血、乙肝、丙肝、梅毒、艾滋筛查、CRP、心肺五项结果无明显异常。

2．皮质醇增多症

皮质醇节律见表 12-1。

表 12-1　皮质醇节律

项目	8am	4pm	0am
ACTH（pg/mL）	534.30	–	–
皮质醇（nmol/L）	> 1 682.90	3 437.31	> 1 682.90

11-18 复查血皮质醇（8am）415.88 nmol/L，促肾上腺皮质激素（8am）39.23 pg/mL。

24 h 游离皮质醇 37 716 nmol/24 h（160 ～ 1 112 nmol/24 h）。

24 h 尿 17- 羟皮质甾体 132.23 mg/24 h（3 ～ 10 mg/24 h）。11-13 复查 17- 羟皮质甾体 45.34 mg/24 h。

24 h 尿 17- 酮皮质甾体 72.13 mg/24 h（10 ～ 25 mg/24 h）。11-13 复查 17- 酮甾体 40.81 mg/24 h。

3．原发性醛固酮增多症

24 h 血尿同步电解质见表 12-2。

表 12-2　24 h 血尿同步电解质

电解质	血 mmol/L	尿 mmol/24 h	尿量 L/24 h
K⁺	2.31	147.74	3.5

基础立位实验见表 12-3。

表 12-3　基础立位实验

项目	ALD（0 ~ 35.3 ng/dL）	DRC（4.4 ~ 46.1 mU/L）	ARR（切点值 3.7）
基础立位	8.79	192.4	0.05

4．嗜铬细胞瘤 / 副神经节瘤

24 h 尿 VMA：62.54 mg（ < 13.6 mg）。（2019-11-13）复查尿 VMA 15.22 mg/24 h，血 3-甲氧基酪氨 < 0.08 nmol/L（ < 0.18 nmol/L），血甲氧基肾上腺素 < 0.08 nmol/L（ ≤ 0.5 nmol/L），血甲氧基去甲肾上腺素 0.62 nmol/L（ ≤ 0.9 nmol/L），血肾上腺素 43.98 pg/mL（ ≤ 100 pg/mL），血去甲肾上腺素 579.90 pg/mL（ ≤ 600 pg/mL），血多巴胺 54.83 pg/mL（ ≤ 100 pg/mL）。

11-08 术后病理活检：（左侧腹膜后肿物）副神经节肿瘤，瘤巢结构不明显，细胞形态具异型性，可查见核分裂，考虑具有恶性潜能生物学行为。IHC：S-100（灶性 +）、Syn（ + ）、CgA（ + ）、CD56（ + ）、CD10（ - ）、Ki-67（1% ~ 2%+）、Vimentin（ - ）、CK（ - ）、ACTH（局灶 +）。

5．高血压并发症评估

心电图：①窦性心律；②左室高电压伴 ST-T 改变，符合左心室肥大伴劳损图形，请结合临床；③异常心电图。10-29 心脏彩超：EF 62%，左房稍大；左室壁增厚；静息状态下未见明显室壁运动异常；左室舒张功能减低，左室整体收缩功能正常。

下肢血管彩超：双侧下肢深静脉未见明显异常声像。

肾功：肌酐 45 μ mol/L，肾小球滤过率 112.48 mL/（min · 1.73 m²）。24 h 尿蛋白 0.700 g。

6．其他方面

09-28 胸部 CT：①右侧叶间裂旁小结节（直径约为 5 mm），性质待定，建议随访；②主动脉硬化；③附见：甲状腺左侧叶类圆形低密度灶，请结合专科检查结果。双侧肾上腺增厚。

11-06 胸片：两肺纹理稍强，心膈未见明显异常。

骨密度：骨量基本正常。

三、诊断

初步诊断：副神经节瘤；皮质醇增多症：异位 ACTH 综合征？糖尿病（分型待定）；颈动脉粥样硬化；脂代谢紊乱；陈旧性腔隙性脑梗死。

四、诊疗经过

入院后予告病重、心电监护、先后予多种口服药及静脉（乌拉地尔、硝普钠、酚妥拉明）控制血压、补钾、降糖、镇静、通便、灌肠等治疗。09-27 因出现高血压危象，请心内科会诊，诊断：继发性高血压、高血压急症。意见：①严密监测生命体征；②患者 10 d 前于外院使用"硝普钠"控制血压，已停用 1 周，目前"乌拉地尔"控制血压不佳，建议静脉予"硝普钠"控制性降压 < 72 h：5%GS 50 mL+ 硝普钠 50 mg 静脉泵入，0.6 mL/h=10 μg/min，建议 20 μg/min 开始，逐渐调整剂量；③口服药物降压方案可调整为"硝苯地平控释片 60 mg qd+ 美托洛尔缓释片 95 ~ 190 mg qd+ 酚苄明 40 mg bid+ 螺内酯 20 mg qd"，建议加用镇静药物；④控制性降压，收缩压控制于 150 mmHg 以下；⑤维持水电解质酸碱平衡。10–10 进行多学科会诊（内分泌科、泌尿外科、CT 室、麻醉科、ICU），会诊意见：加强扩容（加用胶体）、补钾，加用糖皮质激素受体阻滞剂米非司酮。10–11 起加用米非司酮 150 mg qd，10–14 米非司酮用量加至 300 mg qd，同时停用静脉泵入酚妥拉明。10–10 起予胰岛素降糖。10–17 患者出现精神萎靡，血压偏低约 88/60 mmHg，血糖偏低 3.8 mmol/L，遂减少米非司酮用量（改为 150 mg qd），减少降压药物（停用硝苯地平控释片、培哚普利），加强补液，暂停胰岛素。经上述处理后，患者精神好转，血压、血糖偏高，重新加用硝苯地平控释片，恢复胰岛素降糖治疗。泌尿外科医师查看患者并评估后建议其转科手术治疗。经请示上级医师并征得患者及家属同意，10–25 转泌尿外科进一步手术治疗，转入后继续予以药物液体扩容，控制血压、心率，补钾等对症支持治疗；10–31 行全院会诊（泌尿外科、心血管科、内分泌科、ICU、麻醉科、肝胆外科），按讨论意见行术前准备，于 2019–11–05 送手术室行腹腔镜左侧腹膜后占位切除术。手术过程顺利，术中血压波动不剧烈，术后血压偏低，在 90/50 mmHg 左右波动，予静脉补充糖皮质激素；术后转 ICU 予重症监护、呼吸机辅助呼吸、抑酸护胃、镇静镇痛、维持电解质平衡、输注白蛋白、红悬液支持治疗，遵内分泌科意见行糖皮质激素替代治疗，遵泌尿外科意见予止血、头孢呋辛抗感染治疗。11–07 患者病情稳定后转泌尿外科继续抗感染、糖皮质激素替代、纠正电解质水平、护胃等对症支持治疗。11–12 转回我科进一步专科治疗，病理回报（左侧腹膜后肿物）副神经节肿瘤，瘤巢结构不明显，细胞形态具异型性，可查见核分裂，考虑具有恶性潜能生物学行为。IHC：S–100（灶性 +）、Syn（+）、CgA（+）、CD56（+）、CD10（–）、Ki–67（1% ~ 2%+）、Vimentin（–）、CK（–）、ACTH（局灶 +）。

五、出院情况

予糖皮质激素替代、补钙、护胃治疗，停用降压、降糖药物。患者一般情况可，生命体征、血糖稳定，予出院。出院后规律随访，目前患者病情恢复良好。

六、讨论

异位 ACTH 综合征是由于垂体外肿瘤异常分泌 ACTH，刺激双侧肾上腺增生并过度分泌皮质醇而产生的高皮质醇血症。事实上，几乎所有细胞均可能产生异位激素如 ACTH，只是量少而不足以产生症状。当这些细胞发生癌变时，其激素的生物学效应得以放大，从而产生异位 ACTH 综合征。这种异位 ACTH 综合征占库欣综合征的 9% ~ 18%，包括支气管类癌、小细胞肺癌、甲状腺髓样癌、胰岛细胞瘤、胸腺癌及嗜铬细胞瘤等。临床上可分为 2 型：Ⅰ型以小细胞肺癌为主，恶性度高，病程短，通常无典型库欣综合征的表现，而色素沉着、低血钾性碱中毒、浮肿及肌无力更明显；Ⅱ型以类癌及其他低度恶性肿瘤为主，库欣综合征的表现典型，但和库欣病不易鉴别。

诊断：异位 ACTH 综合征诊断困难。本患者多表现为皮肤黏膜色素沉着、浮肿及低血钾性碱中毒，血 ACTH 偏高。另外，甲吡酮试验、促肾上腺皮质激素释放激素兴奋试验对鉴别异位 ACTH 综合征和库欣病有一定意义。异位 ACTH 综合征的定位诊断有赖于影像学检查。

治疗：如能早期发现异位肿瘤，行根治性切除，一般预后较好。但实际上临床上有很大一部分患者不能及时找到异位肿瘤，而此时的高皮质醇血症会严重威胁患者生命。

（刘岩峰）

病例 28　腹膜后节细胞神经瘤

一、病历摘要

姓名：黄 ×× 　性别：女　年龄：22 岁

主诉：体检发现盆腔占位 2 日。

现病史：患者 2 d 前于 ×× 保健办体检，超声提示盆腔占位，无发热，无明显腰腹部疼痛，无明显尿频、尿急、尿痛，未见明显肉眼血尿，行增强磁共振检查，结果提示左腹盆腔髂血管间隙肿物。为进一步诊疗于我院就诊，复查超声提示腹盆腔内脊柱旁左侧实质性包块，性质待查，考虑腹膜后来源可能；子宫内膜稍厚，回声欠均；双侧附件区未见异常声像；盆腔未见积液。为进一步治疗，门诊拟"左腹膜后占位，性质待定"收入我科。

二、查体

辅助检查：2022-07-18 ×× 保健院增强磁共振检查，结果提示左腹盆腔髂血管间隙肿物；2022-07-19 本院超声提示腹盆腔内脊柱旁左侧实质性包块，直径约为 6 cm，性质待查，考虑腹膜后来源可能；子宫内膜稍厚，回声欠均；双侧附件区未见异常声像；盆腔未见积液。

三、诊断

左腹膜后占位，性质待定。

四、诊疗经过

入院后完善相关检查，全腹 CT 增强 + 平扫提示：①左侧腹膜后（腰大肌 – 髂血管走行区）铸形生长占位，拟腹膜后淋巴管瘤可能性大，神经源性肿瘤未除外；②双侧附件区多发囊性灶，生理性囊肿可能。因肿物性质不明，行全院会诊，妇科会诊意见：患者平素体健，月经规律，近 3 年出现痛经，休息后可自行缓解，末次月经为 6 月 28 日。妇科专科查体：外阴，已婚式；阴道，通畅，黏膜光滑，分泌物未见异常；宫颈，肥大，重度柱状上皮异位，无触血；子宫，前位，正常大小，活动可，无压痛；双侧附件，未见异常；三合诊，盆底腹膜光滑，前主韧带无异常，左侧盆腔可扪及一实性肿块下极，边界清，无触痛。患者月经推迟，建议急查人绒毛膜性腺激素，排除怀孕。增强 CT 可见肿块与子宫毗邻，不排除与子宫组织粘连，手术可能伤及左侧子宫动脉。患者为年轻女性，有生育需求，需在术中尽可能保护子宫功能。患者目前检查无法明确占位性质，建议完善各项肿瘤指标。心脏大血管外科会诊意见：病史同前。增强 CT 可见肿物包绕左髂内血管，术中分离难度大，建议术前请介入科会诊评估风险。脊柱外科会诊意见：患者无腰腿痛，无下肢乏力、麻木等压迫神经、脊髓症状，目前我科无须特殊处理。麻醉科会诊意见：患者一般情况良好，生命体征平稳，未诉特殊不适。患者目前诊断考虑左腹膜后占位：性质待查。肿瘤较大，与髂内血管及周围器官关系密切，术中一旦伤及血管，引发活动性大出血，血流动力学不稳定，麻醉风险大，充分交代风险，必要时予以转上级医院就诊。予以向患者及患者家属交代病情及风险，患者坚持于我院治疗，遂于 2022-08-05 送手术室在插管全身麻醉下行腹腔镜下左侧腹膜后肿物切除术，术程顺利，术中未损伤髂血管。

五、出院情况

术后予以对症支持治疗，现患者病情恢复平稳后顺利出院，病理回报，（左腹膜后占位）节细胞神经瘤，肿瘤大小 8.5 cm × 6.4 cm × 2.5 cm，间质钙盐沉积。IHC：S–100（+）、SOX10（+）、Syn（+）、NSE（+）、CD34（部分 +）、Desmin（–）、Ki–67（约为 1%+）。（左侧输卵管系膜囊肿）副中肾管囊肿。

六、讨论

节细胞神经纤维瘤又称为节细胞神经瘤或神经节细胞瘤，是一种起源于原始神经嵴细胞的良性肿瘤，临床上较为罕见。节细胞神经纤维瘤可沿外周交感神经系统而生长于全身各处，但以腹膜后和纵隔最为常见。腹膜后节细胞神经纤维瘤可发生于任何年龄，但多见于成年人，男女发病率无差异，年龄越大，其分化程度越好，恶性程度越低。该肿瘤多为单发，且生长缓慢，因此大多数患者早期无自觉症状，通常为偶然发现。随着肿瘤的生长，可出现系列压迫症状，其中最常见的是对内脏的压迫而出现的刺激症状。因部分节细胞神经纤维瘤具有神经内分泌功能，因此还可出现内分泌功能障碍，因此该病缺乏特异性临床症状，诊断较为困难。有文献报道，腹膜后节细胞神经纤维瘤可直接侵犯骨组织，甚至发生广泛远处转移。腹膜后节细胞神经纤维瘤的常规辅助检查有彩超、CT、MRI等，但其在影像学上表现特异性较差。对多数患者来讲，手术切除仍是最主要的治疗方法，因其无特征性临床表现、无特异性影像学特征，其生长特点常与重要脏器和血管比邻或粘连，具体归为哪一专科手术治疗往往难以明确，有一定的手术难度和风险。需要注意的是，术中应尽量沿着肿瘤包膜完整切除肿瘤，保证切缘阴性，如果术中切除不彻底，常有复发可能。

（刘岩峰）

参考文献

［1］蔡平昌. 现代泌尿外科诊疗实践［M］. 昆明：云南科技出版社，2020.

［2］黄伟. 临床常见泌尿系统疾病诊治精粹［M］. 北京：中国纺织出版社，2018.

［3］龙永其，管晓东，周晓刚. 实用泌尿外科学［M］. 天津：天津科学技术出版社，2018.

［4］董理鸣，张惜妍. 实用泌尿外科疾病的诊治与临床护理［M］. 北京：中国纺织出版社，2021.

［5］刘定益. 泌尿微创手术学［M］. 郑州：河南科学技术出版社，2020.

［6］付海柱. 泌尿外科临床医学［M］. 昆明：云南科技出版社，2020.

［7］周睿. 泌尿系统肿瘤综合治疗［M］. 北京：中国纺织出版社，2021.

［8］杨凯. 泌尿外科诊治与进展［M］. 长春：吉林科学技术出版社，2019.

［9］程祎，李梅，刘文刚. 泌尿外科临床诊疗实践［M］. 长春：吉林科学技术出版社，2019.

［10］康绍叁. 泌尿外科专科诊治精要［M］. 长春：吉林科学技术出版社，2019.

［11］张小军. 现代泌尿外科疾病的诊疗与处置［M］. 赤峰：内蒙古科学技术出版社，2020.

［12］赵洪波. 实用泌尿外科学［M］. 天津：天津科学技术出版社，2017.

［13］刘志宇. 泌尿外科微创诊疗技术［M］. 郑州：河南科学技术出版社，2018.

［14］杨友法. 精临床泌尿外科学［M］. 上海：上海交通大学出版社，2018.

［15］李沙丹. 泌尿外科常见疾病诊疗技巧［M］. 南昌：江西科学技术出版社，2019.

［16］叶定伟. 泌尿系统肿瘤：基础与临床的转化［M］. 上海：上海交通大学出版社，2019.

［17］杨铁军. 泌尿系统肿瘤综合治疗［M］. 北京：科学技术文献出版社，2017.

［18］温星桥. 新泌尿外科腔镜手术步骤与图谱［M］. 广州：中山大学出版社，2020.

［19］刘光泉. 泌尿外科微创技术与临床诊疗［M］. 武汉：湖北科学技术出版社，2018.

［20］李昕. 泌尿系统结石诊断与治疗［M］. 沈阳：东北大学出版社，2016.